国家科学技术学术著作出版基金资助出版

鼻咽癌微创外科学

Minimally Invasive Surgery for Nasopharyngeal Carcinoma

陈明远◎编著

SPM 南方出版传媒

广东科技出版社｜全国优秀出版社

·广 州·

图书在版编目（CIP）数据

鼻咽癌微创外科学 / 陈明远编著. —广州：广东科技出版社，2021.10

ISBN 978-7-5359-7687-1

Ⅰ. ①鼻…　Ⅱ. ①陈…　Ⅲ. ①鼻咽癌—显微外科学
Ⅳ. ①R739.63

中国版本图书馆CIP数据核字（2021）第134960号

鼻咽癌微创外科学
Biyan'ai Weichuang Waikexue

出　版　人：严奉强
责任编辑：吕　健　马霄行
装帧设计：友间文化
责任校对：陈　静　于强强
责任印制：彭海波
出版发行：广东科技出版社
　　　　　（广州市环市东路水荫路11号　邮政编码：510075）
销售热线：020-37607413
http：//www.gdstp.com.cn
E-mail：gdkjbw@nfcb.com.cn
经　　销：广东新华发行集团股份有限公司
印　　刷：广州市彩源印刷有限公司
　　　　　（广州市黄埔区百合三路8号201栋　邮政编码：510700）
规　　格：889mm×1 194mm　1/16　印张30.5　字数610千
版　　次：2021年10月第1版
　　　　　2021年10月第1次印刷
定　　价：198.00元

如发现因印装质量问题影响阅读，请与广东科技出版社印制室联系调换（电话：020-37607272）。

本 书 承

广东省优秀科技专著出版基金会推荐并资助出版

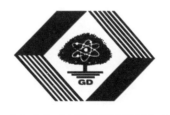

广东省优秀科技专著出版基金会

广东省优秀科技专著出版基金会

作者简介

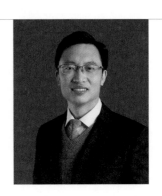

陈明远

博士，教授，主任医师，博士研究生导师。现任中山大学附属南昌医院副院长、中山大学肿瘤防治中心鼻咽科副主任、广东省抗癌协会鼻咽癌专业委员会主任委员（首任）。先后被选为国家高层次人才中组部万人计划"科技创新领军人才"、科技部"中青年科技创新领军人才"、教育部"新世纪优秀人才"和广东省"杰出青年医学人才"。

2007年毕业于中山大学，获得肿瘤学博士学位。2011—2012年留学于美国马里兰大学医学院从事博士后研究，先后作为访问学者在荷兰癌症中心列文虎克医院头颈肿瘤外科、中国香港大学玛丽医院耳鼻咽喉–头颈外科和美国佛罗里达大学质子治疗中心访问学习。

长期从事鼻咽癌临床、科研和教学工作，擅长鼻咽癌的放化综合治疗，通过多个前瞻性临床试验证明，先化疗后放疗的序贯综合治疗策略能够有效防治鼻咽癌远处转移，改写了著名的美国国立综合癌症网络（National Comprehensive Cancer Network，NCCN）鼻咽癌临床治疗指南。除此之外，基于自身耳鼻喉科学、头颈肿瘤外科学和放疗科学长期多学科从业背景，聚焦复发、坏死等难治性鼻咽癌，开创和发展了鼻咽癌微创外科学，首创经鼻内镜鼻咽切除+带血管蒂鼻黏膜瓣修复术，实现局限性复发鼻咽癌的微创且根治性切除，提高了患者的总生存率及生存质量，并降低了医疗费用；首次提出复发鼻咽癌外科新分期及其分层治疗原则，建立复发鼻咽癌的治疗新规范，并积极向国内外同行推广应用，多项成果被国内外治疗指南所采纳；率先提出颈内动脉暴露是鼻咽坏死大出血的主要原因，采用血管栓塞预处理、微创外科清创及一期修复等系列治疗措施，大幅提高鼻咽坏死患者的生存率；首次使用单纯鼻内镜微创外科治疗初治 I 期鼻咽癌，为极少数拒绝放疗的早期鼻咽癌患者提供了一个全新的备选早治方法。

发表SCI论文80余篇，其中作为通讯作者发表40余篇，期刊最高影响因子41.316，包括 *Lancet Oncol*，*JAMA Oncol.*，*Clin. Cancer Res.*，*Cancer res.* 等国际知名学术期刊。研究成果先后被4个国内外治疗指南所采纳。获得科研经费资助3 000余万元，发明专利6项，"鼻咽癌微创外科治疗系列研究"荣获广东省医学科学奖二等奖（唯一完成人）。先后获邀在美国临床肿瘤学会年会（ASCO）、欧洲肿瘤内科学会年会（ESMO）、世界鼻科大会（RWC）等国际上规模最大、影响最广的专业学术会议上做大会报告10余次，并于2016年在美国科学院耳鼻喉及头颈外科学会年会（AAO–HNSF）上开设课程班，成为首位在该年会上开班授课的中国内地头颈肿瘤专家，吸引了世界各地医生和患者来穗求学、求治。获得2016年《生命时报》首届"敬佑生命·荣耀医者"公益评选活动"青年创新奖"，入选2017年"胡润·平安中国好医生榜"，被评为2020年"羊城好医生"。

　　鼻咽癌是头颈部最常见的恶性肿瘤，中国南部地区发病率较高，广东省为最高。一直以来鼻咽癌都以放化疗为主要治疗手段。外科治疗参与的综合治疗虽然起步很早，且在鼻咽癌的挽救治疗及后遗症处理方面发挥着不可或缺的重要作用，但推广应用范围仍不是很广泛。

　　20世纪80年代末，鼻内镜检查技术传入中国，主要应用于鼻腔鼻窦疾病诊治。90年代初，我国开始将鼻内镜外科技术进一步拓展应用到鼻眼和鼻颅底相关领域，诊疗范围也逐步拓展到良恶性肿瘤治疗，经大量临床实践和经验总结，取得了满意疗效。

　　鼻内镜外科技术运用于鼻咽癌的治疗，医生除了要娴熟掌握鼻内镜技术外，还要熟悉并掌握肿瘤生物学特性与肿瘤外科治疗原则。在鼻咽癌综合治疗领域，中山大学肿瘤防治中心陈明远教授在鼻咽癌微创外科治疗方面独树一帜，做了大量实践与基础研究工作。2001年开始探索运用鼻内镜手术治疗复发鼻咽癌，提出了复发鼻咽癌整块切除原则，系统改良了微创外科技术，制定了复发鼻咽癌手术分期，撰写了多项临床指南，并拓展到Ⅰ期鼻咽癌治疗，建立了较为完善的鼻咽癌微创外科治疗体系，显著改善了鼻咽癌患者的整体治疗效果，提高了患者治疗后的生存质量。

　　鼻咽癌相关专著不少，但鲜有外科治疗方面系统全面的阐述。为促进鼻咽癌综合治疗方法学不断进步，陈明远教授组织编写了《鼻咽癌微创外科学》，详尽地阐述了鼻咽癌主流治疗方法（放疗及化疗），比较全面地总结了鼻咽癌外科治疗的历史积淀和现今成效，呈现了完整的鼻咽癌微创外科治疗理念，为本书的特色。

　　纵观《鼻咽癌微创外科学》，全书纲举目张，例证严谨，内容丰富，不仅可为从事鼻咽癌医疗、科研和教学相关的专业人员提供重要借鉴和帮助，也可为其他肿瘤专科的工作人员及医药院校师生提供广泛适用性的参考。

　　《鼻咽癌微创外科学》是中国鼻咽癌外科学治疗领域的第一部专著，作为开篇之作，具有青春之美，也留下了广阔的发展空间。

　　希波克拉底先生说："医术是一切技术中最美和最高尚的。"是的，要用最美和最高尚的技术追求奉献于患者——我们的衣食父母。

中国工程院院士　韩德民

2020年11月27日

病态多样纷杂的肿瘤，戕害人命为最，困扰着一代代上下求索的医者仁人。其中，鼻咽癌有着明显的地域分布特点，高发于我国南方及东南亚地区。

科学的演进推动了医学的精进。鼻咽癌主要治疗手段一直以来都是以放疗为主，自20世纪初以来，从X线、镭疗到^{60}Co再到三维适形调强放疗，放疗技术的进步使初治鼻咽癌患者5年生存率由15%跃升至80%左右。同时，层出不穷的化疗方案、别具一格的挽救手术及微观精准的免疫靶向治疗也在为复发患者延续着生的希望。回顾历史，这百年飞跃离不开无数专家学者皓首穷经的钻研与坚守和他们心系民生的责任与情怀；展望未来，鼻咽癌治疗的发展在信息时代更需注重多学科、多领域的交叉整合，以进一步攻坚克难。

清代先贤大医吴尚先说："医以济世，术贵乎精。"我熟知的青年同仁、中山大学肿瘤防治中心陈明远教授，便是这样一位不可多得的跨学科鼻咽癌诊治专家、青年俊杰、仁术医者。他先后接受过耳鼻咽喉科、头颈肿瘤外科和放射治疗科多年严格的临床训练，长期致力于鼻咽癌的放化疗、微创外科治疗及基础研究，在鼻咽癌多学科综合诊治领域积累了丰富的临床经验。他率先创立了鼻咽癌微创外科治疗体系，为复发和坏死鼻咽癌患者提供了一个高效低毒的新选择；通过多项临床试验，他确证了序贯化放疗在局部区域晚期和初治远处转移鼻咽癌中的积极价值。由陈明远教授团队独立编写的《鼻咽癌微创外科学》，荟萃了流行病学、病因、解剖、诊断、影像、放疗、化疗、手术、靶向免疫、中医、护理等多个领域的系统知识、临床实践经验及最新科研成果，实用性很强。尤其是对于鼻咽癌外科这一举足轻重的分支学科，本书是目前唯一一部详细归纳并使之体系化的专著。相信在不久的将来，一定会涌现出更多像陈明远教授这样的青年医学才干，我国鼻咽癌的治疗将会取得更加令人振奋和欣喜的成果。

目及之处，阅毕有感，陈教授编纂的这本《鼻咽癌微创外科学》，内容翔实、图文并茂，具有较强的学术性、实用性和可读性，不仅适用于放射治疗科医师，也适用于头颈肿瘤科、介入科及肿瘤内科相关专业医护人员阅读、参考。

医海倥偬，仁术为帆；后浪磅礴，魂系人民。是为序。

中国工程院院士　于金明

2020年11月28日

　　针对在中国尤其多发的恶性肿瘤——鼻咽癌，中国人从未放弃探索：从流行病学到病因学，从早诊到早治，从镭疗到手术……

　　随着技术的进步、经验的积累，以往效果不佳或无法推广的诊疗措施，现在可以酌情选用了，鼻咽癌的手术治疗即是其中之一。

　　多年前，鼻咽癌的外科治疗手段虽说探索不少，却难以在临床推行，主要是由于鼻咽腔狭窄深在，受当时设备、技术的局限，癌灶整块切除困难、复发率高，而一些手术径路创伤太大，并发症、后遗症较多。至于初治鼻咽癌的手术治疗，除了极少数特殊病理类型外，在当时的背景下，本人是持反对态度的，因为权衡利弊，根治性放疗还是首选。

　　然而，放疗后遗症随着患者生存期的延长愈加凸显。鼻咽癌也能像其他肿瘤"一切了之"的希冀，在鼻咽癌科人的心中一直萦绕不散。

　　明远团队基于耳鼻咽喉外科技术特长，发挥多学科集合优势，对鼻咽癌的各种手术治疗进行了长期不懈的探索。由于有了明远等人的努力及成果，鼻咽癌的治疗有了更多选择。比如对于病灶非常局限的早期初治鼻咽癌，若患者不适合放疗或不愿放疗，经充分知情同意后，在有条件的医疗机构，只要严格掌握好适应证，手术治疗不失为一种选择。毕竟目前外科技术大有改进，手术后遗症大为减少，而放疗后遗症也可以完全避免；更重要的是，即使个别患者术后复发也还有放疗根治的机会。

　　鼻咽癌患者的预后、生存质量目前远未达到理想境界，手术治疗也还有很大的进步空间。总之，鼻咽癌的防治任重道远，仍需要更多同仁继续探索，不断创新，力求突破。明远团队编写的这本《鼻咽癌微创外科学》正是这方面的代表。

　　当然，评价肿瘤治疗的新方法，应明确临床问题，做好科学设计，遵守伦理原则，从少量例数的探索到确证试验逐步开展。只有实施规范、患者获益，方能行远！

中山大学肿瘤防治中心临床研究方法学教研室主任

第二届中国抗癌协会鼻咽癌专业委员会主任委员　洪明晃

2021年5月

放射治疗（放疗）是鼻咽癌的基本治疗方法。随着放疗技术的更新换代，鼻咽癌的总生存率持续跃升。20世纪50—60年代，采用镭和深部X线对鼻咽癌患者的鼻咽原发病灶和颈部进行分野放疗，5年生存率仅为20%左右；70—80年代，^{60}Co取代深部X线，使用低熔点铅挡块实现面颈联合野连续照射，鼻咽癌生存率大幅提升到50%左右；90年代，直线加速器取代^{60}Co，核磁共振和序贯化学治疗（化疗）开始广泛应用，鼻咽癌5年生存率进一步提高到70%左右；进入21世纪后，先进的三维调强放疗技术取代既往的二维放疗技术，新型手术和化疗显著改善了复发转移鼻咽癌的挽救治疗效果，鼻咽癌5年生存率进一步提升到80%左右，放疗后遗症显著减轻，鼻咽癌疗效达到一个前所未有的高度。未来，更新一代放疗技术，如质子、重粒子放疗有望进一步降低鼻咽癌复发率并提高患者的生存质量，联合新型靶向治疗和免疫治疗，可更高效地预防和治疗鼻咽癌远处转移，日臻成熟的早筛技术则有望改变目前患者一经确诊多为晚期的状况，为鼻咽癌的早期治疗提供历史契机。总之，初治鼻咽癌首选放疗，既是放疗技术发展的必然结果，也是经过临床实践检验的真知。

然而，作为局部治疗手段，放疗始终无法避免其内在的缺点：①疗效取决于肿瘤内在的放射敏感性，少数患者因为鼻咽癌病灶对放射线不敏感或者放疗脱靶而导致放疗后复发。②放射性损伤不可避免，如口干、分泌性中耳炎、放射性脑病等。尤其是复发鼻咽癌患者，再程放疗可导致严重的放射损伤，严重影响患者的生存质量。理论上手术治疗才是最佳选择，然而鼻咽位于头颅中央，暴露困难，毗邻众多重要器官，常规外径路手术创伤大，导致鼻咽癌外科学发展迟缓。

20世纪70年代初，奥地利鼻科医生Messerklinger采用鼻内窥镜和特殊手术器械治疗慢性鼻窦炎，开创了内窥镜鼻窦手术（endoscopic sinus surgery，ESS）。之后，鼻内镜技术进一步发展应用到颅底肿瘤，如鼻咽血管纤维瘤、颅咽管瘤、垂体瘤等，从而给鼻颅底微创外科学带来革命性进步。

然而，微创外科在治疗鼻窦炎、鼻息肉等炎性疾病和鼻咽血管纤维瘤、垂体瘤等良性肿瘤时均采用分块切除，但治疗鼻咽癌等恶性肿瘤时，存在手术器械拥挤、操作困难、术野不清和肿瘤无法整块切除等诸多技术瓶颈。编者从2001年起相继创新了"第三只手技术""电凝无血切除法""包饺子整块切除"等一系列技术，一一攻克了上述技术瓶颈，达到了鼻内镜微侵袭入路下鼻咽恶性肿瘤的根治性整块切除，兼具鼻科学微创性、肿瘤学根治性和放疗学精确性的特点。在此基础上，编者采用新型带血管蒂鼻腔黏膜瓣一期修复鼻咽创面，解决了伤口不愈合的难题。同时，发明颈内动脉保护支架和颈内动脉预防性栓塞等方法，将鼻咽手术容易导致颈内动脉破裂大出血的风险降为零，合理拓宽了手术适用范围。与再程放疗相比，接受鼻内镜微创手术治疗的患者，其5年生存率提高了21.6%，严重并发症发生率下降了52.8%，医疗费用下降了约80%。基于复发鼻咽癌微创外科治疗的成功经验，编者首次提出复发鼻咽癌外科新分期及分层治疗原则，建立了复发鼻咽癌的治疗新规范，并向国内外同行积极推广应用，获得广泛认可。

编者先后接受过耳鼻咽喉科、头颈肿瘤外科和放射治疗科三年以上严格的临床训练，并拥有相应的工作经验，长期从事鼻咽癌放疗、化疗和外科多学科综合治疗，聚焦复发鼻咽癌，逐步建立起完整的鼻咽癌微创外科治疗体系，显著地提高了复发鼻咽癌患者的生存率和生存质量，为编写本书积累了丰富的素材，打下了坚实的理论基础。在放射治疗学和鼻颅底外科学飞速发展并在鼻咽癌治疗领域交叉碰撞的时代背景下，本书一方面总结了鼻咽癌放射治疗学的科研成果和技术进步，另一方面也理性客观地归纳总结了近年来鼻咽癌微创外科发展的新理念、新技术和新成果，为鼻咽癌诊治提供了多学科综合治疗的理念。

本书的编写有几个鲜明的特点：①全新的学术视角。鼻咽癌作为多学科综合治疗的成功典范之一，50年间其5年生存率从20%提升到80%，贡献主要来自放疗，其次是化疗。然而，作为三大常规治疗手段中最经典的外科治疗，却乏善可陈。本书将近年来鼻咽癌微创外科的进展做了详细的归纳总结和理论提高，使之成为鼻咽癌治疗的一个分支学科。②实用至上的编写原则。本书分为上下两篇，上篇为基础篇，涵盖了鼻咽癌的流行病学、诊断、分期和常用治疗手段（放疗、化疗、分子靶向及免疫治疗等），下篇为外科篇，囊括了目前可应用于鼻咽癌领域的外科治疗方法。本书绝大部分内容来自临床诊疗、护理实践经验和对应的技术理论，编写目的是指导鼻咽癌专科或者非专科医护人员开展鼻咽癌微创外科治疗。但受限于我们的学识和能力，书中难免会有一些错误及疏忽之处，希望同道们多给予批评指正，并恳请读者们多提宝贵意见，以便再版时予以更正。

陈明远

2019年9月6日于广州

目录

下
篇 Part II 外科篇

总 论

第十章 鼻内镜肿瘤外科概论

第十一章 鼻咽活检术

第十二章 鼻外入路鼻咽肿瘤切除术

第十三章 鼻咽肿瘤消融术

第十四章 经鼻内镜鼻咽切除术

第十九章　鼻咽癌患者的护理及康复

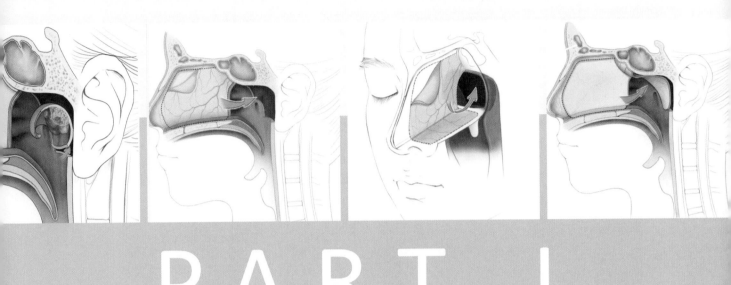

PART I

上 篇

鼻 咽 癌 微 创 外 科 学

基础篇

总　论 ◇

　　鼻咽癌是具有鲜明地域性高发特点的恶性肿瘤之一，高发于我国南方，尤其是广东省，其发病与EB病毒、遗传和环境等因素有关。鼻咽癌起病隐袭，局部侵袭性高，容易发生颈部淋巴结转移，发现时60%～80%为局部区域晚期。鼻咽癌对放疗和化疗较敏感，总体预后较好，5年生存率高达80%，早期病例的5年生存率高达90%以上[1]。随着鼻咽癌生存率的提高，晚期放化疗相关毒性和后遗症越来越受到重视。总体而言，鼻咽癌的临床特性可以归纳为"六高"征，分述如下。

一　流行病学上的高聚集性

　　鼻咽癌在流行病学上的高聚集性主要呈现两个明显的特点[2]。

　　第一，地理分布上的高聚集性。在世界范围内，鼻咽癌高发于我国南方、东南亚的一些国家、加拿大西部、美国阿拉斯加州（爱斯基摩人），以及非洲北部、西北部的一些国家，如突尼斯、阿尔及利亚、摩洛哥。有学者曾提出鼻咽癌起源于百越部落的假说，认为古代百越妇女（两广居多）携带有鼻咽癌易感基因，她们经婚配和迁徙去往上述高发区，使得这些易感基因得到扩散，造成局部区域的高发现象。从历史层面来讲，清末民初国内战乱不断，民不聊生，老百姓为了躲避战乱、谋求生计，大规模迁徙到南洋（即东南亚一带）。由于地理上的毗邻关系，在下南洋的移民中，广东人、福建人占据95%以上，以他们为主体的华人移民东南亚后，一方面增加了当地鼻咽癌的发病率，另一方面促进了鼻咽癌易感基因的传播，使得东南亚一些国家也成为鼻咽癌局部高发区域。数据显示，超过70%的鼻咽癌新发病例在东亚和东南亚地区，鼻咽癌发病率的世界年龄标准化率（世标率）在中国为3.0/10万，而在白种人中仅为0.4/10万。

　　在我国，鼻咽癌的发病也表现出明显的地域聚集特点，两广地区的珠江三角洲和西江流域各县市，特别是广东省肇庆、佛山、广州等地形成一个高发核心地带，由此向外呈同心圆样逐渐减弱的趋势，呈现显著的地区聚集性。广东省个别地区鼻咽癌发病率男性达30/10万以上，女性也超过15/10万，而世界上其他绝大部分地区的鼻咽癌发病率低于1/10万，故鼻咽癌素有"广东瘤"之称[3]。

　　第二，人群分布上的高聚集性（包括种族分布、家族聚集等）[4]。在世界三大人种中，部分蒙古人种（黄种人）为鼻咽癌的高发人群，其中又以中国人的发病率最高，尼格罗人种（黑种人）次之，欧罗巴人种（白种人）最低[5]。高发区的居民迁居到低发区后仍保持着鼻咽癌的高发倾向[6]，例如，在1988—1992年美国洛杉矶发生的鼻咽癌患者中，白种人的发病率为0.7/10

万，华裔为9.8/10万。在中国，迁居上海虹口区的广东籍人比当地人的鼻咽癌死亡率高：前者为7.1/10万，后者为2.7/10万，差异有统计学意义[7]。除了前面所述的种族易感性外，鼻咽癌还具有一定的家族高聚集倾向。曹素梅等[8]调查了1 142例广东籍贯的鼻咽癌患者，其中有肿瘤家族史的250例（占21.9%），有鼻咽癌家族史的141例（占12.3%）。患者亲属所患肿瘤有多种，其中鼻咽癌比例最高（163例，占54.0%），其次为肺癌（33例，占10.9%）。广东中山244例鼻咽癌患者中25例有家族史，占10.2%。上述资料表明鼻咽癌发病存在明显的家族聚集倾向。

二　病因学上与EB病毒感染的高相关性

在鼻咽癌高发区（如我国南方地区），95%以上的鼻咽癌病理类型为低分化或未分化型非角化性癌，与EB病毒感染密切相关[9]。几乎所有鼻咽癌细胞都可见EB病毒的感染，鼻咽上皮独特的组织学特性可能为EB病毒的潜伏感染创造了条件，尤其在发育不良或癌前病变阶段。EB病毒是1964年英国布里斯托大学病毒学家爱泼斯坦（Michael Anthony Epstein）和伦敦大学巴尔（Yvonne Barr）教授首次发现的与非洲儿童伯基特淋巴瘤相关的一种新的疱疹病毒，并以他们的名字第一个字母命名，即EB病毒（EBV）。EB病毒为DNA病毒，通过唾液传染，世界上大多数成人被EB病毒感染过。虽然EB病毒在人群中的感染较为普遍，但是鼻咽癌在不同地区和人群中的发病率差异却很大，推测EB病毒可能在鼻咽癌易感基因突变的情况下，诱导了鼻咽黏膜上皮细胞的转化。

EB病毒与鼻咽癌的发生发展有着密切的关系[10-11]，证据有：①鼻咽癌患者血清中表达的EB病毒核壳抗原（VCA）与早期抗原（EA）的抗体均为免疫球蛋白A（IgA），即VCA/IgA与EA/IgA。研究表明，全世界的鼻咽癌患者血清中VCA/IgA的阳性率高达90%以上，而正常人的阳性率仅为5%左右，EA/IgA抗体在鼻咽癌患者中的阳性率达70%以上，正常人多为阴性。②大多数鼻咽癌组织表达EB病毒基因组或其基因产物。研究显示，鼻咽癌组织中可检测到EB病毒的潜伏膜蛋白LMP1的序列及EB病毒核抗原EBNA1、EBNA2等的mRNA表达。③鼻咽癌高发区患者中发现EB病毒的高危亚型。有学者[12]探索了不同的EB病毒亚型与鼻咽癌的相关性，通过EB病毒编码基因LMP1和EBNA1序列突变区分EB病毒亚型。比较后发现，亚洲人群较常感染EB病毒亚型China1、China2和B95-8，而China1亚型在鼻咽癌患者中的出现频率相对更高。中山大学肿瘤防治中心的研究人员发现[13]，鼻咽癌患者中存在EB病毒编码基因RPMS的一个高频突变，携带该突变的人群患鼻咽癌的风险比原来增加了6倍；该突变频率与鼻咽癌在局部区域的高发密切相关，并且与其他EB病毒相关肿瘤如淋巴瘤、胃癌等不存在关联性，提示以该突变为代表的EB病毒亚株可能为鼻咽癌局部区域高发的原因。2019年，中山大学肿瘤防治中心与新加坡基因组研究院学者的合作研究成果发表在了《自然-遗传学》杂志上[14]，该研究通过大范围的全基因组测序对270例EB病毒毒株进行分析，鉴定发现EB病毒亚型中位于编码区的两个单核苷酸多态性（SNP）位点（SNP 162215_C和SNP 163364_T）与我国华南地区鼻咽癌的高风险型相关。这些EB病毒高危突变体毒株的发现对减少流行地区的鼻咽癌发生可能具有非常重要的理论和应用价值，特别是对于我国华南地区的鼻咽癌高发区。中山大学肿瘤防治中心正在从遗传学、分子医学、流行病学及疫苗研究方面集中火力研发EB病毒疫苗，希望通过EB病毒疫苗来阻断高危亚型感染，减少高危亚型引起的鼻咽癌，降低鼻咽癌发病率，实现鼻咽癌的一级预防。

三 生物学行为上的高侵袭性

鼻咽癌具有高度的侵袭能力和转移能力。

（一）局部侵袭性强

鼻咽位于颅底和软腭之间，毗邻重要组织和器官，颅底中线及中线旁结构如海绵窦、斜坡、岩尖、蝶窦等位于鼻咽顶壁及顶侧壁上方，并与破裂孔、卵圆孔等天然孔道相通，故鼻咽癌易向颅底和颅内侵犯，颅底侵犯的发生率约50%或更高。中山大学肿瘤防治中心分析了鼻咽癌局部侵犯的特点，将鼻咽癌侵袭部位分为高风险受侵部位及中低风险受侵部位，高风险受侵部位与鼻咽相邻，中低风险受侵部位不与鼻咽直接相邻，呈现距离鼻咽由近及远、侵袭风险逐步降低的规律；当高风险部位受侵后，中低风险部位受侵的概率也会大大增加，最高发生率达55.2%，从而造成肿瘤的广泛侵袭；而在局部进展期鼻咽癌中，肿瘤的侵袭途径更广泛，常通过多途径进行扩散，例如通过两种或两种以上途径侵袭海绵窦占所有海绵窦扩展的60.7%[15-16]。

（二）区域转移能力强

鼻咽部的黏膜下有极为丰富的淋巴组织，聚集成团者如咽扁桃体和咽鼓管扁桃体，分散者如淋巴滤泡。咽扁桃体也叫腺样体或增殖体，位于鼻咽顶后壁黏膜深面，表面呈橘瓣样，人出生后随着年龄的增长而逐渐长大，4~6岁时为增殖最旺盛的时期，青春期以后逐渐萎缩。咽鼓管扁桃体位于咽侧壁咽鼓管的周围。这些淋巴组织均是咽淋巴环的一部分。咽淋巴环由位于黏膜深面的舌扁桃体、腭扁桃体、咽扁桃体、咽鼓管扁桃体等组成的内环和由内环的输出管穿出咽壁回流入附近的淋巴结（咽后淋巴结、咽侧淋巴结、下颌角淋巴结、下颌下淋巴结和颏下淋巴结等）构成的外环组成，它流向颈深淋巴结上群、前群和后群，可逆流至耳前、颊、颌下、颏下淋巴结。当鼻咽癌细胞不能为内环的淋巴组织所局限时，将扩散或转移至相应的外环淋巴结。鼻咽部双侧黏膜层的毛细淋巴管和黏膜下层的淋巴管相互交通、吻合成网状，然后汇集到侧壁和后壁的集合淋巴管，注入不同的淋巴结。鼻咽癌淋巴结转移发生率高，初诊时以颈部肿块为主诉的达40%~50%，体检发现颈部淋巴结有转移者达60%~80%，磁共振检查颈部淋巴结转移率高达80%以上，其中上、中、下颈部淋巴结转移率分别为99.6%、30.2%和7.2%，也呈现出距离鼻咽由近及远、转移风险逐步降低的规律[17]。

（三）远处转移能力强

鼻咽癌远处转移率较高，文献报道初诊时远处转移率在5%~11%，放疗后远处转移率在13%~48%，远处转移是鼻咽癌致死的最主要原因[18]。鼻咽癌最常见转移部位为骨、肝和肺，影响远处转移的因素有TNM分期晚期、咽旁间隙受侵、颈部淋巴结曾行活检等。鼻咽癌远处转移能力强，主要表现为以下几个方面：①鼻咽癌原发肿瘤可直接侵及椎静脉，通过椎静脉、肋间静脉、腰静脉、盆底静脉转移到脊椎、肋骨、骨盆等处。②鼻咽癌发生下颈、锁骨上淋巴结转移后，可能出现纵隔、腋窝、腹主动脉旁及腹股沟淋巴结的转移，并可通过淋巴管内扩散发生肺内、肝门、脾门、肠系膜淋巴结的转移。③鼻咽癌发生颈部淋巴结转移后，可通过颈内静脉进入血液循环，导致血源性转移，也可由颈部淋巴结转移至锁骨上区，经右颈淋巴总干从右颈锁静脉角进入静脉，或经左颈淋巴总干进入胸导管，从左颈锁静脉角进入静脉，再经肺进入大循环，最终导致全身各处转移[19]。

此外，随着分子生物学的发展，与鼻咽癌转移密切相关的分子标志物也得到证实。高发区的鼻咽癌绝大多数为未分化型非角化性癌，与EB病毒感染密切相关，有研究显示，EB病毒在鼻咽癌细胞中编码LMP1和EBNA1，参与了一系列信号通路，引起上皮-间质转化，促使肿瘤转移，导致了鼻咽癌的高度侵袭性和快速恶性增长。此外，癌基因C-met、EGFR、COX-2等的异常表达也与鼻咽癌的远处转移相关。血管内皮生长因子在鼻咽癌的表达率高达80%以上，研究表明血管内皮生长因子可促进血管内皮细胞新生，其高表达与鼻咽癌的远处转移和总生存率有关[20]。

四 放化疗的高敏感性

95%的鼻咽癌属于未分化或低分化鳞癌，对放化疗具有较高的敏感性，因此疗效较好。放疗可保留局部人体原有结构，因而创伤较小。在调强放射治疗（IMRT）时代，鼻咽癌的局部控制率（局控率）有了较大幅度的提高。美国加利福尼亚大学Lee等报道[21]，67例鼻咽癌经IMRT治疗后，4年无局部复发生存率、无区域复发生存率分别达到100%和97%。化疗联合放疗治疗局部区域晚期鼻咽癌可进一步提高局控率，并降低远处转移率，从而提高总生存率。江西省肿瘤医院将115例鼻咽癌患者随机分成同期放化疗组（CCRT组，59例）和单纯放疗组（RT组，56例）进行治疗，近期疗效结果显示，治疗结束后3个月肿瘤全消率在CCRT组和RT组分别为88.1%（52/59）和71.4%（40/56）[22]。复旦大学附属肿瘤医院报道了在同期放化疗基础上联合新辅助化疗治疗59例鼻咽癌的近期疗效：治疗后3个月的原发病灶和颈部淋巴结的完全缓解率分别为96.6%和90.2%[23]。来自中山大学肿瘤防治中心的一项Ⅲ期随机对照临床研究对比了TPF新辅助化疗联合同期放化疗对比单纯同期放化疗治疗局部晚期鼻咽癌，结果显示TPF新辅助化疗后一周总的缓解率（包括完全缓解和部分缓解）高达89.6%（216/241）[24]。而在非鼻咽癌的头颈部肿瘤中（包括唇及口腔、口咽、下咽、喉、鼻腔及鼻窦等肿瘤），大多数病理类型以中高分化鳞癌为主（唇癌、口腔癌、喉癌等），对放化疗相对不敏感，治疗方法主要是以手术为主的综合治疗。谢亦林[25]报道了TPF新辅助化疗方案应用于中晚期口腔癌的研究，显示TPF新辅助化疗后总有效率（部分缓解）为63.33%（19/30），未观察到完全缓解的病例，这可能也与TPF新辅助化疗的周期数和剂量有关。在部分以低分化鳞癌为主要病理类型的头颈部肿瘤中（如扁桃体癌、下咽癌等），扁桃体癌对放疗敏感，单纯放疗即可取得较好的疗效，放疗后总的5年生存率为32.4%～83%，中国医学科学院肿瘤医院160例扁桃体癌单纯放疗结果显示[26]，总的5年生存率为59.2%。因手术和放疗的效果好，故扁桃体癌较少应用化疗。另有研究报道，多西他赛加顺铂新辅助化疗治疗扁桃体癌可获得45%的总体缓解率。总的来看，在头颈部肿瘤中，鼻咽癌对放化疗的敏感性最高，治疗效果最好。

五　临床疗效的高治愈性

与绝大多数头颈部鳞癌不同，鼻咽癌对放疗和化疗均较敏感。目前鼻咽癌公认和有效的根治性治疗手段为放疗，或以放疗为主的综合治疗。放化疗应用于鼻咽癌并能取得良好效果的原因主要在于：①鼻咽的解剖位置深在、复杂，手术不易进行，只能寻求其他治疗手段；②头颈部器官移动小、易固定，具备精确放疗的可行性；③鼻咽癌的病理类型多为低分化或未分化型非角化性癌，这决定了其对放化疗的敏感性相对较高。随着放疗技术的进步，以及诊断技术和多学科综合治疗的发展，鼻咽癌的疗效大幅提高，5年生存率达80%以上，早期患者5年生存率达90%以上[27-28]。在调强放疗时代，中山大学肿瘤防治中心、中国医学科学院肿瘤医院、福建省肿瘤医院、四川省肿瘤医院报道的鼻咽癌5年生存率分别为87.4%、87.2%、82.0%及80.0%[29-30]。伴随着质子重离子治疗在初治和复发鼻咽癌中的应用，鼻咽癌的生存率有望进一步提高。

六　放疗后遗症的高危害性

由于鼻咽部邻近结构复杂、危及器官多，因此放疗在给予肿瘤高剂量的电离辐射达到杀伤肿瘤目的的同时，不可避免地会损伤照射区内的正常组织细胞，从而引起一系列全身和局部的放射反应。美国放射治疗协作组织（the Radiotion Therapy Oncology Group，RTOG）把放射反应从治疗第1天至第90天定义为急性放射反应期，90天以后定义为慢性放射反应期。常见的急性放射性损伤有放射性口腔、口咽黏膜炎，放射性皮炎及急性唾液腺反应等，其他反应还包括耳部反应（如外耳道炎、中耳炎）、鼻部反应（如鼻炎、鼻窦炎）等。还有部分患者表现为头晕、恶心、呕吐、失眠或嗜睡等中枢神经系统反应，少数患者会出现贫血、白细胞下降等骨髓反应。在常规放疗时代，来自中山大学肿瘤防治中心的192例鼻咽癌放疗后无瘤患者的数据显示[31]，发生率最高的放射反应是口干（97.9%），然后依次为听力下降（69.3%）、记忆力下降（68.7%）、吞咽困难（66.7%）、张口困难（66.1%）。在调强放疗时代，有数据显示急性放射性毒副反应中，发生率大小依次为口腔黏膜反应（100%）、口干（90%）、皮肤反应（88%）、听力下降（8%），严重程度多为0～2级。所有晚期放射性损伤反应中，发生率大小依次为听力损伤（54%）、口干（46%）、皮肤组织纤维化（40%）、视力下降（18%）、脑损伤（16%）、吞咽困难（4%）及张口受限（2%）。McDowell等[32]报道了加拿大107例鼻咽癌患者接受调强放疗±化疗后，随访超过4年，其中50例患者（47%）观察到了3级或更高水平的医生报告的不良事件，最常见的是听力障碍（46.43%）。听力测验显示，68例患者（72%）出现严重的双侧听力损失（≥3级）。抑郁（25%）、焦虑（37%）和疲劳（28%）也很常见，并且与生存质量密切相关。可见尽管实施了调强放疗，但鼻咽癌的幸存者在治疗多年后仍会经历许多影响长期生存质量的症状。对于复发鼻咽癌，最近的一项荟萃分析（Meta分析）显示，再程放疗的五级毒副反应发生率高达33%[33]，因此应谨慎进行再程放疗，避免致命的晚期毒副反应的发生。

　　总的来说，鼻咽癌的前三个特征"高聚集性""与EB病毒感染的高相关性""高侵袭性"归纳了鼻咽癌的内在发病特征，三者互为因果，研究清楚这些特征才能"治本"，才是彻底攻克鼻咽癌的必由之路。后三个特征"放化疗的高敏感性""高治愈性"和"放疗后遗症的高危害性"归纳了鼻咽癌的外在治疗特征，也是互为因果的，研究清楚这些特征，可以更好地"治标"，使鼻咽癌患者活得更长、活得更好。

（陈明远）

【参考文献】

[1] 洪明晃，郭翔. 鼻咽癌[M]. 北京：中国医药科技出版社，2003.

[2] 李景廉，凌启南，温发林，等. 四会县鼻咽癌流行病学调查及其趋势分析[J]. 肿瘤防治研究，1991，18（1）：60-63.

[3] JIA W H, HUANG Q H, LIAO J, et al. Trends in incidence and mortality of nasopharyngeal carcinoma over a 20-25 year period（1978/1983-2002）in Sihui and Cangwu counties in southern China[J]. BMC Cancer, 2006（6）：178.

[4] FENG B J, HUANG W, SHUGART Y Y, et al. Genome-wide scan for familial nasopharyngeal carcinoma reveals evidence of linkage to chromosome 4[J]. Nature Genetics, 2002, 31（4）：395-399.

[5] MARKS J E, PHILLIPS J L, MENCK H R. The National Cancer Data Base report on the relationship of race and national origin to the histology of nasopharyngeal carcinoma[J]. Cancer, 1998, 83（3）：582-588.

[6] LUO J, CHIA K S, CHIA S E, et al. Secular trends of nasopharyngeal carcinoma incidence in Singapore, Hong Kong and Los Angeles Chinese populations, 1973-1997[J]. European Journal of Epidemiology, 2007, 22（8）：513-521.

[7] 中山医学院卫生统计教研组. 鼻咽癌的移民流行病学：死亡情况的分析[J]. 中华医学杂志，1978，58（3）：167-171.

[8] 曹素梅，郭翔，李宁炜，等. 1142例住院广东籍鼻咽癌患者的临床资料分析[J]. 癌症，2006，25（2）：204-208.

[9] 王兴榕，林春艳，李凡，等. 高发及低发区鼻咽癌的病理组织学研究[J]. 中华病理学杂志，1993，22（3）：185-186.

[10] LIN C T. Relationship between Epstein-Barr virus infection and nasopharyngeal carcinoma pathogenesis[J]. Chinese Journal of Cancer，2009，28（8）：791-804.

[11] LIN Y，ZHANG J，LIU S. Can Epstein-Barr virus infection be the primary etiological factor to nasopharyngeal carcinoma? [J]. Medical Hypotheses，2010，74（5）：956-957.

[12] BEI J X，LI Y，JIA W H，et al. A genome-wide association study of nasopharyngeal carcinoma identifies three new susceptibility loci[J]. Nature Genetics，2009，42（7）：599-603.

[13] FENG F T，CUI Q，LIU W S，et al. A single nucleotide polymorphism in the Epstein-Barr virus genome is strongly associated with a high risk of nasopharyngeal carcinoma[J]. Chin J Cancer，2015，34（12）：563-572.

[14] XU M，YAO Y，CHEN H，et al. Genome sequencing analysis identifies Epstein-Barr virus subtypes associated with high risk of nasopharyngeal carcinoma[J]. Nat Genet，2019，51（7）：1131-1136.

[15] 谢传淼，梁碧玲，吴沛宏，等. 螺旋CT与MRI评价鼻咽癌颅底侵犯[J]. 癌症，2003，22（7）：729-733.

[16] 韩军，张秋航，杨治宇，等. 鼻咽癌颅底转移特点的临床研究[J]. 中国微侵袭神经外科杂志，2014，19（1）：18-21.

[17] 王云祥，白丽敏，柏春枝. 鼻咽部的淋巴系[J]. 解剖学报，1981，12（4）：355-358.

[18] WANG C T，CAO K J，LI Y，et al. Prognosis analysis of nasopharyngeal carcinoma patients with distant metastasis[J]. Chinese Journal of Cancer，2007，26（2）：212-215.

[19] LOONG H H，MA B B，CHAN A T. Update on the management and therapeutic monitoring of advanced nasopharyngeal cancer[J]. Hematol Oncol Clin North Am，2008，22（6）：1267-1278.

[20] 张文玲，周艳宏，肖岚，等. 鼻咽癌分子标志物研究[J]. 生物化学与生物物理进展，2008，35（1）：7-13.

[21] LEE N，XIA P，QUIVEY J M，et al. Intensity-modulated radiotherapy in the treatment of nasopharyngeal carcinoma：an update of the UCSF experience[J]. Int J Radiat Oncol Biol Phys，2002，53（1）：12-22.

[22] 龚晓昌，李金高，敖帆，等. 同期放化疗与单纯放疗治疗局部晚期鼻咽癌的近期疗效比较[J]. 江西医药，2005，40（11）：699-701.

[23] KONG L，ZHANG Y W，HU C S，et al. Neoadjuvant chemotherapy followed by concurrent chemoradiation for locally advanced nasopharyngeal carcinoma[J]. Chinese Journal of Cancer，2010，29（5）：551-555.

[24] Li W F，Chen N Y，Zhang N，et al. Concurrent chemoradiotherapy with/without induction

chemotherapy in locoregionally advanced nasopharyngeal carcinoma：Long-term results of phase 3 randomized controlled trial[J]. Int J Cancer，2019，145（1）：295-305.

[25] 谢亦林. TPF新辅助化疗方案在中晚期口腔鳞癌中应用的临床研究[D]. 北京：首都医科大学，2011.

[26] 布洁，高黎，徐国镇，等. 160例扁桃体癌的放射治疗及预后[J]. 中华放射肿瘤学杂志，2001，10（2）：85-89.

[27] CHUA D T，MA J，SHAM J S，et al. Long-Term survival after cisplatin-based induction chemotherapy and radiotherapy for nasopharyngeal carcinoma：A pooled data analysis of two phase Ⅲ trials[J]. Journal of Clinical Oncology，2005，23（6）：1118-1124.

[28] LIN J C，JAN J S，HSU C Y，et al. Phase Ⅲ study of concurrent chemoradiotherapy versus radiotherapy alone for advanced nasopharyngeal carcinoma：positive effect on overall and progression-free survival[J]. Journal of Clinical Oncology，2003，21（4）：631-637.

[29] ZHANG M X，LI J，SHEN G P，et al. Intensity-modulated radiotherapy prolongs the survival of patients with nasopharyngeal carcinoma compared with conventional two-dimensional radiotherapy：A 10-year experience with a large cohort and long follow-up[J]. Eur J Cancer，2015，51（17）：2587-2595.

[30] CHEN Y P，CHAN A T C，LE Q T，et al. Nasopharyngeal carcinoma[J]. Lancet，2019，394（10192）：64-80.

[31] 伍勇，胡伟汉，夏云飞，等. 192例鼻咽癌放疗后无瘤生存患者的生存质量分析[J]. 癌症，2005，24（11）：1376-1383.

[32] MCDOWELL L J，ROCK K，XU W，et al. Long-term late toxicity，quality of life，and emotional distress in patients with nasopharyngeal carcinoma treated with intensity modulated radiation therapy[J]. International Journal of Radiation Oncology Biology Physics，2018，102（2）：340-352.

[33] LEONG Y H，SOON Y Y，LEE K M，et al. Long-term outcomes after reirradiation in nasopharyngeal carcinoma with intensity-modulated radiotherapy：A meta-analysis[J]. Head Neck，2018，40（3）：622-631.

第一章 ◇ 鼻咽癌的流行病学及早筛

第一节　描述流行病学

　　鼻咽癌是一种起源于鼻咽黏膜上皮的恶性肿瘤，具有特殊的地理和人群分布，好发于我国华南及东南亚、非洲一些国家，近年来其发病率和死亡率均呈下降趋势。

■ 一　地理分布

　　鼻咽癌可见于五大洲的许多国家和地区，但世界大部分地区发病率较低，国际癌症研究中心2017年发布的《五大洲癌症发病率》第11卷（Cancer Incidence in Five Continents Volume Ⅺ，CI5 Ⅺ）中预计：2018年全球会新增129 079例鼻咽癌病例，发病率1.7/10万，世界人口标准化发病率（age-standardized incidence rate by world standard population，ASIRW）1.5/10万；全球鼻咽癌死亡病例72 987例，死亡率0.96/10万，世界标准人口标化死亡率（age-standardized mortality rate by world standard population，ASMRW）0.84/10万。2018年全球185个国家中有41个（22.0%）的ASIRW大于或等于1/10万，其他国家小于1/10万[1]。

　　鼻咽癌的地区分布极不均衡，美洲、欧洲、大洋洲国家鼻咽癌很少见。鼻咽癌主要高发于我国华南和东南亚，以及非洲北部、中东部、西北部的一些国家。CI5 Ⅺ中2018年鼻咽癌ASIRW前五的国家依次为文莱（9.9/10万）、马尔代夫（6.7/10万）、新加坡（6.7/10万）、印度尼西亚（6.6/10万）、马来西亚（6.3/10万）；非洲有15个国家2018年鼻咽癌ASIRW大于1/10万，其中阿尔及利亚为3.2/10万，肯尼亚为3.2/10万，摩洛哥为2.2/10万[1]。

　　在我国，鼻咽癌的分布亦具有明显的区域性，由北到南发病率大体呈现由低到高的趋势，高发区主要集中在华南。相关文献报道，2013年我国鼻咽癌ASIRW排名前五的省级行政区依次为广西（10.49/10万）、广东（9.62/10万）、湖南（5.08/10万）、江西（4.88/10万）、海南（3.83/10万），2013年我国鼻咽癌ASMRW排名前五的省级行政区依次为广西（5.01/10万）、广东（4.99/10万）、海南（3.27/10万）、湖南（2.71/10万）、江西（2.44/10万）。即使在我国华南高发区，鼻咽癌也具有突出的地区分布特征，即以广西苍梧、北流、扶绥、合浦和广东四会、中山、江门等形成一个高发核心地带，这一地带不仅是国内鼻咽癌ASIRW的最高区域，也是世界上鼻咽癌ASIRW的最高区域，鼻咽癌ASIRW高达25.39/10万（表1-1）[2]。

　　我国鼻咽癌的城市和农村发病率及死亡率无明显差异。2013年，城市新增24 300例鼻咽癌病例，ASIRW为2.23/10万；农村新增17 700例，ASIRW为2.07/10万。2013年，城市鼻咽癌死亡病例估计为11 780例，ASMRW为1.07/10万；农村鼻咽癌死亡病例估计为9 540例，ASMRW为1.09/10万（表1-2）[2]。

表1-1　我国鼻咽癌发病率和死亡率前十地区，2013年（1/10万）

地区	ASIRW	地区	ASMRW
广西苍梧	25.39	广东四会	14.24
广东四会	18.74	湖南麻阳	12.54
江西龙南	15.52	广西苍梧	11.16
广东中山	13.06	广东中山	8.54
广东南雄	11.22	江西龙南	7.56
广东江门	10.64	广西扶绥	6.42
湖南麻阳	10.53	广东江门	5.96
广西北流	10.27	广西合浦	5.55
广西扶绥	10.23	广西北流	4.5
广西合浦	9.96	广东南雄	4.31

表1-2　我国鼻咽癌的发病率和死亡率，2013年（1/10万）

地区	性别	ASIRW	ASMRW
全部地区	全部	2.17	1.08
	男性	3.07	1.6
	女性	1.25	0.56
城市地区	全部	2.23	1.07
	男性	3.21	1.62
	女性	1.24	0.52
农村地区	全部	2.07	1.09
	男性	2.89	1.58
	女性	1.26	0.61

二　时间分布

（一）鼻咽癌发病率的长期趋势

近年来的研究资料显示世界大部分地区，无论是高发区还是低发区，鼻咽癌ASIRW（1998—2007）几乎都呈下降趋势（表1-3），其中下降明显的有美国［印第安人/阿拉斯加原住民，男性年平均变化百分数（average annual percent changes，AAPCs）为-5.4%；白人男性AAPCs

为–1.1%，女性AAPCs为–1.1%］、俄罗斯圣彼得堡（男性AAPCs为–4.0%）、中国香港（男性AAPCs为–3.2%，女性AAPCs为–4.1%）、菲律宾马尼拉（男性AAPCs为–2.5%，女性AAPCs为–3.2%）、印度孟买（男性AAPCs为–2.6%）、中国（除港澳台地区）（男性AAPCs为–2.0%，女性AAPCs为–3.3%）、日本（男性AAPCs为–1.9%，女性AAPCs为–3.1%）、加拿大（女性AAPCs为–2.9%）、北欧（男性AAPCs为–1.3%，女性AAPCs为–1.2%）、荷兰（男性AAPCs为–1.4%），少数地区如巴西和英格兰等观察到鼻咽癌的发病率有所上升（巴西男性AAPCs为6.1%，女性AAPCs为7.1%；英格兰女性AAPCs为1.7%）[3]。

表1-3　鼻咽癌发病率的长期趋势

地区	性别	趋势 1		趋势 2		AAPCs 总体 [95%CI]	AAPCs 1998—2007 [95%CI]
		时间间隔	APC [95%CI]	时间间隔	APC [95%CI]		
亚洲							
中国（香港人）	男性	1983—2012	–3.2* [–3.4, –3.1]			–3.2* [–3.4, –3.1]	–3.2* [–3.4, –3.1]
	女性	1983—1997	–2.9* [–3.7, –2.0]	1997—2012	–5.2* [–6.1, –4.4]	–4.1* [–4.7, –3.5]	–5.2* [–6.1, –4.4]
中国（内地人）	男性	2000—2011	–2.0* [–3.2, –0.8]			–2.0* [–3.2, –0.8]	–2.0* [–3.2, –0.8]
	女性	2000—2011	–3.3* [–4.8, –1.8]			–3.3* [–4.8, –1.8]	–3.3* [–4.8, –1.8]
印度	男性	1993—2007	–2.6* [–5.1, –0.1]			–2.6* [–5.1, –0.1]	–2.6* [–5.1, –0.1]
	女性	1993—2007	–1.3 [–3.8, 1.4]			–1.3 [–3.8, 1.4]	–1.3 [–3.8, 1.4]
以色列（犹太人）	男性	1970—1980	4.7 [–0.5, 10.3]	1980—2007	–1.1* [–2.0, –0.2]	0.4 [–5.9, 5.4]	–1.2* [–1.9, –0.4]
	女性	1970—2007	–0.9 [–2.0, 0.3]			–0.9 [–2.0, 0.3]	–0.9 [–2.0, 0.3]
日本	男性	1988—2007	–1.9* [–3.1, –0.6]			–1.9* [–3.1, –0.6]	–1.9* [–3.1, –0.6]
	女性	1988—2007	–3.1* [–4.8, –1.3]			–3.1* [–4.8, –1.3]	–3.1* [–4.8, –1.3]
菲律宾	男性	1983—2007	–2.5* [–3.2, –1.9]			–2.5* [–3.2, –1.9]	–2.5* [–3.2, –1.9]
	女性	1983—2007	–3.2* [–4.1, –2.2]			–3.2* [–4.1, –2.2]	–3.2* [–4.1, –2.2]

（续上表）

地区	性别	趋势 1		趋势 2		AAPCs 总体 [95%CI]	AAPCs 1998—2007 [95%CI]
		时间间隔	APC [95%CI]	时间间隔	APC [95%CI]		
新加坡	男性	1970—1990	0.2 [-0.7, 1.1]	1990—2007	-2.5* [-3.4, -1.6]	-1.0* [-1.6, -0.4]	-2.5* [-3.4, -1.6]
	女性	1970—1987	0.1 [-1.2, 1.5]	1987—2007	-3.7* [-4.6, -2.8]	-2.0* [-2.7, -1.2]	-3.7* [-4.6, -2.8]
新加坡（华人）	男性	1970—1989	-0.1 [-1.1, 0.9]	1989—2007	-2.6* [-3.5, -1.7]	-1.3* [-2.0, -0.7]	-2.6* [-3.5, -1.7]
	女性	1970—1987	0 [-1.4, 1.4]	1987—2007	-3.7* [-4.7, -2.8]	-2.0* [-2.8, -1.2]	-3.7* [-4.7, -2.8]
新加坡（马来人）	男性	1972—2007	0.4 [-0.7, 1.5]			0.4 [-0.7, 1.5]	0.4 [-0.7, 1.5]
	女性	1972—2007	-0.4 [-2.7, 1.9]			-0.4 [-2.7, 1.9]	-0.4 [-2.7, 1.9]
泰国	男性	1993—2007	0 [-2.3, 2.4]			0 [-2.3, 2.4]	0 [-2.3, 2.4]
	女性	1993—2007	-0.7 [-2.5, 1.2]			-0.7 [-2.5, 1.2]	-0.7 [-2.5, 1.2]
非洲							
乌干达	男性	1993—2007	-0.8 [-8.6, 11.1]			-0.8 [-8.6, 11.1]	-0.8 [-8.6, 11.1]
	女性	1993—2007	2.5 [-16.8, 12.9]			2.5 [-16.8, 12.9]	2.5 [-16.8, 12.9]
大洋洲							
澳大利亚	男性	1983—2007	-0.6 [-1.2, 0]			-0.6 [-1.2, 0]	-0.6 [-1.2, 0]
	女性	1983—2007	0 [-1.2, 1.2]			0 [-1.2, 1.2]	0 [-1.2, 1.2]
美洲							
巴西	男性	1989—2007	6.1* [0.3, 12.3]			6.1* [0.3, 12.3]	6.1* [0.3, 12.3]
	女性	1989—2007	7.1* [1.0, 13.7]			7.1* [1.0, 13.7]	7.1* [1.0, 13.7]

（续上表）

地区	性别	趋势 1		趋势 2		AAPCs 总体 [95%CI]	AAPCs 1998—2007 [95%CI]
		时间间隔	APC [95%CI]	时间间隔	APC [95%CI]		
加拿大	男性	1978—1984	6.0 [−8.7，23.1]	1984—2007	−2.9* [−4.9，−0.9]	−1.1 [−4.4，−2.2]	−2.9* [−4.9，−0.9]
	女性	1978—2007	−2.9* [−4.9，−0.8]			−2.9* [−4.9，−0.8]	−2.9* [−4.9，−0.8]
美国（白人）	男性	1973—2012	−1.1* [−1.5，−0.8]			−1.1* [−1.5，−0.8]	−1.1* [−1.5，−0.8]
	女性	1973—2012	−1.1* [−1.6，−0.5]			−1.1* [−1.6，−0.5]	−1.1* [−1.6，−0.5]
美国（黑人）	男性	1973—2012	−0.9* [−1.7，0]			−0.9* [−1.7，0]	−0.9* [−1.7，0]
	女性	1973—2012	−2.0* [−3.1，−0.9]			−2.0* [−3.1，−0.9]	−2.0* [−3.1，−0.9]
美国（印第安人/阿拉斯加原住民）	男性	1992—2012	−5.4* [−8.7，−2.0]			−5.4* [−8.7，−2.0]	−5.4* [−8.7，−2.0]
	女性	1992—2012	−0.7 [−4.3，3.1]			−0.7 [−4.3，3.1]	−0.7 [−4.3，3.1]
美国（亚裔/太平洋岛民）	男性	1992—2012	−2.3* [−3.0，−1.6]			−2.3* [−3.0，−1.6]	−2.3* [−3.0，−1.6]
	女性	1992—2012	−2.4* [−3.6，−1.2]			−2.4* [−3.6，−1.2]	−2.4* [−3.6，−1.2]
美国（西班牙裔）	男性	1992—2012	−1.5 [−3.3，0.4]			−1.5 [−3.3，0.4]	−1.5 [−3.3，0.4]
	女性	1992—2012	−2.2 [−4.5，0.1]			−2.2 [−4.5，0.1]	−2.2 [−4.5，0.1]
美国（西班牙裔白人）	男性	1992—2012	−1.7 [−4.2，0.8]			−1.7 [−4.2，0.8]	−1.7 [−4.2，0.8]
	女性	1992—2012	−1.2 [−3.0，0.7]			−1.2 [−3.0，0.7]	−1.2 [−3.0，0.7]
美国（非西班牙裔白人）	男性	1992—2012	−0.8 [−1.7，0]			−0.8 [−1.7，0]	−0.8 [−1.7，0]
	女性	1992—2012	−1.1 [−2.4，0.3]			−1.1 [−2.4，0.3]	−1.1 [−2.4，0.3]

（续上表）

地区	性别	趋势 1		趋势 2		AAPCs 总体 [95%CI]	AAPCs 1998—2007 [95%CI]
		时间间隔	APC [95%CI]	时间间隔	APC [95%CI]		
美国（路易斯安那州和加利福尼亚州华人）	男性	1983—2007	−2.0 [−4.1，0.2]			−2.0 [−4.1，0.2]	−2.0 [−4.1，0.2]
	女性	1983—2007	−3.1* [−5.5，−0.7]			−3.1* [−5.5，−0.7]	−3.1* [−5.5，−0.7]
美国（路易斯安那州和加利福尼亚州菲律宾人）	男性	1983—2007	0.3 [−2.3，3.0]			0.3 [−2.3，3.0]	0.3 [−2.3，3.0]
	女性	1983—2007	−0.8 [−4.7，3.3]			−0.8 [−4.7，3.3]	−0.8 [−4.7，3.3]
欧洲							
克罗地亚	男性	1988—2007	−1.4 [−3.5，0.8]			−1.4 [−3.5，0.8]	−1.4 [−3.5，0.8]
	女性	1988—2007	−0.5 [−4.0，3.0]			−0.5 [−4.0，3.0]	−0.5 [−4.0，3.0]
法国	男性	1988—2007	−1.0 [−2.7，0.7]			−1.0 [−2.7，0.7]	−1.0 [−2.7，0.7]
	女性	1988—2007	0.3 [−3.6，4.3]			0.3 [−3.6，4.3]	0.3 [−3.6，4.3]
意大利	男性	1988—2007	−1.3 [−2.6，0]			−1.3 [−2.6，0]	−1.3 [−2.6，0]
	女性	1988—2007	0 [−3.1，3.3]			0 [−3.1，3.3]	0 [−3.1，3.3]
北欧	男性	1978—2013	−1.3* [−1.7，−0.8]			−1.3* [−1.7，−0.8]	−1.3* [−1.7，−0.8]
	女性	1978—2013	−1.2* [−2.0，−0.5]			−1.2* [−2.0，−0.5]	−1.2* [−2.0，−0.5]
俄罗斯	男性	1994—2007	−4.0* [−7.5，−0.2]			−4.0* [−7.5，−0.2]	−4.0* [−7.5，−0.2]
	女性	1994—2007	−5.4 [−12.9，2.8]			−5.4 [−12.9，2.8]	−5.4 [−12.9，2.8]
斯洛伐克	男性	1973—2007	1.4* [0.4，2.5]			1.4* [0.4，2.5]	1.4* [0.4，2.5]
	女性	1973—2007	0.2 [−1.3，1.7]			0.2 [−1.3，1.7]	0.2 [−1.3，1.7]

（续上表）

地区	性别	趋势 1		趋势 2		AAPCs 总体 [95%CI]	AAPCs 1998—2007 [95%CI]
		时间间隔	APC [95%CI]	时间间隔	APC [95%CI]		
西班牙	男性	1985—2007	−0.3 [−2.3, 1.7]			−0.3 [−2.3, 1.7]	−0.3 [−2.3, 1.7]
	女性	1985—2007	0 [−3.3, 3.4]			0 [−3.3, 3.4]	0 [−3.3, 3.4]
瑞士	男性	1989—2007	0.9 [−2.6, 4.5]			0.9 [−2.6, 4.5]	0.9 [−2.6, 4.5]
	女性	1989—2007	−2.5 [−6.8, 2.1]			−2.5 [−6.8, 2.1]	−2.5 [−6.8, 2.1]
荷兰	男性	1989—2007	−1.4* [−2.7, −0.1]			−1.4* [−2.7, −0.1]	−1.4* [−2.7, −0.1]
	女性	1989—2007	−0.2 [−2.5, 2.2]			−0.2 [−2.5, 2.2]	−0.2 [−2.5, 2.2]
英格兰	男性	1988—2007	0.1 [−0.9, 1.1]			0.1 [−0.9, 1.1]	0.1 [−0.9, 1.1]
	女性	1988—2007	1.7* [0.4, 3.0]			1.7* [0.4, 3.0]	1.7* [0.4, 3.0]
苏格兰	男性	1975—2007	−0.9 [−1.9, 0.2]			−0.9 [−1.9, 0.2]	−0.9 [−1.9, 0.2]
	女性	1975—2007	0 [−1.4, 1.5]			0 [−1.4, 1.5]	0 [−1.4, 1.5]

APC：annual percent change，年度变化百分比；*：$P < 0.05$。

　　我国鼻咽癌发病率总体上呈现下降趋势，但各高发区之间发病趋势存在较大差异。香港地区鼻咽癌发病率已有明显下降，ASIRW从1983年的22.7/10万下降至2016年的6.8/10万（图1-1）[4]，且研究学者发现香港鼻咽癌的下降主要是因为角质化鳞癌减少，而未分化癌的发病率则维持稳定，提示鼻咽癌发病的减少主要与吸烟减少和其他环境因素改善有关（图1-2）[5]。广州市2000—2011年男、女鼻咽癌发病率分别从22.14/10万、10.1/10万下降到13.44/10万、5.18/10万，AAPCs分别为−3.26%（男）、−5.74%（女），总计降低了39.3%（男）、48.6%（女）（图1-3）[6]。

　　根据已有文献报道，中山市1970—2007年鼻咽癌发病率高且趋于稳定，男性平均ASIRW为27.5/10万，女性平均ASIRW为11.3/10万。近几年发病率似乎有下降趋势，2010—2012年男性平均ASIRW为25.02/10万，女性平均ASIRW为7.67/10万（表1-4）[1]。魏矿荣等报道中山市2011—

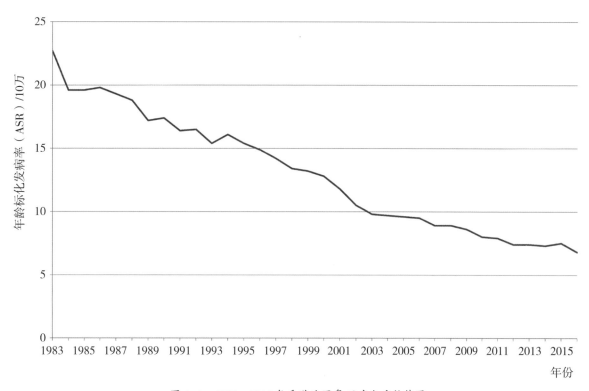

图 1-1　1983—2016 年香港地区鼻咽癌发病趋势图

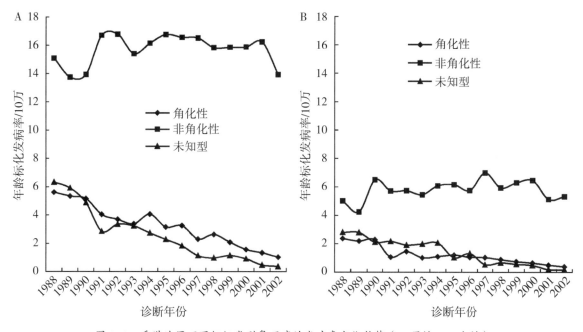

图 1-2　香港地区不同组织类型鼻咽癌的发病率变化趋势（A：男性，B：女性）

2014年男性鼻咽癌ASIRW依次为22.86/10万、23.12/10万、20.30/10万、17.35/10万，2011—2014年女性鼻咽癌ASIRW依次为6.76/10万、7.04/10万、6.22/10万、7.18/10万[7-10]，可信的发病趋势还有待进一步研究分析。

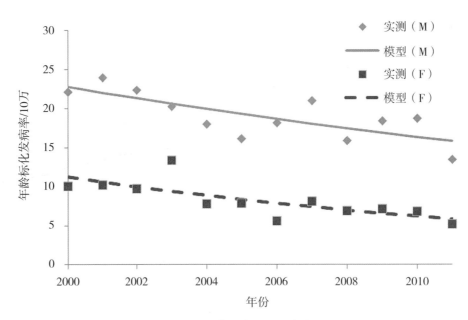

图1-3　2000—2011年广州市鼻咽癌发病趋势（M：男性，F：女性）

表1-4　中山市鼻咽癌发病率（1998—2002，2004—2007，2010—2012）

时间间隔	男性			女性			综合		
	人数	C.R（1/10万）	ASIRW（1/10万）	人数	C.R（1/10万）	ASIRW（1/10万）	人数	C.R（1/10万）	ASIRW（1/10万）
1998—2002	946	28.36	26.88	367	11.14	10.12	1313	19.81	18.43
2004—2007	799	28.3	26.81	326	11.57	10.65	1125	19.95	18.67
2010—2012	721	32.29	25.02	228	10.1	7.67	949	21.13	16.17

C.R：粗发病率。

四会市鼻咽癌发病率在1987—2011年维持较高水平，平均ASIRW为21.73/10万，男性发病率在2003—2009年呈现显著上升趋势，ASIRW在2009年达到39.18/10万（图1-4）[11]。由于缺乏近年的流行病学资料，四会市鼻咽癌发病趋势不明。2013年四会市鼻咽癌ASIRW为18.74/10万（表1-1）。苍梧县1983—2002年女性鼻咽癌发病趋势稳定，男性发病率轻度升高，从17.81/10万上升至19.76/10万（图1-5）[12]。同样由于缺乏近年的流行病学资料，苍梧县鼻咽癌发病趋势也不明。2013年苍梧县鼻咽癌ASIRW为25.39/10万（表1-1）。

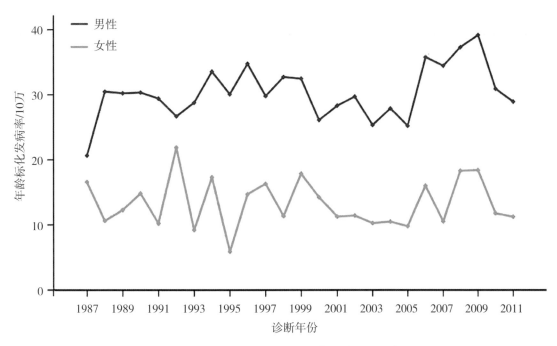

图 1-4 1987—2011 年四会市鼻咽癌发病趋势

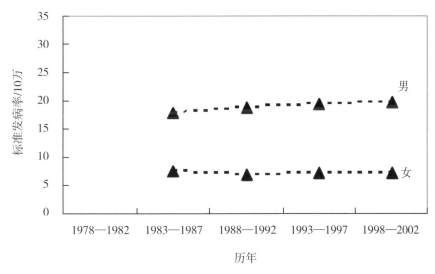

图 1-5 1983—2002 年苍梧县鼻咽癌发病趋势

（二）鼻咽癌死亡率的长期趋势

鼻咽癌死亡率在高发区和低发区均呈现显著下降趋势[3,13]，可能与近年来鼻咽癌诊疗水平的提高有关[14]，其中下降明显的有中国香港地区（男性AAPCs为-3.1%，女性AAPCs为-4.0%）、新加坡（男性AAPCs为-2.2%，女性AAPCs为-3.1%）、以色列（男性AAPCs为-2.2%，女性AAPCs为-3.5%）、中国（除港澳台地区）（男性AAPCs为-2.5%，女性AAPCs为-2.2%）、美国（男性AAPCs为-1.5%，女性AAPCs为-1.4%），以及欧洲一些国家（表1-5）[3]。

表1-5　鼻咽癌死亡率的长期趋势

地区	性别	趋势1		趋势2		趋势3		AAPCs 全程 [95% CI]	AAPCs 1998—2007 [95% CI]
		时间间隔	APC [95% CI]	时间间隔	APC [95% CI]	时间间隔	APC [95% CI]		
亚洲									
中国（香港人）	男性	1970—1981	−1.4* [−2.7, −0.1]	1981—2013	−3.7* [−4.0, −3.5]			−3.1* [−3.5, −2.8]	−3.7* [−4.0, −3.5]
	女性	1970—1989	−1.5 [−4.0, 1.1]	1989—2013	−4.7* [−5.1, −4.3]			−4.0* [−4.6, −3.4]	−4.7* [−5.1, −4.3]
中国（内地人）	男性	2000—2011	−2.5* [−3.4, −1.6]					−2.5* [−3.4, −1.6]	−2.5* [−3.4, −1.6]
	女性	2000—2011	−2.2* [−3.6, −0.7]					−2.2* [−3.6, −0.7]	−2.2* [−3.6, −0.7]
以色列	男性	1975—2012	−2.2* [−3.4, −1.0]					−2.2* [−3.4, −1.0]	−2.2* [−3.4, −1.0]
	女性	1975—2012	−3.5* [−5.2, −1.8]					−3.5* [−5.2, −1.8]	−3.5* [−5.2, −1.8]
日本	男性	1970—1996	1.9* [1.4, 2.5]	1996—2013	−3.2* [−3.9, −2.5]			−0.1 [−0.6, 0.3]	−3.2* [−3.9, −2.5]
	女性	1970—1985	2.6* [1.0, 4.3]	1985—2013	−2.1* [−2.8, −1.4]			−0.5 [−1.2, −0.2]	−2.1* [−2.8, −1.4]
菲律宾	男性	1992—2008	4.0* [3.0, 5.0]					4.0* [3.0, 5.0]	4.0* [3.0, 5.0]
	女性	1992—2008	3.4* [2.2, 4.7]					3.4* [2.2, 4.7]	3.4* [2.2, 4.7]
韩国	男性	1995—2003	13.7* [5.1, 23.2]	2003—2012	−1.9 [−6.3, 2.7]			5.2* [1.0, 9.5]	6.5* [1.9, 11.3]
	女性	1995—2007	10.0* [5.9, 14.2]	2007—2012	−12.3* [−20.4, −3.4]			2.9 [−0.7, 6.6]	10.0* [5.9, 14.2]
新加坡	男性	1970—1984	0.6 [−1.3, 2.6]	1984—2013	−3.5* [−4.1, −3.0]			−2.2* [−2.9, −1.5]	−3.5* [−4.1, −3.0]
	女性	1970—1985	0.6 [−1.8, 3.1]	1985—2013	−5.0* [−5.8, −4.1]			−3.1* [−4.0, −2.1]	−5.0* [−5.8, −4.1]

（续上表）

地区	性别	趋势 1		趋势 2		趋势 3		AAPCs 全程 [95% CI]	AAPCs 1998—2007 [95% CI]
		时间间隔	APC [95% CI]	时间间隔	APC [95% CI]	时间间隔	APC [95% CI]		
非洲									
南非	男性	1993—1998	11.0 [−1.7，25.4]	1998—2013	−3.6* [−5.5，−1.6]			−0.1 [−3.2，3.1]	−3.6* [−5.5，−1.6]
	女性	1993—1998	19.4 [−5.1，50.3]	1998—2013	−5.0* [−8.3，−1.6]			0.6 [−5.1，6.7]	−5.0* [−8.3，−1.6]
大洋洲									
澳大利亚	男性	1970—1990	2.8 [1.2，4.4]	1990—2011	−4.3* [−5.5，−3.2]			−0.9 [−1.9，0]	−4.3* [−5.5，−3.2]
	女性	1970—2011	−1.0* [−1.8，−0.2]					−1.0* [−1.8，−0.2]	−1.0* [−1.8，−0.2]
新西兰	男性	1971—2011	−0.6 [−1.6，0.5]					−0.6 [−1.6，0.5]	−0.6 [−1.6，0.5]
	女性	1971—2011	0.3 [−1.3，2.0]					0.3 [−1.3，2.0]	0.3 [−1.3，2.0]
美洲									
阿根廷	男性	1997—2012	0.9 [−1.5，3.3]					0.9 [−1.5，3.3]	0.9 [−1.5，3.3]
	女性	1997—2012	2.0 [−1.7，5.9]					2.0 [−1.7，5.9]	2.0 [−1.7，5.9]
巴西	男性	1996—2012	0.8* [0.2，1.4]					0.8* [0.2，1.4]	0.8* [0.2，1.4]
	女性	1996—2012	2.0* [0.9，3.1]					2.0* [0.9，3.1]	2.0* [0.9，3.1]
加拿大	男性	1970—1993	0.6 [−0.3，1.5]	1993—2011	−2.8* [−3.9，−1.8]			−0.9* [−1.6，−0.3]	−2.8* [−3.9，−1.8]
	女性	1993—2011	−0.9* [−1.4，−0.3]					−0.9* [−1.4，−0.3]	−0.9* [−1.4，−0.3]
哥伦比亚	男性	1997—2011	−1.6 [−4.5，1.5]					−1.6 [−4.5，1.5]	−1.6 [−4.5，1.5]
	女性	1997—2011	0.5 [−3.1，4.3]					0.5 [−3.1，4.3]	0.5 [−3.1，4.3]

（续上表）

地区	性别	趋势 1		趋势 2		趋势 3		AAPCs 全程 [95% CI]	AAPCs 1998—2007 [95% CI]
		时间间隔	APC [95% CI]	时间间隔	APC [95% CI]	时间间隔	APC [95% CI]		
美国	男性	1970—1996	−1.1 [−1.4, 0.7]	1996—2002	−4.8* [−8.1, −1.5]	2002—2012	−0.6 [−1.8, 0.5]	−1.5* [−2.1, −0.9]	−2.5* [−4.1, −0.9]
	女性	1970—1984	0.5 [−0.2, 1.2]	1984—2012	−2.3* [−2.7, −2.0]			−1.4* [−1.7, −1.1]	−2.3* [−2.7, −2.0]
美国（白人）	男性	1970—1978	0.1 [−2.1, 2.3]	1978—2012	−2.6* [−2.9, −2.4]			−2.1* [−2.6, −1.7]	−2.6* [−2.9, −2.4]
	女性	1970—1987	−0.2 [−0.8, 0.4]	1987—2012	−3.2* [−3.7, −2.7]			−2.0* [−2.4, −1.6]	−3.2* [−3.7, −2.7]
美国（黑人）	男性	1970—2012	−1.0* [−1.4, −0.6]					−1.0* [−1.4, −0.6]	−1.0* [−1.4, −0.6]
	女性	1970—2012	−1.1* [−1.6, −0.6]					−1.1* [−1.6, −0.6]	−1.1* [−1.6, −0.6]
美国（亚裔/太平洋岛民）	男性	1990—2012	−3.7* [−4.4, −3.1]					−3.7* [−4.4, −3.1]	−3.7* [−4.4, −3.1]
	女性	1990—2012	−2.5* [−3.7, −1.2]					−2.5* [−3.7, −1.2]	−2.5* [−3.7, −1.2]
美国（西班牙裔）	男性	1990—2012	−2.8* [−4.3, −1.2]					−2.8* [−4.3, −1.2]	−2.8* [−4.3, −1.2]
	女性	1993—2012	−3.2* [−5.3, −1.1]					−3.2* [−5.3, −1.1]	−3.2* [−5.3, −1.1]
美国（西班牙裔白人）	男性	1990—2012	−2.3* [−4.0, −0.7]					−2.3* [−4.0, −0.7]	−2.3* [−4.0, −0.7]
	女性	1993—2012	−3.4* [−5.4, −1.5]					−3.4* [−5.4, −1.5]	−3.4* [−5.4, −1.5]
美国（非西班牙裔白人）	男性	1990—1996	0 [−3.1, 3.2]	1996—2001	−5.2* [−8.1, −2.1]	2001—2012	−0.7 [−2.0, 0.7]	−1.7* [−3.0, −0.5]	−2.7* [−4.1, −1.3]
	女性	1990—2012	−3.4* [−4.0, −2.8]					−3.4* [−4.0, −2.8]	−3.4* [−4.0, −2.8]
欧洲									
阿尔巴尼亚	男性	1987—2009	−2.6 [−5.2, 0.1]					−2.6 [−5.2, 0.1]	−2.6 [−5.2, 0.1]
	女性	1987—2009	−1.6 [−4.2, 1.0]					−1.6 [−4.2, 1.0]	−1.6 [−4.2, 1.0]

（续上表）

地区	性别	趋势1		趋势2		趋势3		AAPCs 全程 [95% CI]	AAPCs 1998—2007 [95% CI]
		时间间隔	APC [95% CI]	时间间隔	APC [95% CI]	时间间隔	APC [95% CI]		
奥地利	男性	1971—1988	1.9 [−0.6, 4.4]	1988—2013	−2.4* [−3.7, −1.0]			−0.7 [−1.9, 0.6]	−2.4* [−3.7, −1.0]
	女性	1971—2001	0.1 [−1.7, 2.0]	2001—2013	−14.2* [−22.8, −4.6]			−4.2* [−7.2, −1.1]	−9.7* [−15.7, −3.2]
比利时	男性	1971—1993	6.2* [2.0, 10.7]	1993—2013	−3.4* [−6.1, −0.6]			1.6 [−0.8, 4.2]	−3.4* [−6.1, −0.6]
	女性	1971—1993	11.2* [4.6, 18.2]	1993—2013	−3.7* [−7.1, 0]			3.9* [0.3, 7.6]	−3.7* [−7.1, 0]
保加利亚	男性	1970—2012	3.5* [2.4, 4.6]					3.5* [2.4, 4.6]	3.5* [2.4, 4.6]
	女性	1970—2012	2.2* [0.7, 3.8]					2.2* [0.7, 3.8]	2.2* [0.7, 3.8]
克罗地亚	男性	1985—2013	−1.9* [−3.6, −0.2]					−1.9* [−3.6, −0.2]	−1.9* [−3.6, −0.2]
	女性	1985—2013	−2.4 [−5.2, 0.4]					−2.4 [−5.2, 0.4]	−2.4 [−5.2, 0.4]
捷克、斯洛伐克	男性	1970—1991	5.1* [3.1, 7.1]					5.1* [3.1, 7.1]	5.1* [3.1, 7.1]
	女性	1970—1991	4.2* [1.5, 6.9]					4.2* [1.5, 6.9]	4.2* [1.5, 6.9]
捷克	男性	1986—2013	−2.2* [−3.2, −1.1]					−2.2* [−3.2, −1.1]	−2.2* [−3.2, −1.1]
	女性	1986—2013	−2.7* [−4.3, −0.9]					−2.7* [−4.3, −0.9]	−2.7* [−4.3, −0.9]
法国	男性	1970—1986	1.7* [0.5, 2.9]	1986—2011	−2.5* [−3.1, −1.9]			−0.9* [−1.4, −0.3]	−2.5* [−3.1, −1.9]
	女性	1970—2011	−0.8* [−1.3, −0.3]					−0.8* [−1.3, −0.3]	−0.8* [−1.3, −0.3]
德国	男性	1983—1991	0.9 [−1.4, 3.3]	1991—2005	−5.4* [−6.7, −4.1]	2005—2013	2.2 [−0.8, 5.3]	−1.8* [−2.9, −0.6]	−3.8* [−4.9, −2.6]
	女性	1983—2013	−2.1* [−2.7, −1.5]					−2.1* [−2.7, −1.5]	−2.1* [−2.7, −1.5]

（续上表）

地区	性别	趋势1		趋势2		趋势3		AAPCs 全程 [95% CI]	AAPCs 1998—2007 [95% CI]
		时间间隔	APC [95% CI]	时间间隔	APC [95% CI]	时间间隔	APC [95% CI]		
希腊	男性	1970—2012	1.6* [1.0, 2.3]					1.6* [1.0, 2.3]	1.6* [1.0, 2.3]
	女性	1970—2012	0.2 [-0.6, 1.0]					0.2 [-0.6, 1.0]	0.2 [-0.6, 1.0]
匈牙利	男性	1980—1996	2.8* [0.2, 5.4]	1996—2012	-2.6* [-4.9, -0.3]			0 [-1.6, 1.7]	-2.6* [-4.9, -0.3]
	女性	1980—2012	-1.1* [-2.1, 0]					-1.1* [-2.1, 0]	-1.1* [-2.1, 0]
意大利	男性	1970—1997	1.7* [1.2, 2.2]	1997—2012	-3.8* [-4.8, -2.7]			-0.3 [-0.8, 0.2]	-3.8* [-4.8, -2.7]
	女性	1970—1979	-0.2 [-4.8, 4.7]	1979—1984	12.4 [-3.7, 31.3]	1984—2012	-1.7* [-2.5, -1.0]	0.2 [-1.9, 2.3]	-1.7* [-2.5, -1.0]
马耳他	男性	1978—2012	-3.6* [-5.3, -1.8]					-3.6* [-5.3, -1.8]	-3.6* [-5.3, -1.8]
	女性	1978—2012	-2.8* [-4.8, -0.7]					-2.8* [-4.8, -0.7]	-2.8* [-4.8, -0.7]
北欧	男性	1978—2010	-2.7* [-3.2, -2.1]					-2.7* [-3.2, -2.1]	-2.7* [-3.2, -2.1]
	女性	1978—2010	-2.9* [-4.0, -1.8]					-2.9* [-4.0, -1.8]	-2.9* [-4.0, -1.8]
葡萄牙	男性	1984—2013	0.6 [-0.3, 1.4]					0.6 [-0.3, 1.4]	0.6 [-0.3, 1.4]
	女性	1984—2013	0.1 [-1.1, 1.3]					0.1 [-1.1, 1.3]	0.1 [-1.1, 1.3]
摩尔多瓦	男性	1996—2013	-2.8* [-4.8, -0.7]					-2.8* [-4.8, -0.7]	-2.8* [-4.8, -0.7]
	女性	1996—2013	-0.4 [-4.3, 3.6]					-0.4 [-4.3, 3.6]	-0.4 [-4.3, 3.6]
塞尔维亚	男性	1998—2013	2.9 [-0.4, 6.4]					2.9 [-0.4, 6.4]	2.9 [-0.4, 6.4]
	女性	1998—2013	3.7 [-0.4, 8.1]					3.7 [-0.4, 8.1]	3.7 [-0.4, 8.1]

（续上表）

地区	性别	趋势1		趋势2		趋势3		AAPCs 全程 [95% CI]	AAPCs 1998—2007 [95% CI]
		时间间隔	APC [95% CI]	时间间隔	APC [95% CI]	时间间隔	APC [95% CI]		
斯洛伐克	男性	1992—2010	-2.2* [-4.0, -0.3]					-2.2* [-4.0, -0.3]	-2.2* [-4.0, -0.3]
	女性	1992—2010	-6.5* [-11.2, -1.5]					-6.5* [-11.2, -1.5]	-6.5* [-11.2, -1.5]
西班牙	男性	1984—1990	7.5* [4.1, 11.0]	1990—2013	-2.8* [-3.1, -2.4]			-0.7* [-1.4, 0]	-2.8* [-3.1, -2.4]
	女性	1984—2013	-2.8* [-3.7, -2.0]					-2.8* [-3.7, -2.0]	-2.8* [-3.7, -2.0]
瑞士	男性	1970—1994	-1.8 [-3.6, 0.1]					-1.8 [-3.6, 0.1]	-1.8 [-3.6, 0.1]
	女性	1970—1994	-0.6 [-4.0, 2.8]					-0.6 [-4.0, 2.8]	-0.6 [-4.0, 2.8]
荷兰	男性	1970—1988	0.7 [-1.0, 2.4]	1988—2013	-3.0* [-4.0, -2.0]			-1.5* [-2.3, -0.6]	-3.0* [-4.0, -2.0]
	女性	1970—2013	-0.8 [-1.7, 0.1]					-0.8 [-1.7, 0.1]	-0.8 [-1.7, 0.1]
英国	男性	1970—1984	1.0 [-0.4, 2.4]	1984—2013	-2.2* [-2.6, -1.7]			-1.2* [-1.7, -0.6]	-2.2* [-2.6, -1.7]
	女性	1970—1986	1.8 [-0.3, 3.5]	1986—2001	-4.4* [-6.2, -2.6]	2001—2013	-0.1 [-2.3, 2.2]	-0.9 [-1.7, 0.1]	-1.5 [-3.1, 0]
英格兰和威尔士	男性	1970—1984	0.9 [-0.4, 2.2]	1984—2012	-2.4* [-2.9, -1.9]			-1.3* [-1.8, -0.8]	-2.4* [-2.9, -1.9]
	女性	1970—1986	1.2 [-0.8, 3.3]	1986—2012	-3.1* [-4.0, -2.2]			-1.5* [-2.4, -0.5]	-3.1* [-4.0, -2.2]
苏格兰	男性	1970—2013	-1.5* [-2.5, -0.6]					-1.5* [-2.5, -0.6]	-1.5* [-2.5, -0.6]
	女性	1970—2013	-2.1* [-3.4, -0.9]					-2.1* [-3.4, -0.9]	-2.1* [-3.4, -0.9]

*P＜0.05。

我国香港地区鼻咽癌世界标准人口标化死亡率（age-standardized mortality rate by world standard population，ASMRW）从1983年的9.1/10万下降到2016年的2.6/10万（图1-6）[4]，其中男性ASMRW从14.1/10万下降到4.4/10万，女性ASMRW从4.0/10万下降到1.0/10万，且男性年龄标化

死亡/发病比（age-standardized mortality/incidence ratio，WSt-M/WSt-I）从 1980—1984年的0.48降至1995—1999年的0.39，女性则从0.40下降至0.29。

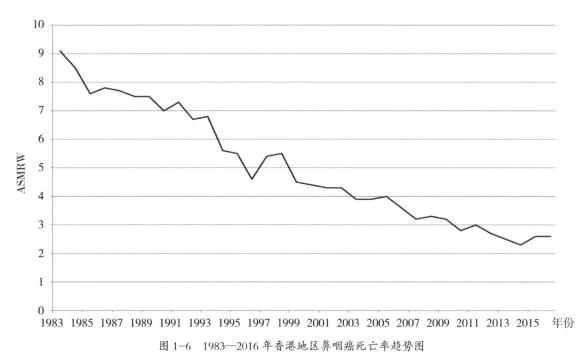

图1-6　1983—2016年香港地区鼻咽癌死亡率趋势图

我国内地鼻咽癌死亡率总体上也呈现下降趋势，林昆等分析了我国1991—2013年的鼻咽癌死亡率，发现1991—1996年我国鼻咽癌死亡率呈下降趋势，1996—2002年呈上升趋势，2002—2013年呈明显下降趋势（图1-7）[15]。李科等分析了广州市2000—2011年鼻咽癌死亡率，发现这个鼻咽癌高发区的死亡率也呈明显下降趋势，2000—2011年男、女鼻咽癌ASMRW分别从12.1/10万、4.1/10万下降到6.5/10万、2.0/10万，分别降低了46.1%、51.7%（图1-8）[16]。

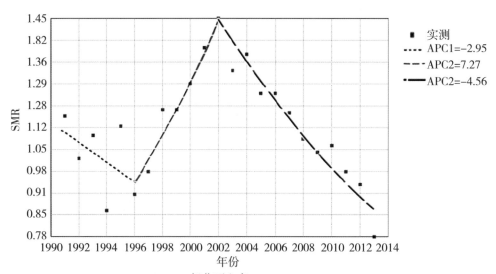

SMR：standardized mortality rate，标化死亡率。

图1-7　1990—2013年我国内地鼻咽癌死亡率趋势

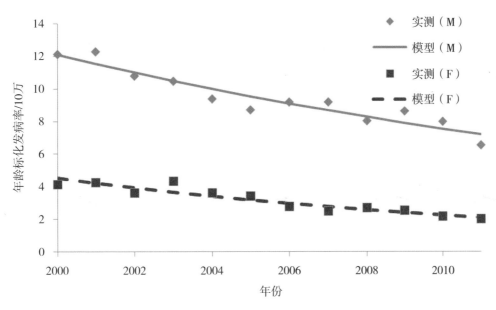

图1-8 2000—2011年广州市鼻咽癌死亡率趋势（M：男性，F：女性）

三 人群分布

（一）性别和年龄

在世界范围内，无论是高发区还是低发区鼻咽癌的发病率一般都是男多于女，2015年鼻咽癌发病率男女性别比为2.5[17]。然而高发区和低发区鼻咽癌的发病高峰年龄分布不同：高发区鼻咽癌的发病率在不同年龄组中呈单峰分布，一般在30岁以后明显上升，在50～65岁年龄段达到高峰；低发区鼻咽癌的年龄组别发病率曲线呈现双峰型，即分别在15～24岁年龄段及65～79岁年龄段出现发病高峰（图1-9）[18]。另外，高发区和低发区鼻咽癌的病理类型分布构成也不同，高发区主要为未分化非角化型癌，低发区主要为角化型鳞状细胞癌[19-21]。以上现象提示高发区和低发区鼻咽癌的致病因素可能存在差异。

（二）家族聚集性

鼻咽癌发病具有一定的家族聚集性，世界各地均报道了鼻咽癌患者有较高比例的肿瘤家族病史[22-23]。Henrik等调查了格陵兰岛的土著人，发现当地鼻咽癌患者中27%有癌症家族史，大部分为鼻咽癌或唾液腺瘤，且主要集中在一级亲属（first degree relative）中[22]。谢方云等回顾性调查了中山大学肿瘤防治中心2005—2007年收治的1773例鼻咽癌患者的肿瘤家族史，其中207例患者的一级亲属患有鼻咽癌（11.7%），52例患者的二级或三级亲属（second or third degree relatives）患有鼻咽癌（2.9%）[23]。Weimin Ye的研究表明，有一级亲属鼻咽癌史的人群鼻咽癌的发病率是无鼻咽癌家族史的4.6倍，95%可信区间为[3.5，6.1][24]。Ng等在1994—2001年追踪随访了929例鼻咽癌患者的亲属，共筛查出12例鼻咽癌，5例男性亲属（5/1155），7例女性亲属（7/1404），鼻咽癌检出率分别为433/10万和499/10万，远高于同时段一般居民的鼻咽癌发病率

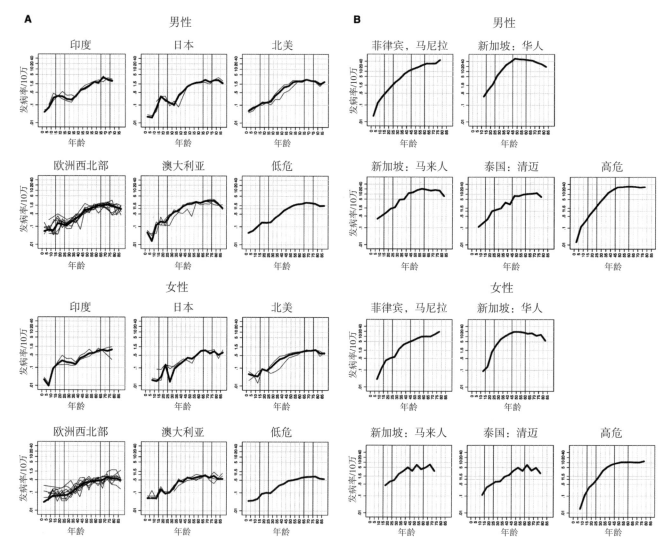

图 1-9　1983—1997 年低发区鼻咽癌年龄组别发病率

（男24.1/10万，女9.6/10万）[25]。这些结果既说明鼻咽癌可能与遗传有关，也提示鼻咽癌患者的亲属特别是一级亲属有较高的鼻咽癌发病风险。

（三）种族

　　鼻咽癌高发区和低发区的发病率都存在种族差异性。广东省内有三大民系（广府人、客家人及潮汕人），其中：广府人多居住在珠江三角洲和西江流域（即肇庆、佛山和广州等地区），操粤方言；客家人多居住在梅州、河源等地区，操客家方言；潮汕人多居住在潮州、汕头等地区，操潮州方言。Henderson发现广府人的鼻咽癌发病率是客家人、潮汕人的2倍[26]。在美国，华人的鼻咽癌发病率最高，其次是菲律宾人，白人和日本人的发病率最低[27]（表1-6）。新加坡的三大族群（华人、印度人和马来人）中也是华人的鼻咽癌发病率最高，其次是马来人，印度人的发病率最低[27-28]。近年来有学者提出一种假说：鼻咽癌起源于古代百越人（两广、湖南居多），并通过与其他族群婚配而造成鼻咽癌的局部扩散和高发[29]。遗传学和人类学的证据显示，百越人与加里曼丹岛和印度东北部的土著人、格陵兰岛的爱斯基摩人、东南亚的南岛波利尼西亚人和大洋洲的波利尼西亚人之间有许多相似之处，这表明他们可能有共同的祖先；遗传学研究还发现，现在的广府人、闽南人和客家人的血统可能是北方汉族和南方百越人的混合体，而这些人群的鼻咽癌发病率均较高[29]。

表1-6　2003—2007年各地区不同族群鼻咽癌发病情况比较

地区	族群	男性		女性	
		发病例数	标化发病率*（1/10万）	发病例数	标化发病率*（1/10万）
		236	0.9	107	0.3
美国加利福尼亚洛杉矶	亚太岛民	128	3.1	62	1.2
	黑人	23	0.9	10	0.3
	华人	69	5.9	29	1.9
	菲律宾人	29	3.4	16	1.4
	西班牙白人	28	0.3	15	0.1
	日本人	2	0.3	0	—
	韩国人	3	0.6	0	—
	非西班牙白人	56	0.5	19	0.1
	白人	84	0.4	34	0.1
美国夏威夷		78	2.0	26	0.6
	华人	15	7.6	8	3.4
	菲律宾人	24	4.5	5	0.9
	夏威夷人	18	3.0	4	0.6
	日本人	4	0.4	3	0.1
	白人	6	0.5	3	0.2
马来西亚槟城		220	8.5	79	2.9
	华人	194	12.9	60	4.0
	印度人	3	2.1	4	1.7
	马来人	23	2.9	15	1.5
新加坡		1 207	10.9	405	3.5
	华人	1 108	12.6	383	4.1
	印度人	8	1.1	2	0.3
	马来人	84	6.9	17	1.3

*按世界标准人口标化。

（四）移民流行病学研究

移民流行病学是研究有某种特点的人群从一个地方移居到另一个地方后，迁入居民与迁入地或原住地居民间某种疾病的发病率或死亡率，以探索病因或流行因素。鼻咽癌具有显著的地理聚集性，高发区和低发区的发病率差别显著，研究其移民流行病学可为探讨鼻咽癌的病因及发病危险因素提供重要的线索。鼻咽癌的移民流行病学主要有两个特征：高发区移民鼻咽癌发病率显著高于迁入地居民，高发区居民迁居到低发区后鼻咽癌发病率呈下降趋势[30-33]。

资料显示2003—2007年美国加利福尼亚洛杉矶人口中华人男性鼻咽癌的发病率最高（5.9/10万），其次是菲律宾人（3.4/10万），黑人、韩国人、日本人及白人的鼻咽癌发病率均低于1/10万[27]。Grulich等研究澳大利亚1972—1990年的亚洲移民肿瘤发病情况后发现，香港出生的中国移民鼻咽癌发病率最高，世界标准人口标化发病率为9.3/10万，远高于澳大利亚当地居民[31]。我国国内从高发区移居外地的人群鼻咽癌发病率亦显示了同样的倾向，Lin等报道大陆移居台湾的居民鼻咽癌的发病率比台湾本地人高近两倍[32]。上述现象提示自身的遗传素质很可能是鼻咽癌发病的一个重要因素，不过也不能排除移民长期保留移民前的生活习惯及生命早期环境暴露的作用。

高发区居民迁居到低发区后鼻咽癌发病率呈下降趋势。1998—2007年美国亚裔女性AAPCs为-2.4%，男性AAPCs为-2.3%（表1-3）[3]。新加坡男性华人鼻咽癌发病率在1968—1972年和1973—1977年分别为19.2/10万和19.6/10万，1993—1997年降为15.9/10万，2003—2007年则降为12.5/10万[33]。由于未考虑移民中来自高发区和低发区的比例，因此这种趋势有待进一步的流行病学证据加以阐明。

第二节　鼻咽癌发病的影响因素

目前鼻咽癌的病因仍未完全清楚，三种危险因素即病毒、遗传与环境被认为在鼻咽癌病因学中起着重要作用。

一　EB病毒感染

EB病毒（epstein-barr virus，EBV）又名人类疱疹病毒4型（human herpesvirus 4，HHV-4），是一种双链DNA病毒，属疱疹病毒科γ亚类，其基因组长度约为172kb，由布里斯托大学Michael Anthony Epstein教授和伦敦大学Yvonne Barr教授于1964年共同发现并命名。根据编码EB病毒核抗原2（EBNA2）基因的差异，可将感染人类的EB病毒分为Ⅰ型和Ⅱ型。不同型别EB病毒在世界范围内的分布有所差别，在欧美及东南亚地区分离出的EB病毒约有95%为Ⅰ型；在赤道非洲及新几内亚地区，Ⅰ型和Ⅱ型的比例相近。1966年，Old等首次从鼻咽癌患者血清中检测到EB病毒抗体[34]。1969年，研究者从鼻咽癌活检培养的类淋巴母细胞中分离到EB病毒，并发现几乎所有鼻咽癌细胞内均表达EB病毒的DNA或RNA[35]，而正常组织中其表达量则很低或没有[36]，且鼻咽癌患者外周血中检测到的EB病毒相关抗体（如VCA-IgA、EA-IgA）[37]和EB病毒DNA拷贝数显著增高[38]。此外，病毒编码RNA（EBERs）、潜伏期膜蛋白（latent membrane protein 1，LMP1）、LMP-2A，可在几乎全部的鼻咽癌原位癌组织及高度不典型增生的鼻咽上皮组织中检测到[35]。以上这些发现提示EB病毒的感染与鼻咽癌的发生发展关系密切。

EB病毒可在全球各人种中引起广泛感染，90%以上的人感染过并终身携带。幼儿时期的原发性感染多无症状或仅有轻微的非特异性症状，感染后终身携带；青春期后发生的原发性感染，相当一部分为显性感染，常表现为传染性单核细胞增多症。一般而言，发展中国家的感染期较早，3~5岁就达到感染高峰，如我国3~5岁儿童血清VCA-IgG抗体阳性者达90%以上；发达国家感染则多发生在青春期后，欧美等国学龄早期儿童EB病毒抗体阳性者仅为30%~50%[39-41]。EB病毒在人体内主要感染B淋巴细胞，感染的形式分为两种：裂解感染（lytic infection）和潜伏感染（latent infection）。裂解感染时，病毒进行完整的DNA复制、转录、翻译和病毒装配过程，并释放病毒，可导致细胞裂解，但不发生致癌性转化，宿主体内可以检出病毒DNA及mRNA。潜伏感染时，EB病毒仅表达部分病毒基因，不进行复制，不释放病毒，宿主细胞存活，但发生遗传学改变[42]。EB病毒通常以无症状方式终身潜伏在宿主B淋巴细胞内。相比B淋巴细胞，鼻咽上皮细胞并非EB病毒潜伏感染的正常宿主细胞。EB病毒在鼻咽上皮细胞的长期潜伏感染，是导致正常细胞发生永生化癌变的关键因素之一[43-44]。

鉴于EB病毒感染在全球人群中广泛存在，而鼻咽癌却仅在我国华南、东南亚、地中海沿岸和格陵兰岛等局部区域高发，因此推测可能在鼻咽癌高发区存在特异的EB病毒亚型而致鼻咽癌高发。以此为出发点，中山大学肿瘤防治中心曾益新院士课题组、新加坡基因研究所刘建军研究组、中国科学院动物研究所翟巍巍教授课题组利用高通量测序技术研究鼻咽癌高发区及低发区的EB病毒。通过分析对比我国华南鼻咽癌高发区和我国北方等鼻咽癌低发区的鼻咽癌患者及健康对照中的EB病毒全基因组信息，研究人员发现了与鼻咽癌发病风险高度相关的EB病毒亚型及其3个位于EB病毒编码BALF2基因的标志性遗传多态位点（BALF2_CCT）。研究发现，如果个体携带这种鼻咽癌高危型EB病毒（BALF2_CCT），那么鼻咽癌的发病风险会比低危型（BALF2_ATC）增加约11倍。随后在广东鼻咽癌高发区展开的流行病学研究发现，广东地区超过80%的鼻咽癌病例感染了上述鼻咽癌高危型EB病毒。进一步比较广东地区、我国北方及世界其他地区的EB病毒全序列，发现鼻咽癌高危型EB病毒起源于亚洲，随后这种EB病毒在鼻咽癌高发的广东地区发生了快速的扩散进化，并感染了约40%的人群，而该型EB病毒在鼻咽癌低发区的感染率则较低，在97例公共数据库非洲和欧洲来源的EB病毒中仅出现了1例[45]。

二 遗传因素

特殊的地理分布和家族聚集性都表明鼻咽癌具有一定的遗传易感性，然而大多数鼻咽癌病例呈散发状态，仅有10%左右的患者有一级亲属鼻咽癌家族史，这又提示高外显遗传因子能解释的遗传易感性有限，相反常见基因的多态性，如EB病毒感染相关的免疫相关基因、DNA损伤和修复相关基因、致癌物代谢相关基因及肿瘤发生发展相关基因的多态性在鼻咽癌的遗传易感性中可能发挥的作用更大。近年来兴起的全基因组关联研究（genome-wide association studies，GWAS）被证明可以无偏、有效地发掘与疾病或表型相关的单核苷酸多态性（single nucleotide polymorphism，SNP），为全面系统地研究鼻咽癌遗传易感性掀开了新的一页。

（一）人类白细胞抗原

人类白细胞抗原（human leukocyte antigen，HLA）基因是位于人类第六号染色体上的基因，其编码出来的细胞表面受体蛋白在识别并提呈外源性抗原（包括病毒多肽）至免疫系统，从而诱导细胞介导和抗体介导的特异性免疫的过程中发挥着重要作用。如前所述，鼻咽癌的发生发展与EB病毒感染相关，因此推测携带对EB病毒抗原提呈能力强的HLA特定表型的个体鼻咽癌发病风险低，反之，对EB病毒抗原提呈能力低的表型个体则鼻咽癌发病风险高，而针对该领域的多个研究也证明了两者的相关性。这包括1990年首个关联研究，涉及我国南方、新加坡和马来西亚的30个鼻咽癌家族的兄弟姐妹，该研究揭示与HLA位点紧密相连的基因会大大增加患鼻咽癌的风险，最大似然估计的相对风险约为21（95% confidence interval＝5.1 to infinite）[45]。随后Tse等对中国台湾地区277名鼻咽癌患者和285名健康对照者进行了全基因组关联研究（GWAS），发现两个与鼻咽癌发病显著相关的SNPs（rs2517713和rs2975042，合并样本后的P值分别为3.9×10^{-20}和1.6×10^{-19}），它们都位于HLA-A基因中[46]。2010年，Bei等在我国南方人群中开展了一个更大样本量的GWAS研究（5 090例鼻咽癌患者，4 957例健康对照者），进一步证实了HLA和鼻咽癌的相关性，发现HLA基因上的3个SNPs与鼻咽癌易感性相关，这3个SNPs分别为rs28421666［$P＝2.49 \times 10^{-18}$，优势比（OR）＝0.67］、rs2894207（$P＝3.42 \times 10^{-33}$，$OR＝0.61$）和rs2860580（$P＝4.88 \times 10^{-67}$，$OR＝0.58$）。这两个研究中的SNP rs2860580与SNP rs2517713存在高度连锁不平衡（$r^2＝0.99$），这表明它们可能在该区域存在相同的突变[47]。两个GWAS研究报告了独立的HLA相关性，这表明HLA区域的突变很复杂。HLA是人类基因组中基因密度最高的区域，编码基因超过250个，其中包括几个关键的免疫应答基因[48]。它也是一个具有强连锁不平衡区域[48]。为了更好地了解HLA和鼻咽癌的相关性，需要进一步努力精细定位HLA等位基因和单倍型[49]。

（二）端粒酶反转录酶/唇腭裂跨膜1样蛋白

近年来，GWAS挖掘出一系列肿瘤易感基因，位于染色体5p15.33区域的端粒酶反转录酶/唇腭裂跨膜1样蛋白（telomerase reverse transcriptase/cleft lip and palate transmembrane-1 like protein，TERT/CLPTM1L）是新近发现的易感区域[50-51]。端粒和端粒酶与个体的老化和肿瘤的发生密切相关，TERT/CLPTM1L在端粒调节中具有重要作用，TERT基因编码端粒酶复合体中的催化亚基，是端粒酶限速酶[52]。端粒酶在正常体细胞中低表达且活性低，端粒长度在细胞增殖分裂过程中越来越短，造成细胞分裂停止，细胞老化、凋亡；端粒酶在永生化细胞、干细胞等不断更新的细胞中高表达且活性高，可催化延长端粒。正常体细胞TERT基因突变，可使端粒酶激活、端粒延长，导致细胞衰老障碍，最终出现恶性增殖[53]。研究显示，TERT基因启动子区突变可使TERT mRNA含量增加18倍，蛋白含量和酶活性增加2倍，端粒长度增加1.8倍，从而通过持续延长端粒长度逃脱正常死亡而癌变[52]。尽管CLPTM1L基因功能研究非常少，但基于5p15.33区域的连锁不平衡分析及GWAS研究发现，CLPTM1L基因可能与TERT共同参与肿瘤的发生发展[50-51]。

香港地区的一项研究表明，TERT/CLPTM1L rs401681能降低鼻咽癌患病风险（$P=1 \times 10^{-4}$，$OR=0.77$）[54]，并且最近一项针对我国南方人群的二阶段病例对照设计研究（1 852例鼻咽癌患者和2 008例健康对照者）复制了rs401681与鼻咽癌风险的关系（$P=0.034$，$OR=0.85$）[55]；台湾地区学者发现rs402710也能降低鼻咽癌患病风险（$P=0.004$，$OR=0.79$）[56]。Bei等在对亚洲三个地区的4项独立病例对照研究（4 716例鼻咽癌患者，5 379例健康对照者）进行荟萃分析时，在5p15.33的CLPTM1L/TERT中发现了新的鼻咽癌易感位点（rs31489，$OR=0.81$，$P=6.3 \times 10^{-13}$）[57]。这些数据表明TERT/CLPTM1L基因遗传变异和鼻咽癌的发生发展相关。

（三）基于GWAS发现的其他鼻咽癌相关易感基因

有研究表明：GSTM1del/del基因型可增加鼻咽癌的患病风险[58-59]，XRCC1（Arg399Gln）、MMP-1（1G/2G）、CYP2E1（Rsal）、MMP-2（-1306C/T）和TP53（Arg72Pro）基因的多态性与鼻咽癌的发生有关[60]，Argonaute2基因（AGO2）rs3928672有可能增加我国南方鼻咽癌患者淋巴结转移风险[61]，TP53（Arg72Pro）、ERCC1（Cys8092Ala and Gln504Lys）和XRCC1（Arg399Gln）则有可能成为鼻咽癌患者的生存预后指标[62-67]。

三 环境因素

（一）咸鱼和其他腌制食物

咸鱼是较早确定的鼻咽癌的危险因素之一。1967年，何鸿超等发现在香港地区生活和工作的疍家人（船民）鼻咽癌发病率特别高，推测可能与船民特殊的生活习惯和遗传背景有关[68]。随后进一步的研究发现，疍家人的咸鱼消耗量比一般陆上居民多，而且他们在婴幼儿早期（2岁以前）就有喂食咸鱼的习惯，研究者认为这可能是疍家人鼻咽癌高发的原因之一[69]。之后，在中国的广东、香港，以及马来西亚等地完成的多个病例对照研究，均支持咸鱼的摄入与鼻咽癌发病风险相关，研究结果显示与成人期摄入咸鱼者相比，婴幼儿早期摄入咸鱼与其后的鼻咽癌发病风险有着密切关联，断奶后将粤式咸鱼作为第一固体食物之一的人群与未摄入粤式咸鱼的人群相比，鼻咽癌风险显著增加，相对风险为7.5（95%CI=3.9～14.8）。10岁时每周至少食用一次粤式咸鱼与极少食用咸鱼相比，相对风险为37.7（95%CI=14.1～100.4），研究推测90%以上的香港年轻鼻咽癌患者的发病与儿童时期摄入的咸鱼相关[70-71]。其他学者的研究也证实了以上观点，在广东进行的病例对照研究显示，儿童期摄入咸鱼者鼻咽癌的发病风险为未摄入者的2.45倍（95%CI=2.03～2.95），而成人期摄入咸鱼者鼻咽癌的发病风险为未摄入者的1.58倍（95%CI=1.20～2.09）[72]。

后续的实验室研究也证实了咸鱼和鼻咽癌的相关性：用咸鱼喂食小鼠，可诱发小鼠鼻咽部这一肿瘤罕发部位发生恶性肿瘤[73]。咸鱼，尤其是粗盐腌制的海鱼中含有大量亚硝基化合物，亚硝基化合物在肠道中可转变为亚硝酸胺，亚硝酸胺是一种已知的致癌物，可诱发多种肿瘤[74]；咸鱼还含有EB病毒活化物质[75]。这些都有可能是其与鼻咽癌发病风险相关的原因。

除了咸鱼，有报道提示其他的腌制食物也和鼻咽癌的发病有关，如其他腌制肉类、腌制蔬菜等。非洲北部、印度和美国的研究发现，摄入腌制油脂类或其他腌制肉类食物均会增加鼻咽癌的患病风险[76-78]；Gallicchio等对既往16篇病例对照研究进行了系统性分析，发现成人期摄入腌制蔬菜者鼻咽癌风险是未摄入者的2.04倍（95%CI=1.43～2.92）[79]。

（二）吸烟与饮酒

不同人群的病例对照研究均发现吸烟能增加鼻咽癌的患病风险（2～6倍），因此吸烟是鼻咽癌公认的危险因素之一[80-83]。Nie等分析了17个病例对照研究和4个队列研究，涵盖5 960例鼻咽癌患者和429 464例健康对照者，发现与从不吸烟的人相比，现在吸烟的人和曾经吸烟的人患鼻咽癌的风险分别比从不吸烟者高出59%和56%，且存在剂量反应关系，累积吸烟量越大，患鼻咽癌的风险越大。此外，吸烟开始时间早（<18岁）的人患鼻咽癌的风险比那些晚吸烟的人高（OR=1.78，95%CI=1.41～2.25）[84]。吸烟与鼻咽癌的关联可能因鼻咽癌病理类型的不同而有所不同。美国的一项研究表明，大约有2/3的角化型鳞状细胞癌（WHO病理分型Ⅰ型）与吸烟有关，但分化非角化型癌和未分化非角化型癌（WHO病理分型Ⅱ型或Ⅲ型）鼻咽癌与吸烟无关[85]。因此我国香港和美国角化型Ⅰ型鼻咽癌发病率的下降可能与当地吸烟率的下降有关[85]。

一项大规模的流行病学调查发现吸烟是EB病毒激活的重要环境因素。在鼻咽癌高发区（广东）和低发区（山西）独立人群中的研究证实，吸烟与EB病毒抗体阳性显著相关，细胞学实验进一步发现香烟抽提物能激活Akata细胞和B95-8细胞中的EB病毒，使其进入裂解期[86]。

酒精与鼻咽癌发病风险的关系迄今为止仍不明确，多项病例对照研究的结果不一致，2019年Wu的荟萃分析显示现在或曾经饮酒的人群比从未饮酒的人群鼻咽癌发病风险高（OR=1.10，95%CI=1.01～1.19），高频率饮酒（≥7次/周）者鼻咽癌的发病风险增高（OR=1.29，95%CI=1.05～1.53），低频率饮酒（<7次/周）者鼻咽癌的发病风险降低（OR=0.77，95%CI=0.60～0.94）[87]。

（三）新鲜蔬菜水果

与腌制食品相反，新鲜蔬菜水果的摄入对鼻咽癌具有保护作用，尤其在儿童时期[88]，而该现象可能与特定的果蔬摄入相关，如胡萝卜、绿叶蔬菜、新鲜豆制品和柑橘等[89-91]，这些蔬菜水果中所含有的抗氧化物可能是其对鼻咽癌起预防作用的原因之一。

（四）凉茶和老火汤

凉茶是我国广东等南方居民经常饮用的一种植物性饮料，由多种中草药煎煮而成，中医理论认为其可用于清热解毒；老火汤则是广东居民以慢火煲煮的汤类，多含有中草药成分。近年来有研究表明凉茶与老火汤中的中草药可能可以降低鼻咽癌发生的风险，这些中草药包括酸枣仁（$OR=0.77$，95% CI $=0.66\sim0.90$，$P<0.001$）、枸杞子（$OR=0.79$，95%CI $=0.67\sim0.92$，$P=0.003$）、党参（$OR=0.77$，95%CI $=0.65\sim0.91$，$P=0.002$）、黄芪（$OR=0.69$，95%CI $=0.56\sim0.86$，$P<0.001$）、薏苡仁（$OR=0.63$，95%CI $=0.51\sim0.78$，$P<0.001$）、土茯苓（$OR=0.61$，95%CI $=0.38\sim0.98$，$P=0.04$）、巴戟天（$OR=0.31$，95%CI $=0.15\sim0.63$，$P=0.001$）、白术（$OR=0.37$，95%CI $=0.17\sim0.79$，$P=0.01$）[92]。如果该结果能被其他学者的研究所证实，那将对预防高发区的鼻咽癌发生提供一种可能性。

（五）职业暴露

一些研究发现粉尘的职业暴露与鼻咽癌的发病有关，吸入性粉尘可能沉积在鼻咽部黏膜造成长期的慢性炎症刺激而产生致癌作用。Hildesheim的病例对照研究纳入了375例鼻咽癌患者和325例健康对照者，结果发现木尘暴露的$OR=1.7$（95%CI $=1.0\sim3.0$），暴露10年以上者的鼻咽癌发病风险增加到$OR=2.4$（95%CI $=1.1\sim5.0$），其他研究也证实了该相关性[82,93-94]。

第三节　防 控 策 略

鼻咽癌的病因尚不完全清楚，EB病毒感染和鼻咽癌虽然密切相关，但其机制尚未阐明，因此现在仍无足够的依据采取针对EB病毒感染的一级预防措施，也无法预测干预的效果；遗传因素作为鼻咽癌的病因之一，其致病机制也尚未研究清楚，缺乏有效的干预靶点。随着社会经济的发展和饮食卫生知识的宣传，咸鱼的消费量大大下降，特别是给婴幼儿喂食咸鱼的饮食习惯已不复存在，这个最主要的环境因素已被自然干预，但鼻咽癌在我国华南等地依旧高发。因此鼻咽癌的防控措施主要是二级预防即鼻咽癌的早期发现、早期诊断和早期治疗，而二级预防的主要手段是筛查。

适合进行筛查的疾病具备以下3个条件：①被筛查疾病严重危害人群的健康甚至生命；②疾病的早期诊断能提高治疗效果；③疾病有足够长的临床前期。如前所述，在鼻咽癌高发区，在治疗技术不断更新的当下，男性鼻咽癌的世界标准人口标化死亡率（ASMRW）仍在6/10万左右；我们回顾性分析了中山大学肿瘤防治中心2002—2011年的7 081例鼻咽癌患者，发现约80%的患者为局部区域晚期，五年总生存率仅为60%，虽然Ⅰ期和Ⅱ期鼻咽癌患者五年总生存率达到96.3%和85%，但其占比仅为5%和15%[95]；季明芳等经过16年时间通过对42 048例成人进行血清学VCA-IgA重复筛查和临床追踪观察，发现在鼻咽癌确诊前，机体有一个对EB病毒较强的抗体反应期（即窗口期），可长达10年，平均为（37±28）个月[96]。目前常用于鼻咽癌早期筛查的方法主要有头颈部检查、EB病毒血清学检查、鼻咽纤维镜或鼻咽部磁共振检查等，其中头颈部检查及EB病毒血清学检查主要用于初筛，初筛阳性者进一步做鼻咽纤维镜和/或鼻咽部磁共振检查，本节主要介绍EB病毒血清学抗体和EB病毒DNA在鼻咽癌筛查中的应用。

一　EB病毒血清学抗体

潜伏在鼻咽上皮的EB病毒被激活进入溶解性周期复制后，可被机体免疫系统识别，并产生抗EB病毒衣壳抗原抗体（VCA-IgA）、抗EB病毒早期抗原抗体（EA-IgA）、抗EB病毒核抗原1-抗体（EBNA1-IgA）等抗体。VCA是EB病毒增殖后期合成的结构蛋白，存在于细胞质和细胞核内，VCA与EB病毒DNA组成核衣壳；EA则是在EB病毒增殖开始时产生的，是EB病毒增殖早期诱导的非结构蛋白，是EB病毒增殖活跃的标志；EBNA1是唯一在所有与EB病毒相关肿瘤中均表达的病毒编码抗原，是EB病毒感染后最早表达的病毒蛋白之一，也是细胞转化必需的抗原。自20世纪70年代以来，上述抗体就作为初筛指标被用于鼻咽癌高发区的人群筛查。随着筛查经验的不断积累，筛查方案也在不断更新发展当中。

运用免疫荧光法（immunofluorescence assay，IFA）检测的EB病毒VCA-IgA抗体和EA-IgA抗体于1978年首次作为初筛指标应用于鼻咽癌筛查，12 934人的前瞻性队列中共发现13例鼻咽癌患者，其中9人为Ⅰ期患者，4人为Ⅱ期患者，这表明EB病毒血清学抗体的检测可以提高鼻咽癌早诊率，该方案随即被确立为当时的鼻咽癌筛查标准方案[97]。随后，Huang等使用相同的筛查策略，对广东省98 180名年龄在30～59岁的人群开展了一个为期10年的前瞻性筛查研究，该研究显示IFA检测的EB病毒VCA-IgA抗体和EA-IgA抗体阳性预测值（positive predictive value，PPV）仅为0.11%～0.53%[98]。不仅如此，传统的IFA检测还有缺乏标准化方法、耗时较长等缺点，因此它不适用于大规模检测和自动化处理。2008年曹素梅等在我国南方开展了一项二阶段研究，结果发现酶联免疫吸附试验（enzyme-linked immunosorbent assay，ELISA）法检测VCA-IgA和EA-IgA的诊断性能优于同一血清标志物的IFA，并在6种血清标志物（VCA-IgA、EA-IgA、EBNA1-IgA、EBNA1-IgG、Zta-IgA和Rta-IgG）中发现VCA-IgA与EBNA1-IgA为鼻咽癌筛查的最佳组合，特异性可达98.5%，灵敏度达到75%以上[99]，基于此研究设计的筛查方案［用ELISA法检测VCA-IgA和EBNA1-IgA，将抗体的相对光密度值（relative optical density，rOD）代入根据前期研究得出的Logistic回归方程计算LogitP值来评估患癌风险，LogitP<0.65判定为阴性，0.65≤LogitP<0.98判定为阳性，LogitP≥0.98判定为高危］也成为2009年后高发区鼻咽癌筛查的血清学技术方案并被收入国家癌症早诊早治项目技术方案。截至2014年，该筛查方案在广东省中山、四会等市共筛查出62例鼻咽癌（每发现一例鼻咽癌，需花费4 386美元），其中49例患者处于早期（Ⅰ期和Ⅱ期），早期发现率79.0%，确实有效地提高了鼻咽癌早诊率；但是，在1 164例高危人群中仅有56例被确诊为鼻咽癌，阳性预测值（PPV）为4.8%[100]。筛查阳性人群

中假阳性过多会给个体带来不必要的检查和精神负担，因此仍需要新的筛查指标来改善阳性预测值。

二 EB病毒DNA

血浆或血清中的EB病毒DNA是继EB病毒血清学抗体滴度之后最受关注的筛查指标，已经获得了广泛的认可。MUTIRANGURA A运用巢式聚合酶链反应（polymerase chain reaction，PCR）技术于1998年首次揭示了外周血游离EB病毒DNA和鼻咽癌的关系。该研究检测了42例鼻咽癌患者和82例曾感染EB病毒的健康人血清中EB病毒的DNA，结果13例（31%）鼻咽癌患者的血清中能检测到EB病毒DNA的存在，而82例正常对照组均为阴性[101]。随后Dennis Lo利用定量聚合酶链反应（real-time quantitative PCR）技术，检测血浆中EB病毒DNA BamHI-W区的一段序列，使筛查敏感度和特异度提高到90%以上[102]。2004年，Lin等通过基因表型分析证实EB病毒DNA来源于鼻咽癌原发肿瘤，并进一步证实其血清拷贝数与鼻咽癌患者的预后相关[103]。Chan KC的研究发现，EB病毒DNA主要是肿瘤细胞凋亡或坏死之后裂解释放的片段，且片段相对较短，87%的片段短于181bp[104]。由于鼻咽癌早期肿瘤体积较小，理论上能释放进入血浆中的EB病毒DNA有限，所以血浆中EB病毒DNA载量对于早期鼻咽癌诊断的敏感度可能会低于中晚期[105-106]。2014年季明芳等报道了对825例VCA-IgA和EBNA1-IgA判断为高危（PROB≥0.98）的人群进行EB病毒DNA检测以评估其在鼻咽癌筛查中的作用，结果显示以0 copies/mL作为临界值，在随访的第一年内，38例鼻咽癌患者中有33例EB病毒DNA阳性，敏感度为86.8%，阳性预测值和阴性预测值分别为30%（33/110）和99.3%（696/701），早期鼻咽癌患者的敏感性（81.5%，22/27）低于晚期鼻咽癌患者（100%，11/11）。在随访1年后的新发鼻咽癌患者中，只有50%（7/14）的患者基线时的EB病毒DNA为阳性[106]。但是2017年Chan KC通过重复检测血浆EB病毒DNA，降低了假阳性的数量，并对持续阳性的人群进行了鼻咽纤维镜和磁共振检查以避免早期鼻咽癌的漏诊，使得血浆EB病毒DNA筛查鼻咽癌的敏感性和特异性分别达到97.1%和98.6%，阳性预测值达到11%，Ⅰ期或Ⅱ期鼻咽癌的比例达到71%[107]。二次血浆检测有可能使筛查人群的依从性下降，而阳性人群全部检测鼻咽纤维镜和磁共振则使筛查的成本大大增加，发现一例鼻咽癌患者平均需要花费28 600美元，是上述血清学筛查方案的6倍，以上原因都有可能阻碍其进一步直接应用到大规模的人群筛查中。为此该团队进一步对血浆中EB病毒DNA片段进行测序，通过分析片段长度和丰富度等EB病毒DNA的特征，发现鼻咽癌患者的EB病毒DNA片段更长，拷贝数更多，基于这些特征去筛查，可以使阳性预测值能达到19.6%，且不需要进行二次检测[108]。2019年，Dennis Lo课题组在《自然通讯》（Nature Communications）杂志上发表了一篇文章，称通过对血浆中EB病毒DNA甲基化的差别进行分析，进一步提高了血浆中EB病毒DNA筛查的阳性预测值[109]。这些研究成果为EB病毒DNA后续应用于大规模的人群筛查提供了可能性。

（江柔）

【参考文献】

[1] BRAY F，COLOMBET M，MERY L，et al. Cancer Incidence in Five Continents，Vol. XI（electronic version）. Lyon：International Agency for Research on Cancer[OL]. Available from：http：//ci5.iarc.fr，accessed[date].

[2] WEI K R，ZHENG R S，ZHANG S W，et al. Nasopharyngeal carcinoma incidence and mortality in China，2013[J]. Chin J Cancer，2017，36（1）：90-97.

[3] TANG L L，CHEN W Q，XUE W Q，et al. Global trends in incidence and mortality of nasopharyngeal carcinoma[J]. Cancer Lett，2016，374（1）：22-30.

[4] Website of Hong Kong Cancer Registry，Hospital Authority[OL]. http：www3.ha.org.hk/cancereg[Accessed：September 2019].

[5] TSE L A，YU I T S，MANG O W K，et al. Incidence rate trends of histological subtypes of nasopharyngeal carcinoma in Hong Kong[J]. Br J Cancer，2006，95（9）：1269-1273.

[6] LI K，LIN G Z，SHEN J C，et al. Time trends of nasopharyngeal carcinoma in urban Guangzhou over a 12-year period（2000-2011）：declines in both incidence and mortality[J]. Asian Pac J Cancer Prev，2014，15（22）：9899-9903.

[7] 梁智恒，岑惠珊，魏矿荣. 广东省中山市2011年恶性肿瘤发病分析[J]. 中国肿瘤，2015，24（8）：645-648.

[8] 岑惠珊，梁智恒，魏矿荣. 广东省中山市2012年恶性肿瘤发病分析[J]. 中国肿瘤，2016，25（4）：251-254.

[9] 梁智恒，岑惠珊，魏矿荣. 广东省中山市2013年恶性肿瘤发病分析[J]. 中国肿瘤，2017，26（7）：519-523.

[10] 李柱明，梁智恒，魏矿荣. 广东省中山市2014年恶性肿瘤发病与死亡分析[J]. 中国肿瘤，2019，28（3）：175-180.

[11] ZHANG L F，LI Y H，XIE S H，et al. Incidence trend of nasopharyngeal carcinoma from 1987 to 2011 in Sihui County，Guangdong Province，South China：an age-period-cohort analysis[J]. Chin J Cancer，2015，34（8）：350-357.

[12] JIA W H，HUANG Q H，LIAO J，et al. Trends in incidence and mortality of nasopharyngeal carcinoma over a 20-25 year period（1978/1983-2002）in Sihui and Cangwu counties in southern China[J]. BMC Cancer，2006，6：178-185.

[13] CARIOLI G，NEGRI E，KAWAKITA D，et al. Global trends in nasopharyngeal cancer mortality since 1970 and predictions for 2020：focus on low-risk areas[J]. Int J Cancer，2017，140（10）：2256-2264.

[14] CHEN Y P，CHAN A T C，LE Q T，et al. Nasopharyngeal carcinoma[J]. Lancet，2019，394

（10192）：64-80.

[15] XU Z X, LIN Z X, FANG J Y, et al. Mortality Characteristic and Prediction of Nasopharyngeal Carcinoma in China from 1991 to 2013[J]. Asian Pac J Cancer Prev, 2015, 16（15）：6729-6734.

[16] LIN G Z, SHEN J C, LI K, et al. Time trends of nasopharyngeal carcinoma in urban Guangzhou over a 12-year period（2000-2011）：declines in both incidence and mortality[J]. Asian Pac J Cancer Prev, 2014, 15（22）：9899-9903.

[17] CHEN W Q, ZHENG R S, BAADE P, et al. Cancer statistics in China, 2015[J]. CA Cancer J Clin, 2016, 66（2）：115-132.

[18] BRAY F, HAUGEN M, MOGER T A, et al. Age-incidence curves of nasopharyngeal carcinoma worldwide：bimodality in low-risk populations and aetiologic implications[J]. Cancer Epidemiol Biomarkers Prev, 2008, 17（9）：2356-2365.

[19] WANG H Y, CHANG Y L, TO K F, et al. A new prognostic histopathologic classification of nasopharyngeal carcinoma[J]. Chin J Cancer, 2016, 35：41-56.

[20] PATHMANATHAN R, PRASAD U, CHANDRIKA G, et al. Undifferentiated, nonkeratinizing, and squamous cell carcinoma of the nasopharynx：variants of Epstein-Barr virus-infected neoplasia[J]. Am J Pathol, 1995, 146（6）：1355-1367.

[21] YOUNG L S, DAWSON C W. Epstein-Barr virus and nasopharyngeal carcinoma[J]. Chin J Cancer, 2014, 33（12）：581-590.

[22] ALBECK H, BENTZEN J, OCKELMANN H H, et al. Familial clusters of nasopharyngeal carcinoma and salivary gland carcinomas in Greenland natives[J]. Cancer, 1993, 72（1）：196-200.

[23] OUYANG P Y, SU Z, MAO Y P, et al. Prognostic impact of family history in southern Chinese patients with undifferentiated nasopharyngeal carcinoma[J]. Br J Cancer, 2013, 109（3）：788-794.

[24] LIU Z W, CHANG Z W, LIU Q, et al. Quantification of familial risk of nasopharyngeal carcinoma in a high-incidence area[J]. Cancer, 2017, 123（14）：2716-2725.

[25] NG W T, YAU T K, YUNG R W, et al. Screening for family members of patients with nasopharyngeal carcinoma[J]. Int J Cancer, 2005, 113（6）：998-1001.

[26] LI C C, YU M C, HENDERSON B E. Some epidemiologic observations of nasopharyngeal carcinoma in Guangdong, People's Republic of China[J]. Natl Cancer Inst Monogr, 1985, 69：49-52.

[27] FORMAN D, BRAY F, BREWSTER D H, et al. Cancer Incidence in Five Continents, Vol. X. IARC Scientific Publication No. 164[R]. Lyon：International Agency for Research on Cancer, 2014.

[28] HO H C. Epidemiology of nasopharyngeal carcinoma[M]. In：Hirayama T, editor. Cancer Asia. Baltimore：University Park Press, 1976：49-61.

[29] WEE J T S, HA T C, LOONG S L E, et al. Is nasopharyngeal cancer really a "Cantonese cancer"？[J]Chin J Cancer, 2010, 29（5）：517-526.

[30] HUANG X L，WANG Z J，LUO F T，et al. Epidemiologic investigation of nasopharyngeal cancer in migrants[J]. Chin Med J（Engl），1982，95（10）：757-761.

[31] GRULICH A E，MCCREDIE M，COATES M. Cancer incidence in Asian migrants to New South Wales，Australia[J]. Br J Cancer，1995，71（2）：400-408.

[32] LIN T M，CHEN K P，LIN C C，et al. Retrospective study on nasopharyngeal carcinoma[J]. J Natl Cancer Inst，1973，51（5）：1403-1408.

[33] CHIA A S K S，LEE H P，SHANMUGARATNAM K. Trends in Cancer Incidence in Singapore 1968-2007[J]. Singapore Cancer Registry，Report No. 7，2000.

[34] OLD L J，BOYSE E A，OETTGEN H F，et al. Precipitating antibody in human serum to an antigen present in cultured burkitt's lymphoma cells[J]. Proc Natl Acad Sci USA，1966，56（6）：1699-1704.

[35] PATHMANATHAN R，PRASAD U，SADLER R，et al. Clonal proliferations of cells infected with Epstein-Barr virus in preinvasive lesions related to nasopharyngeal carcinoma[J]. N Engl J Med，1995，333（11）：693-698.

[36] HAUSEN H Z，SCHULTE-HOLTHAUSEN H，KLEIN G，et al. Epstein‐Barr Virus in Burkitt's Lymphoma and Nasopharyngeal Carcinoma：EBV DNA in biopsies of Burkitt tumours and anaplastic carcinomas of the nasopharynx[J]. Nature，1970，228（5276）：1056-1058.

[37] HENLE G，HENLE W. Epstein-Barr virus-specific IgA serum antibodies as an outstanding feature of nasopharyngeal carcinoma[J]. Int J Cancer，1976，17（1）：1-7.

[38] LIN J C，WANG W Y，CHEN K Y，et al. Quantification of plasma Epstein-Barr virus DNA in patients with advanced nasopharyngeal carcinoma[J]. N Engl J Med，2004，350（24）：2461-2470.

[39] VETSIKA E K，CALLAN M. Infectious mononucleosis and Epstein-Barr virus[J]. Expert Rev Mol Med，2004，6（23）：1-16.

[40] RICKINSON A B. Co-infections，inflammation and oncogenesis：future directions for EBV research[J]. Semin Cancer Biol，2014，26：99-115.

[41] 黄滨. Epstein-Barr病毒与鼻咽癌血清学诊断[J]. 生物技术通讯，1999，10（3）：205-212.

[42] BORZA C M，HUTT-FLETCHER L M. Alternate replication in B cells and epithelial cells switches tropism of Epstein-Barr virus[J]. Nat Med，2002，8（6）：594-599.

[43] PEGTEL D M，MIDDELDORP J，THORLEY-LAWSON D A. Epstein-Barr virus infection in ex vivo tonsil epithelial cell cultures of asymptomatic carriers[J]. J Virol，2004，78（22）：12613-12624.

[44] LO K W，TO K F，HUANG D P. Focus on nasopharyngeal carcinoma[J]. Cancer Cell，2004，5（5）：423-428.

[45] XU M，YAO Y Y，CHEN H，et al. Genome sequencing analysis identifies Epstein-Barr virus subtypes associated with high risk of nasopharyngeal carcinoma[J]. Nat Genet，2019，51（7）：

1131-1136.

[46] TSE K P, SU W H, CHANG K P, et al. Genome-wide association study reveals multiple nasopharyngeal carcinoma-associated loci within the HLA region at chromosome 6p21.3[J]. Am J Hum Genet, 2009, 85（2）: 194-203.

[47] BEI J X, LI Y, JIA W H, et al. A genome-wide association study of nasopharyngeal carcinoma identifies three new susceptibility loci[J]. Nat Genet, 2010, 42（7）: 599-603.

[48] SHIINA T, HOSOMICHI K, INOKO H, et al. The HLA genomic loci map: expression, interaction, diversity and disease[J]. J Hum Genet, 2009, 54（1）: 15-39.

[49] SIMONS M J. Nasopharyngeal carcinoma as a paradigm of cancer genetics[J]. Chin J Cancer, 2011, 30（2）: 79-84.

[50] MOCELLIN S, VERDI D, POOLEY K A, et al. Telomerase reverse transcriptase locus polymorphisms and cancer risk: a field synopsis and meta-analysis[J]. J Natl Cancer Inst, 2012, 104（11）: 840-854.

[51] RAFNAR T, SULEM P, STACEY S N, et al. Sequence variants at the TERT-CLPTM1L locus associate with many cancer types[J]. Nat Genet, 2009, 41（2）: 221-227.

[52] HEIDENREICH B, KUMAR R. TERT promoter mutations in telomere biology[J]. Mutat Res, 2017, 771: 15-31.

[53] PESTANA A, VINAGRE J, SOBRINHO-SIMOES M, et al. TERT biology and function in cancer: beyond immortalisation[J]. J Mol Endocrinol, 2017, 58（2）: R129-R146.

[54] KO J M Y, DAI W, WONG E H W, et al. Multigene pathway-based analyses identify nasopharyngeal carcinoma risk associations for cumulative adverse effects of TERT-CLPTM1L and DNA double-strand breaks repair[J]. Int J Cancer, 2014, 135（7）: 1634-1645.

[55] ZHANG Y, ZHANG X A, ZHANG H X, et al. Common variations in TERT-CLPTM1L locus are reproducibly associated with the risk of nasopharyngeal carcinoma in Chinese populations[J]. Oncotarget, 2016, 7（1）: 759-770.

[56] FACHIROH J, SANGRAJRANG S, JOHANSSON M, et al. Tobacco consumption and genetic susceptibility to nasopharyngeal carcinoma（NPC）in Thailand[J]. Cancer Causes Control, 2012, 23（12）: 1995-2002.

[57] BEI J X, SU W H, NG C C, et al. A GWAS Meta-analysis and Replication Study Identifies a Novel Locus within CLPTM1L/TERT Associated with Nasopharyngeal Carcinoma in Individuals of Chinese Ancestry[J]. Cancer Epidemiol Biomarkers Prev, 2016, 25（1）: 188-192.

[58] LIU R R, CHEN J C, LI M D, et al. A meta-analysis of glutathione S-transferase M1 and T1 genetic polymorphism in relation to susceptibility to nasopharyngeal carcinoma[J]. Int J Clin Exp Med, 2015, 8（7）: 10626-10632.

[59] LI Y N, WAN W H H, LI T, et al. GSTM1 null genotype may be associated with an increased nasopharyngeal cancer risk in South China: an updated meta-analysis and review[J]. Onco Targets Ther, 2015, 8: 2479-2484.

[60] YANG J Q, LI L, YIN X R, et al. The association between gene polymorphisms and risk of nasopharyngeal carcinoma[J]. Med Oncol, 2015, 32 (1): 398.

[61] LI P Y, MENG J F, ZHAI Y, et al. Argonaute 2 and nasopharyngeal carcinoma: a genetic association study and functional analysis[J]. BMC Cancer, 2015, 15: 862.

[62] GUO Y M, SUN M X, LI J, et al. Association of CELF2 polymorphism and the prognosis of nasopharyngeal carcinoma in southern Chinese population[J]. Oncotarget, 2015, 6 (29): 27176-27186.

[63] XIE X X, JIN H K, HU J, et al. Association between single nucleotide polymorphisms in the p53 pathway and response to radiotherapy in patients with nasopharyngeal carcinoma[J]. Oncol Rep, 2014, 31 (1): 223-231.

[64] LI M L, DONG Y, HAO Y Z, et al. Association between p53 codon 72 polymorphisms and clinical outcome of nasopharyngeal carcinoma[J]. Genet Mol Res, 2014, 13 (4): 10883-10890.

[65] CHEN C, WANG F H, WANG Z Q, et al. Polymorphisms in ERCC1 C8092A predict progression-free survival in metastatic/recurrent nasopharyngeal carcinoma treated with cisplatin-based chemotherapy[J]. Cancer Chemother Pharmacol, 2013, 72 (2): 315-322.

[66] JIN H K, XIE X X, WANG H, et al. ERCC1 Cys8092Ala and XRCC1 Arg399Gln polymorphisms predict progression-free survival after curative radiotherapy for nasopharyngeal carcinoma[J]. PLoS One, 2014, 9 (7): e101256.

[67] LIU H, QI B, GUO X, et al. Genetic variations in radiation and chemotherapy drug action pathways and survival in locoregionally advanced nasopharyngeal carcinoma treated with chemoradiotherapy[J]. PLoS One, 2013, 8 (12): e82750.

[68] HO J H. Nasopharyngeal carcinoma (NPC) [J]. Adv Cancer Res, 1972, 15: 57-92.

[69] HO J H, HUANG D P, FONG Y Y. Salted fish and nasopharyngeal carcinoma in southern Chinese[J]. Lancet, 1978, 2 (8090): 626.

[70] YU M C, HO J H, LAI S H, et al. Cantonese-style salted fish as a cause of nasopharyngeal carcinoma: report of a case-control study in Hong Kong[J]. Cancer Res, 1986, 46 (2): 956-961.

[71] YU M C, HO J H, HENDERSON B E, et al. Epidemiology of nasopharyngeal carcinoma in Malaysia and Hong Kong[J]. Natl Cancer Inst Monogr, 1985, 69: 203-207.

[72] JIA W H, LUO X Y, FENG B J, et al. Traditional Cantonese diet and nasopharyngeal carcinoma risk: a large-scale case-control study in Guangdong, China[J]. BMC Cancer, 2010, 10: 446-452.

[73] YU M C, NICHOLS P W, ZOU X N, et al. Induction of malignant nasal cavity tumours in Wistar

rats fed Chinese salted fish[J]. Br J Cancer，1989，60（2）：198-201.

[74] HO H C. Current knowledge of the epidemiology of nasopharyngeal carcinoma—a review[J]. IARC Sci Publ，1972，2：357-366.

[75] SHAO Y M，POIRIER S，OHSHIMA H，et al. Epstein-Barr virus activation in Raji cells by extracts of preserved food from high risk areas for nasopharyngeal carcinoma[J]. Carcinogenesis，1988，9（8）：1455-1457.

[76] FARROW D C，VAUGHAN T L，BERWICK M，et al. Diet and nasopharyngeal cancer in a low-risk population[J]. Int J Cancer，1998，78（6）：675-679.

[77] CHELLENG P K，NARAIN K，DAS H K，et al. Risk factors for cancer nasopharynx：a case-control study from Nagaland，India[J]. Natl Med J India，2000，13（1）：6-8.

[78] FENG B J，JALBOUT M，AYOUB W B，et al. Dietary risk factors for nasopharyngeal carcinoma in Maghrebian countries[J]. Int J Cancer，2007，121（7）：1550-1555.

[79] GALLICCHIO L，MATANOSKI G，TAO X G G，et al. Adulthood consumption of preserved and nonpreserved vegetables and the risk of nasopharyngeal carcinoma：a systematic review[J]. Int J Cancer，2006，119（5）：1125-1135.

[80] JI X M，ZHANG W D，XIE C H，et al. Nasopharyngeal carcinoma risk by histologic type in central China：impact of smoking，alcohol and family history[J]. Int J Cancer，2011，129（3）：724-732.

[81] CHENG Y J，HILDESHEIM A，HSU M M，et al. Cigarette smoking，alcohol consumption and risk of nasopharyngeal carcinoma in Taiwan[J]. Cancer Causes Control，1999，10（3）：201-207.

[82] ARMSTRONG R W，IMREY P B，LYE M S，et al. Nasopharyngeal carcinoma in Malaysian Chinese：occupational exposures to particles，formaldehyde and heat[J]. Int J Epidemiol，2000，29（6）：991-998.

[83] MABUCHI K，BROSS D S，KESSLER I I. Cigarette smoking and nasopharyngeal carcinoma[J]. Cancer，1985，55（12）：2874-2876.

[84] LONG M，FU Z M，LI P，et al. Cigarette smoking and the risk of nasopharyngeal carcinoma：a meta-analysis of epidemiological studies[J]. BMJ Open，2017，7（10）：e016582.

[85] VAUGHAN T L，SHAPIRO J A，BURT R D，et al. Nasopharyngeal cancer in a low-risk population：defining risk factors by histological type[J]. Cancer Epidemiol Biomarkers Prev，1996，5（8）：587-593.

[86] XU F H，XIONG D，XU Y F，et al. An epidemiological and molecular study of the relationship between smoking，risk of nasopharyngeal carcinoma，and Epstein-Barr virus activation[J]. J Natl Cancer Inst，2012，104（18）：1396-1410.

[87] DU T，CHEN K K，ZHENG S K，et al. Association between alcohol consumption and risk of nasopharyngeal carcinoma：a comprehensive meta-analysis of epidemiological studies[J]. Alcohol

Clin Exp Res，2019，43（11）：2262-2273.

[88] YU M C，HUANG T B，HENDERSON B E. Diet and nasopharyngeal carcinoma：a case-control study in Guangzhou，China[J]. Int J Cancer，1989，43（6）：1077-1082.

[89] NING J P，YU M C，WANG Q S，et al. Consumption of salted fish and other risk factors for nasopharyngeal carcinoma（NPC）in Tianjin，a low-risk region for NPC in the People's Republic of China[J]. J Natl Cancer Inst，1990，82（4）：291-296.

[90] WARD M H，PAN W H，CHENG Y J，et al. Dietary exposure to nitrite and nitrosamines and risk of nasopharyngeal carcinoma in Taiwan[J]. Int J Cancer，2000，86（5）：603-609.

[91] ZHENG Y M，TUPPIN P，HUBERT A，et al. Environmental and dietary risk factors for nasopharyngeal carcinoma：a case-control study in Zangwu County，Guangxi，China[J]. Br J Cancer，1994，69（3）：508-514.

[92] LIN C Y，CAO S M，CHANG E，et al. Chinese nonmedicinal herbal diet and risk of nasopharyngeal carcinoma：a population-based case-control study[J]. Cancer，2019，125（24）：4462-4470.

[93] HILDESHEIM A，DOSEMECI M，CHAN C C，et al. Occupational exposure to wood，formaldehyde，and solvents and risk of nasopharyngeal carcinoma[J]. Cancer Epidemiol Biomarkers Prev，2001，10（11）：1145-1153.

[94] DEMERS P A，BOFFETTA P，KOGEVINAS M，et al. Pooled reanalysis of cancer mortality among five cohorts of workers in wood-related industries[J]. Scand J Work Environ Health，1995，21（3）：179-190.

[95] ZHANG M X，LI J，SHEN G P，et al. Intensity-modulated radiotherapy prolongs the survival of patients with nasopharyngeal carcinoma compared with conventional two-dimensional radiotherapy：a 10-year experience with a large cohort and long follow-up[J]. Eur J Cancer，2015，51（17）：2587-2595.

[96] JI M F，WANG D K，YU Y L，et al. Sustained elevation of Epstein-Barr virus antibody levels preceding clinical onset of nasopharyngeal carcinoma[J]. Br J Cancer，2007，96（4）：623-630.

[97] ZENG Y，ZHANG L G，LI H Y，et al. Serological mass survey for early detection of nasopharyngeal carcinoma in Wuzhou City，China[J]. Int J Cancer，1982，29（2）：139-141.

[98] HUANG T B，WANG H M，LI J L，et al. Establishment of high risk population and precancerous lesions of nasopharyngeal carcinoma[J]. Chin J Cancer 1997，16：81-84.

[99] LIU Y，HUANG Q H，LIU W L，et al. Establishment of VCA and EBNA1 IgA-based combination by enzyme-linked immunosorbent assay as preferred screening method for nasopharyngeal carcinoma：a two-stage design with a preliminary performance study and a mass screening in southern China[J]. Int J Cancer，2012，131（2）：406-416.

[100] JI M F，SHENG W，CHENG W M，et al. Incidence and mortality of nasopharyngeal carcinoma：

interim analysis of a cluster randomized controlled screening trial（PRO-NPC-001）in southern China[J]. Ann Oncol，2019，30（10）：1630-1637.

[101] MUTIRANGURA A，PORNTHANAKASEM W，THEAMBOONLERS A，et al. Epstein-Barr viral DNA in serum of patients with nasopharyngeal carcinoma[J]. Clin Cancer Res，1998，4（3）：665-669.

[102] LO Y M，CHAN L Y，LO K W，et al. Quantitative analysis of cell-free Epstein-Barr virus DNA in plasma of patients with nasopharyngeal carcinoma[J]. Cancer Res，1999，59（6）：1188-1191.

[103] LIN J C，WANG W Y，CHEN K Y，et al. Quantification of plasma Epstein-Barr virus DNA in patients with advanced nasopharyngeal carcinoma[J]. N Engl J Med，2004，350（24）：2461-2470.

[104] CHAN K C A，ZHANG J，CHAN A T C，et al. Molecular characterization of circulating EBV DNA in the plasma of nasopharyngeal carcinoma and lymphoma patients[J]. Cancer Res，2003，63（9）：2028-2032.

[105] CHAN K C A，HUNG E C W，WOO J K S，et al. Early detection of nasopharyngeal carcinoma by plasma Epstein-Barr virus DNA analysis in a surveillance program[J]. Cancer，2013，119（10）：1838-1844.

[106] JI M F，HUANG Q H，YU X，et al. Evaluation of plasma Epstein-Barr virus DNA load to distinguish nasopharyngeal carcinoma patients from healthy high-risk populations in Southern China[J]. Cancer，2014，120（9）：1353-1360.

[107] CHAN K C A，WOO J K S，KING A，et al. Analysis of Plasma Epstein-Barr Virus DNA to Screen for Nasopharyngeal Cancer[J]. N Engl J Med，2017，377（6）：513-522.

[108] LAM W K J，JIANG P Y，CHAN K C A，et al. Sequencing-based counting and size profiling of plasma Epstein-Barr virus DNA enhance population screening of nasopharyngeal carcinoma[J]. Proc Natl Acad Sci USA，2018，115（22）：E5115-E5124.

[109] LAM W K J，JIANG P Y，CHAN K C A，et al. Methylation analysis of plasma DNA informs etiologies of Epstein-Barr virus-associated diseases[J]. Nat Commun，2019，10（1）：3256.

第二章 ◇ 鼻咽及颈部解剖学

第一节 鼻咽部应用解剖

　　鼻咽（图2-1）位于咽的上1/3，颅底和软腭之间，连接鼻腔和口咽，为人体的呼吸通道。鼻咽解剖位置较为深在，近似于立方体状，大小较为恒定，约4cm（左右径）×2cm（前后径）×4cm（上下径）。

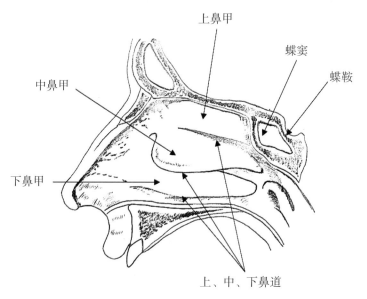

上鼻甲

蝶窦

蝶鞍

中鼻甲

下鼻甲

上、中、下鼻道

图 2-1　鼻咽腔及其矢状面相关结构

一　鼻咽各壁及结构

　　鼻咽腔由6个壁组成，即前、后、顶、底和左、右两侧壁，顶壁和后壁互相连接，常合称为顶后壁。

　　前壁：由双后鼻孔缘、下鼻甲后端及鼻中隔后缘组成，上端与顶壁相连，侧方与咽鼓管前区相接。

　　顶后壁：自后鼻孔上缘向上，再向后下，直至软腭水平。由蝶骨体、蝶骨基底部、枕骨体和第一、二颈椎构成，呈倾斜形或圆拱形，其黏膜下淋巴组织丰富，形成咽扁桃体，是咽淋巴环（Waldeyer's ring，即韦氏环）的一部分。在儿童期常出现增殖，称腺样体肥大。青壮年后腺样体萎缩，正常的顶后壁呈一较为光滑的黏膜面。

底壁：由软腭背面或鼻咽面构成，是鼻咽各壁中唯一可活动的部位。通常较少发生鼻咽癌。顶后壁的肿瘤推压或侵入软腭可导致软腭下塌或隆起，引起吞咽困难等临床症状。

左、右两侧壁：对称，由咽鼓管及其周围软组织组成，包绕咽鼓管的黏膜形成隆突样结构，称为咽鼓管隆突。隆突中央有咽鼓管咽口的开口，开口上方为咽鼓管隆突的圆枕部。咽鼓管的开放主要依赖于腭帆张肌及腭帆提肌的收缩。吞咽、打哈欠或做鼓气动作时，咽口开放，空气可由咽口通过咽鼓管进入鼓室。若有肿瘤侵犯，通气及淋巴回流受阻，可导致传导性耳聋、耳鸣、鼓室积液等。圆枕后方与咽后壁之间有一纵行的隐窝，为咽隐窝（Rosen Muller's fossa），是鼻咽癌的好发部位之一。咽隐窝向外侧经咽上缩肌的上缘延伸到Morgagni窦，其顶端距离破裂孔约1cm，肿瘤易由此上侵至颅底，继而累及前脑神经，这是鼻咽癌入颅的重要途径之一。

二 咽部筋膜

鼻咽腔由多条肌肉围绕，肌肉的筋膜构成诸多的脂肪间隙。咽鼓管圆枕的外方向后外侧走行的是腭帆提肌，包绕腭帆提肌的是咽颅底筋膜；腭帆提肌的前外侧是起自翼内板的腭帆张肌，腭帆张肌由颊咽筋膜包绕；再向外为起自翼内外板之间舟状窝的翼内肌，翼内肌向后外止于下颌骨头；翼外板以外有翼外肌，翼外肌起于蝶骨大翼的下面和翼突的外侧面，向后外方止于下颌颈的前面；颞骨表面有颞肌，向下止于下颌骨的冠突。鼻咽的后壁有起自颅底、走行于椎体前方的椎前肌（头长肌、颈长肌）。

咽颅底筋膜为一坚韧的膜，形成一个几乎密闭的腔，它自上起自颅底的翼内板，向后到岩尖的颈动脉管前方，并向内侧走行，与椎前肌的筋膜相延续；从颅底向下延伸形成长环，包绕双侧咽部的上缩肌；从横断面上看，咽颅底筋膜在腭帆张肌的内侧，自翼内板延伸到颈动脉管。颊咽筋膜的走行是自咽上缩肌上缘向上延伸，其内层至咽鼓管软骨部，外层越过腭帆张肌的表面至颅底的舟状窝与咽颅底筋膜会合。

三 咽周间隙

鼻咽周围的间隙统称为咽周间隙，具体分为咽旁间隙和咽后间隙。

咽旁间隙：位于翼内肌、腮腺深部与咽侧壁之间，呈倒立的锥体形。上抵颅底，下达舌骨平面，前界为翼下颌韧带、颌下腺上缘，后界为椎前筋膜。茎突及茎突诸肌将此间隙分为前后两部分，前部称茎突前间隙，后部称茎突后间隙。

茎突前间隙较小，咽升动、静脉行于其中，内侧有咽上缩肌及腭扁桃体。腭扁桃体感染可侵及该间隙。茎突前间隙内上方与咽隐窝为邻，顶为中颅窝底、蝶骨大翼、卵圆孔，前外侧为破裂孔，三叉神经自卵圆孔出颅后在此穿行。

茎突后间隙较大，内与咽后间隙为邻，自内而外有颈内动脉、第Ⅸ～Ⅻ脑神经、交感神经节、颈内静脉及颈静脉淋巴链在此穿行。

咽后间隙：位于咽后壁正中，咽部筋膜和椎前筋膜之间，以体中线分为左右两侧，咽后间隙内侧组及外侧组（Rouviere's淋巴结）位于该间隙内。

第二节　颅底脑神经相关解剖

颅腔底部称为颅底。颅底主要结构：枕骨大孔、枕髁、破裂孔、髁管、颈静脉孔、颈动脉管外口、茎突、茎乳孔、舌下神经管外孔、下颌窝、枕外隆凸、上项线、骨腭、切牙孔、腭大孔、后鼻孔、卵圆孔、棘孔[1-3]。

一　颅底

颅底部可分为三个窝室：颅前窝、颅中窝与颅后窝（图2-2）。

颅前窝的主要结构：鸡冠、筛孔。

颅中窝的主要结构：垂体窝、交叉前沟、眶上裂、圆孔、卵圆孔、棘孔。

颅后窝的主要结构：枕骨大孔、斜坡、枕内隆凸、横窦沟、乙状窦沟、颈静脉孔、舌下神经管、内耳门、内耳道。

颅前窝：由额骨的眶板、蝶骨体前部、蝶骨小翼和筛骨的筛板构成。颅前窝体积较小，左右对称，容纳大脑半球的额叶，在凹下的正中央前方是被称为鸡冠的纵形骨嵴，两侧是筛骨的筛板，筛板中有许多筛孔，嗅丝从这里通向鼻腔。筛板外侧颅前窝的底由薄而不平的额骨眶板构成，它同时又是额窦和筛窦的顶及眶顶。

颅中窝：形状如蝴蝶。颅中窝由蝶骨骨体、蝶骨大翼及颞骨岩部构成，分布着除枕骨大孔外几乎所有的开口。颅中窝中间狭窄，凹陷的两侧容纳大脑的颞叶。中间部分是蝶骨骨体，骨体中的空穴称为蝶窦，骨体上方的垂体窝及垂体窝后方的骨隆统称蝶鞍，蝶鞍中央凹陷处是容纳脑部垂体的垂体窝，垂体窝两侧与蝶窦仅相隔一薄骨层，大脑垂体位于此处。蝶鞍后方高起的鞍背两侧角称为后床突，蝶骨小翼后缘的内侧端也明显增厚，称为前床突。蝶鞍前方是视交叉沟，沟的两端同时也是垂体窝的外侧是视神经管，视神经从此处通向眶腔。视神经管外侧为眶上裂，动眼神经、滑车神经、三叉神经眼神经支、展神经由此入眶。蝶鞍两侧有颈总动脉沟、破裂孔、海绵窦、圆孔、卵圆孔和棘孔。颈总动脉沟为一浅沟，向前通入蝶骨大翼、小翼间的眶上裂。破裂孔则续于颈动脉管内口。海绵窦为一空腔，从眶上裂内侧延伸至颞骨岩部尖端，其外侧壁内分别排列有动眼神经、滑车神经、眼神经与上颌神经。圆孔、

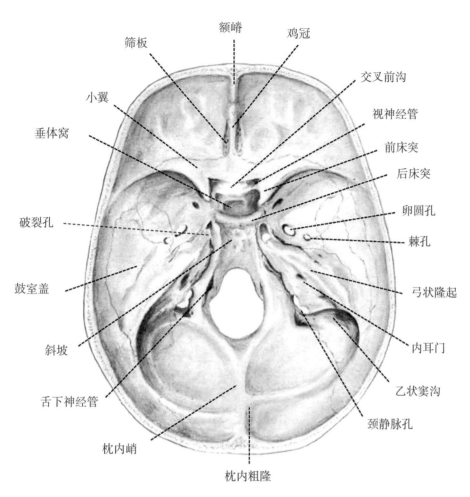

图 2-2　颅底内面观

卵圆孔、棘孔分别是三叉神经上颌神经支、三叉神经下颌神经支、脑膜中动脉进入颅腔的
通道。

颅后窝：由枕骨和颞骨岩部构成，容纳脑部的脑干和小脑。颅后窝最大的特征为巨大的
枕骨大孔，该孔位于颅后窝中央最低处，连接颅腔与脊髓腔——脊髓与延髓在此衔接。大孔后
方可见被称为横沟的浅沟，横沟前方是容纳小脑的小脑窝。横沟与另一条起自枕骨大孔的纵沟
相交会，交会处形成被称为枕内隆凸的十字形隆起。横沟向上延续与颅顶内面的上矢状窦沟连
接，向下与枕内嵴连接，两侧续于横窦沟后又转向前下方同乙状窦沟相连，止于枕骨大孔外侧
的颈静脉孔。颈静脉孔内的乙状窦出颅后成为颈内静脉。颈静脉孔也是舌咽神经、迷走神经和
副神经进出颅腔的通道。枕骨大孔前方斜面为斜坡。孔的前方外侧有供舌下神经通过的舌下神
经管内口。在颅中窝与颅后窝之间为弓状隆起，弓状隆起后方同时也是颞骨岩部后面开孔，称
为内耳门，面神经与听神经由此处通往颅腔。

当从外部观察时，颅底又可分为前部和后部。前部主要为面颅骨，前部中央被称为骨腭的
水平薄板由上颌骨与腭骨构成，骨腭前方是牙槽弓，上腭的牙齿排列在此处。骨腭正中的腭中

缝后方是供腭大动脉进入鼻腔的切牙孔。其后方为腭大孔，腭大动脉由此出颅再进入切牙孔。腭大孔的位置在上颌第二磨牙、第三磨牙腭侧之间，具体位置则因人而异，主要以第三磨牙腭侧为主。再往后是被鼻中隔后缘分成左右两半的后鼻孔。后鼻孔两侧的垂直骨板称为翼突内侧板。翼突外侧板根部后外方排列着卵圆孔和棘孔。前部两侧是属于颧骨的颧弓。颧弓根部后方是与下颌头组成关节的下颌窝，窝前缘有关节结节的隆起。

后部中央、后鼻孔后方为枕骨大孔。在人约25岁以后，孔前方的枕骨基底部与蝶骨体会直接结合（之前通过软骨结合）。枕骨大孔两侧为枕骨髁，枕骨髁同寰椎侧块上关节的关节窝相连。其后方为髁孔，其前方外侧为舌下神经管外口。枕骨髁外侧、枕骨与颞骨岩部之间前后依次分布着不规则的颈静脉孔和圆形的颈动脉管外口。两对颈静脉孔和颈静脉窝之间、枕骨大孔前方是咽结节。颈动脉管外口内侧可见蝶骨、枕骨和颞骨围成的破裂孔，颈静脉孔的后外侧是茎突，茎突前外侧是外耳道。茎突根部后方为茎乳孔，再后方为乳突。最后方为枕骨的枕外隆凸及两侧相互平行的上项线与下项线。

颅侧面称为颅侧。颅侧的最前方是额骨，颅侧的最上方同时也是额骨的后方是顶骨，颅侧后方为枕骨。顶骨下方是颞骨，顶骨、枕骨与颞骨间以颞鳞缝相接。颞骨与额骨之间还可看见蝶骨大翼，蝶、额、顶、颞骨相结合处称为翼点，该处位于太阳穴下方，骨质薄。额骨下方可见颧骨与颧弓。颧弓后方可见外耳门，外耳门后方为乳突、前方为茎突。乳突与顶骨和枕骨间的骨缝分别称为枕乳缝与顶乳缝，都是人字缝的延伸。颧弓上方有被称为颞窝的凹陷，容纳颞肌。颞窝下方为容纳咀嚼肌、外形不规则的颞下窝，其前壁为上颌骨和颧骨。卵圆孔与棘孔从颅中窝通向此处，眶下裂从眶腔通向此处。颞下窝又通过翼上颌裂通向翼腭窝。翼腭窝向前经眶下裂通眶、经蝶腭孔通鼻腔、经圆孔通颅中窝。

二　脑神经

脑神经又称颅神经，是从脑内发出的左右成对的神经，属周围神经。人的12对脑神经分别是嗅神经、视神经、动眼神经、滑车神经、三叉神经、展神经、面神经、听神经、舌咽神经、迷走神经、副神经和舌下神经。这些神经的分布限于头部和颈部，但迷走神经例外，其分布扩展至胸腔和腹腔的内脏器官（表2-1、图2-3）[4]。

表2-1　12对脑神经功能性质与出颅位置

神经名	走向
嗅神经	由上鼻甲上部和鼻中隔上部黏膜内的嗅细胞中枢突聚集成20多条嗅丝（即嗅神经），穿筛孔入颅前窝，进入嗅球，传导嗅觉
视神经	视神经在眶内长2.5～3cm，行向后内，穿经视神经管入颅中窝，颅内段长1～1.2cm，向后内走行于垂体前方，连于视交叉，再经视束连于间脑

（续上表）

神经名	走向
动眼神经	动眼神经自中脑脚间窝出脑，紧贴小脑幕缘及后床突侧方前行，进入海绵窦侧壁上部，再经眶上裂，立即分为上、下两支。上支细小，支配上直肌和上睑提肌；下支粗大，支配下直肌、内直肌和下斜肌
滑车神经	起于中脑下丘平面对侧滑车神经核，自中脑背侧下丘出脑，自中脑发出后，绕过大脑脚外侧前行，穿经海绵窦外侧壁向前，经眶上裂入眶，越过上直肌和上睑提肌向前内侧行，进入并支配上斜肌
三叉神经	三叉神经为特殊内脏运动纤维，始于三叉神经运动核，其轴突组成三叉神经运动根，自脑桥腹侧面与小脑中脚移行处出脑，位于感觉根的前内侧，随下颌神经分布至咀嚼肌等。三叉神经的一般躯体感觉纤维的胞体集中在三叉神经节内，三叉神经节由假单极神经元组成，其中枢突聚集成粗大的三叉神经感觉根，由脑桥腹侧面入脑后，止于三叉神经脑桥核及三叉神经脊束核，其周围突分布于头面部皮肤、眼、鼻及口腔的黏膜
	眼神经V1：在三支中最小，只含有一般躯体感觉纤维，穿行于海绵窦外侧壁，位于伴行的动眼神经、滑车神经下方，继而经眶上裂入眶，分布于眶、眼球、泪腺、硬脑膜、部分鼻黏膜、额顶部、上睑和鼻部的皮肤
	上颌神经V2：仅含躯体感觉纤维，自三叉神经节发出后，立即进入海绵窦外侧壁，之后经圆孔出颅，进入翼腭窝上部，再经眶下裂入眶，延续为眶下神经。上颌神经主要分布于上颌各牙、鼻腔和口腔的黏膜、硬脑膜，以及睑裂与口裂间的面部皮肤
	下颌神经V3：为混合神经，是三支中最粗大的分支。自卵圆孔出颅后，在翼外肌深面分为前、后两干。前干细小，发出肌分支，除分布于咀嚼肌、鼓膜张肌外，还分出一支颊神经。后干粗大，除分布于硬脑膜、下颌牙及牙龈、舌前2/3和口腔底的黏膜、耳颞区和口裂以下的皮肤外，还发出分支支配下颌舌骨肌和二腹肌前腹
展神经	起自脑桥下部的展神经核，纤维向腹侧自脑桥延髓髓沟中线两侧出脑，前行至颞骨岩部尖端，自后壁穿入海绵窦。在窦内沿颈内动脉外下方前行，经眶上裂入眶，分布于外直肌
面神经	运动根自脑桥小脑角区、脑桥延髓沟外侧部出脑。混合根称中间神经，自运动根外侧出脑。两根进入内耳门合成一干，穿内耳道进入与中耳鼓室相邻的面神经管，先水平行走，后垂直下行，由茎乳孔出颅，向前穿过腮腺到达面部
位听神经	即前庭蜗神经，也称听神经，为感觉性脑神经，离开脑干后，伴随面神经进入内耳道，分为前庭神经和蜗神经。蜗神经穿入蜗轴至螺旋神经节，终止于螺旋器。前庭神经至前庭神经节，终止于球囊斑、椭圆囊斑及半规管的壶腹嵴。蜗神经及前庭神经分别支配耳蜗与前庭对听觉和平衡功能的感受
舌咽神经	起自延髓，与迷走神经、副神经一起由颈静脉孔出颅，分布于舌及咽部，是舌及咽部的重要痛觉传入神经
迷走神经	于舌咽神经根丝的下方自延髓橄榄的后方出入脑，经颈静脉孔出颅腔。之后下行于颈内、颈总动脉与颈内静脉之间的后方，经胸廓上口入胸腔
副神经	由脑根和脊髓根两部分组成。脑根起于延髓的疑核，自橄榄后沟下部、迷走神经根丝下方出脑后，与副神经的脊髓根同行，一起经颈静脉孔出颅，此后加入迷走神经内；脊髓根起自颈脊髓的副神经核，自脊髓前、后根之间出脊髓后，在椎管内上行，经枕骨大孔入颅腔，再与脑根一起经颈静脉孔出颅，此后与脑根分开，绕颈静脉行向内下方，终于斜方肌深面

（续上表）

神经名	走向
舌下神经	由舌下神经核发出，以若干根丝自延髓前外侧沟出脑，向外侧经舌下神经管出颅，下行于颈内动、静脉之间，弓形向前达舌骨舌肌的浅面，在舌神经和下颌下腺管的下方穿腭舌肌入舌，支配全部舌内肌和舌外肌

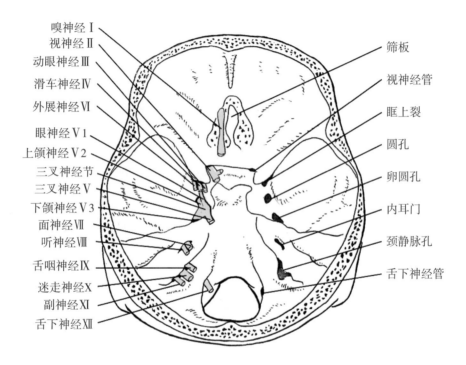

嗅神经Ⅰ
视神经Ⅱ
动眼神经Ⅲ
滑车神经Ⅳ
外展神经Ⅵ
眼神经Ⅴ1
上颌神经Ⅴ2
三叉神经节
三叉神经Ⅴ
下颌神经Ⅴ3
面神经Ⅶ
听神经Ⅷ
舌咽神经Ⅸ
迷走神经Ⅹ
副神经Ⅺ
舌下神经Ⅻ

筛板
视神经管
眶上裂
圆孔
卵圆孔
内耳门
颈静脉孔
舌下神经管

图 2-3　12 对脑神经出颅部位示意图

第三节　其他临床常用结构

一　颈内动脉

颈内动脉起自颈总动脉，自颈部向上至颅底，经颈动脉管外口入颅，分为颅外段和颅内段。颅外段（又称颈段）行径直，位置深，全程无分支；颅内段行径弯曲，毗邻复杂，分支多。颅外段起于颈总动脉分叉水平，终于颈动脉管颅外口。这段颈内动脉同位于其外侧的颈内静脉和其后外侧的迷走神经共同位于颈动脉鞘内。在颈动脉鞘内，颈内动脉周围绕以含脂肪的结缔组织、静脉丛和节后交感神经。这个颈动脉鞘是由椎前筋膜折叠形成的。在头侧，颈内动脉进入颈动脉管水平后，颈动脉鞘分为两层。内层延续为颈动脉管的骨膜，外层延续为颅底颅外骨膜。颅外段通常不发出任何分支。颅外段与鼻咽癌关系密切，临床常见的鼻咽大出血多数是由于颅外段出血所致（图2-4、图2-5）。

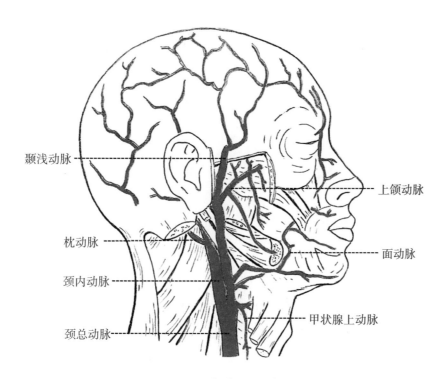

颞浅动脉

枕动脉

颈内动脉

颈总动脉

上颌动脉

面动脉

甲状腺上动脉

图 2-4　相关动脉示意图

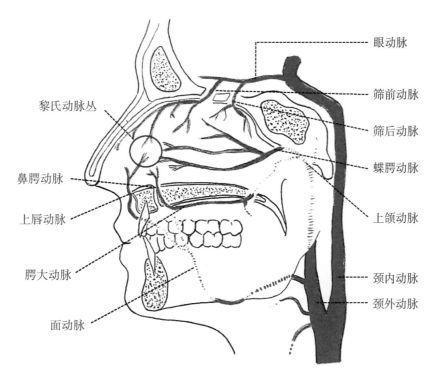

黎氏动脉丛

鼻腭动脉

上唇动脉

腭大动脉

面动脉

眼动脉

筛前动脉

筛后动脉

蝶腭动脉

上颌动脉

颈内动脉

颈外动脉

图 2-5　鼻咽及周围结构血供示意图

二　海绵窦

海绵窦是位于蝶鞍两侧硬脑膜的内侧脑膜与外侧骨内膜层间不规则的腔隙，左右各一。海绵窦内有许多包有内皮的纤维小梁，其将腔隙分隔成许多互相交通的小腔，状如海绵，故而得名（图2-6）[5]。

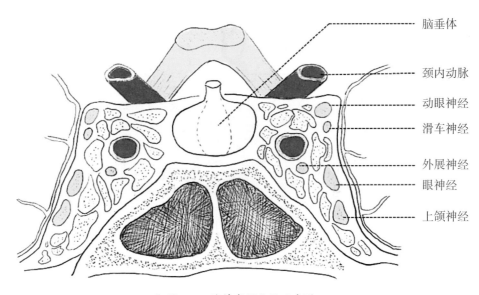

脑垂体
颈内动脉
动眼神经
滑车神经
外展神经
眼神经
上颌神经

图 2-6　海绵窦冠状位示意图

海绵窦内有颈内动脉和一些脑神经经过，其外侧壁与第三至第六对脑神经的行程关系亲密，在临床上颇为重要。在前床突和后床突之间的海绵窦外侧壁的内层中，由上而下顺次陈列着动眼神经、滑车神经、眼神经和上颌神经。海绵窦腔内有颈内动脉和展神经经过，颈内动脉在窦内回升并折转向前，展神经位于颈内动脉和眼神经之间，或在窦的外侧壁内。在后床突之后，外侧壁内只有滑车神经（居上）和眼神经（居下）。鼻咽癌向颅内侵犯时，该结构最易受侵犯。

三　蝶骨

蝶骨位于颅底中央，形如蝴蝶，分体、小翼、大翼和翼突四个部分（图2-7）。体部位居中央，上面构成颅中窝的中央部，呈马鞍状，叫蝶鞍，中央凹陷叫垂体窝；体部内有空腔，叫蝶窦，向前开口于鼻腔。小翼从体部前上方向左右平伸，根部有视神经管，两视神经管内口之间有视交叉沟。大翼由体部平伸向两侧，可分三个面：脑面位于颅中窝，眶面朝向眶，颞面向外向下。大翼根部由前向后可见圆孔、卵圆孔和棘孔。体部两侧有颈总动脉沟。在小翼和大翼之间有眶上裂。翼突位于蝶骨下面，由内侧板和外侧板构成，两板的后部之间有楔形深窝，叫翼突窝，翼突根部有前后方向贯穿的翼管。

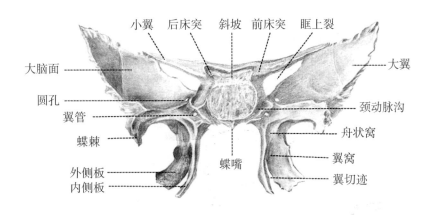

图 2-7 蝶骨后面观

四 鼻旁窦

（1）额窦：居额骨中。前壁较厚，后壁较薄，为颅前窝前壁；底壁为眼眶及前筛房顶壁。额窦开口位置不尽相同（图2-8）。

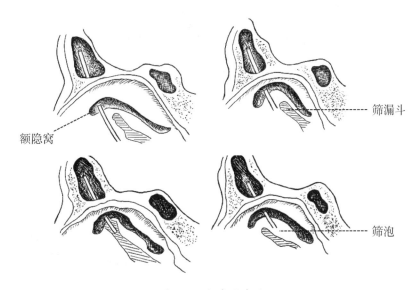

图 2-8 额窦及其开口

（2）筛窦：亦称筛迷路，居筛骨中，内含大小及数目不等的气房，被中鼻甲的附着缘分隔为前后两组，前筛房位于中鼻甲基板前下，后筛房位于基板后上。筛窦约呈长方形，顶为筛板及筛顶，与颅前窝相隔；底为中鼻道；内侧即鼻腔外侧壁上部，外侧为菲薄的板（图2-9）。

（3）上颌窦：位于上颌骨体内，为鼻窦中最大者，左右各一，两侧大致对称。上颌窦呈锥体形，有5个壁：内侧壁即鼻腔外侧壁下部，相当于锥体的底，内上方有骨裂口，称上颌窦裂孔，由黏膜封闭，中有上颌窦开口；顶壁为眶底，与眼眶相隔；底壁即上颌牙槽突，为各壁最厚者；前壁形成尖牙窝，窝内有上颌动脉终末支——眶下动脉。成人上颌窦的容积平均为15mL。

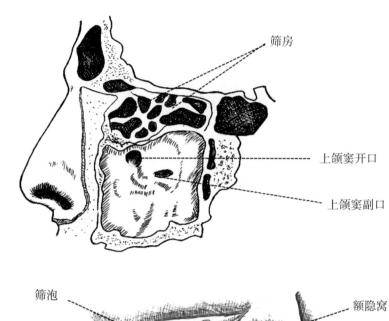

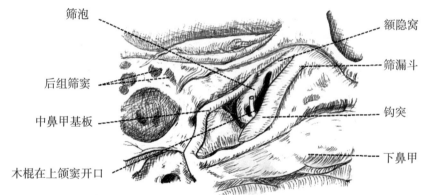

图 2-9　筛窦及上颌窦开口

（4）蝶窦：居蝶骨体内，有6个壁。上壁与颅前窝、视神经交叉及脑下垂体相隔。外侧壁与颅中窝相隔，在骨壁与硬脑膜间有海绵窦、颈内动脉及第Ⅲ、Ⅳ、Ⅴ1~2、Ⅵ对脑神经，骨壁常有视神经和颈内动脉压迹。内侧壁为窦间隔。后壁较厚，其后方为脑桥及基底动脉。前壁外与筛窦相邻，内为鼻咽顶。下壁亦为鼻咽顶的一部分，其外下方有蝶腭动脉经过（图2-10）。

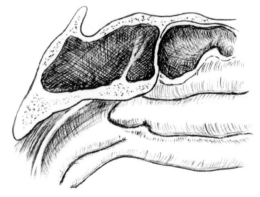

图 2-10　蝶窦

五　颞下窝

颞下窝是上颌骨体和颧骨后方的不规则间隙，容纳有咀嚼肌和血管神经等，向上通颞窝。窝前壁为上颌骨体和颧骨，内壁为翼突外侧板，外壁为下颌支，下壁与后壁空缺。此窝向上借卵圆孔和棘孔与颅中窝相通，向前借眶下裂通眼眶，向内借上颌骨与蝶骨翼突之间的翼上颌裂通翼腭窝。

颞下窝中有咀嚼肌填充，还有重要神经血管穿行其间。三叉神经第三支（下颌神经）经卵圆孔进入窝内，然后向不同方向发出分支，其中下牙槽神经经下颌孔入下颌管至下牙槽及颏孔。另外，颌内动脉经颞下窝至翼腭窝，其分支中脑膜中动脉穿棘孔入颅腔。

六　翼腭窝

翼腭窝深居颞下窝内侧，左右各一，由蝶骨、上颌骨体、翼板、腭骨及颞下窝围绕而成，呈一狭长的漏斗形间隙，向下逐渐缩窄成一扁窄的间隙，即翼腭管（图2-11）。翼腭窝前方有上颌骨，后方有蝶骨翼突，内侧以腭骨垂直板与鼻腔分隔。翼腭窝后方经圆孔通颅腔，经翼管通破裂孔，前方经眶下裂通眶，内侧经蝶腭孔通鼻腔，外侧与颞下窝相通，向下经翼腭管出腭大孔和腭小孔通口腔。窝内主要有三叉神经第二支（上颌神经）及其分支和血管通过。

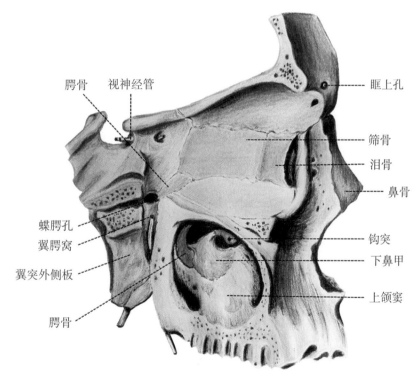

图 2-11　翼腭窝及其周边结构

七　咬肌及咬肌间隙

咬肌起自颧弓下缘及其深面，止于下颌支外侧面和咬肌粗隆。该肌的后上方为腮腺所覆盖，表面覆以咬肌筋膜，浅面有面横动脉、腮腺管、面神经颞支和下颌缘支横过（表2-2）。

咬肌间隙为咬肌深部和下颌支上部之间的间隙，前界为咬肌前缘与颊肌，后界为下颌支后缘及腮腺组织；上达颧弓下缘，下抵下颌骨下缘；内侧界为下颌支的外面，外侧界为咬肌及腮腺的深面。

表2-2　咀嚼肌起止点及其功能

层次	名称	起点	止点	作用	神经支配
浅层	颞肌	颞窝 颞筋膜深面	下颌骨冠突	前部：提下颌骨（闭口） 后部：拉下颌骨（开口）	颞深神经 （V3）
	咬肌	浅层：颧弓前2/3 深层：颧弓后1/3	咬肌粗隆	上提下颌骨（闭口）	咬肌神经 （V3）
深层	翼外肌	颞下窝 颞下嵴 翼突外侧板	下颌骨髁突 翼肌凹及关节囊	单侧：使下颌骨向对侧移动 双侧：协助开口	翼外肌神经 （V3）
	翼内肌	翼窝 上颌结节	翼肌粗隆	上提下颌骨，并使其向前运动	翼内肌神经 （V3）

八　咀嚼肌及咀嚼肌间隙

咀嚼肌分为浅层和深层，浅层包括颞肌和咬肌，深层包括翼内肌和翼外肌（表2-2）。

咀嚼肌间隙包括咬肌下间隙、翼下颌间隙、颞浅间隙和颞深间隙4个间隙，其外界为颞筋膜、颧弓和咬肌，内界由翼内肌和翼外肌构成（图2-12）。下颌支及颞肌将该间隙分为上方的颞浅间隙和颞深间隙、下方的咬肌下间隙和翼浅间隙。

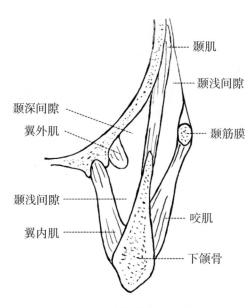

图2-12　咀嚼肌间隙的解剖边界

第四节　颈部应用解剖

一　颈部境界

上界以下颌骨下缘、下颌角、乳突尖、上项线和枕外隆凸的连线与头部为界；下界以胸骨颈静脉切迹、胸锁关节、锁骨上缘和肩峰至第七颈椎棘突的连线，分别与胸部及上肢为界（图2-13）。

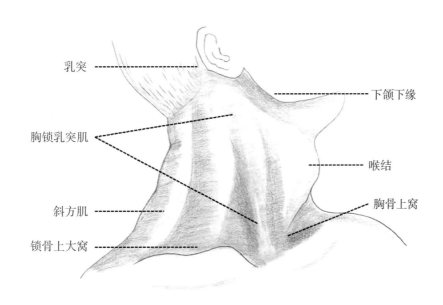

图 2-13　颈部境界

二　颈部表面解剖

（一）体表标志

舌骨（hyoid bone）：位于第三、第四颈椎椎间盘平面。舌骨体两侧可扪及舌骨大角，是寻找舌动脉的标志。

甲状软骨（thyroid cartilage）：上缘平第四颈椎上缘，即颈总动脉分叉处、前正中线上的突起为喉结。

环状软骨（cricoid cartilage）：环状软骨弓两侧平对第六颈椎横突，是喉与气管、咽与食管的分界标志，又可作计数气管环的标志。

颈总动脉结节（carotid tubercle）：即第六颈椎横突前结节。颈总动脉行经其前方。平环状软骨弓向后压迫，可阻断颈总动脉血流。

胸锁乳突肌（sternocleidomastoid）：是颈部分区的重要标志。其起端两头之间称为锁骨上小窝。

锁骨上大窝（greater supraclavicular fossa）：是锁骨中1/3上方的凹陷，窝底可扪及锁骨下动脉、臂丛和第一肋。

胸骨上窝（suprasternal fossa）：位于颈静脉切迹上方的凹陷处，是触诊气管颈段的部位。

（二）体表投影

颈总动脉及颈外动脉（commmon carotid artery and external carotid artery）：下颌角与乳突尖连线的中点，右侧至胸锁关节、左侧至锁骨上小窝的连线。甲状软骨上缘是二者的分界标志。

锁骨下动脉（subclavian artery）：右侧自右胸锁关节、左侧自锁骨上小窝向外上至锁骨上缘中点的弧线，其最高点距锁骨上缘约1cm。

颈外静脉（external jugular vein）：下颌角至锁骨中点的连线，是小儿静脉穿刺的常用部位。

副神经（accessory nerve）：自乳突尖与下颌角连线的中点，经胸锁乳突肌后缘上、中1/3交点，至斜方肌中、下1/3交点的连线。

臂丛（brachial plexus）：自胸锁乳突肌后缘中、下1/3交点至锁骨中、外1/3交点稍内侧的连线。

神经点（nerve point）：是颈丛皮支浅出颈筋膜的集中点，约在胸锁乳突肌后缘中点处，是颈部皮神经阻滞麻醉的部位。

胸膜顶及肺尖（cupula of pleura and apex of lung）：位于锁骨内1/3上方，最高点距锁骨上方2～3cm。

三　颈部层次结构

颈部层次结构可分为浅层结构和颈筋膜及筋膜间隙（图2-14）。

（一）浅层结构

颈部皮肤较薄，移动度较大，皮纹横向，手术时，常做横切口，以利愈合。浅筋膜含有脂肪，在颈前外侧部脂肪层的深面有颈阔肌（platysma）。颈阔肌深面有浅静脉、颈外侧浅淋巴结、颈丛皮支及面神经颈支等。

1. 浅静脉

（1）颈前静脉（anterior jugular vein）：沿颈前正中线两侧下行，至胸锁乳突肌下部前缘处穿入胸骨上间隙，经该肌深面汇入颈外静脉。左、右颈前静脉在胸骨上间隙内的吻合支称为颈静脉弓，横行于颈静脉切迹上方的胸骨上间隙内。颈前静脉有时仅有一条，位居中线，称为颈前正中静脉。

（2）颈外静脉（external jugular vein）：由下颌后静脉后支、耳后静脉和枕静脉等汇合而成。沿胸锁乳突肌表面垂直下行，在锁骨上缘中点上方2～5cm处穿颈深筋膜，汇入锁骨下静脉或静脉角。该静脉末端虽有一对瓣膜，但不能阻止血液逆流，当上腔静脉血回心受阻时，可致颈外静脉曲张。颈外静脉穿深筋膜处，两者紧密相邻，当静脉壁受伤破裂时，管腔不易闭合，可致气栓。

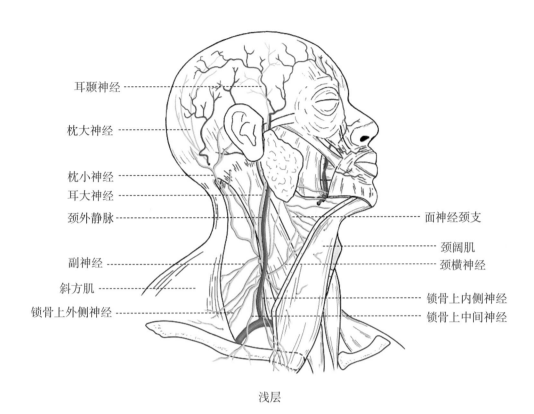

耳颞神经

枕大神经

枕小神经
耳大神经
颈外静脉

副神经

斜方肌

锁骨上外侧神经

面神经颈支

颈阔肌
颈横神经

锁骨上内侧神经
锁骨上中间神经

浅层

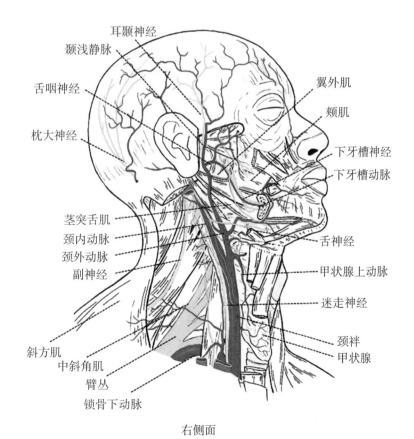

耳颞神经

颞浅静脉

舌咽神经

枕大神经

翼外肌

颊肌

下牙槽神经
下牙槽动脉

茎突舌肌
颈内动脉
颈外动脉
副神经

舌神经

甲状腺上动脉

迷走神经

斜方肌
中斜角肌
臂丛
锁骨下动脉

颈袢
甲状腺

右侧面

图 2-14 头颈部的血管、神经、肌肉

2．神经

（1）颈丛皮支：在胸锁乳突肌后缘中点，有4条皮神经浅出，此点是颈丛皮支阻滞麻醉穿刺处。

（2）枕小神经：颈丛的皮支。沿胸锁乳突肌后缘上行，分布于耳廓背面上部及枕部皮肤。

（3）耳大神经：分布于耳廓及腮腺区皮肤。

（4）颈横神经：分布于颈前区皮肤。

（5）锁骨上神经：分布于颈前外侧部、胸上部及肩部等处的皮肤。

（6）面神经颈支：自腮腺下端穿出，入颈阔肌深面，行向下方，支配颈阔肌。

（二）颈筋膜及筋膜间隙

1．颈筋膜

颈筋膜（cervical fascia）可分为浅、中、深三层。

（1）浅层（superficial layer）：即封套筋膜。转绕整个颈部，包绕斜方肌和胸锁乳突肌，形成两肌的鞘，在舌骨上部和面后部分为两层，分别包绕下颌下腺和腮腺，形成两腺的筋膜鞘。

（2）中层：即气管前筋膜（pretracheal layer），又称颈深筋膜中层或内脏筋膜。此筋膜于甲状腺左、右侧叶的后外方分为前、后两层，包绕甲状腺，形成甲状腺鞘，在甲状腺与气管、食管上端邻接处。甲状腺鞘后层增厚形成甲状腺悬韧带。

（3）深层：即椎前筋膜（prevertebral layer），又称椎前层或颈深筋膜深层，该筋膜向下外方包绕锁骨下血管及臂丛，形成腋鞘。

颈动脉鞘（carotid sheath），是颈筋膜在颈部大血管和迷走神经周围形成的筋膜鞘，内有颈总动脉、颈内动脉、颈外动脉、颈内静脉及迷走神经等。

2．筋膜间隙

（1）胸骨上间隙（suprastermal space）：是颈深筋膜浅层在距胸骨柄上缘3～4cm处分为两层，分别附着于胸骨柄的前、后缘所形成的筋膜间隙。

（2）气管前间隙（pretracheal space）：位于气管前筋膜与气管颈部之间。

（3）咽后间隙（retropharyngeal space）：位于椎前筋膜与颊咽筋膜之间。位于咽壁侧方的部分，称为咽旁间隙。

（4）椎前间隙（prevertebral space）：位于脊柱颈部、颈深肌群与椎前筋膜之间，颈椎结核脓肿多积于此间隙，向两侧可至颈外侧区，并经腋鞘扩散至腋窝；脓肿溃破后，脓液可经咽后间隙向下至后纵隔。

四　颈部分区

颈部一般分为两大部分[6-10]：固有颈部和项部。固有颈部以胸锁乳突肌前、后缘为界，分为颈前区、胸锁乳突肌区和颈外侧区（图2-15）。

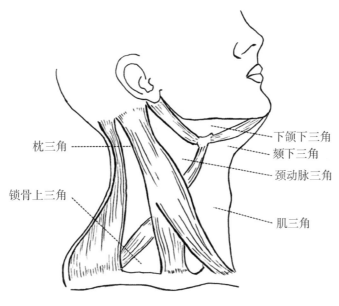

图 2-15　颈部分区（侧面观）

（一）颈前区

颈前区（图2-16）以舌骨为界分为舌骨上区、舌骨下区。外界为胸锁乳突肌前缘，内界为颈正中线，上界为下颌骨下缘。舌骨上区包括单一的颏下三角和两侧的下颌下三角。舌骨下区包括颈动脉三角和肌三角。

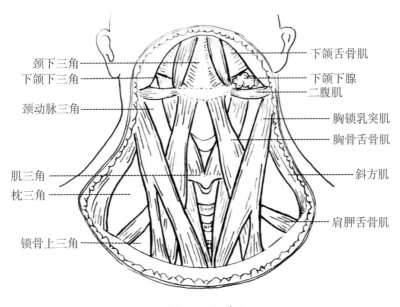

图 2-16　颈前区

1. 颏下三角

位于左右二腹肌前腹与舌骨体之间，顶为颈浅筋膜层的舌骨上部所覆盖，底由两侧下颌舌骨肌组成，其三角内含多个淋巴结（图2-17）。

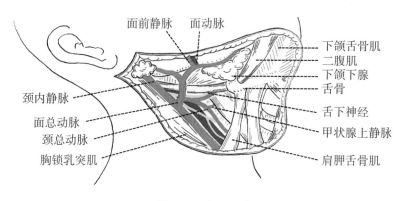

图 2-17　颌下三角

2. 下颌下三角

位于下颌下缘及二腹肌前、后腹之间，为舌骨上区的两侧部分。其深面由下颌舌骨肌、舌骨舌肌及咽中缩肌构成，表面覆盖皮肤、颈阔肌及颈筋膜浅层。三角内有下颌下腺、淋巴、血管、神经等（图2-18）。下颌下腺位于颈浅筋膜所形成的筋膜鞘内，腺体分为浅部及深部。浅部较大，位于下颌舌骨肌浅面，深部绕该肌后缘至其深面，其前端有下颌下腺管，向前上行，开口于舌下的口底黏膜。其腺体周围有4～6个淋巴结。该区肌肉有颏舌骨肌、颏舌肌、下颌舌骨肌、咽中缩肌、茎突舌肌、茎突咽肌。血管有舌动、静脉。神经有舌神经、舌咽神经、舌下神经、下颌下神经节。

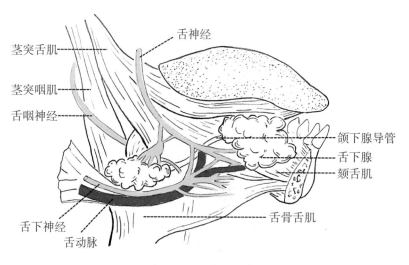

图 2-18　下颌下三角

3. 颈动脉三角（carotid triangle）

位于胸锁乳突肌上份前缘、肩胛舌骨肌上腹和二腹肌后腹之间。其顶为封套筋膜，底为椎前筋膜，内侧为咽侧壁及其筋膜，其内有重要的血管和神经。

（1）颈内静脉：位于胸锁乳突肌前缘深面，起于颈静脉孔，为乙状窦的延续，有面总静脉、舌静脉、甲状腺上静脉及甲状腺中静脉注入。

（2）颈总动脉：位于颈内静脉内侧，平甲状软骨上缘，分为颈内动脉及颈外动脉。颈总动脉末端膨大为颈动脉窦，有压力感受器。在颈总动脉分叉处的后方有颈动脉体，是化学感受器，二者有调节血压和呼吸的作用。颈内动脉位于颈外动脉后外侧，垂直上行，入颈动脉管至颅内，在颈外无分支。颈外动脉居前内侧，于近上颌角处后方，经二腹肌与茎突舌骨肌深面垂直上行入下颌后窝。颈外动脉在颈部向前发出甲状腺上动脉、舌动脉、面动脉，向后发出枕动脉和耳后动脉，向内发出咽升动脉。

（3）迷走神经：出颅后在颈动脉鞘内走行，于舌骨平面上方发出喉上神经，在甲状软骨上角分为喉内及喉外两支，在发出喉上神经以下又分出心上神经支，至颈下部越过锁骨下动脉之前，至其下方分出喉返神经。右侧者绕过锁骨下动脉后方上行，左侧者绕过主动脉弓后方而返回，左侧较右侧长，故发病较右侧多（图2-19、图2-20）。临床上，若鼻咽癌患者出现肺转移，纵隔淋巴结转移，就有可能压迫喉返神经引起声带麻痹、声音嘶哑等症状，需要临床医生高度警惕，以免造成漏诊。

（4）舌咽神经及舌下神经：于二腹肌后缘外呈弓形跨过颈内、颈外动脉浅面前行。舌下神经于颈外动脉浅面发出颈袢上根，为神经肌蒂移植提供了条件（图2-19）。

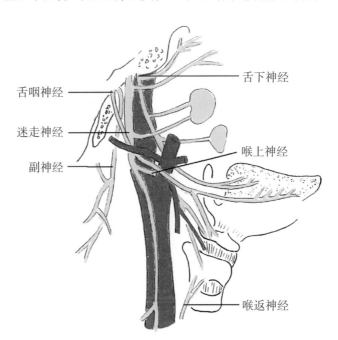

图 2-19 后组脑神经与血管的关系

4. 肌三角（muscular triangle）

位于胸锁乳突肌前缘，颈前正中线与肩胛舌骨肌上腹之间，为舌骨下区的下份。顶为封套筋膜，底为椎前筋膜。此三角的浅层结构，由浅入深依次为皮肤、浅筋膜、颈前静脉及皮神经等。三角内的肌肉有浅层的胸骨舌骨肌和肩胛舌骨肌上腹，深层有胸骨甲状肌与甲状舌骨肌。在此区内有喉、气管颈段、食管颈段、甲状腺、甲状旁腺、喉上神经及喉返神经等重要组织（图2-21）。

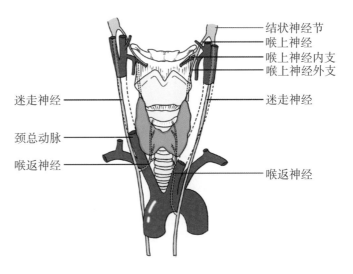

图 2-20 喉返神经与血管的关系

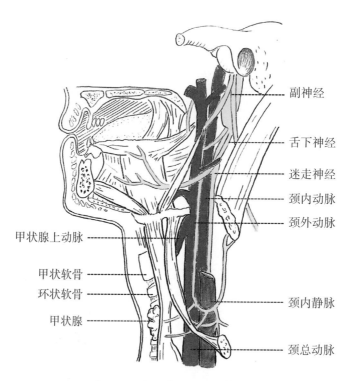

副神经

舌下神经

迷走神经

颈内动脉

颈外动脉

甲状腺上动脉

甲状软骨

环状软骨

甲状腺

颈内静脉

颈总动脉

图 2-21 舌咽神经、舌下神经走行

甲状腺呈H形，由左、右叶及峡组成。峡位于第二至第四气管环前，两叶位于喉及气管旁。甲状腺由气管前筋膜包绕形成甲状腺鞘，与喉软骨及气管愈着，其外尚有被膜，鞘间有疏松组织，中有甲状腺的血管、神经。在甲状腺叶的深面两侧各有2~4个表面光滑、棕黄色、直径约6mm的甲状旁腺。

（二）胸锁乳突肌区

1. 境界

胸锁乳突肌区（sternocleidomastoid region）是指该肌在颈部所占据和覆盖的区域。

2. 内容及毗邻

（1）颈袢（ansa cervicalis）：由第一至第三颈神经前支的分支构成。甲状腺手术时，多平环状软骨切断舌骨下诸肌，以避免伤及颈袢的肌支。

（2）颈动脉鞘及其内容：颈动脉鞘上起自颅底，下续于纵隔。鞘内有颈内静脉和迷走神经贯穿全长，颈内动脉行于鞘的上部，颈总动脉行经其下部。

（3）颈丛（cervical plexus）：由第一至第四颈神经前支构成。位于胸锁乳突肌上部深面，其分支有皮支、肌支和膈神经。

另外，颈交感干、颈上神经节、颈中神经节及星状神经节也在该区。

（三）颈外侧区

颈外侧区是由胸锁乳突肌后缘、斜方肌前缘和锁骨中1/3上缘围成的三角区，该区被肩胛舌骨肌下腹分为枕三角和肩胛舌骨肌锁骨三角。

1. 枕三角（occipital triangle）

又称肩胛舌骨肌斜方肌三角，位于胸锁乳突肌后缘、斜方肌前缘与肩胛舌骨肌下腹上缘。其前面依次为皮肤、浅筋膜和颈筋膜浅层，深面为椎前筋膜及其覆盖下的前、中、后斜角肌，以及头夹肌和肩胛提肌等。

2. 锁骨上三角

位于锁骨上缘中1/3上方，在体表呈明显的凹陷，故名锁骨上大窝。由胸锁乳突肌后缘、肩胛舌骨肌下腹和锁骨围成。该三角的底为斜角肌下份及椎前筋膜，顶为封套筋膜。三角区的浅层有锁骨上神经及颈外静脉末段，走行于浅筋膜中，内有臂丛、锁骨下动脉、锁骨下静脉、胸导管颈段、胸膜顶及肺尖。

五 颈根部

1. 境界

颈根部（root of neck）是指颈部与胸部之间的接壤区，其中心标志是前斜角肌。

2. 内容及毗邻

（1）胸膜顶：是覆盖肺尖部的壁胸膜，突入颈根部，高出锁骨内侧1/3上缘2~3cm。

（2）锁骨下动脉：前斜角肌将其分为三段，第一段行经胸膜顶前上方，第二段在前斜角肌后方，第三段位于第一肋上面。该动脉于第一肋外侧缘续于腋动脉，其主要分支为椎动脉、胸廓内动脉、甲状颈干、肋颈干。

（3）锁骨下静脉：临床可经锁骨下静脉穿刺，进行长期输液、心导管插管及中心静脉压测定等。

此外，颈根部还有胸导管、右淋巴导管、迷走神经、膈神经、椎动脉三角等结构。

六 颈部淋巴结解剖分布

全身淋巴结大约有800个，其中颈部有200~300个。颈部淋巴结有浅层及深层之分。颈浅淋巴结（superficial cervical lymph nodes）处于颈筋膜浅面，主要分布于颈外静脉上部及颈前静脉周围，其淋巴引流穿过颈深筋膜注于颈深淋巴结。除了少数颈部皮肤癌和晚期肿瘤可转移至颈浅淋巴结外，其他情况下颈浅淋巴结与肿瘤转移关系不大，因此，以下着重讨论处在两层颈筋膜间的颈深淋巴结（deep cervical lymph nodes）。颈深淋巴结全部位于颈筋膜深层，即椎前筋膜表面。椎前筋膜下无淋巴结。颈部淋巴结分布的后界在斜方肌前缘，因此，颈清扫术以斜方肌前缘为手术后界。但是临床上有时在解剖脊副神经进入斜方肌时，可以发现有转移淋巴结，其沿颈横动脉走行至斜方肌下（多见于甲状腺癌在颈后三角有多个淋巴结转移时），有人称之为颈淋巴结（nuchal lymph nodes）（图2-22）[2]。

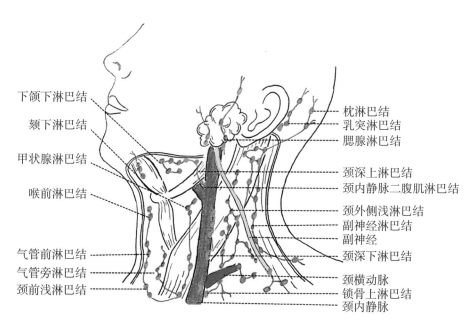

图 2-22　颈部淋巴结分布示意图

颈部淋巴结常用的分组如下：枕淋巴结（occipital lymph nodes）、耳后淋巴结（postauricular lymph nodes）、腮腺淋巴结（parotid or preauricular lymph nodes）、颌下淋巴结（submandibular lymph nodes）、颏下淋巴结（submental lymph nodes）、咽后淋巴结（retropharyngeal lymph nodes）、颈内静脉淋巴结（internal jugular lymph nodes）、喉气管食管淋巴结（脏器附近淋巴结）（juxta-visceral lymph nodes）、副神经淋巴结或枕后三角淋巴结（accessory nerve lymph nodes or occipital lymph nodes）、锁骨上淋巴结（supraclavicular lymph nodes），其具体情况见表2-3。

表2-3　颈部淋巴结局部解剖

淋巴结分区（数目）	位置	引流区	汇流
枕淋巴结（2~9）	胸锁乳突肌及斜方肌交界	头皮后部、颈后部	副神经淋巴结
耳后淋巴结（1~2）	乳突部	颞部、耳廓	腮腺淋巴结，颈内静脉淋巴结
腮腺淋巴结（6~18）	腮腺包膜外，耳屏前，腮腺下极，面后静脉旁，腮腺腺体内	头皮，腮腺，上下睑外侧，鼻翼，上唇，耳廓，外耳道，泪腺	颌下淋巴结，颈内静脉淋巴结
颌下淋巴结（4~7）	颌下腺及二腹肌前后腹间	下颌，上下唇，颊，鼻前庭，眼睑内侧，腭，舌前2/3，口底，颏下淋巴结	颈内静脉淋巴结
颏下淋巴结（2~8）	两侧二腹肌前腹之前，底为下颌舌骨肌	下唇及口腔前庭中间，下门齿齿龈，舌尖	颌下淋巴结（同侧或对侧）

（续上表）

淋巴结分区（数目）	位置	引流区	汇流
咽后淋巴结（2～5）	椎前筋膜前，自颅底至胸腔入口水平，在颈动脉鞘及交感神经干内侧	咽后壁、鼻腔后部、鼻窦，腭，中耳，鼻咽、口咽及下咽后壁	颈内静脉淋巴结，气管舌骨附近淋巴结
颈内静脉淋巴结（12～33），可分上、中、下三组	颈内静脉周围，自颅底至锁骨下静脉水平，上区在舌骨以上水平，中区在喉水平，下区在气管水平	鼻咽，扁桃体，咽，腭，舌，喉，下咽，食管，甲状腺，气管，1～4及6～9区淋巴结	在颈内静脉及锁骨下静脉交角处注入血液循环
喉气管食管淋巴结（脏器附近淋巴结）（4～12）	喉及气管前，左右两侧，喉返神经周围	喉，下咽，气管，颈段食管，甲状腺	颈内静脉淋巴结，锁骨上淋巴结，上纵隔淋巴结
副神经淋巴结（3～20）	沿副神经周围，在颈后三角区，上端被胸锁乳突肌掩盖，与颈内静脉淋巴结相交，下端进入斜方肌下，与颈横淋巴结交界	枕部，耳后，腮腺区，颈后软组织，枕淋巴结	锁骨上淋巴结，颈内静脉淋巴结
锁骨上淋巴结（颈横动脉淋巴结）（4～12）	在锁骨上三角，颈内静脉以后，肩胛舌骨肌下腹以下，沿颈横血管走行	颈侧及胸壁7区及9区淋巴结，腋下淋巴结，纵隔淋巴结，胸导管	为全身淋巴汇流最后集中处，注入血液循环

1991年，美国耳鼻咽喉头颈外科基金学院及美国头颈外科学会（The American Academy of Otolaryngology—Head and Neck Surgery Foundation, Inc. and The American Society for Head and Neck Surgery）设立了颈清扫术命名及分类委员会（Subcommittee for Neck Dissection Terminology and Classification），制定了颈部淋巴结分区，2002年更新分区并将颈清扫分类。其中，颈部淋巴结分区如下。

（1）第一区（或第一组）（level Ⅰ），包括颏下区及颌下区淋巴结（参考表2-3）。

（2）第二区（level Ⅱ），为颈内静脉淋巴结上区，即二腹肌下、相当于颅底至舌骨水平，前界为胸骨舌骨肌侧缘，后界为胸锁乳突肌后缘。

（3）第三区（level Ⅲ），为颈内静脉淋巴结中区，从舌骨水平至肩胛舌骨肌与颈内静脉交叉处，前后界与第二区同。

（4）第四区（level Ⅳ），为颈内静脉淋巴结下区，从肩胛舌骨肌到锁骨上。前后界与第二区同。

（5）第五区（level Ⅴ），包括枕后三角淋巴结（副神经淋巴结）及锁骨上淋巴结。后界为斜方肌前缘，前界为胸锁乳突肌后缘，下界为锁骨。

（6）第六区（level Ⅵ），为内脏周围淋巴结（juxta visceral nodes），或称前区（anterior compartment）。包括环甲膜淋巴结、气管周围（喉返神经）淋巴结、甲状腺周围淋巴结。这一区两侧界为颈总动脉和颈内静脉，上界为舌骨，下界为胸骨上窝。

其中，第一、二、五区又分为两个亚区，如表2-4所示。

表2-4　各淋巴结分区边界

分区	解剖范围			
	上界	下界	前（中）界	后（侧）界
Ⅰa	下颌骨联合	舌骨体	对侧二腹肌前腹	同侧二腹肌前腹
Ⅰb	下颌骨体	二腹肌后腹	二腹肌前腹	茎突舌骨肌
Ⅱa	颅底	舌骨水平	茎突舌骨肌	副神经前
Ⅱb	颅底	舌骨水平	副神经	胸锁乳突肌后缘
Ⅲ	舌骨水平	环状软骨水平	胸骨舌骨肌后缘	胸锁乳突肌及颈丛后缘
Ⅳ	环状软骨水平	锁骨	胸骨舌骨肌后缘	胸锁乳突肌及颈丛后缘
Ⅴa	胸锁乳突肌和斜方肌交汇处	环状软骨水平	胸锁乳突肌及颈丛后缘	斜方肌前缘
Ⅴb	环状软骨水平	锁骨	胸锁乳突肌及颈丛后缘	斜方肌前缘
Ⅵ	舌骨	胸骨上	颈总动脉	颈总动脉

七　颈部淋巴结影像学分区

初治鼻咽癌常推荐放射治疗，放疗时往往根据影像解剖结构来进行分区定位，故跟颈清扫术命名及分类委员会设定的外科分区解剖标志有一定差异。

2013年11月，欧洲放射肿瘤学协会（European Society of Radiotherapy & Oncology，ESTRO）官方杂志——绿皮杂志（Radiotherapy & Oncology）在线发表了新的颈部淋巴结分区标准，参与本次头颈部肿瘤淋巴结区域勾画指南更新的专家包括了欧洲、北美、大洋洲和亚洲的放射肿瘤学家、头颈外科学家和解剖学家。总的原则包括：①根据解剖学、外科学和影像学知识尽可能将边界准确地整合到放疗医师所用的轴位CT影像上，表2-5比较了TNM分期、新旧分区标准对不同淋巴结区域的命名差别。②将不同淋巴结区域边界的描述差异最小化，并详细分析了每个淋巴结区所接收的淋巴回流的解剖部位和可能的原发肿瘤，见表2-6。③新的淋巴结分区标准包括头颈部所有的浅表和深部淋巴结，并进行了合理的调整，增加了下颈（如锁骨上淋巴结）、头皮（如耳后、枕淋巴结）和面部（如颊部、腮腺淋巴结区域）淋巴结区；对以前分区描述不清楚的区域也进行了调整，见表2-6、表2-7，将下颈淋巴结区分为下颈淋巴结组（Ⅳa）和锁骨上内侧组（Ⅳb），将咽后淋巴结区分为咽后淋巴结组（Ⅶa）和茎突后淋巴结组（Ⅶb），由原来的6个区域变为10个区，见表2-8。

表2-5 颈部淋巴结TNM分区及新旧分区对比

TNM分区		旧分区		新分区	
淋巴结组	淋巴结名称	淋巴结区	淋巴结名称	淋巴结区	淋巴结分区
1	颏下淋巴结	Ⅰa	颏下淋巴结	Ⅰa	颏下淋巴组
2	颌下淋巴结	Ⅰb	颌下淋巴结	Ⅰb	颌下淋巴组
3	上颈部淋巴结	Ⅱa	上颈前淋巴结	Ⅱa	上颈淋巴组
		Ⅱb	上颈后淋巴结	Ⅱb	上颈淋巴组
4	中颈部淋巴结	Ⅲ	中颈部淋巴结	Ⅲ	中颈淋巴组
5	下颈部淋巴结	Ⅳ	下颈部淋巴结	Ⅳa	下颈淋巴组
				Ⅳb	锁骨上内侧组
6	脊副神经颈后淋巴结	Ⅴ	颈后淋巴结	Ⅴ	颈后三角淋巴组
				Ⅴa	上颈后三角淋巴结
7	锁骨上淋巴结			Ⅴb	下颈后三角淋巴结
				Ⅴc	锁骨上外侧组
8	喉前、气管旁淋巴结	Ⅵ	颈前淋巴结	Ⅵ	颈前淋巴组
				Ⅵa	颈前淋巴结
				Ⅵb	喉前、气管前和气管旁淋巴结
9	咽后淋巴结	咽后淋巴结区 Ⅶa Ⅶb		Ⅶ	椎前淋巴组
					咽后淋巴结
					茎突后淋巴结
10	腮腺淋巴结			Ⅷ	腮腺淋巴组
11	颊部淋巴结			Ⅸ	面颊淋巴组
12	耳后和枕淋巴结			Ⅹ	颅底后组
				Ⅹa	耳后、耳下淋巴结
				Ⅹb	枕淋巴结

表2-6 新的颈部淋巴结区域引流范围及相应的原发肿瘤

淋巴结区	引流范围	相应的原发肿瘤
Ⅰa	颏部皮肤、中下唇、舌侧缘、口底前部	口底癌、下唇癌、舌前部和下颌牙槽嵴前部肿瘤
Ⅰb	颏下淋巴结、鼻腔下部、硬腭、软腭、上颌窦、下颌骨牙槽嵴、颊部、上下唇、舌前部	口腔、鼻腔前部、面中部和下颌腺肿瘤
Ⅱ	面部、腮腺、颌下腺、颏下、咽后淋巴结	鼻腔、口腔、鼻咽、口咽、下咽、喉、涎腺肿瘤（Ⅱb多见于鼻咽和口咽肿瘤）

（续上表）

淋巴结区	引流范围	相应的原发肿瘤
Ⅲ	主要为Ⅱ、Ⅴ区淋巴结，其次为咽后、气管前和喉返神经旁淋巴结*	口腔癌、鼻咽癌、口咽癌、下咽癌和喉癌
Ⅳa	主要为Ⅲ区淋巴，其次为咽后、气管前、喉返神经旁淋巴，也包括下咽、喉、甲状腺和颈段食管	主要是下咽癌、喉癌、甲状腺癌、颈段食管癌，少见的有口腔前部肿瘤
Ⅳb	主要为Ⅳa和Ⅴc区淋巴，其次为气管前、喉返神经旁淋巴，也包括下咽、食管、喉、气管和甲状腺	下咽癌、声门下喉癌，发生于气管、甲状腺和颈段食管的肿瘤
Ⅴ#	枕淋巴结、耳后淋巴结、顶枕部头皮、颈部后外侧和肩部皮肤、鼻咽、口腔和甲状腺	鼻咽癌、口咽癌、甲状腺癌
Ⅴc	Ⅴa和Ⅴb区淋巴	主要为鼻咽癌
Ⅵa	颌面下部、颈前部淋巴	下唇癌、晚期下牙龈癌
Ⅵb	口底前部、舌体侧缘、下唇、甲状腺、声门、声门下、下咽和颈段食管	下唇癌、口腔癌（口底、舌癌）、甲状腺癌、声门下癌、梨状窝癌和颈段食管癌
Ⅶa	鼻咽、咽鼓管和软腭淋巴	鼻咽癌、咽后壁癌、口咽癌（主要为扁桃体癌和软腭癌）
Ⅶb	鼻咽黏膜	鼻咽癌或Ⅱ区上部较大的淋巴结返流
Ⅷ	额部、颞部皮肤、眼睑、结膜、外耳、外耳道、鼓膜、鼻腔、鼻根、鼻咽和咽鼓管	额颞部皮肤癌、眼眶癌、外耳道癌、鼻腔癌和腮腺癌
Ⅸ	鼻、眼睑和颊部	面部和鼻部皮肤癌、上颌窦癌侵及颊部软组织、颊黏膜癌
Ⅹa	耳廓后表面、外耳道及邻近皮肤	耳后区域的皮肤癌
Ⅹb	有头发的枕部头皮	枕部皮肤癌

*：喉返神经旁淋巴结也称气管旁淋巴结。

#：Ⅴ区以环状软骨下缘为界分为Ⅴa和Ⅴb区，其中Ⅴb区主要见于鼻咽癌、口咽癌、发生于枕部的头皮癌及甲状腺癌。

表2-7　Ⅰ～Ⅲ区在新旧分区标准中有修订的解剖边界

淋巴结区边界	旧分区	新分区
Ⅰa区上界	颏舌骨肌、下颌骨下缘	下颌舌骨肌
Ⅰa区下界	舌骨体平面	颈阔肌（二腹肌前腹下缘）
Ⅰa区后界	舌骨体	舌骨体、下颌舌骨肌
Ⅰb区前界	下颌联合、颈阔肌	下颌联合
Ⅰb区下界	舌骨体中心平面	通过舌骨下缘和下颌骨下缘的平面或颌下腺下缘（最下的层面）、颈阔肌
Ⅰb区后界	颌下腺后缘	颌下腺后缘（上）、二腹肌后腹（下）
Ⅰb区外界	下颌骨内侧、颈阔肌	下颌骨内侧、颈阔肌（下）、翼内肌（后）

（续上表）

淋巴结区边界	旧分区	新分区
Ⅰb区内界	二腹肌前腹外侧	二腹肌前腹外侧（下）、二腹肌后腹（上）
Ⅱ区前界	下颌下腺后缘、颈内动脉前缘、二腹肌后腹后缘	下颌下腺后缘、二腹肌后腹后缘
Ⅱ区内界	颈内动脉内缘、椎旁肌（肩胛提肌）	颈内动脉内缘、斜角肌
Ⅲ区前界	甲状舌骨肌后外侧缘、胸锁乳突肌前缘	胸锁乳突肌前缘、甲状舌骨肌后1/3
Ⅲ区内界	颈总动脉内缘、椎旁肌（斜角肌）	颈总动脉内缘、斜角肌

表2-8 新颈部淋巴结分区的解剖边界

淋巴结区		上界（头）	下界（脚）	前界	后界	外界	内界
Ⅰ	Ⅰa	下颌舌骨肌	颈阔肌（二腹肌前腹下缘）	下颌联合	舌骨体、下颌舌骨肌	二腹肌前腹内缘	无
	Ⅰb	颌下腺上缘、下颌舌骨肌	通过舌骨下缘和下颌骨下缘的平面或颌下腺下缘（最下的层面）、颈阔肌	下颌联合	颌下腺后缘（上）、二腹肌后腹（下）	下颌骨内侧、颈阔肌（下）、翼内肌（后）	二腹肌前腹外侧（上）、二腹肌后腹
Ⅱ	Ⅱa	第一颈椎横突下缘	舌骨体下缘	下颌下腺后缘、二腹肌后腹后缘	颈内静脉后缘	胸锁乳突肌内面、颈阔肌、腮腺、二腹肌后腹	颈内动脉内缘、斜角肌
	Ⅱb	第一颈椎横突下缘	舌骨体下缘	颈内静脉后缘	胸锁乳突肌后缘	胸锁乳突肌内面、颈阔肌、腮腺、二腹肌后腹	颈内动脉内缘、斜角肌
Ⅲ		舌骨体下缘	环状软骨下缘	胸锁乳突肌前缘、甲状舌骨肌后1/3	胸锁乳突肌后缘	胸锁乳突肌内面	颈总动脉内缘、斜角肌
Ⅳ	Ⅳa	环状软骨下缘	胸骨柄上缘上2cm	胸锁乳突肌前缘（上）、胸锁乳突肌内面（下）	胸锁乳突肌后缘（上）、中斜角肌（下）	胸锁乳突肌内面（上）、胸锁乳突肌外缘（下）	颈总动脉内缘、甲状腺外侧缘、中斜角肌（上）、胸锁乳突肌内侧（下）
	Ⅳb	胸骨柄上缘上2cm	胸骨柄上缘	胸锁乳突肌内面、锁骨内面	中斜角肌前缘（上）、肺尖、头臂静脉、头臂干（右侧）、左颈总动脉、左锁骨下动脉（下）	斜角肌外侧	Ⅵ区外侧界（气管前部分）、颈总动脉内侧缘

（续上表）

淋巴结区		上界（头）	下界（脚）	前界	后界	外界	内界
V	Va	舌骨体上缘	环状软骨下缘	胸锁乳突肌后缘	斜方肌前缘	颈阔肌、皮肤	肩胛提肌、斜角肌（下）
	Vb	环状软骨下缘	颈横血管下缘平面	胸锁乳突肌后缘	斜方肌前缘	颈阔肌、皮肤	肩胛提肌、斜角肌（下）
	Vc	颈横血管下缘平面	胸骨柄上缘上2cm	皮肤	斜方肌前缘（上）、前锯肌前1cm（下）	斜角肌（上）、锁骨（下）	斜角肌、胸锁乳突肌外侧、Ⅳa区外侧
VI	Ⅵa	舌骨下缘或颌下腺下缘（以最靠下的层面为准）	胸骨柄上缘	皮肤、颈阔肌	甲状下肌群前缘	双侧胸锁乳突肌前缘	无
	Ⅵb	甲状软骨下缘*	胸骨柄上缘	喉表面、甲状腺和气管（喉前和气管前淋巴结）、椎前肌（右侧）/食管（左侧）	双侧颈总动脉	气管、食管（下）侧面	无
VII	Ⅶa	第一颈椎上缘、硬腭	舌骨体上缘	上、中咽缩肌后缘	头长肌、颈长肌	颈内动脉内侧	头长肌外侧平行线
	Ⅶb	颅底（颈静脉孔）	第一颈椎横突下缘（Ⅱ区上界）	茎突前咽旁间隙后缘	第一颈椎椎体、颅底	茎突、腮腺深叶	颈内动脉内缘
VIII		颧弓、外耳道	下颌角	下颌骨升支后缘、咀嚼肌后缘（外）、二腹肌后腹（内）	胸锁乳突肌前缘（外）、二腹肌后腹（内）	皮下组织的面部浅表肌肉腱膜系统#	茎突、茎突肌
IX		眼眶下缘	下颌骨下缘	皮下组织的面部浅表肌肉腱膜系统	咀嚼肌前缘、颊质体（Bichat脂肪垫）	皮下组织的面部浅表肌肉腱膜系统	颊肌
X	Xa	外耳道上缘	乳突末端	乳突前缘（下）、外耳道后缘（下）	枕淋巴结前缘，即胸锁乳突肌后缘	皮下组织	头夹肌（下）、颞骨（头）
	Xb	枕外隆凸	V区上界	胸锁乳突肌后缘	斜方肌前外侧缘	皮下组织	头夹肌

*：对于口底前部、舌缘和下唇的肿瘤，上界位于舌骨体下缘。

\#：面部浅表肌肉腱膜系统（superficial musculoaponeurotic system，SMAS）位于皮肤深层，由肌肉、腱膜和脂肪等组成。

颈部淋巴结影像学分区见图2-23，详述如下。

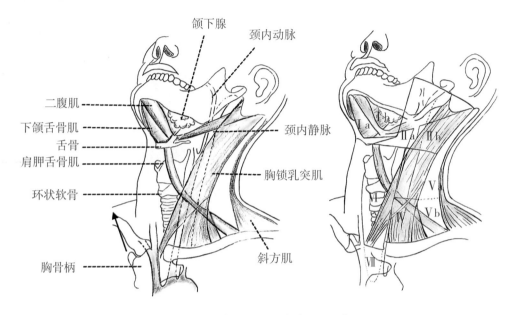

图 2-23　颈部淋巴结影像学分区示意图

（一）Ⅰ区

分为Ⅰa和Ⅰb区。Ⅰa区（图2-23）是一个位于中央的三角形区域，包括颏下淋巴结。以颈阔肌和颏联合为前界，以舌骨体为后界，以颏舌骨肌或下颌骨下缘切线平面为上界，以舌骨体切线平面为下界，以二腹肌前腹内缘为外界，内界与对侧Ⅰa区相连。引流颏、下唇中部、舌尖和口底前部的淋巴液，是口底、舌前、下颌骨前牙槽嵴和下唇肿瘤发生隐匿性转移的高危区域。Ⅰb区包括下颌下淋巴结，位于二腹肌前后腹、茎突舌骨肌和下颌骨体之间。前以颈阔肌和颏联合为界，后以下颌下腺后缘为界，内以二腹肌前腹外侧缘为界，外以下颌骨下缘或内缘、颈阔肌和皮肤为界，上以下颌舌骨肌和下颌下腺上缘为界，下以舌骨体中平面为界。接受来自颏下淋巴结、内眦、鼻腔下部、硬腭、软腭、上下颌骨牙槽嵴、颊、上下唇和舌前大部的淋巴管。口腔、前鼻腔、面中部软组织和下颌下腺肿瘤易发生这一区域的淋巴结转移。

（二）Ⅱ区

包括颈静脉上组淋巴结，位于颈内静脉上1/3和脊副神经上部周围（图2-23、图2-24）。自颅底一直延伸至颈总动脉分叉或舌骨体下缘。前以下颌下腺后缘、颈内动脉前缘和二腹肌后腹后缘为界，后以胸锁乳突肌后缘为界，内以颈内动脉内缘和棘旁肌（肩胛提肌）为界，外以胸锁乳突肌内缘为界。上界为寰椎侧突的下缘，对于咽后肿瘤，上界应该包括颈静脉窦。下界为舌骨体下缘。Ⅱ区可进一步划分为Ⅱa区和Ⅱb区，其中Ⅱa区包括位于椎平面（脊副神经上1/3）前的淋巴结，Ⅱb区包括位于椎平面后的淋巴结。从影像学角度，建议采用颈内静脉后缘作为Ⅱa区和Ⅱb区的分界。Ⅱ区接受来自面部、腮腺及下颌下、颏下和咽后淋巴结的淋巴管，也直接接受来自鼻腔、咽、喉、外耳道、中耳及舌下腺和下颌下腺的集合淋巴管，是鼻腔、口腔、鼻咽、口咽、下咽、喉和唾液腺肿瘤发生隐匿性转移的高危区域，其中Ⅱb区与口咽或鼻咽肿瘤关系更为密切。

（三）Ⅲ区

包括颈静脉中组淋巴结，位于颈内静脉中1/3周围，是Ⅱ区向下的延续（图2-25）。上以舌骨体下缘为界，下以环状软骨下缘为界，前以胸骨舌骨肌后外侧缘和胸锁乳突肌前缘为界，后以胸锁乳突肌后缘为界，外以胸锁乳突肌内缘为界，内以颈内动脉内缘和棘旁肌（斜角肌）为界。Ⅲ区所包含的淋巴结数目变化较大，主要接受来自Ⅱ区和

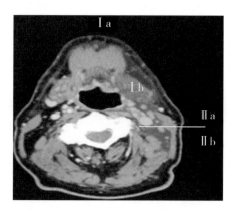

图2-24　Ⅰ区、Ⅱ区横断面

Ⅴ区的淋巴管，以及一部分咽后、气管前和喉返淋巴结的淋巴管，引流舌根、扁桃体、喉、下咽和甲状腺的淋巴液，因此是口腔、鼻咽、口咽、下咽和喉肿瘤发生隐匿性转移的高危区域。

（四）Ⅳ区

Ⅳ区（图2-26）包括颈静脉下组淋巴结，位于颈内静脉下1/3周围。上界为环状软骨下缘，前、后界与Ⅲ区相同，分别为胸锁乳突肌前内缘和后缘，外界为胸锁乳突肌内缘，内界为颈内动脉内缘和棘旁肌（斜角肌）。Ⅳ区所包含的淋巴结数目不尽相同，主要接受来自Ⅲ区和Ⅴ区的淋巴管，来自咽后、气管前和喉返淋巴结的淋巴管，以及来自下咽、喉和甲状腺的集合淋巴管，是下咽、喉和颈段食管肿瘤发生隐匿性转移的高危区域。

（五）Ⅴ区

Ⅴ区（图2-25）包括颈后三角淋巴结群。这一淋巴结群包括副神经下部和颈横血管的淋巴结。从影像学角度采用舌骨体上缘作为Ⅴ区的上界，以颈横血管的层面作为Ⅴ区的下界。外以颈阔肌和皮肤为界，内以棘旁肌为界，前以胸锁乳突肌后缘为界，后以斜方肌前侧缘为界。Ⅴ区接受来自枕骨和耳后淋巴结的淋巴管，来自枕骨和顶骨头皮、侧颈和后颈皮肤及肩部、鼻咽和口咽（扁桃体和舌根）的淋巴管，是鼻咽、口咽、声门下喉、梨状窝顶、颈段食管和甲状腺肿瘤发生隐匿性转移的高危区域。

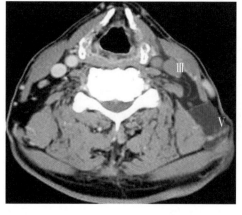

图2-25　Ⅲ区、Ⅴ区横断面

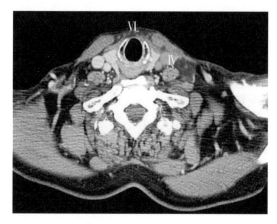

图2-26　Ⅳ区、Ⅵ区横断面

（六）Ⅵ区

Ⅵ区（图2-26）亦称颈前间隙，包括气管前和气管旁淋巴结及甲状腺周围淋巴结。上界为甲状软骨体下缘，下界为胸骨柄，前界为颈阔肌和皮肤，后界为气管和食管分界处，外界是甲状腺内缘、皮肤和胸锁乳突肌前内侧缘。对于气管旁和复发淋巴结，上界为环状软骨下缘。对于气管前淋巴结，后界为气管和环状软骨前缘。Ⅵ区接受来自甲状腺、声门和声门下喉、下咽和颈段食管的淋巴管，是甲状腺、声门和声门下喉、梨状窝顶和颈段食管肿瘤发生隐匿性转移的高危区域。

（七）咽后淋巴结

咽后淋巴结（图2-27）位于咽后间隙，上起自颅底，下到舌骨体上缘。咽后间隙前以咽缩肌为界，后以椎前筋膜为界。咽后淋巴结区采用咽黏膜下筋膜作为前界，椎前肌（颈长肌和头长肌）作为后界。内界为体中线，外界为颈内动脉内缘。原发或侵犯枕部黏膜和颈部器官（如鼻咽、咽壁和软腭等）的肿瘤易发生咽后淋巴结转移。对于咽部肿瘤，当其他区域淋巴结转移阳性时，更易发生咽后淋巴结转移。

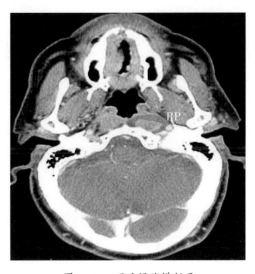

图 2-27 咽后间隙横断面

第五节 鼻内镜应用解剖

鼻内镜具有视角广、分辨率高及成像清晰等优点，相比纤维镜而言，可操作性较强。临床医生可在内窥镜直视辅助下对鼻腔、鼻咽病变进行诊断，还可进行组织活检及手术治疗。鼻内镜的运用可贯穿在鼻咽癌的整个诊治过程中，因此熟练掌握鼻内镜的操作尤为重要，而熟悉掌握鼻内镜下的鼻部、鼻咽解剖是熟练掌握鼻内镜操作的基础[11]。

患者在行麻醉后，取平卧位，下颌稍微上扬15°，鼻内镜进入鼻咽后依次可见到如下解剖结构。

一 鼻腔外侧壁

鼻腔外侧壁结构复杂。自上而下呈阶梯状排列着三个鼻甲，分别称为上鼻甲、中鼻甲和下鼻甲（图2-1）。每个鼻甲的下方有相应的鼻道，分别称为上鼻道、中鼻道和下鼻道。部分成年人还可以有最上鼻甲。一般情况下，鼻内镜下最容易看到的是下鼻甲和中鼻甲（图2-28）。

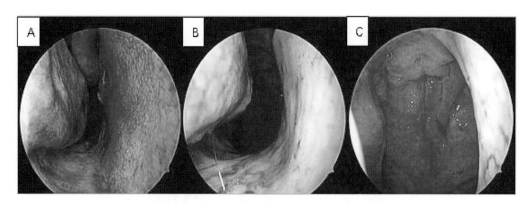

图2-28 鼻腔外侧壁形态

A. 鼻内镜刚进入前鼻孔时所见；B. 鼻内镜在鼻腔中份所见；C. 鼻内镜在后鼻孔位置所见。

二 中鼻道

中鼻道内有如下结构：鼻丘、钩突、筛泡、半月裂、筛漏斗及窦口鼻道复合体。

鼻丘（agger nasi）：位于中鼻甲前端的前方，钩突前上方的鼻腔外侧壁上，呈小丘状隆起，内含1~4个气房，称为鼻丘气房，是额隐窝气房气化泪骨形成的，代表前组筛窦的最前端（图2-29）。

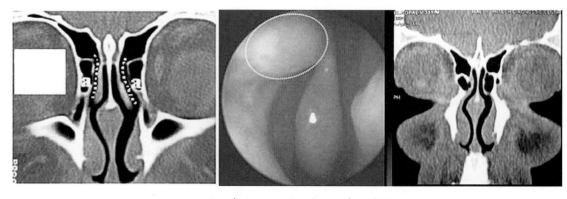

图2-29 鼻丘CT冠状位解剖和鼻内镜观

钩突（uncinate process）：为一钩状结构，内有一块薄骨片，外覆黏膜。钩突的前上部在鼻丘后下方，与筛骨连续，几乎呈矢状位，自前上向后下走行。钩突下部借鼻甲突与下鼻甲相连，后部（尾部）附着于腭骨垂直突。钩突的平均长度为14～22mm，高度约4mm（图2-30）。

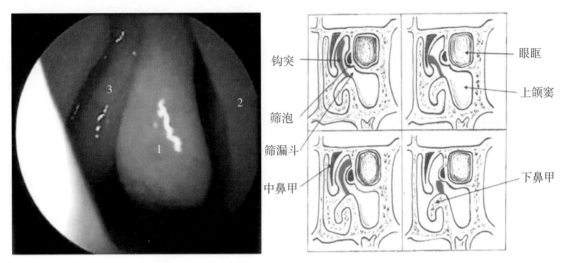

图2-30　内镜下的右侧中鼻甲（1）、右侧面鼻中隔（2）、右侧钩突（3）

筛泡（ethmoid bulla）：呈半圆形隆起状，位于中鼻甲外侧，钩突和筛漏斗的后方。筛泡平均长18mm（9～28mm），平均高5.4mm（2～13mm）。筛泡为前组筛窦中最大和最恒定的气房。

半月裂（hiatus semilunaris）：钩突与筛泡之间有一新月形裂隙，称为半月裂。半月裂向外与筛漏斗相通。半月裂如同一道门，经过这道门可以进入筛漏斗。

筛漏斗（ethmoidal infundibulum）：呈漏斗状，是一个真正的三维空间。筛漏斗的前内界是钩突，外界是筛骨纸样板（偶有上颌骨额突和泪骨参与），后界是筛泡，向内经半月裂（下半月裂）与中鼻道交通。筛漏斗的前界为盲端，前上部称为额隐窝（frontal recess）。筛漏斗宽度为2～5mm，深度取决于钩突的高度，为0.5～10mm，平均深度为5mm。

窦口鼻道复合体（ostiomeatal complex）：是一个功能性实体，包括中鼻甲、钩突、筛泡、半月裂、筛漏斗，以及额窦、前组筛窦和上颌窦的自然开口，这一解剖部位是额窦、前组筛窦和上颌窦通气、引流的共同通道。窦口鼻道复合体的解剖变异和病理改变与鼻窦炎的发生、发展关系密切。

三　鼻中隔

鼻中隔支架主要由鼻中隔软骨、筛骨垂直板和犁骨构成，此外，在鼻中隔前下部还有犁鼻软骨（图2-31）。大约39%的成年人在鼻中隔前下部有犁鼻软骨。

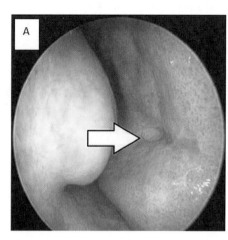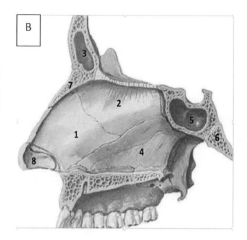

图 2-31　犁鼻软骨及结构

A. 鼻中隔犁鼻软骨（白色箭头所示）；B. 鼻隔板（1）、筛骨垂直板（2）、额窦（3）、犁骨（4）、蝶窦（5）、斜坡（6）、鼻骨（7）、大翼软骨内侧角（8）。

四　鼻咽腔

鼻咽（nasopharynx）是一空腔结构，向前经后鼻孔通鼻腔。在其侧壁正对下鼻甲后方，有一咽鼓管咽口，通中耳鼓室（图2-32）。在咽鼓管咽口前、上、后方有弧形的隆起，称咽鼓管圆枕（tubal torus）。咽鼓管圆枕的后方与咽后壁之间的纵形深窝称咽隐窝（pharyngeal recess），是鼻咽癌的好发部位。在鼻咽后上壁的黏膜内有丰富的淋巴组织，称咽扁桃体（pharyngeal tonsil），幼儿时期较发达，6～7岁后开始萎缩，至10岁后差不多完全退化。咽扁桃体肥大者，肉眼观为桑椹样或橘瓣样，大者可堵塞后鼻孔。

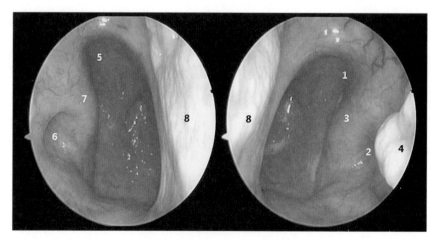

图 2-32　鼻咽腔前面观（经鼻内镜）

左侧咽隐窝（1）、左侧咽鼓管开口（2）、左侧咽鼓管圆枕（3）、左侧下鼻甲（4）、右侧咽隐窝（5）、右侧咽鼓管开口（6）、右侧咽鼓管圆枕（7）、鼻中隔后份（8）。

（华贻军）

【参考文献】

[1] 徐恩多. 局部解剖学：第4版[M]. 北京：人民卫生出版社，1999.

[2] 张为龙，钟世镇. 临床解剖学丛书：头颈部分册[M]. 北京：人民卫生出版社，1988.

[3] 肖轼之. 耳鼻咽喉科学[M]. 北京：人民卫生出版社，1989.

[4] 崔念基，卢泰祥，邓小武. 实用临床放射肿瘤学[M]. 广州：中山大学出版社，2005.

[5] 姜树学. 人体断面解剖学[M]. 北京：人民卫生出版社，2006.

[6] 冉飞武，李建彬，梁超前. 头颈部肿瘤颈部淋巴结分区及其靶区的勾画[J]. 中华放射肿瘤学杂志，2005，14（6）：528–534.

[7] WARD-BOOTH P. Maxillofacial Surgery[M]. 2 edition. New York：Churchill Livingstone，2006.

[8] GREGOIREA V，LEVENDAG P，KIAN K A，et al. CT-based delineation of lymph node levels and related CTVsin the node-negative neck：DAHANCA，EORTC，GORTEC，NCIC，RTOG consensus guidelines[J]. Radiother Oncol，2003，69（3）：227–236.

[9] GREGOIRE V，ANG K，BUDACH W，et al. Delineation of the neck node levels for head and neck tumors：a 2013 update. DAHANCA，EORTC，HKNPCSG，NCIC CTG，NCRI，RTOG，TROG consensus guidelines[J]. Radiotherapy and Oncology：Journal of the European Society for Therapeutic Radiology and Oncology，2014，110（1）：172–181.

[10] 谭文勇，胡德胜. 头颈部肿瘤颈部淋巴结分区指南：2013版更新介绍[J]. 肿瘤防治研究，2014，41（1）：90-3.

[11] 郭灵，林焕新. 鼻咽癌诊断治疗[M]. 广州：世界图书出版广东有限公司，2012.

第三章 ◇ 鼻咽癌的影像学表现

第一节　CT与MRI

CT与MRI在鼻咽癌临床应用中的意义有：①协助诊断；②评价原发肿瘤范围和颈部淋巴结转移情况，准确分期；③帮助设计放疗射野，确定治疗靶区；④治疗后随访跟踪，帮助判断病灶性质，以利于进一步治疗。在鼻咽癌微创外科治疗中，MRI更是兼具帮助决策是否适合微创外科治疗和评价术后黏膜瓣生长情况的作用。

一　影像学基础

（一）CT的影像技术

计算机体层扫描（computed tomography，CT）的成像原理是用X线束围绕人体某一选定部位做360°的匀速旋转扫描，穿过人体的X线被检测器接收，转变为数字信号经计算机存储、运算并重建为断层。CT的扫描方式分为平扫和增强，平扫是指没有应用造影剂前的CT扫描，增强是在静脉注射含碘造影剂后按选定层面扫描。

鼻咽部CT扫描包括横断面扫描和冠状面扫描，横断面是从软腭水平向上扫至颅内鞍上池水平，冠状面是从后鼻孔扫至蝶鞍后床突水平。

（二）MRI的影像技术

磁共振成像（magnetic resonance imaging，MRI）的成像原理是利用原子核在磁场内共振所产生的信号经计算机重建成像。MRI系统包括磁场、射频系统、激发系统、信号采集系统和计算机等。磁场强度以特斯拉（Tesla，T）为单位，1.5T以上的为高场强，0.5~1.0T为中场强，0.5T以下为低场强。当人体置于磁场内时，原来排列杂乱无章的氢离子磁矩会按磁场方向排列。MRI系统工作时，射频线圈发射不同频率的射频脉冲序列激发氢离子，使氢离子产生核磁共振。当停止发射射频脉冲后，受激励的氢离子释放出它们吸收的能量，其磁矩重新回到原来排列的位置，这一过程称为弛豫（relaxation），而氢离子恢复到原来状态所需的时间称为弛豫时间（relaxation time）。表示弛豫时间的值有两种，一种是T1，表示自旋弛豫时间（spin-lattice relaxation time），又称纵向弛豫时间（longitudinal relaxation time），反映自旋核把吸收的能量传给周围晶格所需要的时间，也就是90°射频脉冲质子由纵向磁化转到横向磁化之后再恢复到纵向磁化激发前状态所需的时间；另一种是T2，表示自旋-自旋弛豫时间（spin-spin relaxation time），又称横向弛豫时间（transverse relaxation time），反映横向磁化衰减、丧失的过程，即横向磁化所维持的时间。

人体不同器官的正常组织和病理组织的T1、T2是相对固定的，且彼此之间有一定差别，因此，在MRI图像上就有黑、白、灰度的不一，我们就可以识别不同的组织和病变。自旋回波序列（spin echo，SE）是MRI扫描最基本、最常用的射频脉冲序列，SE序列的扫描时间参数有回波时间（echo time，TE）和脉冲重复间隔时间（repetition time，TR），不同的TE和TR可以得到不同的图像。短TR短TE可得到T1加权图像（T1-weighted imaging，T1WI），长TR长TE可得到T2加权图像（T2-weighted imaging，T2WI），长TR短TE可得到质子密度图像（proton density，PD）。T1WI图像强调T1特性的组织，脂肪组织的信号强度最强，即图像最白、最亮；T2WI图像强调T2特性的组织，液体的信号强度最强，大部分病变组织因含水量增多呈高信号强度影。MRI近年来在图像方面有了很多的发展，除了MRI的常规序列图像外，还开发出MR血管造影（magnetic resonance angiography，MRA）、MR水成像（MR hydrography）。

鼻咽部MRI扫描主要应用T1WI、T2WI和增强后的T1WI进行横断面、矢状面和冠状面的扫描。增强扫描是通过静脉注射顺磁性造影剂进行增强，常用的顺磁性造影剂有离子型的二乙烯三胺五乙酸钆（gadolinium-DTPA，Gd-DTPA）和非离子型的钆双胺（gadolinium-DTPA-BMA）。Gd-DTPA增强后的动态扫描可显示原发病灶和放疗后的复发病灶，两者的动态增强曲线是一致的，但有些放疗后的瘢痕组织也会有类似强化过程。液体抑制反转恢复序列（FLAIR序列）的水抑制图像可敏感地检测出鼻咽癌脑侵犯的脑水肿范围和放射性脑损伤的病灶。

MRI对肿瘤本身的显示和CT对骨骼等人体解剖标记的显示，可使临床医生和影像学医生更精确地对鼻咽癌的侵犯范围进行三维定位和定量，有效地帮助临床医生判断病情和预后，甚至还可将扫描的图像通过影像工作站输入进行图像融合，为临床设计治疗野提供准确的诊断信息。

二 鼻咽部的影像解剖学

（一）鼻咽及其周围解剖要点

鼻咽腔位于颅底和软腭之间，连接鼻腔和口咽。鼻咽腔近似一个不规则的立方体，可分为前、顶、后、底壁及左右对称的两个壁。前壁是鼻中隔后缘及后鼻孔，可直接通入鼻腔。顶壁由部分蝶骨体及枕骨底部所组成，后壁相当于第一、二颈椎的椎体前缘，顶壁和后壁互相连接，倾斜形成圆拱状，两壁之间没有明确的解剖分界标志，临床上常合称为顶后壁。底壁由软腭背面及其后缘与后壁之间的咽峡构成。侧壁包括咽鼓管前区、咽鼓管区和咽鼓管后区。咽鼓管后区即咽隐窝（rosenmullar fossa），与鼻咽顶后壁相连，是鼻咽癌的好发部位。双侧咽侧壁的外侧为咽旁间隙，咽旁间隙是由茎突及其附着的肌肉及多块筋膜间隔而成的，两侧对称，在咽隐窝这一平面上可分成三个部分：①茎突前间隙，内有颌内动脉及其分支、下牙槽神经、舌神经、耳颞神经通过；②茎突后间隙，内有颈内动脉、颈内静脉、后组脑神经（Ⅸ、Ⅹ、Ⅺ、Ⅻ脑神经）及颈交感神经干等通过；③咽后间隙，位于咽后正中，内有咽后淋巴结。

观察鼻咽腔前、侧、后壁和双侧咽隐窝结构，以横断位显示最清楚，顶壁、颅底结构和侧壁以冠状位显示较好，枕骨斜坡以矢状位最容易观察。

（二）鼻咽CT解剖学特点

CT图像上骨结构为高密度影，因此CT图像上容易显示骨质破坏情况。鼻咽腔所含气体为低密度影，鼻咽部各壁黏膜及分泌物、肌肉、血管和淋巴组织等结构均表现为软组织密度影而不易分辨。正常鼻咽各壁结构对称，颅底骨质结构完整，双侧卵圆孔、棘孔、破裂孔对称，骨质边缘清晰（图3-1）。如局部软组织饱满或肿胀不对称，区别是否为分泌物或淋巴组织增生或是鼻咽部新生物相对困难，需进一步做MRI检查或电子鼻咽镜活检。

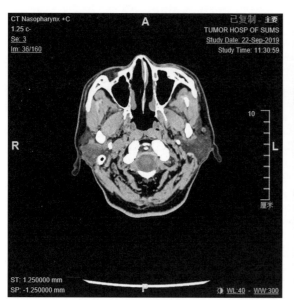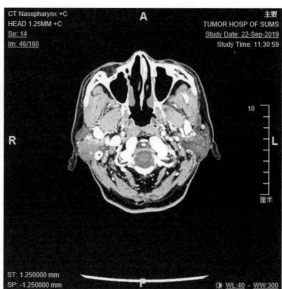

图 3-1　正常鼻咽 CT

（三）鼻咽MRI解剖学特点

MRI具备良好的软组织分辨率，可清楚分辨上述鼻咽各壁软组织结构，其中以T2WI图像显示较好。在T2WI图像上，肌肉组织和咽颅底筋膜呈较低信号强度改变，黏膜和增生的淋巴组织为表衬鼻咽腔内壁的偏高信号影，黏液为很亮的高信号强度影（图3-2）。

骨骼分为致密骨和松质骨，两者信号强度不同。致密骨在MRI的各个序列图像上均为低信号强度影。松质骨的信号取决于骨髓成分，枕骨斜坡和颈椎的椎体因含黄骨髓而呈均匀的高信号强度影，如有病变组织侵犯则表现为中等或偏低信号，故易于发现早期的骨皮质和骨小梁尚完整的鼻咽癌骨髓内浸润病灶。

MRI图像有软组织分辨力强、可多方位扫描及多参数成像等特点，能清楚显示鼻咽腔及咽旁间隙的正常解剖和病理解剖，显示鼻咽镜及活检无法发现的黏膜下病变及咽旁浅、深层间隙的浸润性病变，因此已成为鼻咽癌的首选影像学检查方法。

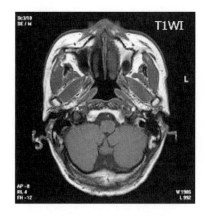
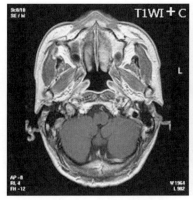
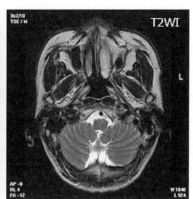

图 3-2　正常鼻咽 MRI

三　鼻咽癌的CT诊断

鼻咽癌好发于鼻咽部双侧咽隐窝，CT表现为局部软组织增厚，形成边缘呈分叶状的软组织肿块，CT值为35~45Hu，增强后肿块均匀呈中等程度强化（图3-3）。鼻咽癌易累及咽鼓管开口部，致咽鼓管圆枕肿胀。鼻咽癌的生长方式包括外生性生长和浸润性生长，以浸润性生长为主。外生性生长时，肿瘤向鼻咽腔内生长，在鼻咽腔内形成软组织肿块；浸润性生长时，肿瘤表现为鼻咽壁增厚。肿瘤病灶一般密度较均匀，有时其内可见无强化的低密度小液化坏死灶，通常无钙化。

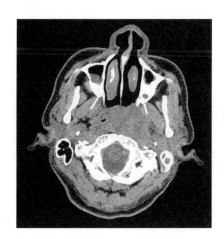
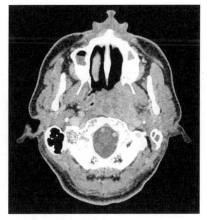

图 3-3　鼻咽癌CT表现

局部软组织增厚，形成边缘呈分叶状的软组织肿块，增强后肿块均匀呈中等程度强化。

随着病程的发展，鼻咽癌可向邻近结构侵犯。侵犯咽旁间隙时，可见肿块向外生长，形成咽旁间隙内侧的软组织肿块，将咽旁间隙的低密度脂肪影向前外侧推移。90%的鼻咽癌有咽旁间隙受累，表现为密度增高、脂肪层消失，向后外蔓延至颈总动脉间隙，表现为软组织增厚、两侧不对称，向后侵犯咽后间隙，表现为咽后软组织增厚、脂肪层模糊、颈前肌群轮廓消失。肿瘤向上侵犯蝶窦、枕骨斜坡、颅底及海绵窦旁结构时，蝶窦内可出现偏心性的软组织肿块，局部骨壁可以保持完整或有骨质破坏缺失。枕骨斜坡、颞骨岩尖和颅底结构的骨质破坏在CT上显示较为清楚，表现为局部骨皮质变薄、中断，骨小梁模糊消失。如破裂孔和/或卵圆孔受破坏则表现为边缘模糊、孔径增大。海绵窦旁结构的蔓延表现为海绵窦增宽并形成边缘清楚的软组织肿块，增强扫描有明显强化。当肿瘤阻塞咽鼓管咽口时可引起浆液性中耳炎、乳突炎，CT扫描见乳突密度增高。

CT能清楚显示鼻咽部形态结构，小的黏膜下肿瘤往往不能被鼻咽镜检出，但CT可见鼻咽局部隆起。CT能帮助确定肿块的活检方向与位置，显示肿瘤向咽旁间隙及其他邻近区域的侵犯，特别是对颅底骨质的侵犯破坏有重要诊断价值。增强扫描能较好地显示海绵窦或颅内病变，区分颈部血管与肿大淋巴结，通常可作为鼻咽部的首选检查技术。其不足之处是：①软组织分辨率低于MRI，不易分辨黏膜下方腭帆张肌、腭帆提肌及咽颅底筋膜，或显示不如MRI清楚，对颅内受侵范围的判断也不如MRI准确；②颈部肿大的淋巴结与颈部血管在平扫时不易区分，而MRI和B超对颈部淋巴结转移的判断有优势；③对鼻咽增殖性病变的定性诊断有一定困难。

四　鼻咽癌的MRI诊断

（一）典型鼻咽癌的MRI表现

鼻咽癌肿瘤组织信号强度较均匀，T1WI信号强度较肌肉低，T2WI呈偏高信号强度，Gd-DTPA增强后肿块有较明显的强化。部分肿块的边缘较清楚，可突入鼻咽腔，或向黏膜下生长，突入咽旁间隙的内后方；大部分呈浸润性生长，此时肿瘤多与周围结构分界不清，脂肪间隔消失（图3-4）。

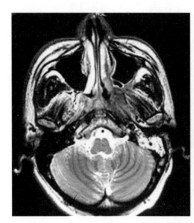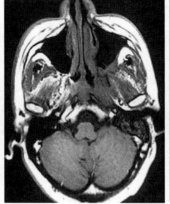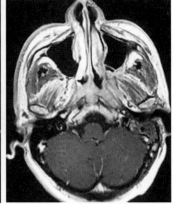

图3-4　鼻咽癌浸润性生长 MRI

鼻咽癌对颅底骨质的侵犯主要是溶骨性破坏，也可为成骨性破坏或者混合性破坏。颅底骨质溶骨性破坏表现为T1WI及T2WI上正常颅底骨质的低信号带因被中等或稍高信号的肿瘤组织替代而中断，而骨髓腔内高信号的骨髓脂肪信号则被相对低信号的肿瘤组织替代。采用抑制脂肪信号技术的T2WI或者质子加权成像可使髓腔内脂肪组织呈低信号，而使肿瘤组织呈相对高信号。颅底自然孔道的破坏表现为孔道周围骨质呈溶骨性破坏，孔道常有扩张，也可无明显扩张。颅底骨质的成骨性破坏在T1WI及T2WI上表现为低信号，信号常欠均匀。通常颅底骨内转移灶与鼻咽癌原发病灶的MRI信号相近，有时两者信号差别较大，但增强扫描时受侵的颅底骨质及原发病灶均出现异常强化。

鼻咽癌侵犯脑神经主要表现为脑神经通过的孔道扩大、硬化边消失、脑神经增粗，信号与鼻咽癌肿瘤信号一致并同样强化，脑神经支配的肌肉水肿或者萎缩。

鼻咽癌向颅内侵犯的最初征象是硬脑膜增厚。鼻咽癌可以直接破坏颅底骨质，沿硬脑膜表面蔓延，此时伴有颅底骨质破坏。肿瘤也可经颅底自然孔道、血管及神经鞘向颅内生长，侵犯硬脑膜，此时可伴有或不伴有颅底骨质破坏。极少数鼻咽癌可经血行转移至脑膜而在颅底形成肿块，确定这种转移途径的关键是颅内肿块与颅外肿块没有直接相连，且MRI和手术探查均显示颅底的骨性孔道和颅底骨质正常。受侵犯的硬脑膜在T1WI呈中等信号，在T2WI呈中等或者稍高、稍低信号，增强扫描时明显强化，可见脑膜尾征。

由于鼻咽癌可破坏腭帆提肌且肿瘤生长可阻塞咽鼓管开口，因此中耳乳突的浆液性中耳炎和副鼻窦炎很常见，MRI表现为局部黏膜增厚和积液，T2WI信号强度明显增高。

鼻咽癌早期可发生淋巴结转移，甚至当鼻咽部肿瘤处于影像学检查和鼻咽镜检查都不能发现的原位癌阶段，即肿瘤分期为Tis或T_0期的鼻咽癌，就可以出现明显的淋巴结肿大。根据鼻咽部淋巴引流的特点，鼻咽癌淋巴结转移的第一站首先出现在同侧的咽后淋巴结（即Rouviere's淋巴结）增大，然后向颈深上组淋巴结转移。对于颈动脉鞘区软组织影，CT无法分辨是鼻咽软组织肿块直接侵犯还是咽后淋巴结肿大，但是MRI可明确区分这两种侵犯的差异，因此，MRI对鼻咽癌的T分期有重要作用（图3-5）。鼻咽癌可发生原发病灶同侧、双侧或者对侧淋巴结转移。转移淋巴结在CT上表现为软组织密度结节，如有坏死，则表现为内部低密度区。转移淋巴结在MRI上表现为T1WI低或中等信号，T2WI中等或高信号，坏死区在T1WI呈更低信号，在T2WI呈更高信号。MRI增强扫描时，淋巴结呈中度至显著均匀强化，坏死区无强化（图3-6）。

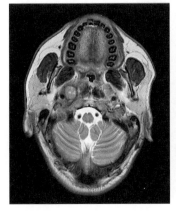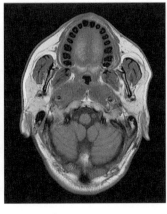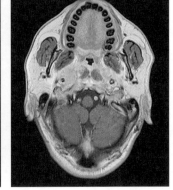

图3-5 鼻咽癌咽后淋巴结转移

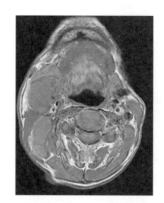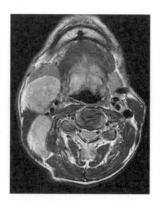

图 3-6　鼻咽癌颈部淋巴结转移

MRI颈部淋巴结转移诊断标准：①横断面图像上淋巴结最小径≥10mm；②中央坏死或环形强化；③同一高危区≥3个淋巴结呈簇状聚集，且最大横断面的最小径≥8mm（高危区定义：N_0者，Ⅱ区；N+者，转移淋巴结所在区的下一区）；④淋巴结包膜外侵犯（征象包括淋巴结边缘不规则强化，周围脂肪间隙部分或全部消失，淋巴结相互融合）；⑤咽后淋巴结最大横断面的最小径≥5mm。

（二）不典型鼻咽癌的MRI表现

1. 黏膜下型鼻咽癌

从黏膜上皮发生的鼻咽癌以向黏膜下生长蔓延为主，形成黏膜下深层的局限性肿块，其信号强度与典型的鼻咽癌相同，即T2WI肿块呈偏高或较高信号改变，T1WI信号强度与肌肉相似，Gd-DTPA增强后强化明显。但鼻咽部黏膜层尚完整、光滑，T2WI呈连续的高信号线影（图3-7）。鼻咽部黏膜活检多为阴性，需在MRI图像显示的肿块处做黏膜下深穿刺活检才能做出正确诊断。

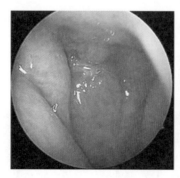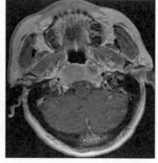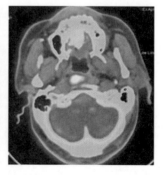

图 3-7　黏膜下型鼻咽癌

2. Tis或T_0期鼻咽癌

此期鼻咽癌是局限于黏膜层的原位癌，影像学上表现为完全正常的鼻咽黏膜，鼻咽周围结构正常，但患者出现一侧颈深上中组淋巴结明显肿大而无身体其他部位已知恶性肿瘤时，应注意此型鼻咽癌的可能。反复细致的电子鼻咽镜检查和MRI鼻咽部薄层扫描是必需的，颈部淋巴结活检也有助于诊断。

五 CT与MRI用于鼻咽癌时的比较

MRI能较CT更早、更准确地发现鼻咽癌病灶，明确其侵犯范围。MRI在显示硬脑膜增厚、海绵窦受侵犯、神经孔及其内的神经受侵犯等方面较CT优越且敏感，而CT仅能显示海绵窦扩大，对硬脑膜增厚难以显示。鼻咽癌沿脑神经、经神经孔入颅内，但不伴神经孔扩大时，CT无法判断。在显示颅底骨质破坏方面，MRI与CT各具优势。MRI显示颅底骨质破坏往往取决于颅底骨质的厚度，如果骨质比较薄（如翼板），MRI显示破坏的清晰程度不如CT。如果骨质比较厚，MRI对骨质破坏的显示能力与CT相仿。MRI可显示局部骨小梁尚未破坏时肿瘤对骨髓腔的浸润，在这方面MRI优于CT。早期发生骨质侵犯（如卵圆孔、破裂孔的肿瘤早期浸润）时，肿瘤已经浸润骨组织，但未引起局部骨质明显破坏，此时MRI已可清晰显示肿瘤浸润的低信号区，而CT检查通常无明显异常改变，只有在骨皮质边缘已受侵、发生明显骨质破坏时CT才可显示异常，见图3-8。

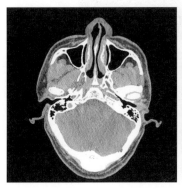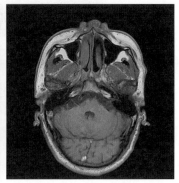

图 3-8　MRI（右）较 CT（左）更早发现岩尖破坏

六 MRI新技术在鼻咽癌中的应用

MRI检查在鼻咽癌的诊断、分期及治疗后随诊中具有显著优势，已经成为评价鼻咽癌的最佳检查方法。最近关于MRI的研究逐渐上升到分子影像学的高度，MRI新技术能够对病灶内水分子的布朗运动及组织代谢物的化学成分进行分析，进而实现从对病变的形态学观察到功能学诊断的飞跃，因此已逐渐成为鼻咽癌新的研究热点。

（一）磁共振弥散加权成像

磁共振弥散加权成像（diffusion weighted imaging，DWI）是利用特殊的磁共振成像序列，对活体中水分子的运动进行成像与测量，从分子水平反映人体组织的空间组成信息及病理状态下各组织内水分子运动的变化，通过观察DWI图像及表观弥散系数（apparent diffusion coefficient，ADC）图像并测量ADC值，从而检测出与组织含水量改变相关的早期形态学及生理学变化，可为肿瘤性病变的定量诊断及鉴别诊断提供全新的方法。多数恶性肿瘤ADC值显著低于良性肿瘤，且ADC值与部分肿瘤的恶性程度呈正相关。颅底解剖结构复杂，DWI图像容易出现磁敏感伪影，使其对鼻咽原发肿瘤的应用受到限制，但DWI图像能够敏感地检出颈部淋巴结的异常。鼻咽癌转移淋巴结的ADC值显著低于正常淋巴结，且与其他病理类型的转移淋巴结存在统计学差异。因此，DWI可作为鼻咽癌颈部良、恶性淋巴结病变鉴别诊断的一种快速可行的新方法，具有一定的临床价值，见图3-9。

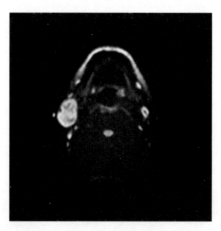

图 3-9　DWI 示鼻咽癌颈部淋巴结转移

此外，DWI在鼻咽癌疗效评估与预后判断方面也发挥着重要作用。有效的抗肿瘤治疗会导致肿瘤细胞溶解、细胞间隙增宽、水分子弥散能力增强，治疗后ADC值会很快升高，且多早于形态学的改变。如治疗后病灶ADC值较治疗前降低，则说明疗效欠佳。DWI在鼻咽癌复发灶与治疗后纤维化灶的鉴别方面也发挥着重要作用，可比较治疗前后ADC值的变化或将病灶与其对侧正常结构的ADC值对比。若ADC值呈递减趋势或较对侧低，则提示肿瘤有复发可能；若ADC值无明显变化，则提示治疗后局部有纤维化形成可能。此外，有文献报道，与常规MRI相比，DWI对鼻咽癌放疗后放射性脑损伤的早期发现具有更大的作用。有研究表明，DWI显示的肿瘤的大小与手术病理最为接近，因此利用DWI能更准确地勾画鼻咽癌靶区。

总之，DWI在鼻咽癌治疗前原发瘤与转移淋巴结的诊断、治疗中疗效的评估、治疗后复发灶及并发症的早期检测等方面发挥着重要的作用。但是，由于DWI背景信号被抑制，难以识别正常解剖结构，不利于病变的准确定位，因此需要结合常规MRI来准确判断解剖结构。

（二）磁共振血液灌注成像

磁共振血液灌注成像（perfusion weighted imaging，PWI）是建立在流动效应基础之上的成像方法，其本质是血流通过毛细血管网，将携带的氧及其他物质输送给周围组织，通过后处理获得反映兴趣区血流动力学的参数——主要有血流量（blood flow，BF）、血管容积（blood volume，BV）及平均通过时间（mean transit time，MTT）等，自动产生对比剂时间-信号强度曲线（time-signal intensity curve，TIC），并获得后处理伪彩图。

PWI后处理伪彩图能较精确地反映肿瘤血管密度，深染区表示肿瘤血供丰富。当PWI后处理伪彩图呈红色、TIC呈速升-速降型时，高度提示此处肿瘤供血丰富。PWI能区分放疗后的肿瘤组织与纤维化组织，因此可用于鼻咽癌复发灶的检出、放疗后脑损伤的早期探查及疗效的评估。肿瘤血管分化不成熟，毛细血管通透性增加，注入造影剂后，肿瘤组织TIC呈速升-速降型，伪彩图呈深染，而纤维化组织TIC呈缓升-缓降型，伪彩图上呈淡染。因此，PWI可提高鼻咽癌原发病灶及复发灶的阳性检出率，在放疗后放射性脑损伤的早期探查评估方面发挥着重要作用。但是由于颅底骨-窦腔气体交界面存在磁敏感伪影，故在一定程度上影响了PWI图像的显示及灌注参数的精确分析。

（三）磁共振波谱分析

磁共振波谱（magnetic resonance spectroscopy，MRS）是在活体状态下无创性检测组织代谢物含量改变的技术，可在形态学改变之前检测到代谢物浓度的变化，通过测量肿瘤与正常组织内代谢物的含量来评估肿瘤的变化。MRS主要检测组织内胆碱（Cho）、肌酸（Cr）、乳酸（Lac）及N-乙酰天冬氨酸（NAA）等代谢物。Cho是细胞膜磷脂代谢物，反映细胞膜合成与降解状态，Cho值升高或降低可作为肿瘤细胞增殖快慢的指标。Cr是能量代谢的产物，含量相对稳定，常规定为体内参照物。Lac是糖酵解的终产物，其浓度上升提示病灶内有液化或坏死组织存在。NAA可反映神经元的功能状态。MRS能无创性地观察鼻咽癌及转移性淋巴结的代谢改变，Cho/Cr比值能为鼻咽癌的诊断提供依据。MRS对鼻咽癌的疗效评估及复发灶的早期发现也有一定价值，对放疗敏感的鼻咽癌患者其Cho峰下降则提示肿瘤细胞活性下降，相反，Cho峰上升则说明放疗效果差或肿瘤存在复发可能。此外，MRS也能够检出常规MRI表现正常的早期放射性脑损伤。

（四）磁共振弥散张量成像

磁共振弥散张量成像（diffusion tensor imaging，DTI）为目前唯一可在活体显示脑白质纤维束的无创性成像方法，是一种非侵入性的研究大脑内部结构的重要工具。为了描述水分子各个方向弥散的差异性，一般用各向异性（fractional anisotropy，FA）值、相对异性（relative anisotropy，RA）值、各向同性值来量化、评价说明。

DTI能发现常规MRI所不能显示的鼻咽癌放疗后脑组织的早期改变，为临床早期干预治疗提供更多影像学证据，从而阻止和延缓放射性脑损伤的发生。DTI同样能作为评价脑损伤程度及预后的有效工具，与ADC值相比，FA值在反映脑损伤方面更为敏感和准确。DTI在反映长期神经功能及神经心理学预后方面拥有巨大潜力。

七 影像检查在鼻咽癌鉴别诊断中的作用

（一）鼻咽部慢性炎症

正常人鼻咽部的淋巴组织比较丰富，慢性炎症可使淋巴组织弥漫性增生增厚。CT表现为鼻咽部软组织弥漫性增厚，MRI表现为鼻咽部黏膜增厚，T2WI信号强度增高，有时与弥漫性的鼻咽癌难以鉴别。但鼻咽癌一般病灶不对称且病灶较局限，增强扫描可见鼻咽黏膜线中断，诊断困难时需做病理活检诊断，见图3-10。

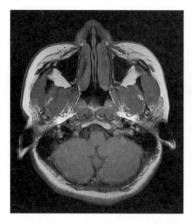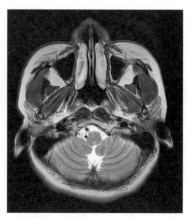

图 3-10　MRI 示鼻咽部慢性炎症

（二）腺样体肥大

腺样体肥大多见于青少年及儿童。表现为鼻咽腔顶后壁交界区淋巴组织增生，一般边界较光滑，与周围组织界限清楚，鉴别困难时需做病理确诊。

（三）鼻咽纤维血管瘤

鼻咽纤维血管瘤多见于青少年男性，表现为鼻咽部肿块并有骨质改变，不同于鼻咽癌的侵蚀性骨质破坏，纤维血管瘤多为压迫性骨质吸收破坏，多有骨质变形。增强CT检查血管瘤有血管性增强效应，鼻咽癌则无增强或只有轻微增强。MRI检查血管瘤T1WI呈中等信号强度，其间有散在的点状低信号，可鉴别。

（四）鼻咽部淋巴瘤

鼻咽部淋巴瘤在鼻咽部恶性肿瘤中的发病率仅次于鼻咽癌，可仅发生于鼻咽部，也可为全身恶性淋巴瘤的一部分，此时单从鼻咽部肿块形态很难与鼻咽癌相区别。但淋巴瘤为全身性疾病，CT和MRI下双侧颈部、腋下、纵隔淋巴结多有肿大，可资鉴别。对于只局限于鼻咽部的肿块，MRI如能在肿块的表面看到T2WI高信号的完整黏膜线，则需注意淋巴瘤的可能。

（五）咽旁间隙的其他肿瘤

咽旁间隙的常见肿瘤有神经鞘瘤、腮腺深叶肿瘤、血管性肿瘤和转移瘤。鼻咽癌侵犯咽旁间隙的内后份，可使咽旁间隙的脂肪受压向外前方推移，颈动脉鞘无明显移位。此征象有助于鼻咽癌与其他咽旁间隙的肿瘤鉴别。

（六）脊索瘤

脊索瘤起源于中线的枕骨斜坡，肿瘤生长可破坏斜坡，向两侧形成软组织肿块，T1WI呈低信号强度，T2WI呈不均匀的高信号改变，增强扫描后不均匀明显强化。肿块突入颅内可推压脑干并使之移位，突向鼻咽部使鼻咽腔变窄，鼻咽黏膜仍保持完整。

（七）横纹肌肉瘤

横纹肌肉瘤好发于儿童。发生于鼻咽部的横纹肌肉瘤较大，肿块向口咽突出，可压迫软腭并使之移位。淋巴结转移出现较晚，而且淋巴结较小。

八 鼻咽癌放疗后的影像学改变

（一）鼻咽部

放疗初期，鼻咽部肿瘤退变、水肿、坏死，局部病灶肿胀。CT显示鼻咽部软组织仍增厚，MRI呈T1WI低信号，T2WI高信号。放疗结束后，鼻咽部黏膜萎缩，肿块消退缩小，肿瘤的信号强度降低。随着时间的推移，病灶局部的瘢痕形成和纤维化使肿瘤T1WI和T2WI信号强度明显降低，增强扫描强化不明显。

（二）颈部软组织

表浅的软组织在急性期主要表现是水肿，CT和MRI表现为局部皮肤和皮下组织增厚，皮下脂肪组织内出现细网条状影，而在慢性期则表现为萎缩和纤维化，皮下组织变薄，脂肪信号降低，可出现边缘不清的T1WI和T2WI类似肌肉的低信号影。

（三）骨骼

在放射线作用下，脂肪取代了正常的骨髓，常在枕骨斜坡和第一、二颈椎的骨髓腔见到T1WI高信号强度改变。放射性骨坏死常于放疗一年以后逐渐发生并缓慢发展，往往继发于放射性血管损伤后的骨硬化增生后。CT可见局部骨骼（多见于下颌骨）出现骨硬化和溶骨性破坏区，可有小死骨出现，软组织弥漫炎症肿胀，有时可见深部软组织内感染积气现象。MRI显示骨髓腔内异常信号影，与肿瘤侵犯的信号改变相似，但肿瘤侵犯多有局部边缘较清楚的软组织肿块，可与之鉴别。

（四）脑、脊髓

放射线对脑、脊髓神经组织的辐射损伤，病理上主要是脑白质的脱髓鞘改变。MRI可见局部脑、脊髓组织轻度肿胀，出现边缘不清的片状T2WI高信号强度影，T1WI呈低信号强度改变，由于血脑屏障被破坏，Gd-DTPA增强扫描可见脑回状强化。在放射性脑、脊髓损伤的早期，T1WI和T2WI图像尚未出现异常改变时，FLAIR序列图像可显示局部神经组织细胞内的异常结合水增多改变，提示早期病变。CT对放射性脑、脊髓病的诊断不如MRI敏感，早期病变CT图像上往往没有异常表现，随病情进展，可出现局部脑组织肿胀和密度改变（图3-11）。

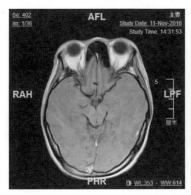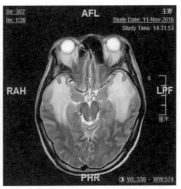

图 3-11 放射性脑损伤

（五）鼻咽癌放疗后的肿瘤复发

鼻咽癌放疗后由于瘢痕的纤维化，原病灶在T2WI图像上呈低信号强度改变。若肿瘤在适当的放疗后6个月没有完全消失，则为病灶残留。病灶复发是指肿瘤完全消退后又出现。CT图像上，放疗后的纤维化和肿瘤复发灶均表现为软组织密度，两者难以鉴别。MRI良好的软组织分辨力能鉴别放疗后的纤维化和肿瘤复发灶，并已被许多报道所证实。肿瘤复发灶在形态上表现为肿块和占位效应，T2WI图像上呈偏高或高信号强度，Gd-DTPA增强后有中等以上的强化。而放疗后的纤维瘢痕是边缘不清的弥漫性改变，随病程的长短不一而呈不同的信号强度表现。成熟的纤维瘢痕在T2WI图像上呈低信号强度改变，Gd-DTPA增强后无明显强化，随访过程显示病灶是稳定的。而未成熟的纤维瘢痕由肉芽组织构成，其信号强度和增强后强化程度均与肿瘤复发灶相似，但肿瘤复发灶趋向于结节状改变。

由于肿瘤复发灶和未成熟的纤维瘢痕病灶都是不稳定的，而CT和MRI检出鼻咽癌复发灶的敏感性和特异性都相对原发病灶要低一些，因此复阅以前的影像学资料有助于诊断，定期随访复查也是必要的。

（六）鼻咽癌放疗后的鼻咽坏死

鼻咽坏死是鼻咽癌放疗后严重的并发症之一，与放疗后肿瘤复发的临床症状相似，两者在MRI T1WI上均表现为与肌肉相等的信号，T2WI高信号，但鼻咽坏死在MRI上常存在鼻咽黏膜线中断，Gd-DTPA增强扫描后常显示为低信号（图3-12）。有研究表明，磁共振弥散加权成像（diffusion weighted imaging，DWI）可以显示鼻咽坏死或肿瘤复发的病灶及范围，结合ADC值的测量，有助于鉴别放疗后鼻咽坏死与肿瘤复发。

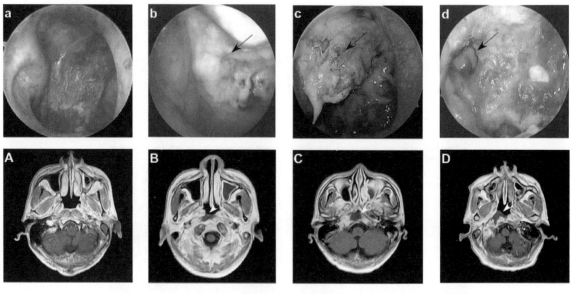

图3-12　鼻咽坏死内镜观（a-d）及MRI改变（A-D）

第二节　ECT与PET-CT

一　概述

ECT（emission computed tomography）即发射型计算机断层成像，是利用注入人体的放射性药物经组织代谢后发射出的射线进行成像，有别于CT（利用X线穿透人体成像）。ECT成像的基本原理是：放射性药物进入人体后，经代谢后在脏器内外或病变部位与正常组织之间形成放射性浓度差异，用ECT探头探测这些差异，通过计算机处理即可成像。ECT成像是具有较高特异性的功能显像和分子代谢显像，除主要提供脏器与病变组织的功能和分子代谢信息外，也能显示结构。

广义地讲，ECT分两种：SPECT和PET。SPECT是single-photon emission computed tomography的缩写，中文译为单光子发射计算机体层摄影，也就是狭义所讲的ECT，它利用单光子核素进行成像。临床常用的核素有^{131}I和^{99m}Tc等。PET是positron emission tomography的缩写，中文译为正电子发射体层摄影，顾名思义，它是用发射正电子的放射性药物进行成像的。

PET-CT的成像原理是利用发射正电子核素标记的示踪剂（葡萄糖、氨基酸、胆碱、胸腺嘧啶及血流显像剂等），从分子水平显示机体及病灶组织细胞的代谢、功能、增殖及血流状况，结合CT扫描提供的解剖信息，通过图像处理工作站进行图像融合，准确显影功能性代谢物质在人体中的聚集部位。近年来，随着技术和设备的不断进步与完善，PET-CT越来越多地被用于肿瘤和非肿瘤的诊断，是一种新的有效的影像学手段。

PET肿瘤显像最常使用的显像剂为^{18}F-氟代脱氧葡萄糖（^{18}F-FDG）。^{18}F-FDG是一种重要的葡萄糖代谢显像剂，它具有与天然葡萄糖相似的代谢途径，在正常人体内主要分布于脑及心脏，而当肿瘤细胞代谢异常时，会出现葡萄糖转运蛋白高表达和己糖激酶高表达，以及葡萄糖磷酸化酶低表达，使得体内葡萄糖代谢平衡基本转向磷酸化过程，生成大量的6-磷酸-^{18}F-FDG，潴留于肿瘤细胞内，从而显示^{18}F-FDG的异常摄取。标准摄取值（standardized uptake value，SUV）作为衡量葡萄糖代谢的半定量参数是^{18}F-FDG PET-CT中最常用的分析指标，在肿瘤侵袭性及转移性方面具有一定指示性。因此，PET-CT可以通过检测肿瘤细胞内^{18}F-FDG的摄取量来明确病变范围及活性，一般认为肿瘤的恶性程度越高、生长越快，所需要的葡萄糖量也就越多，对^{18}F-FDG的摄取也就越明显。SUV≥2.5被建议作为鼻咽癌的阳性诊断标准。

二　ECT及PET-CT在鼻咽癌临床诊治中的应用

（一）对鼻咽癌原发肿瘤的诊断

PET-CT技术结合代谢及解剖成像，可准确显示显像剂的异常积聚部位，显示直径为3～5mm的肿瘤原发病灶，有利于活检时准确定位，便于准确取得高度怀疑肿瘤组织的标本。有研究报道，对于鼻咽癌尤其是隐性鼻咽癌、早期微小病灶鼻咽癌、黏膜下鼻咽癌的诊断，PET-

CT优于常规影像学检查。原发肿瘤的诊断还包括原发肿瘤的准确T分期，PET-CT能提供比CT、MRI更准确的T分期信息。 T1期鼻咽癌病变的CT表现为鼻咽双侧壁及顶后壁软组织增厚不明显，咽腔及双侧咽旁间隙基本对称，从解剖形态学上观察无明显变化。但CT只能提供解剖信息，不能区分原发肿瘤与周围组织，而PET-CT可显示局限于咽腔内鼻咽后侧顶壁的结节状异常放射性代谢浓聚影，能有效地引导活检及治疗方式的选择，见图3-13。

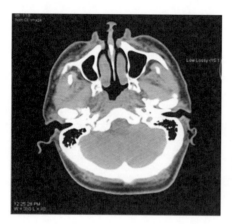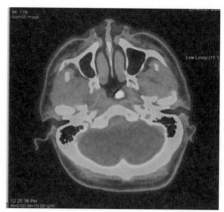

图 3-13　PET-CT 诊断早期微小病灶鼻咽癌

（二）对鼻咽癌转移与复发病灶的检测

鼻咽癌对周围组织的侵袭性强，淋巴结转移和/或远处转移的发生率高。在评估淋巴结转移方面，CT及MRI因以淋巴结形态特征作为诊断淋巴结转移的依据而具有一定的局限性。传统标准是通过淋巴结的大小及形态来判定是否有转移，但炎症、手术及放化疗等均可致淋巴结解剖学改变及淋巴结反应性增生，而正常大小的淋巴结亦可能是转移灶，因此CT及MRI仅以淋巴结形态来判断是否有淋巴结容易导致假阴性及假阳性。由于恶性病灶代谢速率常明显高于良性病灶和正常组织，而PET-CT显像可根据病灶的代谢活力判断病灶的性质，因此PET-CT显像与CT或MRI结合，可以更准确地对鼻咽癌淋巴结转移进行评估，见图3-14。

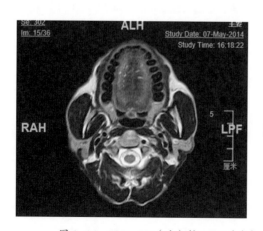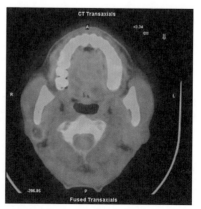

图 3-14　PET-CT（右）较 MRI（左）能更准确提示颈部淋巴结转移

在多数肿瘤复发和转移灶（如肺癌、乳腺癌、结肠癌和前列腺癌等）的检测中，[18]F-FDG异常浓聚的定位诊断灵敏性为90%，特异性为85%，明显高于同组CT检查的结果。PET-CT一次检查即可获得全身影像，因此，其不仅在鼻咽癌的早期诊断中具有较高的准确性，而且在诊断复发及转移鼻咽癌中也具有重要价值。

（三）对鼻咽部良恶性肿瘤的鉴别诊断

有学者对将近2 000例鼻咽癌患者[18]F-FDG PET-CT显像进行了研究，发现鼻咽癌具有较明显的影像特征，可表现为结节状、团块状或厚片状高代谢病灶，PET-CT检出鼻咽癌的灵敏度（96%）高于CT（90.1%）。鼻咽部炎症也可表现为[18]F-FDG浓聚影，但多数形态与鼻咽癌不同，一般为双侧咽隐窝对称性细片状浓聚影，呈"八"字形分布，或为单侧咽隐窝区单侧细片状浓聚影，见图3-15。

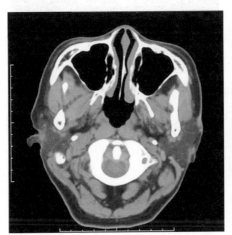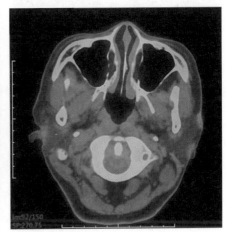

图 3-15　PET-CT 提示鼻咽炎症

（四）在鼻咽癌放疗计划中的应用价值

鼻咽癌是一种不均质的实性肿瘤，治疗剂量在靶区内的平均分布不一定是最合理的剂量投射方式。肿瘤不同区域的生物学特性存在不同程度的差异，如增殖情况、含氧情况、细胞密度及血流灌注量等，这直接导致了生物学靶区（biological target volume，BTV）概念的产生，继而有人提出"剂量绘画"的概念，即提高对射线抵抗区域的照射剂量，降低射线敏感区域的投射剂量。[18]F-FDG PET-CT可通过一次检查获得肿瘤组织的生物学信息和解剖学信息，在勾画BTV的同时进行生物肿瘤靶区定位，并指导生物靶区内的差异化照射，因此[18]F-FDG PET-CT对改进治疗计划、提高放疗效果的潜在价值越来越受到重视。

（五）在鼻咽癌放疗疗效评价中的应用

对鼻咽癌残存组织及时追加照射剂量是提高肿瘤局部控制率和患者总生存率的有效方法，因此早期评估鼻咽癌疗效至关重要。尽管放疗设备、技术及疗效明显提高，但常规放疗后仍有超10%的患者鼻咽部存在肿瘤残余。对[18]F-FDG PET-CT提供的代谢信息进行定量分析，能够评估鼻咽癌治疗早期及治疗后的治疗反应，为肿瘤残余的存在提供可靠证据，加强调强放疗在治疗中的应用，降低并发症，见图3-16。

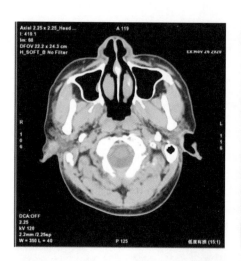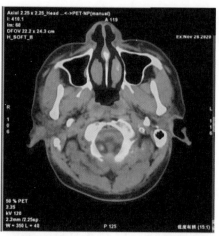

图 3-16　PET-CT 提示鼻咽肿瘤残留

（六）在鼻咽癌治疗后随访监测中的应用

^{18}F-FDG PET-CT结合了解剖结构改变及生物代谢指标的征象，利用肿瘤组织代谢旺盛，而坏死纤维组织代谢极低甚至没有的特点，能更好地发现肿瘤组织。另外PET-CT可发现鼻咽癌患者隐蔽的淋巴结并显示其范围，在治疗后的阶段这些淋巴结的代谢指标在模棱两可的病灶上阴性预测值很高。由此可见，^{18}F-FDG PET-CT在鼻咽癌放疗后的随访监测中有重要意义，见图3-17。

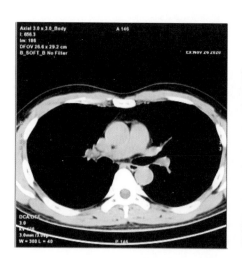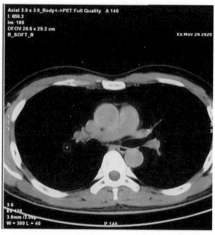

图 3-17　PET-CT 提示肺微小转移灶

（杨琦）

【参考文献】

[1] 洪明晃，郭翔. 鼻咽癌[M]. 北京：中国医药科技出版社，2003：139-161.

[2] 郭灵，林焕新. 鼻咽癌诊断治疗[M]. 广州：世界图书出版广东有限公司，2012：118-155.

[3] 孙颖，马骏，黄莹，等. 鼻咽癌的CT与MRI对比研究[J]. 中国肿瘤临床，2005，32（14）：788-791.

[4] 吴湖炳，王全师，黄祖汉，等. ^{18}F-FDG PET用于鼻咽癌诊断及分期[J]. 中华核医学杂志，2002，22（3）：137-138.

[5] 陈燕武，陈伙辉，苏木兰，等. PET-CT、MRI和CT在鼻咽癌诊断中的价值[J]. 中国社区医师杂志，2013，15（9）：268-269.

[6] 丁忠祥，梁碧玲，沈君，等. 动态增强MRI在鼻咽癌斜坡改变中的初步应用[J]. 临床放射学杂志，2005，24（8）：684-687.

[7] SAKATA K，HAREYAMA M，TAMAKAWA M，et al. Prognostic factors nasopharynx tumors investigated by MR imaging and the value of MR imaging in the newly published TNM staging[J]. Int J Radiat Oncol Biol Phys，1999，43（2）：273-278.

[8] 康巍，苏丹柯，刘丽东. 磁共振成像新技术在鼻咽癌中的研究进展[J]. 中国CT和MRI杂志，2013，11（1）：117-120.

[9] SUN X，SU S，CHEN C，et al. Long-term outcomes of intensity-modulated radiotherapy for 868 patients with nasopharyngeal carcinoma：an analysis ofsurvival and treatment toxicities[J]. Radiother Oncol，2014，110（3）：398-403.

[10] JELERCIC S，RAJER M. The role of PET-CT in radiotherapy planning of solid tumours[J]. Radiol Oncol，2015，49（1）：1-9.

[11] MATSUURA T，NISHIMURA Y，NAKAMATSU K，et al. Clinical outcomes of IMRT planned with or without PET-CT simulation for patients with pharyngeal cancers[J]. Int Journal of Clinical Oncology，2017，22（1）：52-58.

[12] 林勤，吴华，朱鹭超，等. FDG PET-CT与MRI在鼻咽癌原发病灶靶区勾画中的对比研究[J]. 中华放射肿瘤学杂志，2012，21（6）：492-495.

[13] MA J，MAI H Q，HONG M H，et al. Is the 1997 AJCC staging system for nasopharygeal carcinoma prognostically useful for Chineses patient populations?[J]. Int J Radiat Oncol Biol Phys，2001，50（5）：1181-1189.

第四章 ◇ 鼻咽癌的诊断与鉴别诊断

第一节　鼻咽癌的临床表现

鼻咽是呼吸道的一部分，缺乏特异的器官功能，因此，鼻咽癌所引起的症状基本上是肿瘤增大所引起的生物"占位效应"，即癌灶堵塞、挤压或侵蚀鼻咽及其周围组织器官引起继发性生理和病理性效应。鼻咽是呼吸道从横向的鼻腔垂直转为纵向的咽腔的转折处，对于成人来说，为保证呼吸畅通，人类的进化实际上使鼻咽变成呼吸道最宽阔的解剖部位，因此，鼻咽肿瘤早期症状不明显，只有肿瘤长到一定大小，阻塞气道甚至累及周围组织器官才开始引起患者的警觉。鼻咽位于颅脑的中央处，与周围组织的关系密切而又复杂，鼻咽部上邻颅底，下接口咽，侧连中耳，前通鼻腔，后贴颈椎，可谓四通八达，因此，鼻咽肿瘤引起的症状比较多样化，可以出现耳部、鼻部、眼部、头部的症状，也可出现脑神经症状，容易被误诊为耳鼻喉科、眼科或神经科疾病。鼻咽癌恶性程度高、发展快，易于向颈部淋巴结转移甚至向骨、肺、肝等器官转移，引起相应的颈部和远处器官症状。

一　原发癌鼻咽腔内扩展的临床表现

绝大多数鼻咽癌患者就诊时用间接鼻咽镜或纤维鼻咽镜检查均可见鼻咽有肿物。原发病变的类型可分为结节型、浸润型、菜花型、黏膜下型和溃疡型。鼻咽癌原发部位可位于鼻咽腔的各壁，但患者就诊时常已有多处浸润而难以明确其始发部位。据统计最多发部位为顶后壁与咽隐窝[1]。

北京高黎等[2]统计了中国协和医科大学肿瘤医院1990—1999年905例行根治放疗的初治鼻咽癌患者的首发症状，发现首发症状有颈部包块、回缩性涕血、耳部症状（耳鸣、耳聋）、鼻塞等，其中颈部包块为最常见首发症状，占40%，回缩性涕血占18.7%，耳部症状占17%。全部患者从出现症状到确诊的时间间隔为0.1~60个月，中位时间为6个月，其中颈部包块为首发症状者中位确诊时间为5个月（0.2~48个月），回缩性涕血者为6个月（0.5~53个月），耳部症状者为6个月（0.3~41个月）。鼻咽癌向鼻咽腔内扩展的症状主要包括鼻咽肿瘤堵塞呼吸通道导致的鼻部症状和堵塞咽鼓管导致的耳部症状。

（一）鼻部症状

1. 涕血及鼻衄

据中山大学附属肿瘤医院资料[1]，涕血（或鼻衄）占初发症状的28.5%，确诊时76.2%的患者有此症状。由于鼻黏膜纤毛运动的方向是向后的，将鼻腔吸附的尘埃及有害细菌的黏液痰运送至鼻咽部，然后经口吐出，所以，鼻咽癌导致的小血管破裂出血通常表现为回吸性痰中带血。病灶位于鼻咽顶后壁者，在用力回吸鼻腔或鼻咽分泌物时软腭背与肿瘤相互摩擦，即可引起涕血。此外，也可由于原发癌的浸润、扩展，瘤体表面黏膜发生溃破、感染和水肿而导致较大量的鼻出血。当癌体表面呈溃疡或菜花样时这一症状更为常见，而黏膜下型的肿瘤则较少出现这一症状。

2. 鼻塞

初发症状中鼻塞占12.5%，确诊时42%的患者有此表现，这是由于原发癌浸润至后鼻孔区发生机械性堵塞所致，肿瘤发生感染、水肿时更甚，原发病灶位于鼻咽顶前壁者更易出现此症状。随着肿瘤的不断增大，鼻塞也呈进行性加重。

（二）耳部症状

最常见的症状包括耳鸣、耳闷及听力下降。有28.2%的病例以此为初发症状，确诊时有78.6%的病例有此症状。凡原发病灶在咽隐窝或咽鼓管圆枕区者，肿瘤常浸润、压迫咽鼓管，使鼓室形成负压，导致骨膜振动能力下降，出现分泌性中耳炎的体征，例如耳堵塞感、耳鸣和听力下降等，早期症状轻时做咽鼓管吹气法可暂时缓解，但随着肿瘤持续增大，耳部症状呈持续性加重。耳镜检查可见鼓膜光锥缩短或消失，锤骨柄向后上移位，有时可见鼓室积液。听力学检查时表现为咽鼓管功能障碍及传导性听力下降。

二　原发癌鼻咽腔外扩展的临床表现

鼻咽部可向后上方扩展，侵犯颅底骨质，导致头部症状，进一步扩展到神经通道甚至颅内，导致脑神经症状。向前外方扩展，可引起眼部症状。向外下扩展，可导致咽旁间隙内的血管神经症状。

（一）眼部症状

鼻咽癌侵犯眼眶或与眼球有关的神经时已属晚期，但仍有15%的患者以此症状就诊。肿瘤侵犯眼部所引发的临床表现主要有：复视（最多见）、眼球活动受限、视力障碍（严重者甚至失明）、突眼、视野缺损、神经麻醉性角膜炎、眼底改变（可见视神经乳头萎缩、水肿）、颈交感神经综合征等。鼻咽癌侵入眼眶的途径，经尸解证实符合SELLERS的观点[3]，即包括以下途径：

（1）经颅内侵入眼眶：肿瘤经颅内动脉管或破裂孔侵犯颅内海绵窦区，再向前由眶上裂到达眼眶，此途径是最常见的直接侵犯途径。

（2）经颅外扩展至眼眶：①翼管-翼腭窝通路。肿瘤由鼻咽腔经翼管进入翼腭窝，经眶尖入眼眶内。翼管一般很小，只有当翼板基底部被广泛破坏后，肿瘤才会由此路进入眶内。肿瘤经这条通路在翼腭窝可侵犯三叉神经第二支（上颌支），由此通路又可进入颞下窝，但较少合并视神经和动眼神经的损害。②鼻腔-蝶腭孔通路。肿瘤进入后鼻孔、鼻腔后经蝶腭孔进入翼腭窝，再经眶尖或眶下裂进入眼眶或颞下窝。由于蝶腭孔大部分由腭骨的眶突组成，介于筛骨和上颌骨之间，位于眼眶的底部近眶尖处，因此蝶腭孔受累，实质上也就表明眶尖受到侵犯。此外，在后鼻孔和翼腭窝之间还有一条相通的自然通道，即翼腭神经（蝶腭节的分支，分布于咽鼓管圆枕区），肿瘤可沿此神经侵入翼腭窝，然后向眶内或颞下窝扩展。③鼻腔-后组筛窦通路。鼻咽癌进入后鼻腔后，易侵犯后组筛窦，破坏筛窦纸样板进入眼眶[4]。

　　临床上，可通过症状、体征，结合影像学检查对患者的肿瘤侵犯情况做出正确估计。复视、眼球活动障碍是支配眼球运动的第Ⅲ、Ⅳ、Ⅵ对脑神经损伤所致。视力障碍是由于第Ⅱ对脑神经受侵所致，突眼则是癌瘤向眼眶内侵犯的结果，若肿瘤先扩展至颅内，然后侵入眼眶，则临床上常先有第Ⅱ、Ⅲ、Ⅳ、Ⅴ、Ⅵ对脑神经的症状，而后才有突眼症状。若肿瘤先经颅外通路进入眼眶，则常先出现突眼症状，而不一定出现上述脑神经症状，此时患者除有突眼外，鼻侧常可触及肿块并出现泪囊阻塞症状，影像学检查可显示筛窦及眼眶内侧壁骨质破坏。

（二）头部症状

　　主要是头痛，23.2%的患者以此为初发症状，确诊时56.2%的患者有此症状。临床上常表现为持续性偏于一侧的头痛，以颞、顶和枕部多见，产生的原因一般认为有：①颅底骨质受侵破坏。鼻咽腔与颅底骨毗邻，由于鼻咽癌易于在黏膜下浸润扩散，因此随着原发肿瘤的发展，29%～73%的患者在1～6月内即合并有颅底骨破坏[5]。颅底骨质缺损大多是癌瘤侵犯骨实质的结果，也可以是骨炎或肿瘤压迫造成的，常见的颅底骨质破坏部位为蝶骨基底部、翼突基底部、破裂孔、岩骨、蝶骨大翼、卵圆孔、圆孔、枕骨斜坡、翼突内板，甚至蝶鞍也常常受累。②三叉神经第一支（眼支）的末梢在硬脑膜处受压、刺激所致。③颈部淋巴结肿块压迫颈内静脉致回流障碍，可引起神经血管反射性头痛。④鼻咽部肿块炎症感染也可引起头痛。

　　头痛发生的原因因人而异，也可能以上4种原因同时存在。头痛多出现于上行型或上下行型患者，颅底骨质破坏或脑神经受侵时的头痛更剧烈，持续时间也更长，这种头痛可因放疗或化疗而缓解。对于经治疗后再次出现头痛的鼻咽癌患者，应警惕是否肿瘤鼻咽复发或者坏死。对鼻咽腔内未见肿瘤复发或坏死而有持续性头痛者，应复查MRI以明确是否颅底复发。

（三）脑神经症状

　　鼻咽癌在向周围浸润的过程中可使12对脑神经中的任何一条受到压迫或侵犯而出现不同的症状和体征[6-7]。必须指出的是，鼻咽癌患者的脑神经损害主要发生在各条脑神经出颅（或更低）的部位，而非中枢性损害，临床上常见多对脑神经相继或同时受累，其中以展神经、三叉神经、舌咽神经和舌下神经受累最多，而嗅神经、面神经和听神经则甚少受累。我们统计了500例鼻咽癌患者确诊时的临床表现情况，其中有85例（17%）出现脑神经损害，表4-1为各脑神经及颈交感神经受损情况，由此表可见最常见的受损脑神经为第Ⅵ对即展神经（47%左右），其次为第Ⅴ对（三叉神经）、第Ⅸ对（舌咽神经）和第Ⅻ对（舌下神经），而第Ⅰ对（嗅神经）和第Ⅷ对（听神经）则未见受侵犯。

表4-1　85例鼻咽癌患者脑神经及颈交感神经受损情况

神经	脑神经														颈交感神经
	Ⅰ	Ⅱ	Ⅲ	Ⅳ	V1	V2	V3	Ⅵ	Ⅶ	Ⅷ	Ⅸ	Ⅹ	Ⅺ	Ⅻ	
例数	0	2	8	7	15	20	18	40	5	0	26	8	3	23	2
受损率/%	0	2.35	9.41	8.23	17.64	23.53	21.17	47.05	5.88	0	30.58	9.41	3.53	27.05	2.35

发生在侧壁咽隐窝的鼻咽癌容易侵犯颞骨岩部的颈内动脉管或破裂孔，继而进入颅中窝的岩蝶区，在此过程中，引起第Ⅲ、Ⅳ、V1~2、Ⅵ对脑神经损害[8]。而V3脑神经可在癌瘤向颅内扩展时受累，也可因肿瘤向咽旁间隙浸润、引起蝶骨大翼的卵圆孔区破坏时受到损害[9]。第Ⅰ、Ⅱ对脑神经位置较靠前，第Ⅶ、Ⅷ对脑神经行程在颞骨岩部内受到保护，故较少受侵。第Ⅸ、Ⅹ、Ⅺ、Ⅻ对脑神经和颈交感神经节一般都是由于肿瘤直接扩展至鼻咽旁间隙的茎突后区时受侵犯，或受颈深淋巴结或咽后淋巴结的转移压迫而被损害。当肿瘤发生于鼻咽顶部时，可直接侵犯蝶骨体区，有时也可侵入眼眶，引起各种症状（眼部症状）。由于鼻咽癌浸润途径及各条脑神经受侵部位的不同，在上行型及上下行型病例中，以三叉神经和展神经受累较多；而在下行型病例中，则以后组脑神经（第Ⅸ、Ⅹ、Ⅺ、Ⅻ对）受侵较多[8]，下行型病例即使发展到后期，也无前组脑神经（第Ⅱ、Ⅲ、Ⅳ、V1、Ⅵ对）受损症状。

脑神经及颈交感神经损伤的主要症状和体征如下[10]：

嗅神经（Ⅰ）：其一级神经元在鼻腔上1/3（嗅区）的假覆层柱状纤毛上皮，系无髓鞘支突，约20支，向上穿过筛板而至嗅球，然后再形成嗅神经，终止于海马的嗅中枢。此神经受累后可出现嗅觉障碍，但在鼻咽癌患者必须与一般性炎症和机械性堵塞鼻腔引起的嗅觉减退相鉴别。因此，临床上应在确定有筛板区受累时才可做出诊断。鼻咽癌侵犯此神经少见，受损率仅0.1%左右（指该对脑神经受损例数在有脑神经损伤总例数中所占的比例，下同）。

视神经（Ⅱ）：视网膜的杆状细胞与锥状细胞为一级神经元，向后形成视神经，并在蝶鞍前部分交叉两侧纤维（鼻侧交叉、颞侧不交叉）形成视交叉，然后同侧颞侧纤维与对侧鼻侧纤维并成视束，经内囊，终于大脑枕部距状裂周围皮质的视中枢。鼻咽癌病灶可在视交叉与视神经孔之间压迫此神经而引起单侧视力减退，甚至失明。体检可见瞳孔散大，对光反射消失，眼底则显示视神经乳头萎缩，有颅内压升高者则可见视神经乳头水肿。如肿瘤累及视交叉区，则可产生双侧视力障碍，出现鼻侧偏盲或颞侧偏盲，少数严重者可致双目失明。临床上视神经损害不常见，仅占2.35%。

动眼神经（Ⅲ）：包含两种纤维，即运动纤维和副交感神经纤维。①运动纤维起源于中脑，经大脑内侧向前至蝶鞍旁，沿海绵窦外壁进入眶上裂，分支至内直肌、上直肌、下直肌，以及下斜肌和提上睑肌。②副交感神经纤维的神经核位于运动核之顶端，经动眼神经之睫支至睫状节，由此发出睫状短神经分布于瞳孔括约肌（收缩瞳孔）及睫状肌（调节晶体曲度）。鼻咽癌可在颅中窝或眶内压迫此神经，使上述各支配眼球运动的肌肉瘫痪，眼球处于半固定状态（只能向外及外下方移动），同时上眼睑下垂，不能睁眼，瞳孔散大，对光及调节反应消失。临床上动眼神经受损率为9.41%。

滑车神经（Ⅳ）：起源于中脑，神经核（运动纤维）位于动眼神经核之尾端，其纤维交叉后绕过大脑角，随动眼神经沿海绵窦进入眶上裂，支配上斜肌。临床上均见其与动眼神经同时受累，表现为眼球无法向外下方侧视，下楼梯常有困难。其受损率为8.23%。

三叉神经（Ⅴ）：常见受累，受损率高达49.41%（其中眼支为17.64%，上颌支为23.53%，下颌支为21.17%）。三叉神经具有运动纤维与感觉纤维。

（1）运动纤维：起源于中脑中部的三叉神经运动核，形成运动根（小支）后由脑桥之腹面伸出，贯穿卵圆孔分支至咀嚼肌（包括颞肌、翼内肌、翼外肌），并继续往下经耳神经节分布至鼓膜张肌和腭帆张肌，然后再经下颌舌骨止于下颌舌骨肌和二腹肌前腹。

（2）感觉纤维：起源于半月神经节。其分布情况如下：①眼支，经眶上裂离颅腔至前额、眼、颞、脑膜、鼻旁窦及部分鼻黏膜；②上颌支，由圆孔离颅腔，经眶下孔至上颌牙齿、上唇、颊、硬腭、上颌窦及鼻黏膜；③下颌支，由卵圆孔离颅腔，经颏孔至下颌牙齿、颊、下唇、口腔黏膜、舌前2/3、部分外耳、外耳道及脑膜。

鼻咽癌可以在颅中窝处扩展，使三叉神经的3个分支均受侵犯，也可在茎突前间隙内压迫三叉神经下颌支的一些分支，临床常见的症状和体征是：①感觉减退或丧失，在前述感觉纤维分布范围内出现不同程度的麻木感，角膜反射迟钝或消失，可在三叉神经分布区内出现带状疱疹；②疼痛，半月神经节或其周围分支受侵可产生单侧剧烈的疼痛；③咀嚼肌萎缩与瘫痪，初时多为张口时下颌偏向患侧，继而可见咬肌和颞肌的明显萎缩，当癌瘤侵入翼腭窝处时，可浸润翼内、外肌导致张口障碍；④听力障碍，因鼓膜张肌麻痹所致，但由于鼻咽癌患者常合并有听力减退，故这一体征常被掩盖。

展神经（Ⅵ）：起源于脑桥中部、第四脑室，全部为运动纤维且全不交叉，其纤维贯通脑桥腹面，向前经颞骨岩尖（相贴而行）至海绵窦，与动眼神经和滑车神经一同进入眶上裂，最后在眼眶内支配外直肌。瘫痪时眼球不能外展，产生复视，并可呈明显的内斜视。展神经的行程颇长，又恰位于鼻咽癌最常浸润到的区域，故受损的发生率达47.05%，是各对脑神经中最常受累的一对。

面神经（Ⅶ）：由3种神经纤维组成。

（1）运动纤维：起源于脑桥末端的面神经运动核，绕展神经核后下行，经颞骨岩部时入内听道，并分支至镫骨肌，然后由茎乳孔离颅腔，并向前上行迂回至腮腺深面，分布于颜面肌群、颅顶浅层肌肉、颈阔肌、二腹肌及茎突舌骨肌。

（2）副交感神经：起源于上涎核，经中间神经后分为两条，一条经岩大浅神经和蝶腭神经至喉头、腭部、鼻腔及鼻旁窦的腺体和黏膜，另一条经鼓索、舌神经及颌下神经节至颌下腺、舌下腺。

（3）感觉神经：起源于膝状神经节。经舌神经和鼓索神经接收舌前2/3的味觉，经耳神经节和膝神经节接收来自腮腺的感觉。

面神经的行程和分支情况比较复杂，但其离颅腔前处在坚实的岩骨保护之中，故即使在颅底广泛破坏的病例亦很少受累。临床上，鼻咽癌引起的面神经侵犯绝大部分发生在茎乳孔周围，表现为单侧的面瘫：无法吹气、口角下垂或牵拉至对侧，同时颜面深部感觉丧失。如果鼻咽癌确实发生了茎乳孔以上的侵犯，则可出现舌前2/3味觉丧失、听觉过敏等症状，但这是较为罕见的。面神经损害的发生率为5.88%。

听神经（Ⅷ）：为混合的感觉神经，分为耳蜗神经和前庭神经两部分。由于此神经亦处于岩骨内，故极少受累，受损率仅为0.40%。在未取得影像学以及有关的功能检查结论之前，切勿仅因听力障碍或头晕而诊断为听神经损害。

舌咽神经（Ⅸ）：为混合神经。运动纤维起源于延髓之疑核，由颈静脉孔离颅腔，支配茎突咽肌（提软腭）。副交感神经纤维起于下泌涎核，经鼓室丛、岩小浅神经至耳神经节，再分支于腮腺。感觉纤维起源于岩神经节，司喉头、软腭、舌后1/3、扁桃体、咽鼓管及鼓膜区的一般感觉。鼻咽癌病变扩展，常在茎突后间隙处压迫舌咽神经，受损率为30.58%。临床表现为软腭下塌、咽反射消失、悬雍垂偏向健侧，咽部和舌根感觉丧失，发"啊"音时软腭不收缩。仔细检查尚可发现舌后1/3味觉丧失。少数患者可有舌咽神经痛的表现，为阵发性，与三叉神经痛类似，可由咳嗽、吞咽所诱发，疼痛始于咽喉，并可放射至咽鼓管区和耳后部。

迷走神经（Ⅹ）：为混合神经，含有运动、副交感、躯体感觉及内脏感觉纤维。运动纤维起源于延髓疑核，经颈静脉孔离颅腔。其神经纤维构成咽丛，支配腭帆提肌、悬雍垂肌、咽腭肌、舌腭肌、咽鼓管咽肌及咽缩肌；此外，还分出喉返神经支配声带的运动肌肉，分出喉上神经外支支配环甲肌（喉上神经内支则司声门上区黏膜的感觉）。躯体和内脏的感觉纤维分布于外耳道、部分耳廓、颅后窝处的硬脑膜，以及咽喉、气管、食管及其他内脏器官。迷走神经受损率为9.41%，表现为吞咽困难、呛咳、软腭瘫痪、咽反射消失、声音嘶哑，间接喉镜下可见患侧声带麻痹，处于旁正中位。

副神经（Ⅺ）：由脊髓支（外侧支）和延髓支（内侧支）组成。脊髓支的运动纤维起源于颈髓上5或6节前角的外侧，上行经枕骨大孔入颅后窝，然后由颈静脉孔离颅腔支配部分斜方肌及胸锁乳突肌。延髓支的运动纤维则起源于延髓疑核，亦经颈静脉孔离颅腔，与喉返神经一同分支至喉内肌（环甲肌除外）。副神经受累的体征为患侧斜方肌上份萎缩，耸肩无力，久之则可见肩外形改变，同时胸锁乳突肌无力、萎缩。副神经的受损率为3.53%。

舌下神经（Ⅻ）：为运动神经，起源于延髓之舌下神经核，通过舌下神经管至舌部肌肉，包括舌体内的舌上、下肌，垂肌和横肌，以及与伸缩有关的舌骨舌肌、颏舌肌、茎突舌肌等。其受损率为27.05%。典型的受损体征是伸舌时舌尖偏向患侧，病程较长者可出现患侧舌肌萎缩和肌纤维颤动。

颈交感神经：除上述脑神经外，鼻咽癌有时亦可累及颈交感神经，尤其当病变累及茎突后间隙内第Ⅸ、Ⅹ、Ⅺ和Ⅻ对脑神经时，因颈交感神经亦处于该间隙内，常一并受累。临床上同侧颈交感神经链或胸髓上段之交感神经纤维受损害时，均可出现同侧眼球内陷、眼裂变窄、瞳孔缩小及同侧额部少汗或无汗，又称霍纳（Horner）综合征。但大多数患者眼球内陷不甚明显，此综合征的发生率为2.35%。

不同医学中心甚至同一医学中心不同时期对上述神经损害的统计数据不完全一致。高黎等[2]统计发现，中国协和医科大学肿瘤医院1990—1999年905例行根治放疗的初治鼻咽癌患者中，确诊时脑神经受侵者有179例（18.8%）。其中：单侧受侵者159例，双侧受侵者20例；单一脑神经受损者56例，多对脑神经受损者123例；各对脑神经中，第Ⅴ对脑神经受损最为多见，为124例，占脑神经受损总数的69.2%，其次为第Ⅵ对脑神经，为62例，占34.6%；除12对脑神经外，交感神经受损11例（6.1%）。而中山大学肿瘤防治中心的资料显示[11]，在2002—2003年收治的1 892例初诊无远处转移的鼻咽癌患者中，脑神经损伤者178例（9.4%），其中单一前组脑神经损伤者140例（78.7%），单一后组脑神经损伤者17例（9.5%），前后组脑神经同时受损者21例（11.8%），其中第Ⅴ、Ⅵ、Ⅻ对脑神经受损占脑神经受损总数的前三位。

需要指出的是，与其他鼻咽癌表现如涕血、鼻塞、头痛、耳鸣等不同，即使在肿瘤被控制后，仍有相当一部分病例的脑神经受损症状不消失，这是由于神经纤维的再生能力差所致。只是由于受压所致的脑神经症状在肿瘤治愈后即可恢复。中山大学肿瘤防治中心初诊无远处转移的鼻咽癌脑神经损伤178例患者中[11]，治疗后3个月内完全恢复者116例，部分恢复者50例，未恢复者12例。

黄文瑾等[11]收集了2002年1月至2003年12月中山大学肿瘤防治中心经病理确诊的初治无远处转移鼻咽癌患者共1 892例的资料，分析了脑神经损伤的情况及其对预后的影响。结果发现全组脑神经损伤率为9.4%，5年总生存率为61.0%，5年无病生存率为55.3%，5年局部区域无进展生存率为75.2%，5年无远处转移生存率为73.4%。单因素分析显示治疗前脑神经损伤症状期长短、治疗后3个月内脑神经损伤恢复程度、92分期、颈部淋巴结大小、海绵窦侵犯与否与预后相关。多因素分析显示，治疗后3个月内脑神经损伤恢复程度是影响5年总生存率的独立预后因素，其相对危险度为2.087。

此外，黄文瑾等[12]还收集了2005年1月至2009年12月广州医科大学附属肿瘤医院初治伴脑神经损伤鼻咽癌患者165例的资料，分析脑神经损伤程度与鼻咽癌远期生存的关系及其对T分期的影响。结果显示165例脑神经损伤患者中，单支脑神经受损者68例，多支脑神经同时受损患者97例。68例单支脑神经损伤患者中以展神经损伤最为常见，发生率为47.1%（32/68）。生存率的计算采用Kaplan-Meier法，单支脑神经损伤患者5年总生存率为69.8%，多支脑神经损伤患者5年总生存率为54.3%，通过log-rank法进行生存率的显著性检验，两组差异有统计学意义（P=0.033）。作者认为鼻咽癌患者脑神经损伤数目与预后显著相关，在鼻咽癌T分期中有必要对脑神经损伤进行适当的程度分级。

脑神经症状与颅底骨破坏也密切相关，颅底骨质破坏者常出现头痛及脑神经（第Ⅱ～Ⅳ对）损伤症状。脑神经损伤症状常常早于颅底骨质破坏，有脑神经（第Ⅱ～Ⅵ对）损伤症状而无颅底骨破坏者，可能是癌瘤通过破裂孔的软组织后，先在硬脑膜外压迫脑神经之故。

原发病灶肿瘤沿着神经/血管孔道、组织间隙或者薄弱结构等解剖学路径向鼻咽腔外扩展，导致相应解剖部位的脑神经功能障碍，引起特征比较鲜明、症状相对固定的症候群统称为综合征，常见的综合征如下。

（1）海绵窦综合征（岩蝶综合征）：这是鼻咽癌患者较特有的综合征。原发于咽鼓管区周围的肿瘤可沿咽旁筋膜扩展至岩蝶骨区（包括破裂孔、颞骨岩尖、卵圆孔、圆孔、蝶骨裂、海绵窦等），此区内有第Ⅱ～Ⅵ对脑神经经过，易受癌瘤侵犯，第Ⅵ对脑神经即展神经常首先受累，以下顺次为第Ⅲ、Ⅴ、Ⅳ、Ⅱ对神经，最后出现麻痹性眼盲，这些神经干一般都在颅内受侵，突眼症状较少见。

（2）垂体-蝶骨综合征：鼻咽癌可直接向上侵犯蝶骨体、蝶窦和后组筛窦，累及垂体窝，损害视神经，产生双目失明。还可进一步扩展至海绵窦产生第Ⅲ、Ⅳ、Ⅴ、Ⅵ对脑神经损害症状。眼底检查可出现视神经乳头原发性萎缩。

（3）眼眶综合征：鼻咽癌可直接侵犯眼眶或累及眼球运动神经的周围分支，引起相应眼球运动肌肉的瘫痪。三叉神经眼支及视神经均可受累。肿瘤侵犯鼻腔后，也可经上颌窦或前组筛窦扩展至眶内。

（4）特罗特综合征（Trotter氏三联征）：原发于鼻咽侧壁的肿瘤可向前发展侵犯软腭，并可进入颌咽间隙压迫三叉神经下颌支，而产生听力下降、软腭运动障碍、下颌支分布区域疼痛的三联征。

（5）腮腺后间隙综合征：相当于茎突后间隙受累，第Ⅸ～Ⅻ对脑神经及交感神经在颅外受压，可出现吞咽困难（咽上肌半瘫），舌后1/3味觉异常（舌咽神经受损），软腭、咽、喉黏膜感觉过敏或麻木，以及呼吸紊乱和涎腺分泌紊乱（迷走神经受损），斜方肌上份和胸锁乳突肌萎缩，同侧软腭半瘫（副神经受损）和一侧舌瘫痪、萎缩（舌下神经受损），大多数患者伴有霍纳综合征（Horner氏综合征）。

（6）霍纳综合征：肿瘤扩散侵犯或压迫颈交感神经节所致，表现为瞳孔缩小、眼球内陷、眼裂缩小、同侧额部无汗等。

（7）杰克逊（Jackson）综合征：表现为软腭、喉和舌的偏瘫。

（8）颈静脉孔综合征：表现为第Ⅸ、Ⅹ、Ⅺ对脑神经受压体征，也可再加上舌下神经受压体征，但无颈交感神经节的受累[4]。

三　颈部淋巴结转移症状

（一）转移部位和转移率

鼻咽癌的颈部淋巴结转移率非常高（60%～80%）[1]，其中约半数为双侧颈部淋巴结转移。颈部淋巴结肿大为鼻咽癌最常见的初发症状，约40%的患者是以颈部淋巴结肿大为首发症状来就诊的。部分患者甚至在鼻咽部未发现异常时已有颈部淋巴结的转移。颈部淋巴结最常见的转移部位为颈深上组，在一组病例分析中，各组淋巴结发生转移的百分比是：颈深上前组53.45%，颈深上后组31.36%，颈深下组15.76%，颈后三角组18.48%，锁骨上组14.71%，其他组（颌下、颏下、项部、腮腺下）0.18%[4]。

（二）转移的途径

从解剖学角度，鼻咽癌的颈部淋巴结转移应按下列途径进行：鼻咽原发病灶→咽后淋巴结→茎突后间隙内绕动脉鞘后方→高位的颈深上淋巴结（亦称Krause组）→颈侧上方的颈-二腹肌组或颈深上后组淋巴结→颈深下组或颈后三角内副神经链组淋巴结→锁骨上窝颈横动脉链淋巴结[13]，而颈浅组淋巴结转移相对少见，不易早期发生。除常见以上途径转移外，临床上偶尔也可见一些特殊方式的转移：①全颈部淋巴结转移者，可表现为各组淋巴结肿大，互不相连，境界清楚；或先是颈深上组淋巴结肿大，以后在原位迅速发展，形成巨大硬实的肿块，占据全颈，无法分组辨认。②呈"跳跃式"转移，即上颈区无肿大淋巴结，而只出现下颈区或锁骨上窝内淋巴结肿大，也可在原发病灶对侧先出现颈部淋巴结转移而同侧不发生转移或较迟才出现转移。③部分患者在颈深上组淋巴结受累后向表浅淋巴管浸润，致使皮下淋巴管堵塞而出现皮肤水肿，呈橘皮样变。④少数病例可先出现腮腺区域或颈后淋巴结肿大，而此时未有其他颈组淋巴结肿大。⑤一般情况下即使全颈部淋巴结受累、肿块巨大亦无吞咽或呼吸困难，但少数病例虽然颈部肿块并不巨大，但可向深部浸润、压迫，造成吞咽或呼吸困难。

（三）颈部淋巴结转移的表现

最典型的表现是耳垂下方无痛性、进行性淋巴结肿大。但由于浅面有胸锁乳突肌覆盖，且为无痛性肿块，因此初发时不易被发现，呈无痛性、活动的小结节，逐渐增大，发展至后期可与周围组织粘连、浸润，并与皮肤粘连，发生溃破，也可向下颈、锁骨上窝扩展。临床上，无特别原因地出现无痛性的颈深上淋巴结肿大，特别是经消炎治疗后未消退且逐渐增大者，应高度警惕是否有鼻咽癌发生。

另外，颈部淋巴结转移与远处转移有一定的关系，即颈部淋巴结转移范围广泛、肿块较大的下行型和混合型者，其远处转移率较高，转移的时间也较早。颈部淋巴结转移的肿块及范围大小是临床分期的重要内容，是决定预后的重要因素。

四　远处转移症状

一般认为，鼻咽癌发生远处转移的途径主要有淋巴道转移和血道转移，并推测具有以下解剖学基础：①当鼻咽癌颈部淋巴结转移累及锁骨上窝时，癌细胞可经右颈淋巴总干，从右颈、锁静脉角处进入静脉，经左颈淋巴总干，进入胸导管，再从左颈静脉角进入静脉，然后经血流至肺，进入大循环而向全身各处转移。②当鼻咽癌原发病灶直接侵及椎静脉时，可通过椎静脉、肋间静脉、腰静脉和盆底静脉转移至脊椎、肋骨和骨盆等处。

（一）初治鼻咽癌远处转移的临床表现

鼻咽癌好发转移的部位为骨、肝、肺。中山大学附属肿瘤医院1997—2003年接受治疗的209例远处转移的鼻咽癌患者中，纯骨转移者71例，单纯肺转移者43例，单纯肝转移者49例，多个器官转移者31例，其他部位转移者15例（纵隔淋巴结转移者6例，腋窝淋巴结转移者3例，腹主动脉旁淋巴结转移者3例，脾转移者2例，皮肤转移者1例）[14]。

陈明远等[15]分析了中山大学附属肿瘤医院2000年1月到2010年12月的2 212例鼻咽癌转移患者，中山大学附属肿瘤医院2011年1月到2014年12月的1 206例鼻咽癌转移患者，湘雅医院、湖南省肿瘤医院、广州医科大学附属肿瘤医院2011年1月到2014年12月的1 022例鼻咽癌患者。对于初诊远处转移的鼻咽癌患者，易转移部位分别为骨（64.3%～76.8%）、肝（32.4%～36.2%）、肺（16.9%～21.9%）、远处淋巴结（11.5%～17.6%）。单个器官转移者占68.4%～71.4%，多个器官转移者占28.6%～31.6%，寡病灶（1～2个病灶）转移者占22.6%～31.0%，多发（>2个病灶）转移者占69.0%～77.4%。

（1）骨转移：骨转移灶常表现为恒定部位的疼痛或压痛，但X线照片或CT扫描往往要在出现疼痛2～3个月后骨质发生较明显变化才能发现转移灶。骨转移的X线表现分为溶骨型、成骨型和混合型（二者兼有）。溶骨型占多数，成骨型表现为有肿瘤性新生骨，形状以斑块状居多。目前核素骨扫描的应用，可在出现临床症状前2～3个月发现转移灶，为治疗创造有利条件，但骨扫描的假阳性结果较多（骨的外伤、炎症等同样可出现核素浓集），临床上应结合多方面因素综合考虑。

（2）肺、纵隔转移：早期常无症状，有症状者以咳嗽、有血丝痰和胸痛为多，也可出现声嘶，后期可出现胸腔积液和严重呼吸困难。肺转移多为双侧性，呈散在多结节状（此点有别于原发性肺癌），一般转移灶由小至大时，其模糊的边缘变得更清楚，密度也增至中等。X线图像或CT扫描可发现肺、纵隔转移灶并了解病灶范围。

（3）肝转移：病情发展迅速，临床上常表现为肝区疼痛，肝肿大硬实或呈结节状，往后发展会出现肝功能下降并且全身情况迅速恶化，临床表现与原发性肝癌相似，B超和CT检查有助于诊断（多显示肝部多发性占位性病变，此点与原发性肝癌的单个病灶有所区别）。

鼻咽癌在临床出现远处转移之前，部分患者可有长期低热（腋下体温超过37.1℃，一昼夜波动在1℃以上，持续两周以上）。根据对800例住院患者的观察，130例患者有这种发热（16.25%），其中出现远处转移者69例，占53.08%。有远处转移的病例中，外周血出现类白血病反应者占10.14%，而无远处转移的病例中，无1例出现类白血病反应。从转移部位看，肝转移者发热最多，占93.33%，骨转移者次之，占72.3%，肺转移者占65%，体表软组织转移者占60.0%。12例发热原因不明，住院后反复检查未发现病灶，其中4例在门诊复查过程中相继证实有远处转移，7例半年后死亡。因此，对于有持续性发热的鼻咽癌患者，应做全面检查，如未发现发热原因且应用抗生素无效时，需考虑有远处转移的可能[14]。

（二）转移的原因和途径

根据现有资料，可以认为影响远处转移的因素主要有以下3点。

（1）病理类型：鼻咽癌绝大部分（95%以上）属于恶性度高的未分化癌和低分化癌，缺乏癌巢边间质多糖和嗜银物质包裹，故易于转移扩散；另初诊时临床Ⅲ、Ⅳ期患者占半数以上。病理观察发现，Ⅰ、Ⅱ期患者癌实质内的成分以单纯型（单一癌型成分）多见，Ⅲ、Ⅳ期患者以混合型（两种以上成分）多见（$P<0.05$），而且Ⅰ、Ⅱ期间质反应以淋巴细胞为主型较多，Ⅲ、Ⅳ期患者以纤维为主型多见（$P<0.01$）[16]，放疗后观察证实混合型和以纤维为主型的预后不佳，远处转移发生率也较高。

（2）颈部淋巴结转移：颈部淋巴结转移灶的大小和扩散范围与远处转移密切相关。临床观察发现，有颈部淋巴结转移的下行型和上下行型鼻咽癌患者，倾向于远处转移，而发展到晚期仍没有颈部淋巴结转移的上行型鼻咽癌病例却极少发生远处转移。

（3）机体免疫功能状态：淋巴细胞转化率正常人为（45.9%±9.8%），鼻咽癌患者为（32.9%±8.9%）。以30%为界，淋巴细胞转化率30%以上者，放疗后5年生存率明显高于30%以下者（$0.025>P>0.01$）[4]。E-玫瑰花环形成试验结果，正常人为（50.9%±5%），鼻咽癌患者降至39%。巨噬细胞的吞噬功能检查，正常人的吞噬活性百分比为（62.77%±1.38%），吞噬指数为（0.058±0.049），鼻咽癌患者分别为（38.6%±1.94%）和（0.618±0.34）。鼻咽癌患者免疫水平的变化[17]还表现在随着T分期的提高，白细胞介素-10（IL-10）水平也升高，IL-10可作为鼻咽癌T分期的生物学指标。另有研究发现[18]，鼻咽癌患者外周血Th1型细胞因子的水平比正常人低，而Th2型细胞因子的水平较正常人高。鼻咽癌患者放疗后外周血白细胞介素-2（IL-2）的水平明显低于放疗前，胸腺五肽能明显提高鼻咽癌患者放疗后外周血IL-2的水平。此外，自然杀伤细胞（NK）的研究也初步反映出类似结果。以上多项指标检测均反映出鼻咽癌患者免疫状态较低下，这可能是影响其预后的因素之一。

（三）转移灶的检查手段

刘秀建等[19]通过荟萃分析（meta-analysis）比较了PET-CT与MRI对中国人鼻咽癌转移的诊断价值。作者用计算机检索了万方数据库、中国学术期刊网全文数据库（CNKI）和维普数据库收录的1989年1月至2013年5月PET-CT与MRI诊断中国人鼻咽癌转移的临床文献，对纳入文献采用Meta-Disc软件进行荟萃分析。最终纳入文献5篇，共涉及636例患者。分析结果显示，PET-CT诊断鼻咽癌转移的95%可信区间（CI）的灵敏度（SEN）、特异度（SPE）分别为35%（33%～37%）、94%（91%～96%），受试者工作特征（SROC）曲线下面积（AUC）为0.7247，标准误（SE）（AUC）为0.2399；而MRI诊断鼻咽癌转移的95% CI的SEN、SPE分别为35%（33%～37%）、84%（80%～87%），SROC AUC为0.7654，SE（AUC）为0.1154。以上结果表明，与MRI相比，PET-CT在中国人鼻咽癌转移诊断中具有较低的误诊率，但诊断价值稍低。作者的结论为根据现有的临床诊断文献，PET-CT和MRI均是诊断中国人鼻咽癌转移的有效技术手段，两者紧密结合才能使鼻咽癌转移的检出率明显增高。

刘丽娟等[20]综述了[18]F-FDG PET-CT对鼻咽癌转移的诊断价值。作者认为，MRI诊断淋巴结转移的依据为淋巴结的大小及其形态学的改变，这属于非特异性改变，易造成误诊。PET-CT主要依据淋巴结的糖代谢水平判断其性质，即使转移淋巴结较小时，其代谢活力已改变，因此可以更准确地判断淋巴结的性质。鼻咽癌初诊时探查远处转移的常规检查（conventional work-up，CWU）包括增强CT、胸部X线片、腹部超声和全身放射性核素骨扫描。PET-CT一次即可完成全身检查，可以从不同的断面和角度进行观察，较CWU可以发现更多的远处转移灶。虽然美国放射学会2016年的鼻咽癌诊疗指南中推荐使用PET探查远处转移，但临床中CWU仍然是价廉、实用的方法。随着临床低辐射PET/MRI的应用，预计PET/MRI将在未来的鼻咽癌诊治分期中发挥更重要的作用，取得更理想的临床应用价值。

第二节　体 格 检 查

提高鼻咽癌疗效的关键是早期诊断、早期治疗。但以下原因导致鼻咽癌的早期诊断不易做到：①鼻咽癌生长部位隐蔽；②早期鼻咽癌无特异性症状；③有些患者甚至到晚期也没有出现耳鼻症状；④第一次接诊医师的疏忽。因此临床医师必须提高警惕，仔细倾听患者主诉，认真检查患者，对具有回吸性涕血，单侧性耳鸣、听力减退、耳闭塞感，不明原因的颈部淋巴结肿大、头痛，不明原因的脑神经损害等症状的患者，应通过间接鼻咽镜或鼻咽光导纤维镜仔细检查鼻咽腔。还应仔细检查头颈部区域淋巴结有无转移、脑神经有无损伤等。

一　一般体格检查

包括患者的一般状况评估（KPS）、生命体征测定、身高、体重、视力，以及心、肺、肝、脾、肾及神经系统的检查。

二　专科检查

（1）耳鼻喉检查：应检查鼻腔、口咽、外耳道、鼓膜、软腭。

（2）眼部检查：眼眶也是鼻咽癌常见的扩展部位，表现为眼球运动障碍、视力减退或消失、突眼、眶内肿块、上眼睑下垂伴眼球固定等。还应注意有无由于鼻咽癌局部扩展所致的各种综合征。

（3）脑神经检查：鼻咽癌致使脑神经受累的发生率为20%～40%，其中最常受累的有三叉神经、展神经、舌下神经和舌咽神经，对脑神经的检查需要逐项认真按常规进行，对疑有眼肌、咀嚼肌群和舌肌瘫痪者，有时还需反复检查才能引出阳性结果。

（4）颈部淋巴结检查：鼻咽癌的颈部淋巴结转移率为60%～80%，更有40%～50%的患者以此为首发症状，所以颈部淋巴结检查也是必行的常规检查。最常转移的部位为颈内静脉组淋巴结，较常出现的还有副神经链组淋巴结、锁骨上淋巴结和颌下淋巴结等。

颈部淋巴结检查法：检查者与被检查者面对面坐，一般检查左颈时，检查者将左手放于被检查者头顶，以便根据需要转动头颈。系统的检查是自颏下至颌下，先使被检查者低头并屈向检查侧，以使肌肉松弛，然后将右手四指（除拇指外）以屈曲位由颌下向下颌骨内进行触诊，倘有淋巴结肿大，可在手指与颌骨间触到，继而将头屈向检查侧，用右手指沿胸锁乳突肌由上向下进行触诊，必要时配合拇指沿该肌的前缘及后缘进行对握样触诊，同法检查颈后三角区，检查右颈用左手，方法同前。

鼻咽癌所致的颈部淋巴结转移一般为无痛性，较硬，开始较小，活动，随着病情发展，淋巴结逐渐增大，并与周围软组织粘连，终至固定，还可侵犯皮肤，引起溃破。

第三节　间接鼻咽镜及内窥镜检查

一　间接鼻咽镜检查

对怀疑鼻咽癌者，除进行头颈部专科检查外，最重要的是行鼻咽镜检查，因鼻咽部位隐蔽，只有借助间接镜或内窥镜才能检查到鼻咽腔的情况。

间接鼻咽镜检查是一种简便、快捷、有效的检查方法。常用的器具有额镜、压舌板、鼻咽镜（鼻咽-喉平面反光镜）、酒精灯等。检查时，检查室光线宜较暗，用聚光60～100W的灯泡为光源，光源置于受检者侧后方，与耳平齐。受检者面向医师正坐（上身要直，距医师约30cm），张口，医师左手持压舌板，轻压舌后1/3处，扩大咽弓舌根距离，以便扩大视野；右手持鼻咽镜，镜面放入软腭背面与咽壁之间，尽可能避免镜子碰到周围的舌根、咽弓，以免引起患者咽反射影响检查（患者有恶心反射时，可先喷1%的地卡因溶液于软腭、舌根、咽壁，约3min后再检查）。检查时首先可看到鼻咽顶后壁，将镜面竖起就可见到两侧后鼻孔、鼻中隔后缘、鼻腔后份、上鼻甲、中鼻甲后端和鼻道，镜面放平可见后壁和软腭背面。如后壁与软腭背面间距狭小，说明鼻咽癌已侵入后壁黏膜下组织。镜面向下左右转动，可见到鼻咽侧壁的咽鼓管前区、咽鼓管区、咽鼓管开口、咽鼓管后区、侧壁（咽隐窝）。如有两窝狭窄、消失，左右侧窝不对称，提示肿瘤侵入咽旁间隙或颈动脉鞘区。

部分患者应用1%的地卡因溶液喷雾表面麻醉后检查仍不满意，此时可用软腭拉钩将软腭拉起检查，如采用该法亦难以检查时，可采用两根导尿管从前鼻孔插入，由口咽拉出，将软腭拉开，一般可获得满意结果[21]。如检查仍不满意，则应使用鼻咽光导纤维镜检查。

二 内窥镜检查

内窥镜问世100多年来，经历了硬式与软式两大阶段。目前，临床上常用的内窥镜包括软管纤维鼻咽喉镜、电子鼻咽喉镜、硬管鼻内镜和接触式内窥镜，配备摄像、电视、放大、录像等现代显示装置，有效地提高了诊断分辨能力，尤其在鼻咽部检查中显示出独特的优势，在早期发现鼻咽癌、鉴别诊断鼻咽癌放疗后残留和复发病变或放射性炎症等方面发挥了巨大作用。

（一）纤维鼻咽喉镜在鼻咽癌诊断中的应用

从20世纪70年代开始，用光导纤维制造的纤维鼻咽喉镜开始用于鼻咽喉检查，纤维鼻咽喉镜体细（直径3～4mm）、可弯曲、照明强，经鼻腔入路，对患者刺激小，患者痛苦少，可以到达鼻咽部各个角落，视野清楚，可随时吸取鼻咽部分泌物，能早期发现鼻咽部黏膜的病变，且活检不受患者咽反射的影响，对鼻腔通畅度要求低，活检后一般不会造成鼻腔粘连，对鼻咽结构损伤小，因此在鼻咽癌早期诊断发挥了重要作用。

纤维鼻咽喉镜的不足之处在于需光导纤维传输图像到目镜处，通过眼睛直接观察，放大倍数有限，且不能保存图像资料。部分改进后的纤维鼻咽喉镜的目镜和摄像头相接，可通过监视器进行观察，但图像清晰度因受到光纤数量、质量的影响而降低。另外，纤维鼻咽喉镜下活检所咬取的组织往往过小而且取材表浅，因此会造成病理诊断延误，特别是对黏膜下病变诊断有一定困难。这使得纤维鼻咽喉镜在鼻咽癌诊断中的应用受到一定的限制，但因其费用较低，故部分医院仍在使用。

（二）电子鼻咽喉镜在鼻咽癌诊断中的应用

电子鼻咽喉镜从20世纪90年代末开始应用于临床，其成像依赖于镜身前端的微型电荷耦合器（charge coupled device，CCD），类似微型摄像机，拍摄的信号经处理器处理后可呈现在监视器的屏幕上。与纤维鼻咽喉镜相比，CCD位于镜身的前端，可直接拍摄病变部位的情况，成像最高可达50万像素，较纤维鼻咽喉镜的3.5万像素成像明显清晰，且具有放大功能，因此对于鼻咽部微小病灶的诊治准确度增加[1]。电子鼻咽喉镜可通过计算机保存图像，打印图文报告，能客观、直接地观察鼻咽部原发病灶并在放、化疗后动态追踪病情变化；对于可疑病例，可以多个医生同时研究其图文报告，提高了鼻咽癌的早期诊断率，减少了鼻咽癌的误诊、漏诊。

另外，电子鼻咽喉镜配合筛窦钳直接经鼻活检，在临床上的应用也较广。电子鼻咽喉镜向上、向下弯曲角度可各达130°，其照明系统可清晰窥及该侧鼻咽部各个角落，筛窦钳克服了纤维镜下活检钳取材表浅、过小的缺点，使鼻咽部活检操作简单、准确率增高。但因需同时进镜及钳，故对鼻腔的通畅度要求较高。若遇鼻咽部病变微小，同侧鼻腔狭窄不能同时进镜及钳时，经对侧进镜，则观察角度受到限制，不能完全暴露患侧鼻咽部结构；经患侧进镜、对侧进钳，则钳的操作范围受限。而且电子鼻咽喉镜的检查费用较高，因此不能广泛应用于鼻咽癌的筛查。

（三）鼻内镜在鼻咽癌诊断和治疗中的应用

鼻内镜属于硬管内窥镜，有0°、30°和70°等不同角度检查镜，具有视野广、清晰度高、光亮度强、镜像逼真、可在镜下进行有关操作等特点，目前主要用于鼻腔鼻窦疾病的诊断和治疗，不常用于鼻咽部检查。近年来开始尝试用鼻内镜对鼻咽部病变进行处理，因为鼻内镜与之配套的器械能够到达鼻咽部的各个角落，及时发现早期病变，控制所取组织的大小，可以在一处反复活检以取得深层组织，所以对黏膜下型鼻咽癌组织活检较纤维鼻咽喉镜有明显优势。

鼻内镜也用于鼻咽癌放疗后出现的并发症的治疗。鼻咽癌放疗反应可引起黏膜充血、水肿，易导致鼻窦开口堵塞，纤毛细胞脱落、减少，纤毛运动紊乱或消失，鼻腔自洁功能减退，易引起鼻窦炎；如急性黏膜反应未得到良好的治疗，可导致慢性鼻窦炎，还可发生鼻甲与鼻中隔粘连，甚至后鼻孔闭锁。对于慢性鼻窦炎者，可给予鼻内镜下鼻窦探查术，开放窦口，通畅引流；有鼻腔粘连者可施行鼻内镜下鼻腔粘连松解术；对于后鼻孔闭锁者，有文献报道可在鼻内镜下进行射频、微波治疗。近两年来，国内外均有文献报道[22-24]，对于肿瘤局限于鼻咽部者可行鼻内镜下鼻咽部扩大切除以去除病灶。

（四）内窥镜检查与影像学检查在鼻咽癌诊断中的应用比较

CT、MRI、PET-CT等在鼻咽癌的诊断中起着重要作用。CT检查可准确评价原发肿瘤的范围、对颅底骨质的侵犯情况、淋巴结转移情况等；MRI更可以显示鼻咽癌的黏膜下浸润情况，以及鼻咽癌对腭帆提肌、腭帆张肌和颅内的侵犯程度，这对鼻咽癌的TNM分期、放疗野的设计和预后评估是非常重要的[25]。但CT、MRI也有其应用局限性，它们仅为解剖图像显现，不能定性，对于鼻咽部原发病灶中的外生型肿瘤，无法与鼻咽部黏膜慢性炎症、腺样体肥大、息肉、囊肿等良性病变区别开来。PET-CT作为近年开展的新型检查项目，将功能图像与解剖结构图像融合，能够明显提高肿瘤诊断和分期的准确性，尤其是显著提高了对小病变的诊断能力。但因其价格昂贵，故在临床上的应用受到限制。

Kwong等[26]通过对746例鼻咽癌患者进行鼻内镜检查和病理活检发现，鼻内镜对鼻咽癌放疗前的诊断准确率达99.7%。陶仲强等[27]对252例患者进行鼻内镜检查及CT检查后与病理结果对照后发现，鼻内镜诊断鼻咽癌的符合率为93.1%，而CT的符合率为69.5%，两者$P<0.01$。但鼻内镜检查也有其缺点：①放疗后的诊断率明显下降。Kwong等[26]在放疗后病例的研究中发现，鼻内镜下所取组织活检阳性结果的灵敏度及特异度降为29.0%和85.8%。灵敏度降低的原因主要为放疗后对鼻咽部黏膜改变的确定较困难，水肿、溃疡、放疗后渗出、淋巴组织残余等均可影响肉眼观的判断。②黏膜下型病例及微小病灶容易漏诊。在陶仲强等[27]检查的252例患者中，有6.9%的患者漏诊，其原因是对鼻内镜下鼻咽部光滑的表面黏膜做出了错误的判断。Ng等[28]认为MRI或CT检查结合鼻内镜检查可以提高鼻咽癌诊断的准确率。

总之，随着内窥镜在临床上的应用越来越普及，其在鼻咽癌的初诊及治疗后复查中的临床意义越来越大。若与CT或MRI和PET-CT结合，对黏膜下型病例和微小病灶，以及放疗后的肿瘤残留或复发的病灶，可起到早期发现、早期诊断、早期治疗的作用。

（五）内窥镜的详细介绍及应用

1. 软管纤维内窥镜检查

（1）器械与设备。软管纤维内窥镜（flexible fiber endoscopes）鼻咽检查是由前鼻孔经鼻腔对鼻咽部进行观察的方法，现已广泛应用于临床，它在鼻咽疾患的诊疗中正起着日益重要的作用。它由镜体、冷光源及附件3部分组成。这种内窥镜的镜体柔软可以弯曲，患者不需要特殊检查体位，镜的照明度强，创伤小，患者痛苦小，其远端部分能弯曲、调节方向。

（2）径路：软管纤维内窥镜是由前鼻孔经鼻腔对鼻咽部进行观察的，同经口腔的径路比较更能接近观察部位，这是其特点。内窥镜通过鼻腔有两个途径：①经中鼻道沿中鼻甲下缘通过鼻腔；②经鼻底部通过鼻腔。因一般情况下由前向后边进镜边观察较为困难，故径路①的间隙较宽比较容易通过。选用哪种径路，应根据观察对象进行选择。检查鼻咽部关闭功能及经过鼻腔观察下咽部时选择径路①比较适宜，观察腺样体肥大及咽鼓管时以径路②比较方便。

（3）适应证：①无法用间接鼻咽镜检查者，如张口困难、咽反射极度敏感、悬雍垂过长、软腭和悬雍垂紧贴咽后壁，以及小儿检查时难以合作或患者颈椎强直、卧床。②EB病毒血清学检测（VCA-IgA，EA-IgA，EBNA1-IgG）阳性，高危人群的现场筛查。③颈部转移癌，原发病灶未明。④有涕血、脓涕、分泌性中耳炎、头痛等症状。⑤临床或CT诊断为鼻咽癌，但鼻咽活检为阴性。⑥鼻咽病灶小或部位较隐蔽，估计一般活检困难者。⑦鼻咽癌患者外照射、腔内后装治疗及手术前后的观察。⑧鼻咽良性病变的检查及处理。

软管纤维内窥镜检查一般无严格的禁忌证，但体温39℃以上，或高血压未控、有明显出血倾向，妇女月经期间，应暂缓作鼻咽活检。

（4）检查方法：

术前准备与麻醉：术者在检查前应详细了解病史，阅读血常规等有关检查报告单、CT片，并亲自检查患者（包括间接鼻咽镜检查、颈部淋巴结检查、脑神经检查）。受检者一般无须特殊用药，不用禁食，但高血压、有明显出血倾向者应待控制后再活检，以免引起鼻咽出血。麻醉用1%的麻黄素及1%的地卡因向双侧鼻腔喷雾2～3次即可，每次间隔2～3min。注意嘱咐患者勿将药液吞下，以免导致地卡因中毒。成人黏膜表面麻醉用地卡因的总量不要超过60mg。患者取坐位或仰卧位，年老体弱者和儿童取仰卧位较好。

操作步骤：根据患者的体位，检查者可立于其头后部或对面。通常用左手握持镜体操纵部，左手拇指放置于调节杆上进行操作以控制远端弯曲部的弯曲方向和角度。左手示指用于堵塞吸引管的按口以进行抽吸。右手握持镜体的远端进行操作。从一侧鼻腔经下鼻道或中鼻道轻轻插入镜体，边观察边进入鼻咽部，适时调控镜的观察角度，详细观察鼻咽各个壁，了解其结构、黏膜色泽、有无新生物，以及新生物的大小、部位、形态等。

鼻咽部观察要点：①熟悉镜下鼻腔及鼻咽的正常结构、形态；②准确区分正常结构与病变，如区分腺样体肥大及病变的差异；③仔细观察鼻咽、鼻腔各壁形态，并进行双侧对比；

④观察病变要注意观察病变性质、范围及表面情况；⑤如鼻咽部病变考虑为鼻咽纤维血管瘤则禁止活检。

检查中操作应轻柔，避免损伤，若发现鼻咽肿物或可疑病灶，则可在病灶的同侧经鼻腔插入活检钳，在纤维镜明视下咬取组织送检。对于颈部淋巴结转移癌，临床未排除鼻咽癌者，如纤维镜下亦未发现鼻咽有病灶时，可于颈部淋巴结转移癌同侧做鼻咽顶后和/或咽隐窝"盲目"活检。EB病毒血清学检查抗体滴度阳性者，如临床检查未见鼻咽病变，可定期随诊，亦可做双侧咽隐窝和/或顶后壁多点活检，以期尽早检出鼻咽癌。在操作检查过程中，内窥镜应接脚踏电动负压吸引，随时吸净分泌物及血污，以保证视野清晰及操作安全。同时可对鼻咽病变行摄影或录像并同步打印以作为医疗、教学、科研资料贮存。

术后处理：软管纤维内窥镜检查较安全，并发症少，如咬取组织较大时，可有短暂的小量出血，活检后，可用1%的麻黄素滴鼻或用麻黄素塞子填塞前鼻孔，嘱患者静坐15min，经检查无活动性出血后方可离去（最好有家人陪同）。嘱患者不要用力吸涕及擤鼻，当天避免进食热品，建议进食冷饮。酌情使用1%～2%的麻黄素滴鼻或用止血剂、抗生素。如出现持续性鼻咽活动性渗血，可在纤维镜明视引导下进行以下操作：①用粗棉签插至鼻咽出血部位压迫止血；②放置明胶海绵块并压迫止血；③微波电凝或激光凝固止血；④创口处喷入云南白药、立止血等常见止血剂。同时可全身应用止血药物。如经上述处理无效，则按鼻咽出血做鼻咽填塞及前鼻孔填塞等治疗。

鼻咽部活检的方法研究[29]：鼻咽部活检取材有经鼻腔和经口腔两种方法。依据器械不同可分为间接鼻咽镜下活检、纤维鼻咽镜下活检、鼻窦内镜下活检、鼻咽内窥镜下活检，可通过这些方法经口腔或鼻腔入路活检取材。传统的间接鼻咽镜下鼻咽活检是所有活检方法的基础，简便易行，适用于各级医疗机构，是当前最常见的活检方法。其不足之处是一次确诊率较低，这主要与暴露欠佳、钳取不准有关。

目前应用纤维镜鼻咽活检的方法有：①经纤维镜通道-专用活检钳法；②纤维镜-翘头式鼻咽活检钳经口法；③纤维镜-直式鼻腔活检钳经鼻法。我们发现前两种方法不够理想。尽管经纤维镜通道活检暴露良好，但其不足之处在于：专用钳匙口径小（仅2mm），咬取的组织浅表细小，且易挤压变性，除菜花状的松脆肿块外，较难取得满意的组织，因此会影响病理诊断的阳性率；需要助手的配合；专用活检钳数量少、清洗消毒费时。方法②虽然可以克服上述不足，由于是经口进钳，需要进行经口喷药表面麻醉及患者更好的合作，而对张口困难、咽反射极敏感或放疗后口咽反应大的患者进行活检受到限制。为此，中山大学附属肿瘤医院结合使用普通金属直头钳（鼻腔活检钳）经鼻腔活检的经验，与纤维镜结合扬长避短，提出纤维镜-直头钳经鼻活检法，具体方法如下：鼻腔黏膜收缩后，予1%～2%地卡因喷雾对鼻腔鼻咽进行表面麻醉，经鼻腔进钳，于纤维镜明视下咬取大块组织送检。在实际操作中，如肿瘤病灶偏于侧壁（如咽鼓管隆突、咽隐窝部位），可用小翘头鼻腔钳咬取；如一侧鼻腔因鼻中隔偏曲、鼻甲肥厚、鼻息肉等无法进钳时，可先用纤维镜探清病灶的部位及深度，退出纤维镜后再进钳取材，然后用纤维镜观察咬取部位准确与否；应用活检钳与纤维镜同侧进入活检则最为理想，但为了避免损伤纤维镜，尽量不要这样操作。我们经过多年实践，证明此法实用性强，值得推广，且具有下列优点：①纤维镜能发现鼻咽部隐蔽、细小的病灶，并在直视下用直式钳准确取材、取大块组织送检，有助于提高一次确诊率；②普通金属活检钳数量多，价廉易得，清洗消毒方便，而且经鼻腔进钳，可免去经口腔进钳喷药的步骤，可节省时间；③不需助手的配合，可节省人力；④由于不需要患者的特殊合作而可较为平静舒适地进行鼻咽活检，因此易为患者（包括小儿和老年患者）接受，且安全可靠，对张口受限等不能经口进钳者也适宜；⑤可对某些鼻咽孤立性的黏膜病变进行"观察—诊断—治疗"，并能一次性完成；⑥由于可不经纤维镜的通道进行活检，因此无通道的纤维鼻咽喉镜也能应用，同时更重要的是可以避免由于活检通道清洁消毒不严而导致的医源性交叉感染；⑦由于是在纤维镜明视下用金属直钳取材活检，故在触及肿物时，术者更容易体会肿物的质地及活检手感。

此外，硬管鼻内镜和硬性鼻咽镜也可经鼻或经口进行活检，但因镜本身无吸引通道故会影响经鼻活检操作，需另置吸引器或配置检查鞘。硬性鼻咽镜（70°或90°）或鼻内镜与光学鼻咽活检钳（翘头式）结合，能在明视下经口取材活检，所得标本尚满意。但其缺点是鼻内镜专用活检钳昂贵，不易广泛应用。综观上述各种活检方式和我们的临床实验体会，我们认为软管纤维鼻咽镜–直式活检钳经鼻法是目前鼻咽活检的最佳取材方法。

软管纤维鼻咽镜检查的体会：近年来，中山大学附属肿瘤医院通过2万例鼻咽癌患者检查的实践提出以下体会[30]：①通过纤维鼻咽喉镜观察到的病变范围更广泛一些，故可较准确地了解肿瘤范围。②位于鼻咽顶壁特别是靠近顶前部的病灶，常可由后鼻孔上缘累及鼻腔的顶后份，此种情况在前后鼻镜检查时常不易观察到，以致放疗时往往未能及时辅以鼻前野，而纤维镜下则能较好地观察到上鼻道及嗅沟内的浸润情况。③对间接鼻咽镜下不易发现的局限性轻度充血（或出血）及黏膜表面轻微的粗糙不平等情况，纤维镜下则可及时发现，并可准确地在病变部位咬取活检，也可以弥补鼻咽部CT扫描等影像学的不足。④对于鼻咽部未见病灶的高危对象，以及颈部淋巴结转移癌而原发病灶未明者的盲目活检（取双侧咽隐窝与顶后壁组织），不但可提高癌的检出率，还可发现有些鼻咽癌是多中心性的，同时两个癌灶之间是有不同程度的增生性病变的。这一情况对鼻咽癌的发生学研究有着重要意义。⑤张口困难和不能合作进行间接鼻咽镜检查的患者，通过鼻咽纤维镜检查可以较顺利地做出判断。⑥取活检时，可采用随镜配备的杯状钳，但这种钳较细小，且咬合力不足，故除明显的癌灶外往往不易获得阳性的结果。因此，我们提倡纤维镜引导下采用常规的鼻腔活检钳进行取材。对于表面光滑隆起的黏膜下型病变，活检时常需先行咬开或剪开表面黏膜，然后再由"缺口"处向下深咬才能获得更高的阳性结果。

2. 硬管内窥镜的鼻咽检查

硬管鼻咽内窥镜（rigid nasopharyngeal endoscopes）是经口将镜面置入悬雍垂后下方观察鼻咽部[31-33]。中山大学附属肿瘤医院经近10年的临床应用，证明此法简便易行，全部鼻咽部与鼻腔后部均可清晰地观察到。此法除可对鼻咽部病变进行观察外，也可对有鼻部、耳部症状的患者进行常规检查，并为诊断鼻咽癌放疗后是否患有后组鼻窦炎或后鼻孔闭锁等提供准确的信息。此外，硬管鼻咽内窥镜除了用于鼻腔及鼻窦检查外，也可经鼻腔或口腔对鼻咽部进行检查及活检。

（1）器械与设备：目前国际上有多种硬性咽喉镜、鼻内镜产品，它们的应用目标及原理无大差别，现简述如下。

鼻咽内窥镜：该镜置入悬雍垂后下方，向上可观察鼻咽部，向下可观察喉咽部，接通的光源成为可折性光线，检查的视野几乎没有盲区。目镜处可接放大镜、教学镜、照相机及录像机或摄影装置。镜身全长18cm、直径4.0mm内镜系列，有3种角度，即斜视70°及其广角型、侧视90°、返视120°，另有带悬雍垂牵开器的硬性鼻咽镜，斜视70°。另一规格为镜身全长20cm、直径5.8mm系列，有侧视90°、返视120°两种。由于较粗的内窥镜外径可以充分安装照明光束及较粗的导像系统，因此直径5.8mm的内窥镜较直径4.0mm的内窥镜亮度更强，能获得更清晰、更大的图像，有利于较大范围的观察。带翘头活检钳的潜窥镜套管与直径4.0mm内窥镜配装在一起，能在直视下进行鼻咽部活检。

鼻内镜：一套完整的鼻内镜应包括视角不同、长短不一、管径不等的多种型号镜，以满足成人、儿童鼻腔和鼻窦不同部位之需。常用的视角有0°、30°、70°、90°、120°，长为200mm或100mm，管径有4.0mm和2.7mm两种，4.0mm直径的内窥镜视野大、亮度强，适合大范围观察，但不易进入太狭窄的区域。2.7mm直径的内窥镜优缺点则与之相反，该镜主要用于儿童。

鼻内镜专门配有115V/120V、150W的卤灯冷光源箱作为光源系统，连接光源和内窥镜的亦是专用之玻璃纤维导线。使用光源时，不要过分弯折导光束以免折断导光纤维而造成视像模糊不清。鼻内镜系统还配有照相机、微型摄像机、打印机、录像机和电视监视器，以便现场观摩、教学和保存资料。

（2）适应证：鼻咽、耳、鼻等部位疾病，如鼻咽部癌前病变、良性肿瘤、恶性肿瘤，以及颈部包块、回吸性涕血、分泌性中耳炎、头痛、EB病毒血清学阳性等。此外，后鼻孔闭锁、鼻窦炎，以及经间接鼻咽镜不能满意观察鼻咽部者也可应用硬管鼻咽内窥镜检查，但严重张口困难的患者及咽反射极度敏感者经口检查不满意。

（3）检查方法：

硬管鼻咽内窥镜检查法：①术前准备与麻醉。检查时患者取端坐位最为适宜。检查前用1%的地卡因对口咽部进行喷雾或卷棉子涂抹。软腭与咽后壁之间不能充分开大时可以用软腭拉钩，必要时用导管将软腭拉起。大多数情况下不需要麻醉即可检查。咽反射敏感者检查困难时，可以用1%的地卡因喷雾，稍待片刻后用1%的地卡因卷棉子轻轻向舌腭弓、咽后壁涂抹，然后令患者用鼻呼吸，待软腭弛缓时将1%的地卡因卷棉子沿鼻咽部侧壁轻轻置入已麻醉软腭的鼻咽侧。通常做1~2次即可。镜头前端置入500~550mL热水中加热，之后用无菌棉纱擦净，也可在颊黏膜或舌体上预热数秒钟。②操作步骤。右手持镜并保持镜体重心稳定（装有摄像机时手应把持镜头部分），用左手拇指和示指持镜体的近前端将其慢慢置入口内。镜体可以像压舌板一样压舌的左侧或右侧，让患者用口或鼻慢慢呼吸，对于舌体肥厚者可用左手持压舌板压舌。将镜体前端慢慢置入口腔缓缓接近咽后壁，右手持镜的同时用拇指调节焦距，边观察边调整内窥镜前端的位置，直到监视器将鼻咽部或需观察的部位全部清晰地显示出来为止。用左手把持镜体的拇指和示指上下移动镜体近前端，用右手控制变换内窥镜的角度，这样可以尽可能地使镜体接近鼻咽部，使观察更为充分。同时录像，即使瞬间的观察也可以将录像带倒转，利用停止键将画面静止以供观察、会诊；对于病变部位，可用联机的彩色影像打印机制成照片留存。对于检查后要活检者，可直视下活检，或另行在纤维鼻咽镜下活检。观察中注意内窥镜的前端尽量避免接触咽后壁、舌根部、软腭、悬雍垂等部位，以免诱发咽反射。

　　鼻内镜检查法：①术前准备与麻醉。患者取平卧位，检查前鼻腔及鼻咽部黏膜用1%的地卡因、2%的麻黄素或2%的地卡因肾上腺素（2%的地卡因40mL加入0.1%的肾上腺素1mg）局部喷雾行表面麻醉3次，每次间隔2～3min，应特别注意下鼻道的麻醉。②操作步骤。可使用30°、70°、90°或120°镜，配装带吸引管的管鞘。右手持接冷光源的鼻内镜，左手持纱布轻压患者鼻尖，以暴露鼻孔，鼻镜插入鼻前庭稍等片刻以加温，待镜面清晰后沿下鼻道边观察鼻腔边进入鼻咽部。越过中、下鼻甲后端即进入鼻咽，咽鼓管隆突明显突出，其前下方即咽鼓管口，患者做吞咽运动时可见管口的活动，隆突之后上方为咽隐窝，鼻咽癌多发生于此。双侧咽隐窝之间为鼻咽顶后壁，中央稍下方有一凹窝为咽囊，增殖体位于其上方，将镜面转向对侧，可见对侧咽隐窝及咽鼓管口，稍退可见鼻中隔后端，转动镜面可见下鼻甲后端。然后将镜退出，以下鼻甲上表面为依托徐徐进镜观察中鼻道及前中组鼻窦开口。再沿中鼻甲下缘进镜到中鼻甲后端，将镜面外转35°～40°即可观察蝶筛隐窝、蝶窦开口和后组鼻窦的开口。取活检时从同侧或另一鼻腔放入活检钳至鼻咽，转动活检钳可从镜中观察到钳头及所钳取的病变部位。应用70°、90°、120°镜，可经口观察鼻咽部，方法与硬性咽喉镜相同。

　　（4）硬管咽喉镜鼻咽部检查的优缺点：

　　利用硬管光纤维咽喉镜进行鼻咽部检查，具有下列优点：①有充分的照明，视野宽阔无死角，无焦距限制，远近景物均清楚。②图像清晰，显像满意。可将光纤维接收的信息放大到14寸的荧光屏上，图像十分清晰，色泽与检查部位几无两样，可以在一幅画面上完整地显示双侧咽隐窝、鼻咽顶和双侧后鼻孔。所获图像比可曲性光纤鼻咽镜更为清晰，放大更为逼真。③观察细致。由于对整个检查过程进行摄像，故可对癌前病变可疑的部位或残留小病灶进行随诊、定期观察、重复放映、动态比较，并可以通过彩色影像打印机制成照片，便于携带、保存。即使对一些咽反射敏感或鼻咽腔狭小的患者，也能在短时间内捕捉一些可以说明问题的镜头，有助于判断患者有无病变。④操作准确、效果好，损伤小，简便易行，患者易于接受。将90°角的硬性咽喉镜置于患者悬雍垂后下观察鼻咽部，在表面麻醉下不难完成这一检查，且需时较短。这比软性纤维鼻咽镜、鼻内镜等检查鼻咽部的损伤更轻微，因为经过鼻腔不可避免地会刺激鼻黏膜，如患者有鼻中隔偏曲、鼻甲肥大、鼻息肉等，则可导致患者不适，甚至引起鼻衄。

该检查也有以下不足之处：①对于鼻咽部有结痂或分泌物的患者，尤其是在鼻咽癌放疗后，不能利用器械本身去掉痂皮或吸除分泌物；②借助活检钳的套管做鼻咽部活检不如可曲性光纤鼻咽镜直接方便；③费用昂贵，不易普及。

3. 接触显微内窥镜的鼻咽检查

（1）器械与设备：接触显微内窥镜有效长度24cm，直径4mm或2.7mm，视野角度有0°、30°、70° 3种，观察深度8～80μm。直接目镜，全景观察可放大1×到20×，接触时可放大60×；第二目镜，全景观察可放大20×，接触时可放大150×，能观察黏膜下血管的形态及密度，又能观察表层细胞形态、核浆比例等。该类镜配备有带吸引管的检查鞘，直径5mm；另有手术鞘，直径7mm，鞘中配有吸引管道和手术器械管道。该类镜同样可以接电视录像系统。

（2）适应证：除前述软硬性内窥镜鼻咽检查的适应证外，该类镜对鼻咽癌癌前病变和高危人群的动态观察、可疑病灶的定位活检、原位癌及早期癌的内镜早诊，以及耳咽管病变的研究具有其他内窥镜不可比拟的优越性。

急性上呼吸道感染、活动性鼻衄者暂不宜行染色细胞学检查。

（3）检查方法：①术前准备与麻醉。准备消毒水或盐水，2%的卢戈氏碘液，1%的亚甲蓝液，3个小圆碗，注射器，卷棉子，棉块。常规行双鼻腔收缩、表面麻醉，术前用消毒水或盐水冲洗鼻咽，以清除分泌物、黏液和细胞碎屑，为减少腺体分泌，可于术前30min皮下注射阿托品0.5mg。②操作步骤。患者取仰卧位或坐位，左手拇指和示指握住镜体，其余三指放在面颊部支撑，右手持直接目镜端，右肘部放在坚实的支架上。第一步全景观察鼻咽部，然后观察肿瘤好发部位及可疑部位，或碘染色阳性区域，一旦可疑区域被确定，用1%的亚甲蓝染色，染色持续4～5min，可重复染色。再用右手指将关节钮调换至第二目镜（150×），调焦至150×，在此状态下，尽可能评价核浆比例和任何不正常的核。检查过程中，可随时吸除分泌物，并同步录像或摄影等。

应用接触显微内窥镜，可标记上皮浅层异常增生的范围以作为活检参考指标，对鼻咽癌癌前状态、早期癌及组织细胞学的研究有重要的意义。随着光学技术和新的细胞染色方法和设备的进步，以及医学图像处理系统的应用，接触显微内窥镜会更好地显示细胞形状以鉴别异常细胞。

4. 内镜窄带成像技术

普通白光内镜广泛应用于早期头颈肿瘤的筛查，但其在清晰度和对比度方面具有一定的局限性，对发生在黏膜表面的浅表早期癌和癌前病变易漏诊。窄带成像技术（narrow band imaging，NBI）是一种新型内镜显像技术，它可以清晰显示早期癌变部位黏膜下的血管形态、分布，有利于头颈肿瘤的早期诊断。

（1）NBI内镜的基本原理。NBI[34]是一种能突出显示黏膜表面及浅层微血管的光学图像增强技术。常规电子内镜系统采用的是广谱滤光片，允许400～800nm的红、绿、蓝3色可见光通过，与普通照明光类似，能够展现黏膜的自然原色。而NBI内镜系统使用窄谱滤光片，将普通内镜中红、绿、蓝3种光中波长最长的红光去掉，只释放出中心波长为415nm（蓝光）和540nm

（绿光）两种波长的光作为照明光。而图像的清晰度与反射光的多少有关，当光的波长缩短后，其穿透深度变浅，光线散射的少、反射的多，这样可以使图像变得清晰，因此以波长短的光作为照射光可以增加组织表层构造成像的清晰度。此外，光谱的吸收、反射还受到组织结构与血流的影响。光照射到生物体组织表面后部分反射，非反射光进入组织中主要被血管内的血红蛋白吸收。血红蛋白对可见光的吸收峰值为415nm（蓝光），同时对540nm（绿光）的光谱也有较强的吸收，而对波长较长的红光基本不吸收。因为这种特点，病变黏膜表面的浅表微血管呈现出棕褐色，与背景淡绿色黏膜形成明显的对比，所以有助于发现病灶。

NBI内镜还可以通过观察黏膜表面突出显示的微血管形态来判断病变的性质，使鉴别肿瘤性和非肿瘤性病变的准确度明显提高。NBI内镜对鳞状上皮黏膜表面微血管形态的显示比较典型，这对判断咽喉部病变性质具有重要的指导意义。在NBI模式下，正常鳞状上皮黏膜下层的毛细血管呈深绿色，黏膜下层血管分出的树枝状血管网为棕褐色。树枝状血管之间相互交通，走行与上皮层平行，进一步分出更细小的斜向走行的血管，斜行血管几乎垂直于上皮层向上分出毛细血管的终末分支，称为上皮内乳头样毛细血管袢（intraepithelial papillary capillaryloop，IPCL）。IPCL位于上皮基底膜的下方，正常情况下，黏膜表面的IPCL在普通内镜下几乎不可见。当黏膜表面发生病变时，IPCL的形态就会发生异常改变（扩张、延长或扭曲等），NBI模式下能够将异常的IPCL形态显示得非常清晰，从而有助于内镜下对病变性质进行判断。

NBI内镜系统的操作简单、方便，只需按动一个按钮，就可以完成普通白光和NBI两种工作模式之间的快速转换。目前，NBI内镜系统已经成为常规内镜检查中辅助发现早期肿瘤及癌前病变的一种有效工具。

（2）NBI内镜下头颈部肿瘤的特点及NBI内镜的适用范围。NBI内镜下喉癌的典型特点表现为棕褐色斑点或血管扭曲，NBI内镜下头颈部浅表癌表现为边界清晰的棕褐色区域内有不规则的微血管。总之，头颈部肿瘤的NBI内镜表现常为"两个特点一个例外"，"两个特点"即异常的棕褐色区血管特点和异常的IPCL等恶性肿瘤的血管特点；"一个例外"即易坏死的肿瘤，如鼻腔的淋巴瘤（尤其是NK/T细胞淋巴瘤）常以黏膜坏死为主要表现，此时黏膜血管被破坏，NBI模式下无典型的特点。

NBI内镜特别适用于颈部淋巴结转移性鳞癌的隐匿性原发病灶的探查[34-36]。这些隐匿性原发病灶均具有病变小且浅表的特点，在鼻咽、口咽、下咽及喉部均有分布，常规影像学及普通内镜检查难以发现，PET-CT检查也没有异常的摄取，NBI内镜通过判断黏膜表面微血管的形态来发现病灶，可以明显提高对颈部淋巴结转移性鳞癌隐匿性原发病灶的检出能力。

NBI内镜检测技术是头颈部恶性肿瘤的有效检查方法，但在鼻咽癌中的研究仍较为缺乏。广东省中医院彭桂原教授团队在这方面积累了较多的经验，图4-1A示常规内镜下鼻咽未见明显肿物，鼻咽黏膜未见明显改变；图4-1B示鼻咽NBI内镜下可见鼻咽黏膜改变，表现为毛细血管扩张、迂曲和紊乱，如箭头所示。后患者经鼻咽组织活检证实为鼻咽癌，这表明NBI内镜在鼻咽癌早期诊断中具有独特的价值。

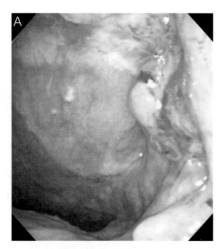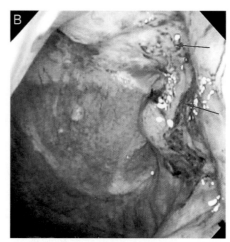

图 4-1　鼻咽部 NBI 检查

众所周知，复发鼻咽癌的早期诊断是一个临床难题。鼻咽部解剖位置深，且放疗后局部组织的水肿、坏死、纤维化等因素导致早期复发鼻咽癌与正常组织在普通白光纤维内镜（white-light endoscopy，WLE）下难以鉴别。有学者[37]在68例复发鼻咽癌中使用具有NBI模式的纤维内镜检查鼻咽部，完善鼻咽部活检，以病理结果作为诊断的金标准，并与白光模式下的检查结果相比较。研究者以树枝或扭曲线片状的新生血管作为NBI模式的阳性标准，余为阴性，以结节状或肉芽肿隆起新生物，伴表面粗糙糜烂、触之易出血作为白光模式的阳性标准，余为阴性。结果发现，NBI模式的灵敏度、特异度、符合率均高于白光模式（$P<0.05$）。NBI内镜技术可以显著提高复发鼻咽癌的早期诊断，可将其作为鼻咽癌治疗后内镜随访的常规检查。

还有研究者[38]进行了鼻咽癌NBI内镜检查相关文献的荟萃分析，结果显示，窄带成像内镜诊断鼻咽癌的合并灵敏度和特异度优于普通白光内镜，NBI相较普通白光内镜诊断鼻咽癌具有更高的诊断价值，可以作为临床诊断的辅助工具。

（3）NBI内镜在头颈部肿瘤应用中的临床问题及展望。一是NBI内镜的临床应用[34]具有一定的学习曲线。NBI内镜是通过观察黏膜表面的细微形态学变化对病灶性质做出判断，因此对操作医师的临床经验要求较高，需要较长时间的学习积累。二是NBI内镜操作时必须要有一个干净清晰的视野，将内镜贴近可疑黏膜表面，才能够观察黏膜表面异常变化的微血管形态。因此，对NBI硬件设备高清放大的要求也是制约检测准确性的一个因素。三是头颈肿瘤中的鼻咽喉部各种不同程度病变的NBI内镜下图像特点还未系统总结出来，缺乏行业标准和规范，亟待借鉴NBI内镜在消化道领域中的应用经验和模式，制定NBI内镜下鼻咽喉部肿瘤病变形态的诊断标准。四是要拓宽应用范围，NBI内镜还需做判断病变的浸润深度方面的探索，从而不仅为诊断，更要为开展早期鼻咽喉部肿瘤的内镜下微创治疗提供有益的帮助。

5. 近红外荧光显影技术

近来，有学者[39]利用近红外荧光显影技术（near-infrared fluorescence，NIRF）探索临床和影像学N0的复发鼻咽癌前哨淋巴结分布问题。5例患者先在内镜下对复发鼻咽癌瘤周注射靛青绿

（indocyanine green），接着对颈部区域进行实时近红外荧光显影成像检查，在荧光显影的指引下，切除前哨淋巴结，其中3例患者发现阳性淋巴结。此技术避免了颈部复发的漏诊，具有重要的临床意义。

6. 自身荧光内镜和诱导荧光内镜

自身荧光内镜（auto fluorescence endoscopy，AFE）的原理是利用组织及细胞自身的荧光团，将其暴露于一定的激发光源后释放荧光，利用肿瘤组织与正常组织的荧光差异，明确病变部位及范围。正常情况下，AFE模式下的健康黏膜显示典型的绿色荧光，中重度上皮不典型增生、原位癌和浸润癌显示的绿色荧光减弱。诱导荧光内镜（induced fluorescence endoscopy，IFE）则是利用天然内源性光敏源原卟啉IX（protoporphyrin IX，PPIX）的组织摄取差异性，检测异常病变的内镜荧光技术。正常组织和良性病变（息肉、囊肿、结节、肉芽肿、Reinke氏水肿和瘢痕组织等）PPIX摄取率低，在IFE模式下组织呈蓝色；癌前病变和恶性肿瘤的PPIX摄取率高，在外用氨基乙酰丙酸ALA（PPIX前体）诱导增加内源性PPIX的情况下，癌前病变和恶性肿瘤因大量摄取PPIX而呈现红橙色（强PPIX荧光）。IFE相较AFE具有更优异的敏感性，更适用于手术后疾病复发的诊断。这些技术在头颈肿瘤中有一定应用，但在鼻咽癌中还缺乏系统的研究。

7. 其他探索中的内镜技术

（1）高光谱成像（hyperspectral imaging，HSI）。HSI是一种新兴的应用医学成像方式，特别适用于诊断疾病和引导手术。HSI是一个广义术语，包括通过各种形式（例如拉曼散射、傅立叶变换红外显微镜、荧光和近红外化学成像）获得的空间分辨光谱数据。

（2）高清电子染色内镜（high-definition endoscopy，ISCAN）。ISCAN又称虚拟染色内镜，它是一种后处理成像技术，包括表面增强（surface enhancement，SE）、对比度增强（contrast enhancement，CE）和色调增强（tone enhancement，TE）3种模式，可实时分析内镜图像。

ISCAN技术为新型内镜技术，具有表面增强、对比增强、色调增强功能，其中表面增强可精细观察黏膜表面的结构，对比增强模式可使微结构强化，色调增强由5种模式组成，分别具有血管微细结构显示、反射红光弱化、黏膜微腺管开口形态强化、黏膜微细形态增强等作用，操作简单，诊断符合率高。有学者[40]以60例疑似鼻咽癌患者为研究对象，探究高清染色内镜（ISCAN）技术在鼻咽癌早期诊断中的价值。结果发现，常规高清白光模式与ISCAN技术的敏感性与特异性比较，后者均优于前者，并且差异具有统计学意义。该研究初步显示了ISCAN技术在鼻咽癌早期诊断中的应用价值。

（3）内镜光学相干断层成像（optical coherence tomographyangiography，OCT）技术和偏振敏感光学相干断层扫描（polarization-sensitive optical coherence tomography，PS-OCT）。OCT是一种横截面成像技术，最初被应用于视网膜微观结构及冠脉血管壁结构的成像。PS-OCT是OCT的附加模式，可以检测黏膜上皮层与固有层的胶原蛋白，通过两者含量的不同在图像上显示出清晰的区别带，并收集胶原蛋白反射光线形成二维图像。

（4）共聚焦显微内镜（confocal endomicroscopy，CEM）。CEM通过过滤焦点外的光线，增

强横向和轴向分辨率，通过观察不同深度、不同焦距平面的细胞，构建一个三维平面。CEM的超高分辨率使其组织深度成像能力得以加强，观察深度超过基底层，故CEM又称虚拟活检或光学切片。

上述辅助内镜检查技术在头颈部肿瘤[41]中有一定的应用，但在鼻咽癌中的应用价值尚需进一步探索。

8. 人工智能技术在鼻咽癌诊断中的应用

由于鼻咽部解剖位置隐匿且腺体增生频发，故活检时恶性肿瘤的阳性率较低，从而导致初诊时鼻咽恶性肿瘤确诊延时或漏诊。有研究者[42]采集医院既往内镜检查有病理结果的7 951例患者的内镜图像，基于空间结构的全卷积网络构成，采用单独训练集和验证集对分类和分割进行微调，应用人工智能深度学习技术建立了一种基于内镜图像的鼻咽恶性肿瘤检测模型（endoscopic imagesbased nasopharyngeal malignancies detection model，eNPM-DM）。结果发现，应用该模型在鼻咽肿块的良性/恶性诊断分类方面总的准确率优于肿瘤学家的评估，并且大幅缩减了诊断时间，更实现了从鼻咽内镜图像背景中对恶性区域的自动分割。

9. 新型快速病理诊断技术在鼻内镜下鼻咽活检中的临床应用价值探讨

有学者[43]对患者的鼻内镜下活检过程采用新型快速病理诊断技术进行实时细胞学初诊，并依据快速病理诊断结果实时调整活检操作方案。21例鼻内镜下鼻咽活检患者中3例（14.3%）因肿瘤细胞较少、2例（9.5%）因未查见肿瘤细胞，均于当时再次活检，满足要求后操作结束，避免了数日后因病理不能明确诊断而影响后续临床诊疗。而且这种新型快速病理诊断技术的开展所需空间小，无污染，诊断耗时2~3min，不影响正常穿刺操作。

因此，新型快速病理诊断技术可在鼻内镜下鼻咽活检操作中进行实时病理细胞学诊断，在不影响正常临床操作的情况下提高首次活检阳性检出率，且本技术开展成本低，适宜推广施行。

未来内镜检查一个理想的工作流程如下：在各种辅助内镜检查技术如窄带成像技术（NBI）、高清染色内镜（i-scan）技术帮助下，利用AI快速准确地在计算机屏幕上圈定内镜图像中的病变范围，医师据此进行病理活检或者微创治疗，快速病理技术帮助反馈医师活检标本质量是否合格，不合格者行再次活检补救。

三　内窥镜下鼻咽病变的表现

见图4-2至图4-10。

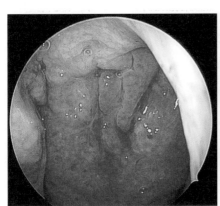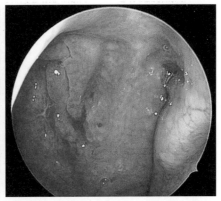

图 4-2　正常鼻咽

　　鼻咽又称上咽部或咽的鼻部，为一不规则立方体。其大小为：垂直径和横径各3～4cm，前后径各2～3cm。分顶后壁、左右侧壁、底壁和前壁。

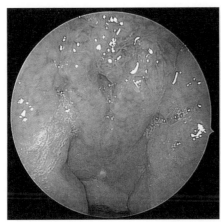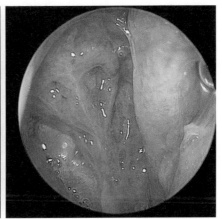

图 4-3　鼻咽腺样体残留

　　鼻咽顶壁呈结节状或者条索状突出，黏膜色泽与周围相同，边界清楚。

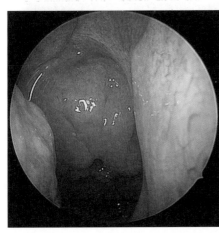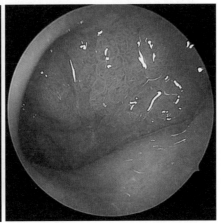

图 4-4　鼻咽顶后壁未分化型非角化性癌

　　鼻咽未分化型非角化性癌是鼻咽癌中最常见类型，可表现为结节型、菜花型、溃疡型、浸润型等。

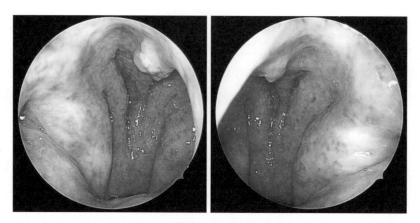

图 4-5 鼻咽顶壁乳头状腺癌

鼻咽乳头状腺癌（nasopharyngeal papillary adenocarcinoma）是一种发生于鼻咽部的罕见低级别腺癌。可发生于鼻咽任何部位，主要位于鼻咽的侧壁、后壁及顶壁。大体呈外生性，乳头状、结节状及菜花样。

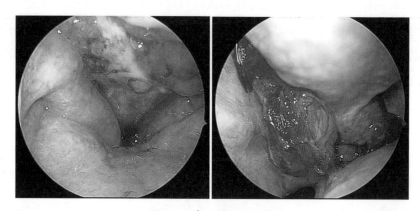

图 4-6 鼻咽横纹肌肉瘤

横纹肌肉瘤系来自横纹肌母细胞的恶性肿瘤，可发生于人体各部位，分为胚胎性、腺泡状和多形性3种亚型，其中胚胎性最常见。

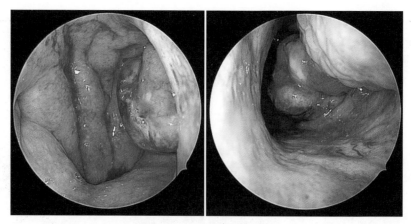

图 4-7 鼻咽恶性黑色素瘤

恶性黑色素瘤是一种高度恶性的肿瘤，起源于外胚层神经上皮组织演变的黑色素细胞。好发于躯干及四肢的皮肤，原发于鼻咽部者较罕见，以活检病理诊断为主。

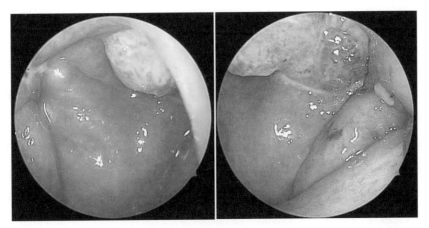

图 4-8　鼻咽黏液表皮样癌

鼻咽黏液表皮样癌多认为起源于鼻咽部非产唾液的小腺体，以女性多见，其临床进展缓慢，预后相对较好。

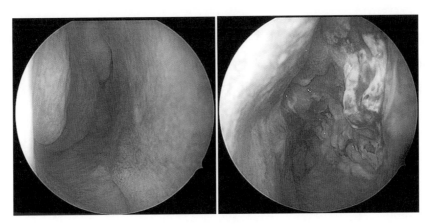

图 4-9　腺样囊性癌

腺样囊性癌比较少见，多发生于头颈部大小涎腺，主要位于口腔、鼻腔、鼻窦。腺样囊性癌病情进展慢，病程长，局部侵袭强，其生物学特性多表现为局部浸润性生长，常沿神经播散。

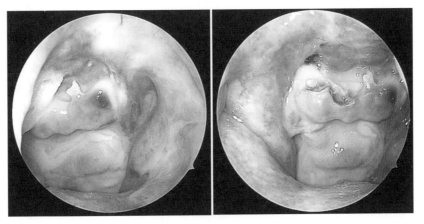

图 4-10　放射后鼻咽溃疡坏死

鼻咽癌放疗后可出现鼻咽部黏膜组织及颅底骨质的放射性坏死，常表现为头疼、鼻咽部恶臭等症状，根据患者的病史、临床表现、影像学检查及鼻咽检查结果可做出诊断。

第四节　鼻咽癌的实验室、影像学、病理学诊断

一　鼻咽癌的实验室检查

鼻咽癌的实验室检查主要是EB病毒（Epstein–Barr virus）的相关检查。

（一）EB病毒相关抗体

国内外大量研究证实，EB病毒与鼻咽癌密切相关，90%左右的患者血清中有EB病毒的各种抗原、抗体存在，特别是VCA（EB病毒壳抗原）、EA（EB病毒早期抗原）。目前，血清VCA–IgA、EA–IgA的检测已广泛应用于鼻咽癌的临床诊疗中，但是其与鼻咽癌分期及治疗反应的关系不大，尚不能作为预后和疗效预测及诊断复发转移的准确指标，目前主要用于筛查和辅助诊断。对于在血清VCA–IgA、EA–IgA的基础上，如何进一步提高鼻咽癌筛查的敏感性和特异性，不少学者进行了有益的探索。罗耀凌等[44]探索了EB病毒Rta蛋白抗体IgG（Rta–IgG）联合VCA–IgA、EA–IgA及EBV–DNA检测在鼻咽癌诊断中的价值，发现EB病毒Rta–IgG和EBV–DNA阳性率随鼻咽癌临床分期的增加而增高；Rta–IgG的受试者工作特征曲线下面积优于EBV–DNA（0.901 vs 0.827）；联合检测这4个指标可以提高EB病毒血清学检测在鼻咽癌诊断中的效益，表现在敏感性从单个指标最高的93.1%（VCA–IgA）提高到97.7%，阴性预测值从单个指标最高的95.3%（VCA–IgA）提高到98.2%。在鼻咽癌的筛查当中，一个突出问题是目前所用指标阳性预测值较低，筛查的成本较高，效能较低。有学者[45]探索了应用EB病毒抗体相关指标两步法的策略提高筛查的效能。第一步，应用EBNA1–IgA和VCA–IgA联合检测，阳性者进入第二步筛查，即应用EAD–IgA和TK–IgA联合检测，阳性者从128例减少到27例，相应地，鼻咽癌阳性预测值从4.69%提高到18.52%，作者认为这种方法提高了筛查的效能，避免了无效的内镜检查。

（二）EB病毒定量检测

1998年，Mutirangura[46]首先采用PCR技术检测鼻咽癌患者血清，发现在30%的患者中可检测到EB病毒DNA。1999年，Lo[47-48]证实EB病毒DNA水平与鼻咽癌的分期、复发和预后有明显关系，可作为鼻咽癌治疗效果检测的肿瘤标志物。中山大学肿瘤防治中心对局部晚期鼻咽癌患者在治疗前、中、后的EB病毒DNA水平进行动态检测，发现其与治疗效果密切相关[49]。2017年，Chan[50]首次应用EB病毒DNA检测在人群中进行鼻咽癌早期筛查，经筛查发现的鼻咽癌患者中Ⅰ期及Ⅱ期患者占71%，远远高于既往鼻咽癌患者回顾性数据的20%，同时患者的预后也得到改善，3年无进展生存（PFS）高达97%，远高于回顾性数据的70%，该研究提示EB病毒DNA数量检测在鼻咽癌的早期筛查中具有极为重要的作用，然而受制于DNA检测技术的发展，EB病毒DNA作为一个重要的鼻咽癌早期筛查及预后指标仍然具有较大的研究空间。如今，测序技术的发展为EB病毒DNA的检测提供了更多更为可靠的途径。测序技术可以提高EB病毒DNA数量检测的精确度。2018年，Lam[51]通过目标序列捕获测序技术对鼻咽癌及非鼻咽癌患者的血浆EB病毒DNA进行测定，结果显示相对于实时定量PCR技术，通过目标序列捕获测序技术进行的血浆EB

病毒DNA检测，不仅能检测EB病毒DNA的数量，而且可以分析EB病毒DNA的片段大小，通过对数量和片段大小的分析，较之前需要相隔4周重复检测2次的实时定量PCR技术，目标序列捕获测序技术不仅一次检测即可达到目的，方便快捷，而且阳性预测值从11.0%提高到19.6%。同时，对EB病毒基因型的分析也可通过目标序列捕获测序技术实现。据相关文献报道[52]，有研究团队通过目标序列捕获测序技术对鼻咽癌患者及非鼻咽癌患者的血浆EB病毒DNA序列进行单核苷酸多态性分析，并依据单核苷酸多态性分析结果给予鼻咽癌危险度评分。研究发现，鼻咽癌患者的鼻咽癌危险度评分常较高，而非鼻咽癌患者的鼻咽癌危险度评分则差异较大。基于鼻咽癌EB病毒单核苷酸多态性分析结果的鼻咽癌危险度评分，可能成为预测鼻咽癌发生危险度的重要指标。此外，我们还可以通过血浆DNA亚硫酸盐测序技术对鼻咽癌的甲基化程度进行测定[53]。近来有文献[54]报道，通过全基因组甲基化分析发现，与EB病毒相关的疾病，如鼻咽癌、EB病毒相关的淋巴瘤、传染性单核细胞增多症等具有不同的EB病毒DNA甲基化类型，即具有疾病特异性。研究者进一步分析发现，鼻咽癌患者的血浆EB病毒DNA碎片的甲基化类型与非鼻咽癌患者的EB病毒DNA甲基化类型不同。相对于单用EB病毒DNA数量和大小去筛查鼻咽癌，联合甲基化测定的方法可进一步提高鼻咽癌筛查的阳性预测值至约35.1%[53]。

（三）鼻咽癌EB病毒高危亚型的检测

徐淼等[55]研究发现，有2种EB病毒突变株与鼻咽癌的发生密切相关（SNP 162476_C的OR＝8.69，$P=9.69\times10^{-25}$；SNP 163364_T的OR＝6.14，$P=2.40\times10^{-32}$）。从系统进化的角度分析，这2种EB病毒亚型起源于亚洲，并且进一步在鼻咽癌流行区域扩展。因此，将来在鼻咽癌高发区有望通过检测这2种EB病毒突变株来筛查患鼻咽癌的高危人群。

（四）循环炎性因子检测

YANG等[56]探索了33种炎性细胞因子联合EB病毒抗体检测的价值，结果发现血清中MIP-1α和MIP-1β的表达水平在鼻咽癌和正常人群中存在明显差异，进一步分析发现，EB病毒抗体阳性并且这两个炎性指标阴性的患者比EB病毒抗体阴性并且这两个炎性指标阳性的患者有更高发生鼻咽癌的机会（MIP-1α：OR＝16.28，95%CI＝7.11～37.23；MIP-1β：OR＝12.86，95%CI＝5.9～28.05）。作者认为低水平的MIP-1α和MIP-1β意味着患鼻咽癌的机会较大。

二　鼻咽癌的影像学检查

（一）CT/MRI

CT/MRI可清楚显示鼻咽原发病灶和淋巴结转移灶的侵犯部位、大小及范围，以及病灶与周围正常组织的关系，亦可准确地显示肿瘤在骨、肺、肝的转移情况。目前，头颈部CT/MRI检查已成为鼻咽癌治疗前必不可缺少的检查。由于CT和MRI的成像原理不同，因此两者在鼻咽癌的临床应用中各有特点，而MRI由于其成像的优越性已成为鼻咽癌治疗前的标准检查。

（1）骨质破坏：MRI对骨髓受侵的敏感性高于CT，但CT对骨皮质受侵的敏感性高于MRI。

通常MRI对骨破坏区和硬化区的检出范围较CT大，故在临床应用中对颅底骨质受侵的诊断应以MRI为准，但由于CT对骨皮质的微小破坏灶更敏感，因此在诊断茎突、翼板等黄骨髓较少或缺乏的较小骨性结构受侵情况时，应参考CT的检查结果。

（2）颅内侵犯：对于海绵窦、脑桥小脑脚、斜坡后硬脑膜及脑实质的受侵情况，MRI检出率明显高于CT。

（3）鼻腔和鼻旁窦侵犯：CT较难鉴别炎症、积液、黏膜增厚和肿瘤，而在MRI T2加权图像上，由于炎症和积液均呈现出非常高的信号，而恶性病变表现为与原发病灶相同的信号，故可以清楚地加以鉴别。

（4）邻近软组织侵犯和颈部淋巴结转移：MRI可以清楚显示邻近的肌肉组织（如腭帆张提肌、翼内外肌）、咽颅底筋膜，因此较CT能更好地区分肿瘤组织与正常软组织。同样，颈部转移淋巴结在MRI图像上与邻近肌肉有明显的对比，故亦较CT敏感。

（5）咽后间隙侵犯：MRI能区分咽后侵犯的内容是肿瘤直接侵犯还是咽后淋巴结转移，且能发现较小的咽后淋巴结转移，因此对于咽后间隙的侵犯，MRI较CT更敏感。

（6）疗效评估和复发的判断：MRI较CT能更好地分辨肿瘤的残留或黏膜、软组织的炎性水肿，在显示较小的残留病灶上亦更为敏感。

（7）放射损伤：MRI较CT能更好地显示脑干和脊髓的放射性损伤及更早期和更小颗叶上的放射性坏死灶。

（二）正电子发射断层显像（PET）

从20世纪90年代开始，PET开始应用于恶性肿瘤的临床显像检查。^{18}F-FDG PET主要从分子代谢水平显示肿瘤原发病灶和转移灶的影像性质，具有比CT和MRI灵敏度高、特异性好等特点。其在鼻咽癌的临床应用主要包括：①肿瘤良恶性的鉴别；②临床分期、预后的判断；③放、化疗效果的动态观察和评价；④放疗后复发和纤维化的鉴别。

PET-CT把PET与CT结合，使在一次检查中同时收集解剖和分子生物学信息成为可能，为鼻咽癌的精确分期和定位提供了依据。

（三）X线

胸部正侧位X线片可以了解胸部疾患，是排除鼻咽癌肺部转移和纵隔淋巴结转移的基础检查。

（四）B超

腹部B超是排除鼻咽癌肝、腹主动脉旁淋巴结转移的基础检查。颈部多普勒彩超检查可以帮助判定肿大淋巴结的性质，转移性淋巴结的特点为淋巴门结构不清或消失，多正圆形或椭圆形，长径比短径不大于2。

（五）放射性核素全身骨显像（ECT）

ECT常规应用于鼻咽癌治疗前分期的基础检查。一般认为ECT可在骨转移症状出现前3个月或X线平片检出骨破坏前3～6个月发现放射性浓集表现。值得注意的是，骨外伤、骨髓炎、股骨头无菌性坏死、骨代谢性疾病（佩吉特病）和原发甲状旁腺功能亢进症均可有局部骨放射性浓集的表现。因此，应结合临床检查、X线片或CT/MRI、骨穿刺病理检查等做出骨转移的判断。

三　鼻咽癌的病理学诊断

世界卫生组织（WHO）将鼻咽癌分为Ⅰ、Ⅱ、Ⅲ 3种类型。我国自1972年以来根据鼻咽癌的病理特征及其生物、临床行为特点，也相应制定了我国的鼻咽癌分类方法。但是，在临床工作中往往可以发现，同为非角化性癌，相同临床分期患者预后相差甚远[57]。最新的第四版WHO分型[58]把鼻咽癌分为角化鳞状细胞癌、非角化鳞状细胞癌、基底细胞样的鳞状细胞癌3种类型。中山大学肿瘤防治中心的邵建永教授于2016年依据肿瘤细胞形态及分化的不同，把非角化鳞状细胞癌分为3种不同类型[59]，即上皮型（epithelial carcinoma，EC）、肉瘤型（sarcomatoid carcinoma，SC）、混合型（mixedsarcomatoid-epithelial carcinoma，MSEC），对照见表4-2。

表4-2　世界卫生组织（WHO）分型及我国分型的对照

WHO分型		我国分型	
WHO既往分型	WHO第四版分型	我国既往分类	邵建永教授2016年新分型
Ⅰ型：角化鳞状细胞癌	角化鳞状细胞癌	高分化鳞癌	角化鳞状细胞癌
Ⅱ型：分化型非角化鳞状细胞癌	非角化鳞状细胞癌	低分化鳞状细胞癌	非角化鳞状细胞癌：上皮型（EC）、肉瘤型（SC）、混合型（MSEC）
Ⅲ型：未分化型非角化鳞状细胞癌	基底细胞样的鳞状细胞癌	未分化癌、分化极差的鳞状细胞癌、泡状核细胞癌、腺性分化的分化极差的腺鳞癌	

国内新的鼻咽癌病理分型，即EC、SC和MSEC，经李晓惠等[60]研究发现，较WHO的病理分型能更好地判断患者的预后，其原因可能在于上皮型较肉瘤型对放射治疗更敏感，患者预后较好。

第五节　鉴　别　诊　断

一　鼻咽腺样体增生

多见于儿童及青少年患者。腺样体随着年龄的增长逐渐萎缩，但也有部分人萎缩不完全。典型的腺样体增生表现为顶壁和顶后壁呈束状、橘子瓣状，有深纵形沟，其表面光滑而且位于正中，常易于辨认，无须活检。在合并感染时，腺样体表面的纵行沟可消失，肿大成结节状，可有脓性分泌，但一般无头痛及颈部淋巴结肿大。可局部冲洗抗炎观察，个别患者需行活体组织病理检查以排除鼻咽癌（图4-11，广东省中医院彭桂原教授提供）。

可见鼻咽顶后壁腺体增生呈橘子瓣状，表面光滑。

二　恶性淋巴瘤

起源于鼻咽的淋巴组织，属于结外淋巴瘤，一般以中、高度恶性的非霍奇金淋巴瘤为主。颈部也可同时或异时发现淋巴结肿物。临床表现以鼻咽症状或颈部肿物为主，但头痛及脑神经受侵症状较鼻咽癌少见，可伴发热、盗汗、肝脾肿大等全身症状和体征。鼻咽部检查肿块多为黏膜下球形隆起，光滑，少有溃疡坏死，触诊边界较为清楚，质地较软。颈部肿大淋巴结一般质地较软，或呈中等硬度，有韧性感，单个或多个融合呈分叶状，但活动度较好。确诊主要依靠病理活检切片组织学检查。需要强调的是，淋巴瘤的确诊不能依靠针吸细胞学检查，因为该检查存在较大的误差，必须依靠组织活检病理切片检查。诊断有疑问者必须进行特殊的染色方能确诊。对同时有颈部等区域性淋巴结肿大者，最好做淋巴结切除活检术，并行病理检查以明确诊断。取材部位选择淋巴结比选择鼻咽部的诊断率及可靠性高，故病理活检部位首选淋巴结（图4-12，广东省中医院彭桂原教授提供）。

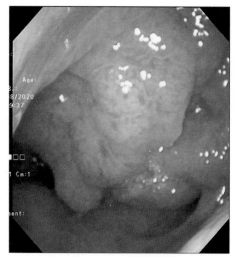

图 4-11　鼻咽腺样体增生

鼻咽顶后壁腺体增生呈橘子瓣状，表面光滑。

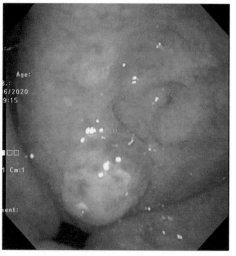

图 4-12　恶性淋巴瘤（NKT 细胞淋巴瘤）

鼻咽肿物呈结节型隆起，表面有溃疡。

三　鼻咽纤维血管瘤

鼻咽纤维血管瘤是鼻咽部最常见的良性肿瘤，多发生于10～25岁的青年男性，临床表现为反复发生的鼻出血，出血量较大，常无淋巴结肿大，较少侵犯脑神经。少数瘤体也可向邻近组织扩张生长而出现相应症状，如：侵入眼眶，出现眼球突出、视神经受压及视力下降等；侵入翼腭窝，引起张口困难；侵入鼻腔，引起鼻塞、外鼻畸形等。少数情况下也可侵入颅内压迫相应脑神经，引起头痛及脑神经麻痹的表现。镜检可见鼻咽部红色半圆形或分叶状肿物，表面光滑而血管丰富，呈暗紫红色如紫红葡萄样。CT/MRI增强扫描或MRA可确诊。因肿瘤极易出血，故临床上要慎行肿物活检，以免导致严重大出血。个别诊断困难者，应在手术室活检或做整体肿物切除手术，术后行病理检查确诊（图4-13，广东省中医院彭桂原教授提供）。

四 鼻咽慢性炎性增生性病变

患者一般多合并鼻炎、咽炎、鼻窦炎等，鼻咽部检查多可在顶壁、顶后壁发现单个或散在多个淋巴滤泡样淡红色小结节，表面黏膜光滑，无溃疡坏死，咽后壁可见淋巴滤泡增生。合并感染时可出现溃疡、出血，抗感染治疗后好转，可反复发作。在诊断困难时可依靠病理确诊（图4-14，广东省中医院彭桂原教授提供）。

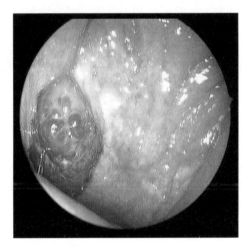

图 4-13 鼻咽纤维血管瘤

鼻咽部暗红色椭圆形肿物，基底宽，表面光滑且血管丰富。

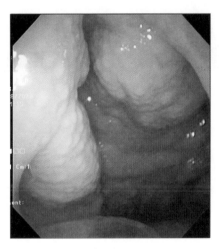

图 4-14 鼻咽慢性炎性增生

鼻咽部可见多个散在分布的淋巴滤泡样小结节，表面黏膜光滑，呈淡红色。

五 鼻咽部单纯囊肿

鼻咽部囊肿多位于鼻咽顶壁、顶后壁正中，表现为直径较小、表面光滑的圆形肿物，一般根据外观即可确诊，但对于囊肿直径超过1cm，尤其是囊肿出现波动时，应常规行MRI检查排除局部脑膜或脑实质膨出的可能，然后再行活检明确诊断（图4-15，广东省中医院彭桂原教授提供）。

六 鼻咽结核

鼻咽结核在临床上较少见，多表现为鼻咽顶壁、顶后壁呈散在的肉芽样小结节，可伴溃疡坏死，病变极少侵及咽隐窝。多无五官症状或头痛，无脑神经麻痹，常有午后低热、乏力、盗汗等全身症状。可同时有其他部位结核灶或结核病的既往史，临床与鼻咽癌鉴别较为困难，确诊依赖于病理诊断（图4-16，广东省中医院彭桂原教授提供）。

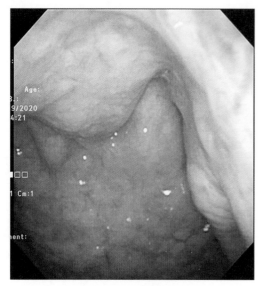

图 4-15　鼻咽囊肿
可见鼻咽顶后壁肿物，表面光滑且较为透亮。

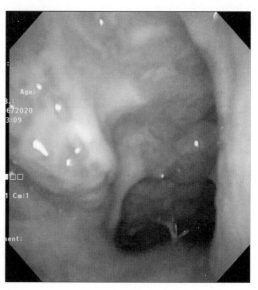

图 4-16　鼻咽结核
鼻咽部呈结节样隆起，表面污浊，伴有伪膜。

七　颅底脊索瘤

脊索瘤多见于青壮年男性，是由胚胎发育时残存的脊索发生的肿瘤，位于中线骨骼部位，从蝶枕区至骶尾部的任何轴向位置均可发生。颅底脊索瘤属于低度恶性肿瘤，生长慢，以局部侵袭性生长为主，可有溶骨性破坏。本病在确诊时肿瘤常已较大且易累及周围脑神经，使大动脉移位或包绕并侵及海绵窦。肿瘤向颅内生长，亦可向下侵至鼻咽顶或顶后壁，呈现黏膜下肿物隆起，颈部一般无肿大淋巴结。因颅底脊索瘤多有明显的骨质破坏，而且瘤体内可有钙化，因此普通X线平片可发现异常。结合CT/MRI有助于确诊，经鼻腔肿物活检或立体定向穿刺活检可明确诊断，诊断仍不明确而又高度怀疑颅底脊索瘤时，可直接行手术切除。

八　颈部肿块的鉴别

鼻咽癌的颈部肿块还需与颈部淋巴结炎、颈部淋巴结结核、颈动脉体瘤、神经鞘瘤、恶性淋巴瘤及其他颈部淋巴结转移癌鉴别。

（黄培钰）

【参考文献】

[1] 李振权，潘启超，陈剑经. 鼻咽癌的临床表现和诊断[Z]. The Annals of otology，rhinology，and laryngology，1983：199-252.

[2] 高黎，易俊林，黄晓东，等. 鼻咽癌根治性放疗10年经验总结[J]. 中华放射肿瘤学杂志，2006，15（4）：249-255.

[3] SELLERS L M. Cancer of the Nasopharynx：its Natural History and Treatment[M]. Springfield：charles C Thomas Publisher，1961：43-45.

[4] 闵华庆. 鼻咽癌[M]//李树玲. 头颈肿瘤学. 天津：天津科学技术出版社，1993：536-606.

[5] 陈曼娥. 鼻咽部癌肿的神经系统并发症[J]. 中华内科杂志，1962，10（7）：427.

[6] 刘泰福. 鼻咽恶性肿瘤的临床分析[J]. 中华放射学杂志，1954，1：31.

[7] 中山医学院病理解剖教研组. 全国肿瘤学术座谈会资料汇编[G]. 1959：632.

[8] 谢志光，李振权. 鼻咽癌的早期诊断和晚期发展规律[J]. 癌症，1982，1（1）：2.

[9] 卢泰祥，张恩罴. 鼻咽癌颈部淋巴结转移下组脑神经损害与咽旁侵犯[J]. 中华耳鼻咽喉杂志，1990，25（4）：231-233.

[10] 闵华庆. 鼻咽癌[M]//张天泽，徐光炜. 肿瘤学. 天津：天津科学技术出版社，1994：1071-1093.

[11] 黄文瑾，莫浩元，邓满泉，等. 鼻咽癌伴脑神经损伤与预后关系的探讨[J]. 临床耳鼻咽喉头颈外科杂志，2009，23（21）：964-967.

[12] 黄文瑾，周同冲，席红利，等. 鼻咽癌脑神经损伤程度分级与T分期的关系[J]. 热带医学杂志，2016，16（7）：856-862.

[13] 中山医学院附属肿瘤医院放射科. 鼻咽癌的放射治疗：分段放射治疗与连续分次放射治疗的比较[J]. 肿瘤防治研究，1974，2（4）：38-50.

[14] 张有望. 鼻咽癌[M]//汤钊猷. 现代肿瘤学. 上海：上海医科大学出版社，1993：586-610.

[15] ZOU X，YOU R，LIU H，et al. Establishment and validation of M1 stage subdivisions for de novo metastatic nasopharyngeal carcinoma to better predict prognosis and guide treatment[J]. Eur J Cancer，2017，77：117-126.

[16] 张万团，李振权. 鼻咽癌患者长期发热与远处转移关系的探讨[J]. 广东医学，1985，6（7）：28-29.

[17] 谢国锋，曹卡加，王成涛，等. 鼻咽癌患者外周血IL-10的测定和分析[J]. 广东医学，2009，30（6）：930-931.

[18] 谢国锋，曹卡加，张秀萍，等. 胸腺五肽对鼻咽癌放疗前后Th1和Th2型细胞因子的影响[J]. 广东医学，2010，31（22）：2956-2958.

[19] 刘秀建，冯兴义，郑自刚，等. PET-CT与MRI诊断中国人鼻咽癌转移的Meta分析[J]. 生物医学

工程与临床，2014，18（1）：35-38.

[20] 刘丽娟，金观桥，苏丹柯. ^{18}F-FDG PET-CT对鼻咽癌转移的诊断价值[J]. 功能与分子医学影像学（电子版），2017，6（1）：1151-1154.

[21] 谢志光，李振权，闵华庆. 鼻咽癌的自然发展及晚期病例的临床分型[J]. 天津医药杂志肿瘤学附刊，1963，1（3）：129.

[22] ZHANG M X，LI J，SHEN G P，et al. Intensity-modulated radiotherapy prolongs the survival of patients with nasopharyngeal carcinoma compared with conventional two-dimensional radiotherapy：A 10-year experience with a large cohort and long follow-up[J]. Eur J Cancer，2015，51（17）：2587-2595.

[23] TOMOKAZU Y，NAOHIRO W，SHIGEYUKI M，et al. Endoscopic nasopharyngectomy for patients with recurrent nasopharyngeal carcinoma at the primary site[J]. The Laryngoscope，2005，115（8）：1517-1519.

[24] 乔莉，邱建华，陈福权，等. 鼻内镜下鼻咽部扩大鼻咽肿瘤切除术[J]. 现代肿瘤医学，2005（5）：663-665.

[25] 梁碧玲，谢传淼. 鼻咽癌影像诊断进展[J]. 实用肿瘤杂志，2001（1）：3-5.

[26] KWONG D L，NICHOLLS J，WEI W I，et al. Correlation of endoscopic and histologic findings before and after treatment for nasopharyngeal carcinoma[J]. Head & Neck，2001，23（1）：34-41.

[27] 陶仲强，张政，周日晶，等. CT扫描和鼻内镜检对鼻咽癌诊断价值的比较[J]. 广西医学，2001（6）：1369-1372.

[28] NG S H，CHONG V F，KO S F，et al. Magnetic resonance imaging of nasopharyngeal carcinoma[J]. Top Magn Reson Imaging，1999，10（5）：290-303.

[29] 邓满泉，麦伟源，莫浩元. 纤维鼻咽镜活检方法的改进[J]. 癌症，1992，11：71-73.

[30] 闵华庆. 鼻咽癌诊断进展[M]∥姜泗长，阎承先. 现代耳鼻咽喉科学. 天津：天津科学技术出版社，1996.

[31] 沈锦雄. 实用耳鼻咽喉科学[M]. 北京：人民卫生出版社，1998.

[32] 黄晓明，邓满泉. 硬管咽喉镜检查鼻咽部的应用体会[J]. 现代医学仪器与应用，1998，4：21-23.

[33] 蔡继林，吴海波，李建良. 鼻内窥镜检查对早期鼻咽癌的诊断价值[J]. 中国耳鼻咽喉颅底外科杂志，1997，3：246.

[34] 张宝根，倪晓光. 窄带成像内镜在头颈部肿瘤诊断中的应用[J]. 癌症进展，2019，17（2）：125-127，161.

[35] 倪晓光，程荣荣，赖少清，等. 窄带成像内镜在原发病灶不明的颈部转移性鳞癌诊断中的作用[J]. 中华肿瘤杂志，2013，3509：698-702.

[36] FILAURO M，PADERNO A，PEROTTI P，et al. Role of narrow-band imaging in detection of head and

neck unknown primary squamous cell carcinoma[J]. Laryngoscope, 2018, 128（9）: 2060-2066.

[37] 白云丹, 徐聂, 李宇, 等. 内镜窄带成像技术在复发鼻咽癌诊断中的应用[J]. 川北医学院学报, 2019, 34（5）: 536-538, 543.

[38] 沈佳, 韩雪, 杜晓东, 等. 窄带成像内镜对鼻咽癌诊断价值的Meta分析[J]. 中华肿瘤防治杂志, 2016, 23（23）: 1579-1584, 1591.

[39] CHAN J Y, TSANG R K, WONG S T, et al. Indocyanine green fluorescence mapping of sentinel lymph node in patients with recurrent nasopharyngeal carcinoma after previous radiotherapy[J]. Head & Neck, 2015, 37（12）: E169-173.

[40] 练键勤, 凌威, 赵以谦. 高清染色内镜（i-scan）技术在鼻咽癌早期诊断中的价值分析[J]. 当代医学, 2020, 26（12）: 163-164.

[41] 冯剑, 周涵, 董伟达. 喉癌内镜诊断技术研究进展[J]. 山东大学耳鼻喉眼学报, 2019, 33（3）: 129-133.

[42] LI C, JING B, KE L, et al. 基于内镜图像深度学习的鼻咽恶性肿瘤检测模型的建立与验证[J]. 癌症（英文版）, 2019, 38（7）: 317-328.

[43] 王磊, 丁永玲, 杨家佳, 等. 新型快速病理诊断技术在鼻内镜下鼻咽活检中的临床应用价值探讨[J]. 国际医药卫生导报, 2019, 25（2）: 231-234.

[44] 罗耀凌, 陈浩, 彭颂国, 等. 联合检测EB病毒不同抗体及EB病毒DNA在鼻咽癌血清学诊断中的价值[J]. 中华医学杂志, 2013, 93（44）: 3516-3519.

[45] LI T, GUO X, JI M, et al. Establishment and validation of a two-step screening scheme for improved performance of serological screening of nasopharyngeal carcinoma[J]. Cancer Med, 2018, 7（4）: 1458-1467.

[46] MUTIRANGURA P, STONEBRIDGE P A, CLASON A E, et al. Ten-year review of non-ruptured aortic aneurysms[J]. Br J Surg, 1989, 76（12）: 1251-1254.

[47] LO Y M, CHAN L Y, CHAN A T, et al. Quantitative and temporal correlation between circulating cell-free Epstein-Barr virus DNA and tumor recurrence in nasopharyngeal carcinoma[J]. Cancer Res, 1999, 59（21）: 5452-5455.

[48] LO Y M, CHAN L Y, LO K W, et al. Quantitative analysis of cell-free Epstein-Barr virus DNA in plasma of patients with nasopharyngeal carcinoma[J]. Cancer Res, 1999, 59（6）: 1188-1191.

[49] HE S S, WANG Y, BAO Y, et al. Dynamic changes in plasma Epstein-Barr virus DNA load during treatment have prognostic value in nasopharyngeal carcinoma: a retrospective study[J]. Cancer Med, 2018, 7（4）: 1110-1117.

[50] CHAN K C A, WOO J K S, KING A, et al. Analysis of Plasma Epstein-Barr Virus DNA to Screen for Nasopharyngeal Cancer[J]. N Engl J Med, 2017, 377（6）: 513-522.

[51] LAM W K J, JIANG P, CHAN K C A, et al. Sequencing-based counting and size profiling of

plasma Epstein-Barr virus DNA enhance population screening of nasopharyngeal carcinoma[J]. Proc Natl Acad Sci USA，2018，115（22）：E5115-E5124.

[52] LAM W K J，JI L，TSE O Y O，et al. Sequencing Analysis of Plasma Epstein-Barr Virus DNA Reveals Nasopharyngeal Carcinoma-Associated Single Nucleotide Variant Profiles[J]. Clin Chem，2020，66（4）：598-605.

[53] LAM W K J，JIANG P，CHAN K C A，et al. Methylation analysis of plasma DNA informs etiologies of Epstein-Barr virus-associated diseases[J]. Nat Commun，2019，10（1）：3256.

[54] CHAN K C，JIANG P，CHAN C W，et al. Noninvasive detection of cancer-associated genome-wide hypomethylation and copy number aberrations by plasma DNA bisulfite sequencing[J]. Proc Natl Acad Sci USA，2013，110（47）：18761-18768.

[55] XU M，YAO Y，CHEN H，et al. Genome sequencing analysis identifies Epstein-Barr virus subtypes associated with high risk of nasopharyngeal carcinoma[J]. Nat Genet，2019，51（7）：1131-1136.

[56] YANG M J，GUO J，YE Y F，et al. Decreased macrophage inflammatory protein（MIP）-1alpha and MIP-1beta increase the risk of developing nasopharyngeal carcinoma[J]. Cancer Commun（Lond），2018，38（1）：7.

[57] CHAN A T，TEO M L，LEE W Y，et al. The significance of keratinizing squamous cell histology in Chinese patients with nasopharyngeal carcinoma[J]. Clin Oncol（R Coll Radiol），1998，10（3）：161-164.

[58] EI-NAGGAR A K，CHAN J K C，GRANDIS J R，et al. WHO classification of tumours of the nasopharynx：4th Edition[Z]. WHO Classification of Head and Neck Tumours，International Agency for Research on Cancer，Lyon，2017：64.

[59] WANG H Y，CHANG Y L，TO K F，et al. A new prognostic histopathologic classification of nasopharyngeal carcinoma[J]. Chin J Cancer，2016，35：41-57.

[60] 李晓惠，许啸，徐冰清，等. 鼻咽癌新病理分型对鼻咽癌放射敏感性及预后的影响[J]. 广东医学，2020，41（5）：454-458.

第五章 ◇ 鼻咽癌的分期及治疗原则

第一节 概　　述

临床分期是指导治疗、判断预后和交流学术成果的基础。目前，在世界范围内，广泛使用的鼻咽癌分期系统是美国抗癌协会（AJCC）和国际抗癌联盟（UICC）提出的分期标准。我国鼻咽癌发病例数多，分布地域广并且集中，因此国内学者对鼻咽癌分期进行了不断探索和改进，积累了丰富的宝贵经验，制定了以我国病例资料为基础的鼻咽癌临床分期系统。

随着鼻咽癌治疗领域设备和技术的不断提高，在调强放疗的时代，鼻咽癌的局部控制率和生存率都得到了极大的提升，初治无远处转移鼻咽癌放化疗后5年生存率由15%～25%逐渐提高到如今的80%～85%[1-3]。在IMTR治疗模式下，专家学者也对鼻咽癌的临床分期系统进行了一系列探索，并结合对鼻咽癌预后有重要意义的分子生物学指标，构建鼻咽癌新的分期系统，为鼻咽癌的危险分层及个体化治疗提供更为准确的参考依据。

鼻咽癌的治疗方式包括放射治疗、药物治疗及手术治疗。对应的分期不同，治疗方式也不尽相同。例如初治Ⅰ期（AJCC第八版）鼻咽癌，以单纯放疗为主；初治Ⅱ～Ⅳa期（AJCC第八版），以放疗联合化疗为主。对于复发鼻咽癌，可手术切除者，以手术治疗为主；不可手术切除者，以再程放疗联合或不联合全身化疗为主。远处转移鼻咽癌，以系统性化疗联合或不联合局部治疗为主。

第二节　国内鼻咽癌分期系统的更新

我国是鼻咽癌的高发区，鼻咽癌的发病特点与欧美等低发区存在极大的差别，制定符合我国国情的鼻咽癌分期系统对指导治疗具有重要意义。国内第一个鼻咽癌分期系统是1959年制定的天津分期，而后是1965年制定的上海分期，该分期主要基于以下两个临床发现制定：第一，鼻咽肿瘤局部侵犯范围越广的患者预后越差；第二，颈部转移淋巴结体积大、固定或伴有锁骨上淋巴转移的患者预后差。由于考虑到淋巴结肿大常常侵犯第Ⅸ~Ⅻ对脑神经或颈交感神经症状的损害，因此，将后四对脑神经侵犯归在N分期中。该分期被应用多年，后于1979年进行了修改，形成长沙分期。长沙分期主要修订的内容是将脑神经侵犯归为T分期。1981年我国鼻咽癌研究者结合长沙分期和香港何氏分期（1978年）的优缺点，修订形成了广州分期。广州分期修订的内容主要是将局限于鼻咽腔内的鼻咽肿瘤，不论几个侧壁受侵犯均归为T_1期[4]。1992年，诞生了鼻咽癌福州分期（简称"1992福州分期"），这是我国鼻咽癌分期标准制定从基于临床经验和专家共识到基于循证医学的首创。该分期是广州中山大学肿瘤防治中心闵华庆教授、洪明晃教授等回顾性研究该中心基于CT诊断并采用当时标准的放疗技术治疗的421例初诊鼻咽癌患者的资料后，在分析比较以往国内外分期优缺点的基础上，结合CT扫描和临床检查结果，将所有T分期、N分期的因素纳入统计，采用Cox回归模型进行预后分析，分层组合各种因素修订形成的[5]。1992年的福州分期在中国使用了近20年，其间鼻咽癌治疗在中国先后经历了摒弃分段放疗[6]、采用面颈联合野常规放疗[7]、开展调强放疗[8]、采用放化疗综合治疗[9]、广泛应用MRI[10]等发展历程，使得该分期标准已经无法适应新形势下的鼻咽癌治疗。

到了2008年12月，中国鼻咽癌临床分期工作委员会以循证医学为依据，综合分析了鼻咽癌分期相关文献，在专家集体讨论的基础上，对鼻咽癌的分期修订达成了共识，形成了"鼻咽癌2008广州分期"方案[11]。鼻咽癌2008广州分期较旧分期的修订要点如下：①咽旁间隙侵犯包括茎突前间隙、茎突后间隙，均归为T_2期；②脑神经侵犯归为T_4期；③对T分期进行简化，去除颈椎前软组织、软腭、翼腭窝、眼眶、颈椎等因素；④用咀嚼肌间隙的概念替代颞下窝；⑤咽后淋巴结转移归为N_{1a}期；⑥N分期基于MRI影像和RTOG（2006年）颈部淋巴结分区标准，取代原上下颈、锁骨上分区法，删除淋巴结活动度因素，将淋巴结部位、大小、侧数、包膜外侵犯作为新的分期因素。修订后的分期还明确了各解剖结构的定义，如咽旁间隙受累定义为肿瘤侵犯超过咽颅底筋膜、鼻腔和鼻咽的分界为双侧上颌窦后壁连线，提高了可判读性，减少了主观误差。此外，2008广州分期还确立了MRI影像学作为鼻咽癌分期的首要手段，并建立了磁共振扫描规范和报告模板，明确规定了颈部转移淋巴结的影像学诊断标准，以减少实际临床应用中的主观性，便于临床医师掌握，使得治疗手段更加客观，效果更加明显。见表5-1。

表5-1 国内鼻咽癌1992福州分期和2008广州分期

分期	1992福州分期	2008广州分期
T分期	T_1：局限于鼻咽腔	T_1：局限于鼻咽腔
	T_2：侵犯鼻腔、口咽或在咽旁间隙SO线以前	T_2：侵犯鼻腔、口咽、咽旁间隙
	T_3：在咽旁间隙SO线以后或累及颅底、翼腭窝或有单一前组或后组脑神经损害	T_3：侵犯颅底、翼内肌
	T_4：前后组脑神经同时受损或侵犯鼻窦、海绵窦、眼眶、颞下窝，第一、二颈椎受侵	T_4：侵犯脑神经、鼻窦、翼外肌及以外的咀嚼肌间隙、颅内（海绵窦、脑膜等）
N分期	N_0：未扪及肿大淋巴结	N_0：未扪及肿大淋巴结
	N_1：上颈部淋巴结直径<4cm、活动	N_1： N_{1a}：咽后淋巴结转移 N_{1b}：单侧Ⅰb、Ⅱ、Ⅲ、Ⅴa区淋巴结转移且直径≤3cm

（续上表）

分期	1992福州分期	2008广州分期
N分期	N_2：下颈部淋巴结直径4～7cm或活动受限	N_2：双侧 I b、II、III、V a区淋巴结转移，或直径>3cm，或淋巴结包膜外侵犯
	N_3：锁骨上区有肿大淋巴结，或淋巴结直径>7cm，或淋巴结固定及皮肤浸润	N_3：IV、V b区淋巴结转移
M分期	M_0：无远处转移	M_0：无远处转移
	M_1：有远处转移	M_1：有远处转移
临床分期	I 期：$T_1N_0M_0$	I 期：$T_1N_0M_0$
	II 期：$T_2N_0M_0$，$T_{0-2}N_1M_0$	II 期：$T_1N_{1a\sim1b}M_0$，$T_2N_{0-1b}M_0$
	III 期：$T_3N_{0-1}M_0$，$T_{0-3}N_2M_0$	III 期：$T_{1-2}N_2M_0$，$T_3N_{0-2}M_0$
	IVa期：$T_4N_{0-2}M_0$，$T_{0-4}N_3M_0$	IVa期：$T_{1-3}N_3M_0$，$T_4N_{0-3}M_0$
	IVb期：任何T、任何N和M_1	IVb期：任何T、任何N和M_1

注：1992福州分期中，上、下颈部的分界为环状软骨下缘，SO指茎突至枕骨大孔中线后缘的连线，淋巴结直径指最长径；2008广州分期中，淋巴结直径指最大轴径。

第三节　国际上UICC/AJCC分期系统的更新

国际上对于鼻咽癌的临床分期主要有UICC和AJCC分期标准。1988年，UICC和AJCC对这两组分期标准进行了统一，形成了第四版的鼻咽癌UICC/AJCC分期标准，该分期标准未根据肿瘤累及部位的多少划分T_1和T_2，也没有咽旁侵犯的概念。1997年第五版的UICC/AJCC分期是鼻咽癌分期研究的里程碑，它综合了香港何氏分期的优点，重视咽旁、脑神经、颅内等部位侵犯的预后意义，并注意到鼻咽癌淋巴结转移与其他头颈部肿瘤的生物学特征存在极大不同，由此提出了新的N分期标准。在第五版的基础上，第六版UICC/AJCC鼻咽癌分期于2002年提出，该分期增加了T_4咀嚼肌间隙的概念。在中国2008广州分期修订时，香港及欧美地区普遍使用UICC/AJCC分期第六版[12]，但UICC/AJCC分期标准也存在1992福州分期所存在的问题，诸如咽后淋巴结、颞下窝等解剖结构的规定模糊不清。从2010年起，AJCC开始使用修订后的第七版分期[13]，当时国内外两种分期标准的争议点主要有以下方面：①咀嚼肌间隙预后如何，是否将整个咀嚼肌间隙包括翼内肌、翼外肌均归为T_4期[14-15]；②基于MRI判断的淋巴结包膜外侵犯是否应该纳入N分期[16]。第七版分期将既往归为T_2期的鼻腔、口咽侵犯划分为T_1期，并将咽后淋巴结转移归为N_1期。

随着时间的推移，UICC/AJCC分期筹备委员会在收集UICC/AJCC分期第八版修订意见时，主要考虑以下问题：①UICC/AJCC分期第七版基于常规放疗数据的临床分期，需要修订适应调强放疗时代的分期标准；②解决分期在临床应用中的咀嚼肌间隙、椎前肌的归属和何氏分期中锁骨上窝的判断问题；③分期能否予以简化。同时，UICC/AJCC分期筹备委员会还希望促进世界范围内统一使用UICC/AJCC分期系统，但需要充分考虑中国2008广州分期系统的优点，将其纳入新的分期，以达到优化。在此期间，潘建基与Lee等回顾性分析了福建省肿瘤医院和香港东区尤德夫人那打素医院共同收集的1 609例首诊无转移并接受调强放疗的鼻咽癌患者的资料，针对UICC/AJCC分期筹备委员会考虑的上述分期问题进行逐一统计分析，结果发现，在无其他T_3期、T_4期解剖结构受侵的患者中，伴有咀嚼肌间隙（翼内肌和/或翼外肌）侵犯、椎前肌侵犯及咽旁间隙侵犯的3组患者总生存率（overall survival，OS）相近，伴广泛软组织（上述侵犯结构以外的软组织）受侵患者的OS与伴颅内侵犯或脑神经侵犯的患者相似[17]。仅2%的患者锁骨区淋巴结以上转移直径>6cm，其OS与下颈部淋巴结转移者类似[17]。用下颈（环状软骨尾侧缘以下）代替锁骨上窝并不影响N分期之间的风险差异性[17]。此外，T_4N_{0-2}期、$T_{1-4}N_3$期OS相近。因此，他们建议第八版UICC/AJCC分期将翼内肌或翼外肌从T_4期降到T_2期，增加椎前肌为T_2期，下颈区（包括以往的锁骨上窝淋巴结、Ⅳ区或Ⅴ区）及最大淋巴结直径>6cm合并归为N_3期，将T_4期、N_3期统一归为Ⅳa期。这些改变不仅使相邻分期间风险差异性更好，而且使临床实践性与全球适用性达到最佳平衡[18]。该研究结果获得了UICC/AJCC分期筹备委员会的一致认可，相关建议最终被纳入UICC/AJCC分期第八版[18]。同时，该分期也确立了头颈部MRI检查为鼻咽癌T分期、N分期的首要手段和依据。对于淋巴结阳性、T_3/T_4期、症状、体征或生化检查提示远处转移的鼻咽癌患者，建议行PET-CT检查，以明确有无远处转移。PET-CT不仅在发现远处转移和第二原发肿瘤的敏感性方面优势明显[19]，还能弥补MRI在判断颈部淋巴结转移方面的不足[20]，且其最大的标准摄取值（SUV_{max}）可作为鼻咽癌患者的独立预后因素[21-22]。

　　有研究者将中国鼻咽癌2008广州分期及UICC/AJCC鼻咽癌分期第八版进行比较。结果显示，2008广州分期、UICC/AJCC第八版分期系统的T、TNM分期人群分布一致性分别为62.7%（κ=0.490）和79.5%（κ=0.694），一致性中等；N分期系统人群分布一致性为100%（κ=1.000），一致性较好。就T分期而言，与2008广州分期相比，UICC/AJCC第八版的T分期分布有降无升，主要原因是UICC/AJCC第八版将口咽和鼻腔受侵由2008广州分期的T_2降为T_1，翼内肌、翼外肌受侵分别从T_3、T_4降为T_2，鼻窦受侵由T_4降为T_3。与2008广州分期相比，基于UICC/AJCC第八版分期的患者无局部进展生存率除了在T_2与T_3、T_2与T_4之间差异有统计学意义以外，T_1与T_3、T_4之间的差异也有统计学意义。此外，大宗病例回顾性分析发现，两个分期相比，UICC/AJCC分期的T分期较好，中国2008广州分期的N分期更优[23]。中国鼻咽癌分期工作委员会牵头的一项前瞻性鼻咽癌分期多中心研究也发现，两种分期的病例分布、临床分期及T分期的预后相似，中国2008广州分期的N分期预后更优，但也需要进一步研究和完善。UICC/AJCC第七版和第八版鼻咽癌分期对比见表5-2。

表5-2 UICC/AJCC第七版和第八版鼻咽癌分期对比

分期	第七版	第八版
T分期	T_1：局限于鼻咽，或累及口咽或鼻腔	T_1：局限于鼻咽腔或口咽或鼻腔
	T_2：侵犯咽旁间隙	T_2：侵犯咽旁间隙及邻近软组织（翼内肌、翼外肌、椎前肌）
	T_3：颅底骨质和/或鼻窦受累	T_3：侵犯颅底骨质（颅底、颈椎）、鼻旁窦
	T_4：颅内侵犯，脑神经、下咽、眼眶、颞下窝、咀嚼肌间隙受侵	T_4：颅内侵犯，脑神经、下咽、眼眶受侵，广泛的软组织侵犯（超过翼外肌外侧缘）
N分期	N_0：无颈部淋巴结转移	N_0：颈部淋巴结阴性
	N_1：锁骨上窝以上单侧颈部淋巴结转移，单侧或双侧咽后淋巴结转移，最大径≤6cm	N_1：环状软骨尾侧缘以上的单侧颈部淋巴结和/或咽后淋巴结（不论侧数）转移，最大径≤6cm
	N_2：锁骨上窝以上双侧颈部淋巴结转移，最大径≤6cm	N_2：环状软骨尾侧缘以上的双侧颈部淋巴结转移，最大径≤6cm
	N_3： N_{3a}：淋巴结最大径>6cm N_{3b}：锁骨上窝淋巴结转移	N_3：单侧或双侧颈部淋巴结转移，最大径>6cm，和/或环状软骨尾侧缘以下区域的淋巴结转移
M分期	M_0：无远处转移	M_0：无远处转移
	M_1：有远处转移	M_1：有远处转移
临床分期	Ⅰ期：$T_1N_0M_0$	Ⅰ期：$T_1N_0M_0$
	Ⅱ期：$T_1N_1M_0$，$T_2N_{0\sim1}M_0$	Ⅱ期：$T_1N_1M_0$，$T_2N_{0\sim1}M_0$
	Ⅲ期：$T_{1\sim2}N_2M_0$，$T_3N_{0\sim2}M_0$	Ⅲ期：$T_{1\sim2}N_2M_0$，$T_3N_{0\sim2}M_0$
	Ⅳa期：$T_4N_{0\sim2}M_0$，$T_{0\sim4}N_3M_0$	Ⅳa期：T_4或N_3M_0
	Ⅳb期：任何T、N_3 Ⅳc期：任何T、任何N和M_1	Ⅳb期：任何T、任何N和M_1

第四节 转移鼻咽癌分期

转移鼻咽癌根据转移灶的出现与治疗相对应的时间顺序，分为同时转移和异时转移。同时转移为在治疗前即出现转移，异时转移为在治疗后出现转移。同样，对于转移鼻咽癌，临床上仅用"M_1"期对其进行分期，并没有进一步的分层细则，因此，以往的分期不仅不能对转移鼻咽癌的生存预后进行危险分层，亦不能更好地指导患者治疗。如何修改M分期以进行更精确的预后预测、制订更适合的治疗计划显得尤为重要。许多研究报道肿瘤负荷越大，鼻咽癌的预后越差。中山大学肿瘤防治中心的吴沛宏团队已经提出了评估转移鼻咽癌的理论公式：$V_t = V_1 + V_2 + V_3 +, \cdots, + V_n + V_x$，其中$V_1$，$V_2$，$V_3$，$\cdots$和$V_n$定义为当前最佳诊断成像系统下每个可见病变的肿瘤体积，V_x定义为不可见病变的总肿瘤体积。治疗转移鼻咽癌的理想策略是联合局部和全身治疗消除所有可见病变，然后通过化疗、免疫疗法或靶向治疗根除隐性病变（V_x），最终实现肿瘤病灶的完全缓解（CR）。然而，由于当前诊断和治疗技术的限制，这种定位并靶向治疗每个可见转移病灶是复杂且难以实现的。因此，M分期系统应考虑精确性和实用性之间微妙的平衡。实用性要求新的类别策略应与当前的临床实践相关，以证据为基础，并反映在Cox多元回归分析中一致确定的主要预后因素。

异时转移患者约占所有转移鼻咽癌患者的65%。通常，他们的原发性肿瘤已得到很好的控制，转移灶的病情可能与生存率最相关。据报道肝脏受累与预后不良相关，单独肺转移是异时转移鼻咽癌患者的有利预后因素。此外，单个位置（器官或部位）的单个转移性病变患者，其生存时间较单个位置的多个转移性病变或多个位置的转移性病变患者相比显著延长。Pan等回顾性分析了640例异时转移鼻咽癌患者的数据，发现转移灶数目（单个或多个）是患者独立的预后因素，而转移部位（单个或多个）的数量却不是[24]。然而，该研究结果应该谨慎解释，因为在该研究中并未包括远处淋巴结转移，并且患者入组的时间从1995年到2007年，间隔相对较长。Shen LJ等纳入了2000—2009年的1 242例异时转移鼻咽癌患者，经过研究发现：第一，转移病灶的数量（多个或单个）和转移部位（多个或单个）是影响异时转移鼻咽癌患者OS最显著的因素；因此，可根据这两个因素对患者进行总体分类。第二，M1类别的多级命名系统可以进一步区分在总体分类下具有不同预后价值的亚组。第三，只有单个转移性病变（M1-B1：骨转移；M1-L1：肺转移；M1-H1：肝转移；M1-N1：淋巴结转移）或仅肝脏中有两个转移性病变（M1-H2）的患者可能是积极治疗的理想候选者（表5-3）[25]。

在同时转移鼻咽癌的研究中，Pan等回顾性分析了376例同时转移鼻咽癌患者的数据，单因素分析结果表明肝脏受累和多发病灶是患者总生存率的不利因素。然而，这两个因素在多因素分析中未能保持其显著性，这可能是相对较小的样本量和入组群体的异质性所导致的[26]。Shen L J等纳入了更多的同时转移鼻咽癌患者（505例），研究发现，转移最常见的器官或部位为骨骼（65.9%）、肝脏（30.7%）、远处淋巴结（28.5%）和肺部（26.9%）。其次，N分期、转移病变数、肝脏受累情况、化疗周期和原发肿瘤放疗是同时转移鼻咽癌患者OS的独立预后因素。最后，他们基于肝脏受累和转移病灶数量，提出了一种新的M分期，进一步将人群细分为三个M1亚类：M1a，单独器官-单发病灶（未累及肝）；M1b，肝-单发病灶或除肝以外-多发病灶；M1c，涉及肝-多发病灶[27]。虽然该分期系统对M1分期进行了细分，但是该系统对患者后续的治疗并无指示作用。因此，Zou X等纳入了977例同时转移鼻咽癌患者，开展了大型的队列研究。该研究主要有如下发现：第一，肝脏受累和转移病变数是同时转移鼻咽癌患者OS的独立预后因素。第二，当涉及肝脏转移时，寡转移灶患者与多发转移灶患者的生存结果无统计学意义。因此，他们亦将同时转移鼻咽癌分为M1a（无肝转移-寡转移病灶）、M1b（无肝转移-多发转移病灶）或M1c（有肝转移），并且，他们发现这三组之间的生存预后存在统计学差异。第三，在前述分期下，化疗联合局部放疗可能使非肝脏受累的患者受益（M1a和M1b）；同时，他们证实在同时转移鼻咽癌患者接受系统性化疗和局部区域根治性放疗的基础上，再接受转移病灶局部治疗的生存获益不明显，即使对于M1a患者也是如此。当然，这些研究结果均需要更多的研究，尤其是前瞻性临床研究予以证实（表5-4）[28]。

无论是在异时转移鼻咽癌中还是在同时转移鼻咽癌中，肝转移均为一个不良的预后因素。当肿瘤合并肝转移时，因肝脏的血供非常丰富，故易出现肝脏多发转移，以及合并其他脏器的广泛转移，因此，肝转移一直被认为是预后较差的独立因素。TIAN等对85例初治肝转移鼻咽癌患者的回顾性分析认为，这些患者的中位生存时间为19个月，3年总生存率为14.1%[29]。

表5-3 同时转移分期

病灶数量	无肝脏转移	肝脏转移
孤立病灶（≤2个）	M1a	M1c
多发病灶（>2个）	M1b	M1c

表5-4 异时转移分期

病灶数量	孤立器官（1个）	多发器官（≥2个）
孤立病灶（1个）	M1a	—
多发病灶（≥2个）	M1b	M1c

第五节 复发、坏死鼻咽癌分期

局部复发是鼻咽癌最常见的治疗失败模式之一，治疗棘手。由于患者接受过根治性放疗，因此复发病灶对射线不敏感，而正常组织器官耐受力却显著降低，导致再程放疗效果不佳，5年生存率仅20%~40%，且后遗症多，鼻咽坏死发生率高达30%~40%，严重影响患者的生存质量甚至危及生命安全。因此，筛选出影响复发鼻咽癌再程放疗的生存预后因素，对患者采取个性化的再程放疗，在临床上显得极为重要。针对复发鼻咽癌，临床上尚无特异的分期系统。复发鼻咽癌沿用初诊鼻咽癌的UICC/AJCC分期系统，仅在对应的分期前加"r"以显示其为复发分期，但复发鼻咽癌和初诊鼻咽癌不仅在肿瘤生物学上有显著区别，而且在患者生存预后上亦存在较大的差异。因此，使用同一分期肯定无法做到精确预测患者生存预后，同时对复发患者的治疗选择亦无指示作用。针对放射性后遗症，如鼻咽坏死，临床上亦无相应的危险分层及分级诊疗规范。

对局部复发鼻咽癌调强放疗预后因素的相关报道不尽相同，这在一定程度上是由患者的异质性引起的。复发T分期是较常见的影响预后的因素之一。Kong等[30]对77例复发患者的研究发现，复发T分期是影响其预后的重要因素，rT$_0$~rT$_2$期和rT$_3$~rT$_4$期患者的3年OS分别为66.4%和27.2%。一篇关于头颈部肿瘤的荟萃分析[31]发现，随着年龄的增长，放化疗的生存获益逐渐减少，而非肿瘤相关的病死率却显著增加。Tian等[32]的研究发现，≤50岁和＞50岁患者的5年OS分别为43.3%和37.5%，提示复发年龄较小者预后越好。有研究[33]显示，复发间隔是影响总生存率的预后因素之一，并报道复发间隔≥36个月和＜36个月患者的2年OS分别为76.6%和51.4%，而Kong等[30]的研究结果却显示复发间隔≤24个月和＞24个月，其OS、PFS和无局部复发生存率（LRFS）的差异并无统计学意义。对于再程放疗的最佳剂量，目前并无明确规定。有研究[34]认为，一定程度上提高靶区剂量可实现较好的局部控制率，但亦可导致严重的并发症。Tian等[32]的研究发现，再程放疗剂量＞68Gy的5年OS优于≤68Gy者。为了制定复发鼻咽癌接受再程调强放疗的预后分层模型，筛选出更适合行再程调强放疗的复发鼻咽癌患者，中山大学肿瘤防治中心的韩非等联合新加坡国立大学的Melvin L. K. Chua等，共纳入了两家医院共558例接受调强放射治疗的复发鼻咽癌患者，通过统计分析发现GTV、一程放疗时即出现≥3级毒性反应、rT分期、再程调强放疗的等效生物学剂量与患者的总生存显著相关。基于这几个因素，他们建立了分层模型。试验组和对照组均证实，在分层模型中定义为低危组的患者，其接受再程调强放疗的总生存率显著高于高危组患者，同时低危组5级放疗毒性反应的发生率显著低于高危组（表5-5、表5-6）[35]。

外科治疗能够直接切除放疗不敏感的病灶，避免再程放疗所致的后遗症，理论上是复发鼻咽癌的最佳治疗方法。但由于鼻咽位置深在，常规开放式手术存在入路冗长、创伤大、术野不清、难以整块切除和伤口愈合困难等技术瓶颈，难以推广应用。本书主编陈明远教授首创经鼻内镜鼻咽切除+带血管蒂鼻腔黏膜瓣修复术，解决了鼻咽癌手术创伤大、难以整块切除、伤口难以愈合等难题，为复发鼻咽癌提供了一个新型、系统、安全、有效的治疗模式。

为了对复发鼻咽癌制定专门的分期系统，精准预测患者的生存预后并规范复发鼻咽癌的治疗。陈明远教授团队开展了该研究，共纳入894例复发鼻咽癌患者。首先，定义出鼻咽病灶的可切除范围，在此范围内，使用鼻内镜手术可将鼻咽病灶根治性切除。该范围包括如下区域：①局限于鼻咽腔的病灶（rT$_1$）；②局限于后鼻孔或鼻中隔的病灶（rT$_2$a）；③局限于表浅的咽旁间隙（rT$_2$b）且距离颈内动脉大于0.5cm的病灶；④局限于蝶窦底壁（rT$_3$）且距离颈内动脉、海绵窦大于0.5cm的病灶。其次，根据NCCN指南，将rN分为rN-不可切除的（严重侵犯颈椎、臂丛、颈深部肌肉或颈总动脉）和rN-可切除的（未严重侵犯上述结构）。其次，根据鼻咽加颈的影像数据，将所有复发肿瘤分期（rT）和复发淋巴结分期（rN）分为可切除（rT-resectable和rN-resectable）或不可切除（rT-unresectable和rN-unresectable）两部分。根据相似的临床特征和死亡风险比，将这些分期（rT-resectable/rT-unresectable和rN-resectable/rN-unresectable）重新细分为手术（s）T分期（sT）和手术N分期（sN）。同时，使用Cox比例风险模型，将sT和sN重新整合并形成一个新的手术分期系统。最后，提出复发鼻咽癌临床新分期，将复发鼻咽癌分为微小病灶（Ⅰ期）、局限复发（Ⅱ期）、广泛复发（Ⅲ期）和远处播散（Ⅳ期）等四期，准确预测了复发鼻咽癌的死亡风险。同时，亦证实在Ⅰ/Ⅱ期复发鼻咽癌中，相对于调强放疗，经鼻内镜鼻咽切除+鼻黏膜瓣修复术可将5年总生存率提高20.6%；同时还证明，调强放疗和全身化疗分别是Ⅲ期和Ⅳ期复发鼻咽癌的最有效治疗方法，确立了复发鼻咽癌的分层治疗原则（表5-7）[36]。

陈明远教授团队还将此术式应用于鼻咽坏死的治疗，合理扩展了新术式的适用人群。鼻咽坏死是鼻咽癌放疗最严重的并发症，咽旁坏死的患者，颈内动脉破裂大出血致死的比率高达70%，保守治疗治愈率仅为13.4% ~ 28.6%。陈明远教授团队另辟蹊径，采用前述新术式，将坏死鼻咽癌2年生存率从46.3%提高至85.3%，基本解决了这个国际性治疗难题。同样为了推广应用，陈明远教授团队开展了相关研究，首次提出坏死鼻咽癌的临床分期，指导坏死鼻咽癌的手术治疗。在该研究中，共纳入276例鼻咽癌放疗后鼻咽坏死患者。通过多因素分析，证实再程放疗和颈内动脉暴露为鼻咽癌放疗后鼻咽坏死患者总生存率的独立预后因素。根据这两个因素，将患者分为三个亚组，分别为高危组、中危组和低危组，且三组的总生存率存在统计学差异。进一步的研究证实，在这三组中，鼻内镜手术治疗相对于常规保守治疗能为患者带来更显著的生存获益[37]。

表5-5　再程放疗预后模型（根据总生存率）

危险因素	计算模型
年龄（复发）	$2 \times$ 年龄（y）
GTV（复发）	$1.4 \times$ GTV（mL）
首程放疗引起的≥3级毒性	$64 \times 0/1$（no=0，yes=1）
$rT_{3/4}$期	$67 \times 0/1$（no=0，yes=1）
再程IMRT的2Gy分次放射等效剂量≥68Gy	$67 \times 0/1$（no=0，yes=1）

依据得分分层：高危组>252，低危组≤252。

表5-6　再程放疗预后模型（根据5级放疗毒性发生率）

危险因素	计算模型
年龄（复发）	$3.8 \times$ 年龄（y）
GTV（复发）	$1.4 \times$ GTV（mL）
首程放疗引起的≥3级毒性	$71 \times 0/1$（no=0，yes=1）
$rT_{3/4}$期	$49 \times 0/1$（no=0，yes=1）
再程IMRT的2Gy分次放射等效剂量≥68Gy	$38 \times 0/1$（no=0，yes=1）

依据得分分层：高危组>327，低危组≤327。

表5-7　复发鼻咽癌手术分期系统

T/N再分期	手术分期
手术T分期（sT）	s I 期
$sT_1 = rT_1$	sT_1　sN_0　M_0/sT_0　sN_1　M_0
$sT_2 = rT_{2-可切除} + rT_{3-可切除}$	s II 期
$sT_3 = rT_{2-不可切除} + rT_{3-不可切除} + rT_4$	sT_2　sN_0　M_0/sT_{1-2}　sN_1　M_0
手术N分期（sN）	s III 期
$sN_1 = rN_{1-可切除} + rN_{2-可切除} + rN_{3-可切除}$	sT_3　sN_{0-1}　M_0/sT_{0-3}　sN_2　M_0
$sN_2 = rN_{1-不可切除} + rN_{2-不可切除} + rN_{3-不可切除}$	sIV期 任何T　任何N　M_1

第六节　联合生物标志物的鼻咽癌分期研究

从19世纪50年代开始，我国在鼻咽癌治疗上一直在修订和使用自己的分期系统，并在提出疑问和解决问题中不断完善。以往认为基于肿瘤侵犯范围的TNM分期标准是肿瘤人群在首诊或术后的最佳预后预测及分层治疗的参考依据。但现代分子生物学技术的革新，以及各种具有精确预测预后并准确指导治疗作用的生物标志物的发现，使得基于TNM分期标准制定治疗策略的传统思维受到现代个体化治疗理念的挑战。例如，在第八版的AJCC乳腺癌分期中，除了之前的TNM分期外，还引入了HER2、ER、PR等生物标志物的评估。近几年在鼻咽癌的研究中，亦揭示了众多有效的生物标志物，包括EB病毒DNA、高敏性C反应蛋白（CRP）、miRNA、EBV miRNA、铁蛋白、乳酸脱氢酶（LDH），甚至血红蛋白、中性粒百分比和血小板等。其中，EB病毒DNA拷贝量是被研究最多的，被认为与鼻咽癌最相关且最特异的生物标志物，但能否将其引入分期系统还需要更多的研究证实。

一些研究表明鼻咽癌原发病灶体积可反映预后，建议将其纳入分期系统，但肿瘤体积的评估和分级尚未统一，若引入分期系统，还需采用分期研究的方法确定其地位和具体修订方案。进入21世纪以来，随着现代分子生物学的发展，越来越多的鼻咽癌相关分子标志物逐渐被挖掘，这给疾病的诊断、治疗和预后等各个方面带来了新的曙光。因此寻找鼻咽癌发生、发展和预后相关的分子标志物，推动实现早期诊断和个体化治疗，成为一个重要的研究方向。然而，这些分子标志物能否被纳入临床分期亦还需进一步研究。目前在中国鼻咽癌分期工作委员会的组织下，有望充分利用我国鼻咽癌高发的特点，进行多中心前瞻性研究，促进鼻咽癌分期研究的进展。

Wan XB等证实，在局部区域晚期鼻咽癌中，血浆乳酸脱氢酶浓度在患者总生存、无进展生存、无远处转移生存及无局部区域复发生存方面均有显著的预测价值。进一步的研究证实，乳酸脱氢酶（LDH）检查联合TNM分期，能显著提高TNM分期对患者生存预后的预测价值。Yang Q等发现自噬关键调控蛋白p62在鼻咽癌中高表达并与患者的不良预后密切相关，深入分子机制研究发现，p62通过促进p65入核，激活NF-κb通路，从而促进其迁移、浸润和转移等恶性生物学行为。结合临床，通过联合p62表达水平及临床N分期构建鼻咽癌转移预测模型，可将患者有效地划分为转移高危风险组和中低危风险组。进一步的研究发现，在高危风险组（p62高表达且N晚期患者），联合新辅助化疗可进一步提高同期放化疗的无远处转移生存率，而在中低危风险组，联合新辅助化疗则无生存获益[38]。与此同时，中山大学肿瘤防治中心马骏教授使用多中心、大规模、有完整临床资料及随访信息的初诊鼻咽癌石蜡样本，通过相应的芯片测序、生物信息学分析，筛选出一系列与鼻咽癌远处转移显著相关的差异miRNA和mRNA，并鉴定出其中几种最显著相关的miRNA和mRNA，使用相应的数学模型，分别建立了一个基于5个miRNA和基于13个mRNA的预测远处转移及疾病进展的分子模型[39]。他分别将这两个分子模型与TNM分期结合，结果证明联合分子模型的分期系统对患者无远处转移生存、无进展生存和总生存的预测效能均显著优于单纯的TNM分期。除此之外，他发现基于13个mRNA的分子模型能筛选出从同期放化疗中生存获益的患者[39]。

　　列线图（nomograms）的使用已经被证明在预测许多癌症的患者生存预后方面优于传统分期系统，因此众多学者提出将nomograms作为TNM分期的替代方法或作为指导癌症患者治疗选择的新标准。Nomograms是针对个体患者预测统计模型的图形描述，已被开发用于各种类型的癌症。中山大学肿瘤防治中心的麦海强教授等[40]将于中山大学肿瘤防治中心确诊并接受治疗的初诊无远处转移的鼻咽癌患者共6 449人分为实验组4 630人、验证组1 819人。根据患者的TN分期、年龄、性别、体质量指数（BMI）、EB病毒DNA拷贝数、治疗前高敏性C反应蛋白、乳酸脱氢酶（LDH）和血红蛋白等因素建立了nomograms，发现该nomograms预测患者疾病进展的效能显著高于常规的TNM分期。福建省肿瘤医院潘建基等联合香港中文大学李咏梅等，分别纳入两家医院确诊并接受调强放疗（IMRT）治疗的初诊非远处转移鼻咽癌患者1 197例和412例，对这些患者根据AJCC/UICC第八版分期进行重分期，经过相应的统计学检验，证实TNM总分期、年龄、鼻咽肿瘤的放疗体积（GTV-P）和乳酸脱氢酶（LDH）为总生存的独立预后因素。他们联合这几个独立的预后因素建立了nomograms，发现该nomograms对患者总生存预后的预测价值显著高于单纯的TNM分期[41]。

　　虽然建立nomograms能有效预测鼻咽癌患者的生存预后，但是这种方法在临床上操作起来并不容易。此外该方法是针对个体患者的，因此对不同地域、不同分期患者采取相应治疗所取得的生存差异无法提供精确的信息。AJCC和UICC一直在努力将一些非解剖因素引入以解剖为基础的TNM分期中，以进一步细分某些患者的生存风险。然而，到目前为止，只有少数疾病将非解剖因素纳入其各自分期系统中，包括前列腺癌、食管癌、皮肤黑色素瘤和乳腺癌。Leung等研究发现血浆EB病毒DNA具有独立的预后意义，认为可将其引入鼻咽癌分期系统。但不同研究者检测到的EB病毒DNA表达水平，以及选取的具有临床意义的临界值存在较大差异，且有文献报道鼻咽癌低发区EB病毒DNA检测率较低，不具备预后意义，这说明EB病毒DNA能否引入分期还需要更多的研究证实。Guo Rui等和Victor Ho-Fun Lee等均于近期将治疗前EB病毒DNA拷贝量引入第八版AJCC鼻咽癌分期系统中，且均证实引入EB病毒DNA之后的分期系统相对于单纯的TNM分期，其对患者生存预后的预测更精准，并有望能指导治疗[42-43]。

第七节　鼻咽癌的总体治疗原则

一　初治非转移鼻咽癌

目前国际国内常根据AJCC/UICC第八版分期对患者采取对应的治疗策略。

（一）Ⅰ期鼻咽癌（$T_1N_0M_0$）

以单纯调强放疗为主。鼻咽癌常规放疗最常用的剂量分割方法是常规分割法，即每周连续照射5次，1次/天，DT 1.8 ~ 2.0Gy/次。根治剂量DT 70 ~ 72Gy/35 ~ 40次/7 ~ 8周，预防剂量DT 50Gy/25 ~ 28次/5 ~ 5.5周[44-45]。近期，中山大学肿瘤防治中心陈明远教授团队在 *Head&Neck* 杂志发表研究报道针对部分局限的$T_1N_0M_0$且拒绝行放射治疗的患者行经鼻内镜鼻咽肿物切除术，所取得的疗效与放射治疗患者相当，同时，患者避免了放疗相关的急性和晚期毒副反应，生存质量显著提高[46]。但微创外科用于初治Ⅰ期鼻咽癌的治疗疗效与价值仍需进一步大型的Ⅲ期临床试验予以证实。

（二）Ⅱ期鼻咽癌（$T_1N_1/T_2N_{0 ~ 1}$）

据一项在二维放疗时代开展的前瞻性Ⅲ期随机对照临床试验结果，同期放化疗相对于单纯放疗可显著改善Ⅱ期患者的总生存率和无远处转移生存率[47-48]。同期化疗首选顺铂，可选方案包括单次方案（100mg/m²，Q3W，连续3次）或每周方案（40mg/m²，QW，连续6次）。推荐同期化疗期间顺铂累积剂量达200mg/m²[3]。对于不适宜使用顺铂的患者，如患者年龄＞70岁、PS＞2、肾功能不全或具有＞1级的神经病变等，可选替代方案，包括卡铂（100mg/m²，QW）、奈达铂（100mg/m²，Q3W）和奥沙利铂（70mg/m²，QW）。在IMRT时代，多项回顾性研究显示，单纯放疗就能取得很好的治疗效果，加用化疗不能增加疗效[49-51]，但是仍缺乏前瞻性研究证据。新辅助化疗与辅助化疗治疗Ⅱ期鼻咽癌患者在回顾性研究分析中并未观察到明显获益[52-53]。需要注意的是，研究显示T_2N_1患者具有较高的远处转移发生率，因此目前对于具有预后不良因素的Ⅱ期鼻咽癌患者（如淋巴结包膜外侵、液化坏死、治疗前血浆EB病毒DNA较高等），同期放化疗仍然是首选，而新辅助化疗或辅助化疗能否带来生存获益尚需前瞻性研究证实[54]。此外，放疗联合EGFR靶向治疗（西妥昔单抗、尼妥珠单抗）可作为化疗不耐受患者的替代方案，但目前也缺乏随机对照研究的证据。

(三)初治局部晚期鼻咽癌（T$_{1~2}$N$_{2~3}$/T$_{3~4}$任何N）

新辅助化疗具有减小肿瘤负荷、改善血运、缩小肿瘤照射体积、提高放疗敏感性、保护正常组织及早期根除微转移等优势[55]。中国香港、广州和新加坡等地开展的五项局部晚期鼻咽癌随机对照临床试验显示，新辅助化疗序贯同期放化疗相比单纯同期放化疗可显著改善初治局部晚期鼻咽癌患者生存[56-57]。目前，临床常用的新辅助化疗方案如下：①TPF方案。多西他赛60mg/m^2；顺铂60mg/m^2；5-FU 600mg/m^2，第1~5天。每3周1次，连续3次[58-59]。②GP方案。吉西他滨1g/m^2，第1、8天；顺铂80mg/m^2。每3周1次，连续3次[60]。③TP方案。多西他赛75mg/m^2；顺铂75mg/m^2。每3周1次，连续3次[55]。④PF方案。顺铂80mg/m^2；5-FU 800mg/m^2，第1~5天。每3周1次，连续3次[57]。同时，新辅助化疗期间动态监测血浆EB病毒DNA有助于调整新辅助化疗方案及疗程：对于2程后EB病毒DNA仍然可测的患者，额外的新辅助化疗或不能使这部分患者获益[61]。

传统辅助化疗方案（顺铂80~100mg/m^2；5-FU 800~1000mg/m^2，第1~4/5天。每4周1次，连续3次）在局部晚期鼻咽癌中的应用存在争议[62-63]：北美0099随机对照临床试验奠定了同期+辅助为鼻咽癌标准治疗模式，但其对照组为单纯放疗，因此，并不能排除生存获益主要来自同期放化疗[64-66]；此外，多项研究显示，同期放化疗联合传统辅助化疗并未改善局部晚期鼻咽癌患者的生存与疗效，反而增加了近期毒性，同时顺应性较差也限制了其应用[67-68]。数项回顾性研究显示氟尿嘧啶类口服化疗药物具有良好的耐受性，可给患者带来生存获益[69-71]。常用的口服化疗药物包括卡培他滨、替加氟、优福定及替加氟。总之，辅助化疗在局部晚期鼻咽癌中的作用有待进一步验证，适宜人群需进一步探索，辅助化疗方案及模式有待进一步试验证实。

同期放化疗是局部晚期鼻咽癌治疗模式的基石。基于数项治疗指南的证据级别及推荐程度，单纯同期化疗并不优先推荐于局部晚期鼻咽癌患者的治疗。此外，对于拒绝接受化疗或化疗不耐受的患者，放疗联合西妥昔单抗或尼妥珠单抗为可选方案，但仍缺乏随机对照研究证据。

二 转移鼻咽癌

对于转移鼻咽癌的治疗，2020版NCCN指南推荐以基于铂类的联合化疗为主，化疗后可以联合局部区域放疗或者转移灶的局部治疗。然而，NCCN指南仅给出了一个大的方向，并未对转移鼻咽癌进行详细的分层指导，可操作性偏低。一旦出现远处转移，其治疗不仅涉及全身治疗，还要考虑鼻咽及颈部等原发病灶的治疗及转移灶的处理与否。

(一)药物治疗

作为一种全身性的治疗手段，化疗在转移鼻咽癌患者的治疗中扮演着重要角色。在NCCN指南中，化疗被确立为转移鼻咽癌的标准治疗方式。

临床上转移鼻咽癌常用的一线方案组合是以铂类联合氟尿嘧啶、紫杉醇类和吉西他滨为主。既往，PF（顺铂+氟尿嘧啶）是最常见的一线方案。随着多西紫杉醇的广泛应用，越来越多的临床试验证实含多西紫杉醇的两药或三药联合方案在转移鼻咽癌中的安全性及有效性较好，因此，TP（多西紫杉醇+铂类）或TPF（多西紫杉醇+铂类+氟尿嘧啶）方案亦被推荐作为转移鼻咽癌的一线治疗方案。近来，中山大学附属肿瘤医院张力教授开展的随机对照临床试验[72]证实GP方案（吉西他滨联合顺铂）优于PF方案，为转移鼻咽癌Ⅰa级别推荐的一线化疗方案。

转移鼻咽癌单药化疗一般使用吉西他滨、卡培他滨、多西他赛、伊立替康等药物，其通常应用在二线及以上的转移鼻咽癌患者中，其总反应率为44%左右。

对于转移鼻咽癌，足量的全身性系统化疗是一线治疗的基础。多项回顾性临床研究均提示，与1~3个周期化疗相比，接受≥4个周期化疗的转移鼻咽癌患者的OS及PFS均显著延长。同时，接受>6个周期化疗与≤6个周期相比，患者并无显著生存获益。因此，对转移鼻咽癌患者的化疗疗程，首先推荐4~6个周期。

除了常规细胞毒性化疗药物以外，近来一些靶向药物比如EGFR单抗、VEGFR单抗，以及免疫治疗如PD-1、PD-L1等免疫监察点抑制剂均有单独或者与化疗药物联用在转移鼻咽癌的治疗中，并显示出初步的疗效，尤其是和化疗药物的联用显示出令人满意的疗效，然而，该联合治疗方案的疗效和安全性仍需要进一步的Ⅲ期临床试验加以证实。

（二）原发灶局部治疗

尽管全身药物治疗是转移鼻咽癌的治疗基础，但并非所有转移鼻咽癌都是广泛、不可治愈的。近年来原发灶放疗在初治转移鼻咽癌中的作用越来越受到重视。多项国际国内回顾性研究结果均提示，化疗联合局部区域根治剂量放疗（66~70Gy）相对于单纯化疗能显著提高初治转移鼻咽癌患者的生存率。近期，一项Ⅲ期临床试验[73]结果显示，系统化疗后联合局部区域根治剂量放疗（66~70Gy）相对于单纯化疗，可将化疗敏感的初诊远处转移鼻咽癌患者的2年总体生存率从54.5%提高到76.4%，2年无进展生存率从3.6%提高到35.0%。同时，该方案耐受性好，患者完成度高。因此，该治疗模式将来有望被国际指南采纳，成为初治远处转移鼻咽癌的标准治疗方案之一。根据中山大学肿瘤防治中心陈明远教授团队制定的初治转移鼻咽癌分期系统[28]，针对M_{1a}（非肝的寡转移）、M_{1b}（非肝的多发转移）期患者，在系统性化疗的基础上联合局部区域根治剂量放疗可使患者获得更显著的生存获益。

（三）转移灶局部治疗

近些年来，针对经系统化疗后，原发灶和区域淋巴结控制良好的转移鼻咽癌，尤其是寡转移鼻咽癌，对于寡转移病灶的以达到临床影像学根治为目的的积极治疗，显示出较好的临床疗效，然而，针对每个转移灶的最佳治疗方式，目前尚无定论。而对于多发转移，转移灶的局部治疗主要以缓解症状为主，对患者整体的治疗疗效价值不明确。

三　复发鼻咽癌

目前国际上并没有针对复发鼻咽癌制定专属的分期系统。临床上可借鉴中山大学肿瘤防治中心陈明远教授制定的复发鼻咽癌外科手术分期系统[36]及韩非教授等制定的复发鼻咽癌再程放疗评分系统[35]，进行治疗方案的选择。

（一）SⅠ~SⅡ期患者

在该分期内的患者，无论是鼻咽复发灶还是颈部淋巴结复发灶均可采取手术治疗。对于颈部淋巴结复发患者，采取颈部淋巴结清扫术为目前国际、国内首选的治疗方式。然而，对于可切除的鼻咽复发灶，应该选择手术治疗还是放疗，以及手术的术式选择均不明确。中山大学肿瘤防治中心陈明远教授团队开展了一项大型的回顾性病例配对研究，发现针对可手术切除的复发鼻咽癌，微创外科手术相对于再程调强放疗能显著提高患者的总生存率，降低患者的放疗并发症发生率，提高患者的生存质量[74]。针对复发鼻咽癌的手术切除方式，可根据其入路分为鼻外入路开放手术和鼻内入路内镜手术。前期有荟萃分析研究表明，内镜手术相比于开放手术，可获得更好的生存获益，而且，内镜手术创伤更小、患者术后生活质量更高[75]。上述研究显示，鼻内镜微创手术治疗可手术切除复发鼻咽癌，兼具根治和微创的特点。然而，其疗效需要进一步的临床试验结果和循证医学证据加以证实。

（二）SⅢ期患者

针对SⅢ期患者，无论是鼻咽复发灶还是颈部淋巴结复发灶，手术治疗均无法根治性切除肿瘤，再程放疗是唯一的局部根治治疗手段。然而，由于该期患者病灶较大，侵犯范围广泛，因此再程调强放疗所致的放射后遗症均较严重，据报道1/3接受再程放疗的复发鼻咽癌患者死于严重的放射后遗症，而非肿瘤进展[74]。因此，我们需要仔细筛选出适合接受再程放疗的患者。根据中山大学肿瘤防治中心韩非教授团队联合新加坡国立大学Melvin L. K. Chua等建立的复发鼻咽癌再程放疗评分模型[35]，主要考虑复发年龄、GTV、一程放疗时即出现≥3级毒性反应、rT分期、再程调强放疗的等效生物学剂量等临床因素，根据该评分模型可将患者分为高危患者、低危患者。其中，低危患者能从再程放疗中获得更显著的生存获益，对高危患者行再程放疗的价值不明确，需要进一步的临床证据加以证实。此外，对于该期患者，是否需要在放疗的基础上联合化疗，依然未有定论。中山大学肿瘤防治中心韩非教授团队前期报道了一项小样本的前瞻性Ⅱ期临床试验结果，显示同期放化疗相对单纯放疗能显著提高该期复发鼻咽癌患者的总生存率[76]。进一步，香港李咏梅教授团队报道了一项Ⅱ期单臂的临床试验，其评估了TPF方案新辅助化疗联合紫杉醇、西妥昔单抗的同期放化疗方案治疗不可手术切除的复发鼻咽癌的疗效，其3年的无进展生存率和总生存率分别为35.7%和63.8%，显示出该激进方案治疗复发鼻咽癌的有效性[77]。当然，无论是同期化疗还是新辅助化疗，其在治疗复发鼻咽癌中的价值均需进一步的Ⅲ期临床试验加以验证。

（三）SⅣ期患者

该期患者为局部复发合并远处转移，主要以全身系统性药物治疗为主，详细内容可参考转移鼻咽癌的治疗。

（游瑞）

【参考文献】

[1] ZHANG M X, LI J, SHEN G P, et al. Intensity-modulated radiotherapy prolongs the survival of patients with nasopharyngeal carcinoma compared with conventional two-dimensional radiotherapy: A 10-year experience with a large cohort and long follow-up[J]. Eur J Cancer, 2015, 51（17）: 2587-2595.

[2] YI J, HUANG X, GAO L, et al. Intensity-modulated radiotherapy with simultaneous integrated boost for locoregionally advanced nasopharyngeal carcinoma[J]. Radiat Oncol, 2014, 9: 56.

[3] LAI S Z, LI W F, CHEN L, et al. How does intensity-modulated radiotherapy versus conventional two-dimensional radiotherapy influence the treatment results in nasopharyngeal carcinoma patients?[J]. Int J Radiat Oncol Biol Phys, 2011, 80（3）: 661-668.

[4] 夏云飞. 实用鼻咽癌放射治疗学[M]. 北京：北京大学医学出版社，2003: 75-84.

[5] MIN H, HONG M, MA J, et al. A new staging system for nasopharyngeal carcinoma in China[J]. Int J Radiat Oncol Biol Phys, 1994, 30（5）: 1037-1042.

[6] 吴少雄，赵充，卢春祥，等. 总治疗时间延长及疗程中断对鼻咽癌连续放疗疗效的影响[J]. 癌症，2000，19（10）: 923-926.

[7] 卢泰详，罗伟，赵充，等. 鼻咽癌低熔点铅挡块面颈联合野设野方法的探讨[J]. 癌症，2000，19（10）: 930-933.

[8] LU T X, MAI W Y, TEH B S, et al. Initial experience using intensity modulated radiotherapy for recurrent nasopharyngeal carcinoma[J]. Int J Radiat Oncol Biol Phys, 2004, 58（3）: 682-687.

[9] MA J, MAI H Q, HONG M H, et al. Results of a prospective randomized trial comparing neoadjuvant chemotherapy plus radiotherapy with radiotherapy alone in patients with locoregionally advanced nasopharyngeal carcinoma[J]. Journal of Clinical Oncology, 2001, 19（5）: 1350-1357.

[10] LIAO X B, MAO Y P, LIU L Z, et al. How does magnetic resonance imaging influence staging according to AJCC staging system for nasopharyngeal carcinoma compared with computed tomography?[J]. Int J Radiat Oncol Biol Phys, 2008, 72（5）: 1368-1377.

[11] 中国鼻咽癌临床分期工作委员会. 鼻咽癌'92 分期修订工作报告[J]. 中华放射肿瘤学杂志，2009，18（1）: 2-5.

[12] FLEMING, COOPER, HENSON, et al. AJCC Cancer Staging Handbook（From the AJCC Cancer Staging Manual, Fifth Edition）[M]. Philaddphia: Lippincott Williams & Wilkins, 1997.

[13] AMIN M B, GREENE F L, EDGE S B, et al. The Eighth Edition AJCC Cancer Staging Manual: Continuing to build a bridge from a population based to a more "personalized" approach to cancer staging[J]. CA Cancer J Clin, 2017, 67（2）: 93-99.

[14] XIAO Y, PAN J, CHEN Y, et al. Prognostic value of MRI-derived mastica tor space involvement in IMRT-treated nasopharyngeal carcinoma patients[J]. Radiat Oncol, 2015, 10（1）: 204.

[15] SZE H，CHAN L L K，NG W T，et al. Should all nasopharyngeal carcinoma with masticator space involvement be staged as T4?[J]. Oral Oncol，2014，50（12）：1188-1195.

[16] GUO Q，PAN J，ZONG J，et al. Suggestions for lymph node classification of UICC/AJCC staging system：a retrospective study based on 1197 nasopharyngeal carcinoma patients treated with intensity modulated radiation therapy[J]. Medicine，2015，94（20）：e808.

[17] PAN J J，NG W T，ZONG J F，et al. Proposal for the 8th edition of the AJCC/UICC staging system for nasopharyngeal cancer in the era of intensity-modulated radiotherapy[J]. Cancer，2016，122（4）：546-558.

[18] PAN J J，NG W T，ZONG J F，et al. Prognostic nomogram for refining the prognostication of the proposed 8th edition of the AJCC/UICC staging system for nasopharyngeal cancer in the era of intensity-modulated radiotherapy[J]. Cancer，2016，122（21）：3307-3315.

[19] AMIN M B，EDGE S B，GREENE F L，et al. AJCC Cancer Staging Manual：8th ed[M]. New York：Springer，2017.

[20] CHUA M L，ONG S C，WEE J T，et al. Comparison of 4 modalities for distant metastasis staging in endemic nasopharyngeal carcinoma[J]. Head & Neck，2007，69（3）：346-354.

[21] NG S H，CHAN S C，YEN T C，et al. Staging of untreated nasopharyngeal carcinoma with PET-CT：comparison with conventional imaging work-up[J]. Eur J Nucl Med Mol Imaging，2009，36（1）：12-22.

[22] LEE S W，NAM S Y，IM K C，et al. Prediction of prognosis using standardized uptake value of 2-[^{18} F] fluoro-2-deoxy-d-glucose positron emission tomography for nasopharyngeal carcinomas[J]. Radiother Oncol，2008，87（2）：211-216.

[23] LIU W S，WU M F，TSENG H C，et al. The role of pretreatment FDG PET in nasopharyngeal carcinoma treated with intensity-modulated radiotherapy[J]. Int J Radiat Oncol Biol Phys，2012，82（2）：561-566.

[24] PAN C C，LU J，YU J R，et al. Challenges in the modification of the M1 stage of the TNM staging system for nasopharyngeal carcinoma：a study of 1027 cases and review of the literature[J]. Exp Ther Med，2012，4（2）：334‐338.

[25] SHEN L，LI W，WANG S，et al. Image-based Multilevel Subdivision of M1 Category in TNM Staging System for Metastatic Nasopharyngeal Carcinoma[J]. Radiology，2016，280（3）：805-814.

[26] PAN C C，WU P H，YU J R，et al. Comparative survival analysis in patients with pulmonary metastases from nasopharyngeal carcinoma treated with radiofrequency ablation[J]. Eur J Radiol. 2012，81（4）：e473-477.

[27] SHEN L J，WANG S Y，XIE G F，et al. Subdivision of M category for nasopharyngeal carcinoma with synchronous metastasis：time to expand the M categorization system[J]. Chin J Cancer，2015，34（10）：450-458.

[28] ZOU X，YOU R，LIU H，et al. Establishment and validation of M1 stage subdivisions for de-novo metastatic nasopharyngeal carcinoma to better predict prognosis and guide treatment[J]. Eur J Cancer，2017，77：117-126.

[29] TIAN Y M，ZENG L，WANG F H，et al. Prognostic factors in nasopharyngeal carcinoma with synchronous liver metastasis：a retrospective study for the management of treatment[J]. Radiat Oncol，2013，8（1）：272.

[30] KONG L，WANG L，SHEN C，et al. Salvage intensity-modulated radiation therapy（IMRT）for locally recurrent nasopharyngeal cancer after definitive IMRT：a novel scenario of the modern era[J]. Sci Rep，2016，6：32883.

[31] PIGNON J P，LE MAITRE A，MAILLARD E. Meta-analysis of chemotherapy in head and neck cancer （MACH-NC）：an update on 93 randomised trials and 17 346 patients[J]. Radiother Oncol，2009，92（1）：4-14.

[32] TIAN Y M，TIAN Y H，ZENG L，et al. Prognostic model for survival of local recurrent nasopharyngeal carcinoma with intensity-modulated radiotherapy[J]. Br J Cancer，2014，110（2）：297-303.

[33] QIU S，LIN S，THAM I W，et al. Intensity-modulated radiation therapy in the salvage of locally recurrent nasopharyngeal carcinoma[J]. Int J Radiat Oncol Biol Phys，2012，83（2）：676-683.

[34] YING G，SHUAI L，WANG H Y，et al. Long-term outcomes of a phase II randomized controlled trial comparing intensity-modulated radiotherapy with or without weekly cisplatin for the treatment of locally recurrent nasopharyngeal carcinoma[J]. Chin J Cancer，2016，35（1）：20.

[35] Li Y Q，Tian Y M，Tan S H，et al. Prognostic Model for Stratification of Radioresistant Nasopharynx Carcinoma to Curative Salvage Radiotherapy[J]. Journal of Clinical Oncology，2018，36（9）：891-899.

[36] YOU R，ZOU X，WANG S L，et al. New surgical staging system for patients with recurrent nasopharyngeal carcinoma based on the AJCC/UICC rTNM classification system[J]. Eur J Cancer，2015，51（13）：1771-1779.

[37] YANG Q，ZOU X，YOU R，et al. Proposal for a new risk classification system for nasopharyngeal carcinoma patients with post-radiation nasopharyngeal necrosis[J]. Oral Oncol，2017，67：83-88.

[38] YANG Q，ZHANG M X，ZOU X，et al. A Prognostic Bio-Model Based on SQSTM1 and N-Stage Identifies Nasopharyngeal Carcinoma Patients at High Risk of Metastasis for Additional Induction Chemotherapy[J]. Clin Cancer Res，2018，24（3）：648-658.

[39] TANG X R，LI Y Q，LIANG S B，et al. Development and validation of a gene expression-based signature to predict distant metastasis in locoregionally advanced nasopharyngeal carcinoma：a retrospective，multicentre，cohort study[J]. Lancet Oncol，2018，19（3）：382-393.

[40] TANG L Q，LI C F，LI J，et al. Establishment and Validation of Prognostic Nomograms for Endemic

Nasopharyngeal Carcinoma[J]. J Natl Cancer Inst，2016，108（1）：291.

[41] PAN J J，NG W T，ZONG J F，et al. Prognostic nomogram for refining the prognostication of the proposed 8th edition of the AJCC/UICC staging system for nasopharyngeal cancer in the era of intensity-modulated radiotherapy[J]. Cancer，2016，122（21）：3307-3315.

[42] GUO R，TANG L L，MAO Y P，et al. Proposed modifications and incorporation of plasma Epstein-Barr virus DNA improve the TNM staging system for Epstein-Barr virus-related nasopharyngeal carcinoma[J]. Cancer，2019，125（1）：79-89.

[43] LEE V H，KWONG D L，LEUNG T W，et al. The addition of pretreatment plasma Epstein-Barr virus DNA into the eighth edition of nasopharyngeal cancer TNM stage classification[J]. Int J Cancer，2019，144（7）：1713-1722.

[44] PFISTER D G，SPENCER S，ADELSTEIN D，et al. Head and neck cancers，version 2.2020，NCCN clinical practice guidelines in oncology[J]. JNCCN，2020，18（7）：873-898.

[45] LEE N Y，ZHANG Q，PFISTER D G，et al. Addition of bevacizumab to standard chemoradiation for locoregionally advanced nasopharyngeal carcinoma（RTOG 0615）：a phase 2 multi-institutional trial[J]. Lancet Oncol，2012，13：172-180.

[46] LIU Y P，LÜ X，ZOU X，et al. Minimally invasive surgery alone compared with intensity-modulated radiotherapy for primary stage I nasopharyngeal carcinoma[J]. Cancer Commun（Lond），2019，39（1）：75.

[47] CHEN Q Y，WEN Y F，GUO L，et al. Concurrent chemoradiotherapy vs radiotherapy alone in stage II nasopharyngeal carcinoma：phase III randomized trial[J]. J Natl Cancer Inst，2011，103：1761-1770.

[48] LI X Y，CHEN Q Y，SUN X S，et al. Ten-year outcomes of survival and toxicity for a phase III randomised trial of concurrent chemoradiotherapy versus radiotherapy alone in stage II nasopharyngeal carcinoma[J]. Eur J Cancer，2019，110：24-31.

[49] SU Z，MAO Y P，TANG J，et al. Long-term outcomes of concurrent chemoradiotherapy versus radiotherapy alone in stage II nasopharyngeal carcinoma treated with IMRT：a retrospective study[J]. Tumour Biol，2016，37：4429-4438.

[50] SU S F，HAN F，ZHAO C，et al. Long-term outcomes of early-stage nasopharyngeal carcinoma patients treated with intensity-modulated radiotherapy alone[J]. Int J Radiat Oncol Biol Phys，2012，82：327-333.

[51] XU T，SHEN C，ZHU G，et al. Omission of chemotherapy in early stage nasopharyngeal carcinoma treated with IMRT：a paired cohort study[J]. Medicine（Baltimore），2015，94：e1457.

[52] PAN X B，HUANG S T，CHEN K H，et al. Chemotherapy use and survival in stage II nasopharyngeal carcinoma[J]. Oncotarget，2017，8（60）：102573-102580.

[53] LI P J，MO H Y，LUO D H，et al. The efficacy of induction chemotherapy in the treatment of stage II

nasopharyngeal carcinoma in intensity modulated radiotherapy era[J]. Oral Oncol，2018，85：95-100.

[54] WU P，ZHAO Y，XIANG L，et al. Management of chemotherapy for stage II nasopharyngeal carcinoma in the intensity-modulated radiotherapy era：a review[J]. Cancer Manag Res，2020，12：957-963.

[55] HUI E P，MA B B，LEUNG S F，et al. Randomized phase II trial of concurrent cisplatin-radiotherapy with or without neoadjuvant docetaxel and cisplatin in advanced nasopharyngeal carcinoma[J]. J Clin Oncol，2009，27：242-249.

[56] CHEN Y，TANG L，YANG Q，et al. Induction chemotherapy plus concurrent chemoradiotherapy in endemic nasopharyngeal carcinoma：individual patient data pooled analysis of four randomized trials[J]. Clin Cancer Res，2018，24（8）：1824-1833.

[57] YANG Q，CAO S，GUO L，et al. Induction chemotherapy followed by concurrent chemoradiotherapy versus concurrent chemoradiotherapy alone in locoregionally advanced nasopharyngeal carcinoma：long-term results of a phase III multicentre randomised controlled trial[J]. European Journal of Cancer，2019，119：87-96.

[58] SUN Y，LI W F，CHEN N Y，et al. Induction chemotherapy plus concurrent chemoradiotherapy versus concurrent chemoradiotherapy alone in locoregionally advanced nasopharyngeal carcinoma：a phase 3，multicentre，randomised controlled trial[J]. Lancet Oncol，2016，17（11）：1509-1520.

[59] LI W F，CHEN N Y，ZHANG N，et al. Concurrent chemoradiotherapy with/without induction chemotherapy in locoregionally advanced nasopharyngeal carcinoma：long-term results of phase 3 randomized controlled trial[J]. Int J Cancer，2019，145（1）：295-305.

[60] ZHANG Y，CHEN L，HU G Q，et al. Gemcitabine and cisplatin induction chemotherapy in nasopharyngeal carcinoma[J]. New England Journal of Medicine，2019，381（12）：1124-1135.

[61] LÜ J，CHEN Y，ZHOU G，et al. Liquid biopsy tracking during sequential chemo-radiotherapy identifies distinct prognostic phenotypes in nasopharyngeal carcinoma[J]. Nature Communications，2019，10：1-10.

[62] RIBASSIN-MAJED L，MARGUET S，LEE A，et al. What is the best treatment of locally advanced nasopharyngeal carcinoma？ An individual patient data network meta-analysis[J]. Journal of Clinical Oncology，2017，35（5）：498-505.

[63] CHEN L，HU C S，CHEN X Z，et al. Concurrent chemoradiotherapy plus adjuvant chemotherapy versus concurrent chemoradiotherapy alone in patients with locoregionally advanced nasopharyngeal carcinoma：a phase 3 multicentre randomised controlled trial[J]. Lancet Oncol，2012，13：163-171.

[64] AL-SARRAF M，LEBLANC M，GIRI P G，et al. Chemoradiotherapy versus radiotherapy in patients with advanced nasopharyngeal cancer：phase III randomized Intergroup study 0099[J]. J Clin Oncol，1998，16：1310-1317.

[65] LEE A W，TUNG S Y，CHUA D T，et al. Randomized trial of radiotherapy plus concurrent-adjuvant chemotherapy vs radiotherapy alone for regionally advanced nasopharyngeal carcinoma[J]. J

Natl Cancer Inst，2010，102：1188-1198.

[66] CHAN A T，TEO P M，NGAN R K，et al. Concurrent chemotherapy-radiotherapy compared with radiotherapy alone in locoregionally advanced nasopharyngeal carcinoma：progression-free survival analysis of a phase III randomized trial[J]. J Clin Oncol，2002，20：2038-2044.

[67] CHEN Y P，WANG Z X，CHEN L，et al. A Bayesian network meta-analysis comparing concurrent chemoradiotherapy followed by adjuvant chemotherapy，concurrent chemoradiotherapy alone and radiotherapy alone in patients with locoregionally advanced nasopharyngeal carcinoma[J]. Ann Oncol，2015，26：205-211.

[68] CHEN L，HU C S，CHEN X Z，et al. Adjuvant chemotherapy in patients with locoregionally advanced nasopharyngeal carcinoma：long-term results of a phase 3 multicentre randomised controlled trial[J]. Eur J Cancer，2017，75：150-158.

[69] CHAN A T C. Nasopharyngeal carcinoma[J]. Ann Oncol，2010，21（Suppl 7）：vii308-312.

[70] LIU Y C，WANG W Y，TWU C W，et al. Prognostic impact of adjuvant chemotherapy in high-risk nasopharyngeal carcinoma patients[J]. Oral Oncol，2017，64：15-21.

[71] ZONG J F，XU H C，CHEN B J，et al. Maintenance chemotherapy using S-1 following definitive chemoradiotherapy in patients with N3 nasopharyngeal carcinoma[J]. Radiat Oncol，2019，14（1）：182.

[72] ZHANG L，HUANG Y，HONG S，et al. Gemcitabine plus cisplatin versus fluorouracil plus cisplatin in recurrent or metastatic nasopharyngeal carcinoma：a multicentre，randomised，open-label，phase 3 trial[J]. Lancet，2016，388（10054）：1883-1892.

[73] YOU R，LIU Y P，HUANG P Y，et al. Efficacy and safety of locoregional radiotherapy with chemotherapy vs chemotherapy alone in de novo metastatic nasopharyngeal carcinoma：a multicenter phase 3 randomized clinical trial[J]. JAMA Oncol，2020，6（9）：1345-1352.

[74] YOU R，ZOU X，HUA Y J，et al. Salvage endoscopic nasopharyngectomy is superior to intensity-modulated radiation therapy for local recurrence of selected T_1-T_3 nasopharyngeal carcinoma-a case-matched comparison[J]. Radiother Oncol，2015，115（3）：399-406.

[75] NA'ARA S，AMIT M，BILLAN S，et al. Outcome of patients undergoing salvage surgery for recurrent nasopharyngeal carcinoma：a meta-analysis[J]. Annals of surgical oncology，2014，21（9）：3056-3062.

[76] GUAN Y，LIU S，WANG H Y，et al. Long-term outcomes of a phase Ⅱ randomized controlled trial comparing intensity-modulated radiotherapy with or without weekly cisplatin for the treatment of locally recurrent nasopharyngeal carcinoma[J]. Chin J Cancer，2016，35：181-188.

[77] NG W T，NGAN R K C，KWONG D L W，et al. Prospective，multicenter，phase 2 trial of induction chemotherapy followed by bio-chemoradiotherapy for locally advanced recurrent nasopharyngeal carcinoma[J]. Int J Radiat Oncol Biol Phys，2018，100（3）：630-638.

第六章 ◇ 鼻咽癌的放射治疗

鼻咽毗邻众多重要组织器官，如脑干、脊髓、视交叉、腮腺等，几乎无器官运动，体位易固定，治疗重复性好。鼻咽癌易于向周围组织浸润，形状常不规则，手术难以施行，且后遗症大，但对放射线敏感，因此鼻咽癌成为最适合进行放射治疗的肿瘤之一。放射治疗是鼻咽癌的最主要治疗手段，包括外照射和近距离放射治疗。外照射主要有常规二维放射治疗和以调强放射治疗为代表的三维适形放射治疗。近距离放射治疗主要采用腔内近距离放疗，仅作为外照射后黏膜表浅残留病灶的补量，或早期鼻咽癌外照射+腔内近距离放疗的手段，以降低外照射的剂量，目前已经少用。近年来发展起来的质子重离子放疗，因其在生物学效应和物理剂量分布方面具有极大的优势，故也在逐步应用于初治和复发鼻咽癌的治疗中。

鼻咽癌放射治疗遵循放射治疗"两个最大"的总原则：最大限度地消灭肿瘤细胞，最大限度地保护正常组织。具体包括：①适应证包括经病理确诊的各期鼻咽癌；②选择良好的体位固定，保证治疗的可重复性；③外照射应选择能量较高、皮肤能量较低、骨吸收剂量较小的射线，照射野应完全包括肿瘤及其侵犯区域，并对高危受侵区域给予预防性照射；④尽可能地保护周围正常组织器官，治疗中及治疗后注意观察，及时处理放射毒性；⑤选择合适的放疗技术或联合治疗方式。

第一节 鼻咽癌放射治疗的进展

1895年，伦琴发现了X射线，此后半年时间，在法国、美国和瑞典，首批胃癌和基底细胞癌的患者就接受了放疗，而第一例鼻咽癌的放射治疗始于1896年，德国汉堡的Voigt医生报道了对一例鼻咽癌老年患者进行X线照射止痛的疗效。1913年，镭管、镭针和X线管被设计出来并常规应用于癌症的放疗中，巴黎的居里研究所因首次尝试采用镭管作为放射源的施源器而成为第一个进行近距离放射治疗鼻咽癌的机构。1918年，美国开始应用镭治疗鼻咽癌，但治疗效果并不理想，肿瘤周围组织的损伤较为严重。20世纪30年代，伴随着X线治疗机的应用，国外开始出现鼻咽癌的外照射治疗，但其深度剂量不足是主要弊端。20世纪40年代，国内北京、上海、广州及沈阳等地逐渐成立放射治疗专科，采用镭和X线照射治疗鼻咽癌，其5年生存率不到20%。20世纪50年代，加拿大的汉密尔顿安装了第一台外照射钴-60机，开始采用^{60}Co机治疗鼻咽癌，鼻咽癌的5年生存率提高到了54%。但是，^{60}Co治疗机的缺陷在于能量单一，深度剂量偏低，半衰

期短，需要定期更换放射源，难以处理废弃的放射源，防护复杂，辐射暴露风险大等，这使得
⁶⁰Co机器后来被直线加速器所取代。直线加速器的引入是放射治疗历史上的又一次变革，再加上
计算机科学在放射治疗领域高速发展的影响，放射治疗技术从二维发展到三维，尤其是以适形
调强放疗（intensity modulated radiation therapy，IMRT）为代表的精确放疗的出现，使得放射治疗
剂量分布的"四原则"（即肿瘤剂量要求准确，照射野应对准所要治疗的肿瘤即靶区；治疗的
肿瘤区域内，剂量分布要均匀；照射野设计应尽量提高治疗区域内的剂量，降低照射区正常组
织的受量；保护肿瘤周围重要器官免受照射，至少不能使它们接受超过其耐受量的照射）可以
更好地实施到鼻咽癌的治疗中。基于IMRT技术的综合治疗，使鼻咽癌的5年生存率跃升到80%以
上，患者的生存质量得到极大提高。

随着立体定向放疗装置的发明，立体定位方法及影像技术与标准放射治疗分次方案相结合
而衍生出立体定向放射治疗（stereotactic radiotherapy，SRT）。它利用高精度的放疗技术，将根
治性放射剂量通过一次或小分割次数的外照射方式聚焦到肿瘤区，从而达到根治肿瘤的目的。
目前，头部的立体定向放射治疗（如X刀、伽玛刀等）已得到快速发展及应用，在颅脑肿瘤的
治疗方面取得了较好的疗效。在此基础上，近年来又发展出体部立体定向放射治疗（stereotactic
body radiotherapy，SBRT）。SBRT在传统SRT基础上引入了调强、容积调强及图像引导等技术，
其分次次数较少，一般不大于5次，剂量也远高于常规放疗剂量分割，可应用于复发或残留的鼻
咽癌及寡转移灶的治疗。近几年，质子重离子放疗逐步应用于初治及复发鼻咽癌的治疗，其优
越的生物学效应及物理剂量分布的优势，使得高剂量区集中于肿瘤靶区，对正常器官的保护更
有优势，有望进一步提高鼻咽癌患者的生存率及生存质量。

第二节 外照射放射治疗

一 常规放射治疗

随着放射治疗技术的进步，调强放射治疗等三维适形技术在临床上得到广泛应用。然而，
国内欠发达地区的一些放疗单位，由于不具备开展IMRT所需的直线加速器、先进的TPS系统
及较高的物理室水平等，因此仍使用常规放射治疗技术作为治疗鼻咽癌的主要手段。鼻咽癌的
常规放射治疗包括鼻咽原发病灶的治疗和颈部病灶的治疗两个部分，早期的鼻咽癌常规放射治
疗以X线片为影像学参考，使用规则的矩形耳前野及颈部前/后分割野为主野的照射技术，易在
肿瘤侵犯咽旁间隙时造成漏靶及剂量不足，且颞叶、脑干和口腔等正常组织缺乏有效保护，放
射性脑神经的损伤高达10.3%左右，且治疗效果难以让人满意。中山大学附属肿瘤医院张恩罴教
授等提出将原发病灶、咽旁间隙和颈部病灶作为一个连续的靶区的"面颈联合野"的概念，以

此为基础开展了前瞻性临床研究，证实"面颈联合野"可有效减少剂量的重叠和遗漏，提高患者的5年生存率、无瘤生存率、无局部区域复发生存率，明显降低远期后组脑神经损伤的发生率。

常规放射治疗的具体步骤包括头颈部摆位及固定、模拟定位、照射野设计及剂量分割设定4个部分。首先，需要确定头颈部的位置后行热塑面模固定。在模拟定位时，每一个射野范围都要进行X线拍片，以便进行治疗资料存档供临床医师勾画照射靶区。所拍的X线片交由放射治疗医师设置合理的照射野、勾画照射靶区及设置遮挡重要器官（如脑干、脊髓、眼球、晶状体和肺尖等）的铅挡块，确保有效照射肿瘤并减少正常组织的放射性损伤。有条件的单位可采用多叶光栅（MLC）代替低熔点铅挡块，需注意部分1cm的MLC也存在漏射线的可能。

（一）摆位及固定

在临床实践中，可根据患者的体型选择头枕（B或C枕），使头部处于合适的角度，体位一般取仰卧位。采用耳前野时，最好使用C枕，使头部过伸，以便于设颈部切线野。采用三维激光灯摆位，使患者身体的水平面与床面平行，身体的矢状面与床面垂直，保持颈部与体中线在一条直线上，必要时可在模拟机下调整体位直至达到满意的效果。体位固定一般采用U型热塑面罩。

（二）模拟定位

即在X线透视下确定照射野的前、后、上、下界及照射野中心。对于面颈联合野，一般采用两侧水平野等中心照射，首先将射野中心移至体中线，再将机架转至90°，将等中心移至鼻咽腔的位置，将"井"字线打开至照射野所需的大小，拍摄定位片，并在面罩上标记照射野中心，记录该照射野深度并将照射野下界标记在面罩上。将机架转至对侧，保持等中心不变，拍摄另一侧野的定位片，同样在面罩上标记照射野中心，记录照射野深度。最后将机架回至零度，在面罩上标记照射野中心，记录升床高度。对于下颈切线野，可采用源皮距垂直照射技术，其上界与面颈野下界共线，下界根据淋巴结侵犯范围确定，两侧界位于肩锁关节内侧缘并避开肩锁关节，将照射野中心置于体中线与1/2野长的交点，拍摄定位片，标记照射野中心。

鼻咽癌的常规定位采用等中心照射技术，一般需要临床医师在X线模拟机下完成，以确定需要照射的靶区。模拟定位前，临床医师一方面需要通过临床检查和全面阅读影像学资料了解患者肿瘤的侵犯范围，为在模拟机下顺利定位做好准备；另一方面，需与患者进行沟通，让患者了解整个模拟定位过程，配合做面罩固定和模拟定位。鼻咽病灶和颈部淋巴结的照射源一般选取^{60}Co的γ射线或由直线加速器产生的6~8MV高能X线，在有条件的单位，6~12MeV的电子线可应用于颈后淋巴结区域的照射。

（三）照射野设计

鼻咽癌的常规放射治疗通常采用面颈联合野+下颈切线野，靶区包括临床检查及影像学检查可见的肿瘤及邻近可能受侵部位和亚临床灶，即鼻咽、咽旁间隙、鼻腔及上颌窦腔的后1/3（包括翼腭窝），包括颅底和颈部淋巴结引流区。常规放射治疗由于不同照射靶区需要进行多次的缩野才能达到减少正常器官的照射且肿瘤病灶能得到根治的剂量。常规照射存在较多分野及衔接技术，各野的交界处易产生冷热点，剂量重叠区会造成患者颈部皮肤纤维化及严重的后组脑神经损伤，而靶区冷点会导致欠量，容易引起治疗后肿瘤复发。一般在常规照射野采用2~3次缩野，步骤如下。

1. 第一阶段：双侧对穿面颈联合野+下颈切线野

主要目的是将原发病灶、咽旁间隙和颈部转移淋巴结作为一个连续的靶区进行照射。剂量给予：DT 36~40Gy/18~20次。照射野边界如下。

（1）对于$T_{1~2}$期的鼻咽癌患者，面颈联合野各界如下：

前界：肿瘤前缘2~3cm，包括后组筛窦、上颌窦后1/3~1/2、部分鼻腔、后鼻孔、部分软腭及磨牙后缘，并注意晶状体、眼球、视神经、舌根、口腔黏膜及下颌下腺的遮挡。

后界：斜坡的上缘0.5cm及后下界距斜坡下缘1cm，注意尽量避开中耳，一般需包括Ⅱ区淋巴结引流区；后界注意留1.0cm左右皮缘。

上界：垂体窝的下缘。

下界：舌骨下缘或者第四颈椎下缘。

注意：若口咽受累则下界至会厌上缘，尽量避免在阳性淋巴结上分界。

（2）对于$T_{3~4}$期的鼻咽癌患者，面颈联合野各界如下：

前界：根据肿瘤范围而定，肿瘤前至少2~3cm；包括后组筛窦、上颌窦后1/3~1/2、部分鼻腔、后鼻孔、部分软腭及磨牙后缘，并注意晶状体、眼球、视神经、舌根、口腔黏膜及下颌下腺的遮挡。

后界：上部根据肿瘤范围而定，下部需包括Ⅱ区淋巴引流区或完全包括受累淋巴结；后界注意留1.0cm左右皮缘。

上界：根据肿瘤范围而定，在肿瘤边界上1.0~1.5cm。

下界：舌骨下缘或者第四颈椎下缘，若口咽受累则下界至会厌上缘，尽量避免在阳性淋巴结上分界。

（3）下颈切线野：

外界：肩关节内侧，包括V区及锁骨上区。

内界：椎管外缘（中挡3cm）。

上界：与面颈联合野下界相衔接。

下界：根据淋巴结侵犯范围确定，如中下颈部淋巴结转移，则下界放至锁骨头下缘。

2. 第二阶段：双侧对穿面颈联合缩野+后颈电子线+下颈锁骨上切线野

剂量给予：DT 10~14Gy/5~7次。射野边界如下。

（1）双侧对穿面颈联合缩野：重点在于避开后界下部的脊髓，一般放置于椎体后1/3~1/2，其余分界与第一阶段相同。采用SSD照射。

（2）后颈电子线野：

前界：注意与面颈联合缩野的后界衔接。

后界：同第一阶段面颈联合野的后界。

上界：乳突尖上0.5cm。

下界：同第二阶段面颈联合缩野的下界。

电子线能量选择：根据公式能量（MeV）≈3×深度（cm）+2~3，选择相应电子线能量，采用SSD照射。

（3）下颈锁骨上切线野：可同第一阶段，有条件时可将第二阶段下颈切线野与面颈联合野的衔接点做适当的移动或采用半束照射来降低不必要剂量重叠的概率。

3．第三阶段：双侧对穿耳前野±下颈切线野

剂量给予：DT 10~20Gy/5~10次。照射野边界如下。

双侧对穿耳前野：

前界：肿瘤前缘1~2cm。

后界：肿瘤后缘1~2cm，且注意尽量避开全部脑干和脊髓。

上界：在肿瘤边界上1cm，且需遮挡视觉传导通路。

下界：鼻咽原发病灶下1.5~2cm。

有近距离照射设备时，可对T_1或部分T_2患者采用外照射DT达60~66Gy后加用腔内近距离推量治疗。对于部分颅底骨质破坏较为严重的患者，可以考虑在鼻咽部达根治剂量后设2个相对颅底野，针对受累颅底结构（通常包括斜坡、蝶窦底壁、神经孔道等）进行推量6~12Gy/3~6次，射野大小约5cm×4cm，并设置铅挡块保护脑干和脊髓；当肿瘤已侵犯颅内（如海绵窦）或筛窦后份，则需要将射野的上界或前界适当扩大。逐步缩野过程可利用CT模拟进行勾画，重建照射野的数字重建影像（digitally reconstructed radiograph，DRR），从而进行更准确的勾画。

（四）剂量分割设定

鼻咽癌常规放疗最常用的剂量分割方法是常规分割法，即每周连续照射5次，1次/天，DT 1.8~2.0Gy/次。根治剂量DT 70~72Gy/35~40次/7~8周，预防剂量DT 50Gy/25~28次/5~5.5周。对于未分化癌等放疗敏感的类型，如40~50Gy时临床及影像学上显示肿瘤完全消退，则治疗剂量可适当降低到66~70Gy。而对于腺癌、囊腺癌等放疗不敏感类型，或癌周围浸润广泛，特别是有颅底骨质广泛破坏、多对脑神经受侵，或放疗中肿瘤消退缓慢者，可根据具体情况，足量放疗后，采用小野加至总量76~78Gy/38~39次/7~8周。或足量放疗后根据肿瘤的具体情况采用其他治疗技术如近距离治疗、立体定向放射治疗（SRS）等进行推量；或足量放疗后对黏膜表面的局限性残留病灶观察2个月，然后行局部激光手术切除。其他剂量分割方式还包括超分割照射法、后程加速超分割照射法、连续加速分割照射法等，应用得不多，对鼻咽癌的治疗增益与否，还有待进一步随机对照临床试验的研究和长期随访对比。总之，鼻咽癌常规放射治疗的整个流程要求规范、严谨，有严格的质量控制和质量保证措施，治疗单要仔细核对并有两级医师或物理师和医师的双签字，尽可能避免发生人为错误，对患者造成不必要的伤害。

二 适形调强放射治疗

放射治疗的理想效果是最大限度地提高靶区剂量以杀死肿瘤，同时减少或避免照射肿瘤周围正常组织和器官，实现最大治疗增益比。显然，常规的两侧对穿面颈联合野照射技术无法达到这个最优治疗效果，最突出表现在对腮腺的损伤上，几乎所有鼻咽癌常规放疗后都会出现口干症状，严重影响患者的生存质量。随着计算机技术的进步和放疗设备的更新换代，放射剂量分布在三维空间方向上与靶区形状一致的三维适形放射治疗（3-dimensional conformal radiotherapy，3-DCRT）技术，以及不仅剂量分布与靶区形状一致，而且剂量强度分布也可以调节的适形调强放射治疗（intensity modulated radiotherapy，IMRT）技术得以实现。3-DCRT和IMRT都是基于CT定位后采集断层图像进行虚拟三维结构重建，并根据DRR及射野观（beam eye view，BEV），应用放疗计划系统（TPS）进行计算机设计。以往部分医疗单位把3-DCRT、IMRT作为常规放射治疗后的推量，而目前随着技术的成熟和经验的丰富，全程调强放射治疗鼻咽癌已成为主流，被国内外治疗指南所推荐。

3-DCRT采用正向设计，需要对照射源能量、照射野的入射方向、各子野的权重等多因素进行有经验的选择，且需要对复杂的靶区进行反复纠错，逐步按计划进行设计，十分烦琐。由于无法对照射野剂量强度进行调节，对于体积大且形状极不规则的靶区，例如晚期病例常常出现的肿瘤包绕危及器官的"凹形靶区"（图6-1），3-DCRT常常无法给予肿瘤生物学上更有效的剂量。而IMRT可先对靶区进行剂量分布的设定，通过TPS进行逆向计算，从多个计划中筛选出最佳的治疗计划，从而更好地涵盖靶区，同时在正常组织的保护上IMRT比3-DCRT更优，能明显提高肿瘤控制率，减少放射并发症，提高患者放射治疗后的生存质量。由于IMRT对剂量分布高度适形，因此即使靶区在空间几何位置上发生细微变化，都可能造成临床上不能接受的剂量分布改变，所以严格校对靶区空间几何位置显得尤为重要，这也对IMRT的硬件和软件提出了很高的要求。此外，IMRT靶区内剂量分布高度不均匀，需要重复性好的体位固定装置以减少摆位误差，还需要严格的质控和质保系统，这都会增加临床医师和物理师的工作负荷。值得一提的是，IMRT还可能增加低剂量区域的照射范围。目前国内临床应用IMRT较广泛的TPS包括NOMOS公司的CORVUS系统、菲利普公司的Pinnate系统及瓦里安公司的Eclipse系统，其在参数设置、剂量计算、优化及计划评估方面各有不同的特点。

肿瘤包绕周围的危及器官，当射线杀伤肿瘤时，也会照射到被包绕的组织，造成正常组织的损伤。

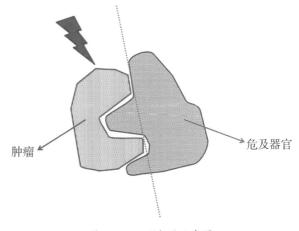

图6-1 凹形靶区示意图

鼻咽癌的放射治疗应用IMRT有以下优点：①鼻咽癌绝大部分为未分化型非角化性鳞状细胞癌，本身对放射线较为敏感；②鼻咽头颈部的器官组织近似"刚性结构"，固定良好，具备精确放射治疗的可行性；③鼻咽位置深在，周围包绕重要器官，晚期鼻咽癌侵犯范围较广，肿瘤较易包绕脑干、脊髓等重要正常器官，常规及3-DCRT较难达到满意剂量分布；④肿瘤的局部控制直接关系到整体的治疗效果，IMRT能实现对肿瘤区进行推量，理论上可以提高局部控制率；⑤较之常规放射治疗和3-DCRT，IMRT能避免相邻野的剂量重叠或遗漏，更重要的是，IMRT能尽可能减少周围正常组织接受的高剂量照射，提高患者的生存质量。到目前为止，IMRT已成为国内外鼻咽癌治疗指南首选推荐的放疗技术。

（张孟霞　陈明远）

三　IMRT的实施步骤

（一）治疗前准备

鼻咽癌IMRT前需要做的准备工作包括医师的准备和患者的准备。精确放疗要求医师熟练掌握临床肿瘤学、放射肿瘤学、影像学及解剖学等相关知识，了解肿瘤的发生、发展、转归等生物学行为，熟悉不同分次剂量和总剂量的生物学效应、鼻咽癌各靶区和危及器官的范围与临床问题处理的原则等，从而能够精确地勾画靶区，避免由于相关知识的不足造成靶区勾画的偏差，使肿瘤被遗漏或错误地扩大靶区造成周围正常组织的不必要照射。在实施治疗前，还应对患者进行全面评估，综合考虑患者的意愿、经济能力、一般状况、肿瘤分期、生存期长短等情况，制订最优的治疗方案。在选择治疗方案前，应详细告知患者治疗方案的优势和潜在的缺陷，以取得患者的配合和理解。患者应配合医师进行治疗前的准备工作，如放疗前洁牙、拔除龋齿、纠正贫血及营养不良、治疗放疗前的合并症等。

（二）体位固定

对于鼻咽癌调强放疗，治疗体位一般采用仰卧位，选择合适的头枕（B或C枕），用头颈肩热塑面罩固定，并在面罩上记录患者的姓名、病案号、头枕型号，尽量减少摆位误差，最好能控制在3mm以内，提高摆位的重复性。

1. 体位固定前的准备

（1）注意事项：核对患者个人信息，认真阅读"体位固定申请单"等医嘱，技师须与患者解释制作体位固定装置的目的和作用，叮嘱患者在体位固定装置制作过程中配合技师，非嘱咐情况下不要随意移动身体。

（2）头发：建议剪短长发，避免出现影响体位重复性的发辫、装饰等。

（3）口腔：去除假牙、牙套，拔除龋齿、活动性智齿等。

（4）衣着及装饰：穿着单件低领内衣，去除耳环、项链、鼻钉、眼镜等外部饰物。

2. 体位固定的实施

（1）将头颈肩板摆于检查床中间靠近床头处，利用纵轴摆位激光对齐头颈肩板中心标识线（图6-2）。

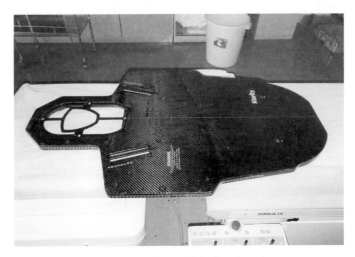

图 6-2　激光对齐头颈肩板中心标识线

（2）如有口腔支架（图6-3），需在其他固定装置制作前准备好。

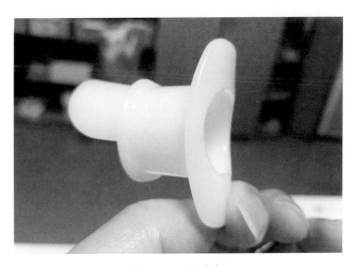

图 6-3　口腔支架

（3）头颈肩发泡胶垫的制作：①将限位边框及塑料薄膜袋（发泡胶材料接纳袋）平铺到头颈肩板上（图6-4）。②将发泡剂（试剂A）和催化剂（试剂B）按照1∶1的比例充分混合搅拌均匀，倒入塑料薄膜袋内并均匀摊开（图6-5）。③患者自然仰卧，平躺到铺好试剂的塑料薄膜袋上，利用矢状位摆位激光将患者身体正中线摆正，下颌稍上仰，两侧外耳孔在同一水平面，双肩放松且自然下垂。④等待发泡剂膨胀、塑形、冷却和固化，有需要时可以用美工刀修整发泡胶垫周围多余的边角料（图6-6）。

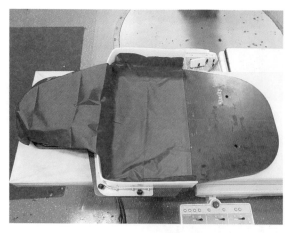

图6-4　限位边框及塑料薄膜袋

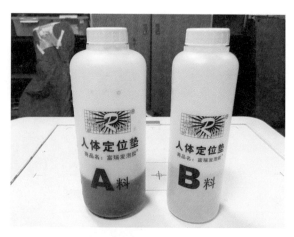

图6-5　发泡剂（试剂A）和催化剂（试剂B）

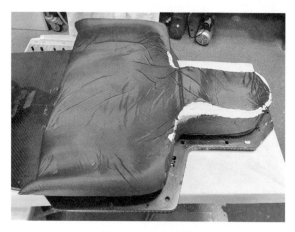

图6-6　发泡胶垫

（4）头颈肩面罩的制作：①将低温热塑高分子材料头颈肩面罩放进70℃恒温水箱中浸泡5min左右，待面罩材料软化呈透明状后取出（图6-7）。②使用毛巾将面罩表面水珠擦拭干净（图6-8）。③由两到三位技师协同把面罩盖到患者的头颈部，将热塑膜固定栓固定到头颈肩板上，并轻轻按压患者脸部（包括眉弓、鼻子、下巴）、颈部、双肩等部位，确保面罩与患者体表轮廓贴合好，避免体表与热塑膜之间形成空隙（图6-9）。④等待15min左右，面罩材料完全冷却成型后，可解下面罩卡扣，释放患者。⑤打印患者信息标签（包括姓名、病历号、制作日期等），张贴在热塑膜和头颈肩发泡胶垫显眼处（图6-10）。

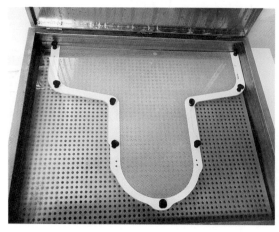

图6-7　70℃恒温水箱浸泡面罩

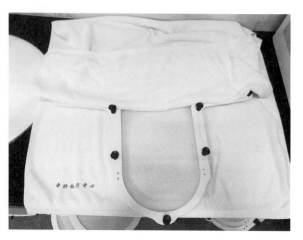

图6-8　毛巾擦拭面罩

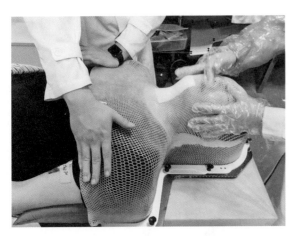

图 6-9　按压患者头颈部

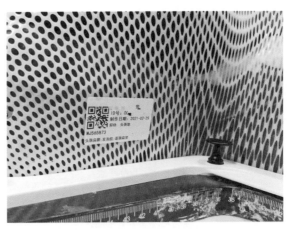

图 6-10　贴好患者信息标签

（三）CT/MR模拟扫描

1. CT模拟扫描

CT模拟定位扫描影像是治疗计划设计的基础，通过影像CT可以定义肿瘤靶区和危及器官，设计治疗照射野，CT值转换得到的电子密度信息可用于治疗计划精确剂量计算。

（1）CT模拟扫描前的准备。

注意事项：核对患者个人信息，认真阅读"CT模拟扫描申请单"等医嘱，明确扫描范围及扫描条件。向患者解释CT模拟定位扫描的目的和过程，并签署CT增强扫描的知情同意书，阐明注射CT增强扫描对比剂的注意事项。患者的头发、穿着、口腔准备状态与体位固定时保持一致，去除头颈部的外部饰物。

（2）CT模拟扫描的实施。

①将头颈肩板及发泡胶头颈垫嵌合好摆于CT治疗床上，并利用纵轴摆位激光对齐头颈肩板中心标识线（图6-11）。

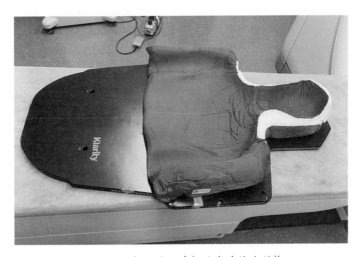

图 6-11　摆好头颈肩板及发泡胶头颈垫

②患者仰卧平躺在发泡胶头颈垫上，注意头部、颈部及双肩位置和发泡胶垫贴合好，不留空隙。戴上头颈肩面罩，检查患者头颈部体表轮廓是否和面罩贴合，锁紧面罩卡扣。

③移动CT扫描床，将三维摆位激光线十字交叉置于鼻咽范围附近，在三个"十"字交叉点区域贴上胶纸并画上十字标记线，放置直径约1mm的标记铅点（图6-12）。

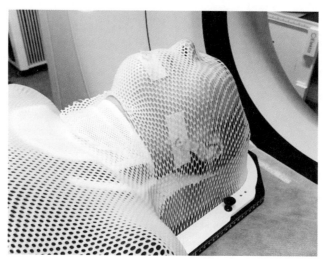

图 6-12　标记铅点

④在CT控制系统上对患者进行建档，扫描体位为仰卧位，头先进，扫描范围为额窦上缘至锁骨下2cm，扫描层厚为3mm，扫描扩展视野（FOV）足够包括患者身体轮廓最宽处，扫描参数一般设置为管电流200～250mA，管电压为140kV平扫+120kV增强扫描。

⑤增强扫描时，成人造影剂注射速率为2mL/s，儿童一般为1mL/s；成人对比剂使用量为100mL，儿童用量不超过2mL/kg；扫描延迟一般为38～45s，扫描过程中严密观察患者情况。完成扫描后确认CT断层影像上三个金属标记点是否位于同一层面上（图6-13）。

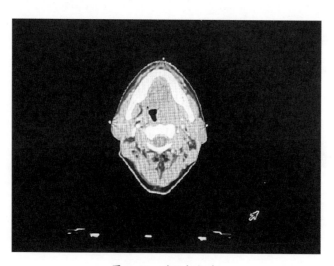

图 6-13　确认标记点

⑥扫描影像经重建后通过网络传输至物理室TPS工作站。

⑦扫描结束后嘱咐患者将面罩及发泡胶垫放置到相应的存储室保管。在候诊区休息观察30min，没有造影剂的不良反应后可拔针离开。

2. MR模拟扫描

MR图像分辨率更高，对软组织如神经、淋巴结等的显示更为清晰，对肿瘤的浸润也有更出色的分辨显示能力。鼻咽癌的MR模拟扫描主要采用与CT模拟扫描结合的模式，以帮助医生更好地勾画临床靶区。勾画完靶区后，将MR影像和CT影像进行融合，并将MR影像上勾画的靶区和危及器官移植到CT影像上进行治疗计划设计。

（1）MR模拟扫描前的准备。

注意事项：核对患者个人信息，认真阅读"MR模拟扫描申请单"等医嘱，明确扫描范围及扫描条件。向患者解释MR模拟定位扫描的注意事项和MR扫描常见禁忌证，并签署MR增强扫描的知情同意书，确保患者体表及体内无MR不兼容的金属制品，轮椅、推床等不得进入MR机房。患者的头发、穿着、口腔准备状态与体位固定时保持一致，去除头颈部的外部饰物。

（2）MR模拟扫描的实施。

①患者摆位与CT模拟扫描时一致。

②摆位结束后，放置MR前部线圈，调整前部线圈放置的高度，使得线圈尽可能贴近人体且不接触到人体表面。

③在MR控制系统中对患者进行建档。选择头颈部扫描卡片，一般将定位像FOV开到MR机器允许的最大范围。

④扫描范围为额窦上缘至锁骨下2cm，扫描序列为T1、T2、T1增强及T1压脂增强。扫描层厚为3mm，层间距为0mm。扫描方式为平扫加增强，先平扫后增强。

⑤增强扫描时，成人造影剂注射速率为1.0mL/s，儿童一般为0.6mL/s；注射对比剂的容量根据患者体重决定，一般为0.2mL/kg；扫描延迟一般为1min，扫描过程中严密观察患者状况。

⑥扫描影像经重建后通过网络传输至物理室TPS工作站。

⑦扫描结束后嘱咐患者将面罩及发泡胶垫放置到相应的存储室保管。在候诊区休息观察30min，没有造影剂的不良反应后可拔针离开。

（许森奎）

（四）勾画靶区及危及器官

1. 肿瘤区

肿瘤区（gross target volume，GTV）是指临床检查和影像学检查发现的肿瘤，包括原发病灶、转移淋巴结和远处转移灶，是一个临床解剖学概念。一般用GTV_p（GTV primary）、GTV_{nx}（GTV nasopharyngeal）或GTV_T（GTV tumor）来代表原发肿瘤，用GTV_{rpn}（GTV retropharyngeal lymph node）来代表转移的咽后淋巴结，用GTV_{nd}或GTV_N（GTV node）代表转移淋巴结。鼻咽癌的GTV包括鼻咽原发肿瘤、咽后淋巴结和所有颈部转移淋巴结。GTV的确定需要通过多种检查手段获得详尽的肿瘤侵犯范围，例如仔细的临床检查、纤维鼻咽镜检查、MRI、CT及PET-CT等。淋巴结转移的诊断标准如下：①在鼻咽癌淋巴引流区的肿大淋巴结经细胞学或病理学证实；②颈部淋巴结短径≥10mm，咽后外侧组淋巴结短径≥5mm，咽后内侧组淋巴结只要发现即认为是转移淋巴结；③淋巴结伴有坏死、周边环形强化者；④在淋巴结引流区3个或以上相邻的淋巴结，即使每个淋巴结的最小径在5～8mm，长短径比＞0.5者也应警惕有转移淋巴结的可能；⑤淋巴结有包膜外侵犯或有融合的淋巴结。在勾画靶区时，应选择合适的窗宽、窗位，以便能更好地显示病变，例如在勾画颅底骨质受侵病灶时，选择骨窗可更好地显示病变。对于不确定的但高度可疑的区域，也应包括在GTV中，以便对该区域进行较高剂量的照射。

2. 临床靶区

根据国际辐射单位和测量委员会第62号报告（ICRU-62），临床靶区（clinical target volume，CTV）是依据GTV的大小和范围及肿瘤的生物学行为决定的，包括原发肿瘤周围高危受侵的区域及根据肿瘤的生物学行为推断出的可能出现转移的淋巴结区域（预防照射区）。对鼻咽癌而言，根据受累的危险程度不同，可以定义CTV_1为高危区，CTV_2为低危区（预防照射区）。

CTV_1为原发肿瘤周围极有可能受侵的邻近区域或极有可能转移的区域，通常为GTV_{nx}向前、上下、两侧各外扩0.5～1.0cm，向后外扩0.3～0.5cm（根据肿瘤累及情况及其与脊髓、脑干等组织结构的间距决定外扩的适当距离）。中山大学肿瘤防治中心CTV_1手工勾画或调整时遵循以下要求：①包括全部鼻咽部黏膜及黏膜下0.5cm；②上下均在GTV_{nx}外两层；③咽旁侵犯CTV_1需包括舟状窝、卵圆孔；④颈动脉鞘区无直接侵犯或淋巴结转移，CTV_1视咽颅底筋膜有无侵犯而定，如果咽颅底筋膜有侵犯，则颈动脉鞘区需包括在CTV_1；⑤颈动脉鞘区侵犯需全部包括在CTV_1；⑥仅有同侧咽后淋巴结转移，CTV_1包括同侧颈内静脉后缘、对侧颈内动脉后缘；⑦咽后淋巴结转移且咽颅底筋膜受侵，则咽旁、翼内肌、舟状窝、颈动脉鞘区应完整包括在CTV_1内；⑧双侧破裂孔软组织需包括在CTV_1；⑨早期病例蝶骨基底部包括在CTV_1；⑩仅有鼻咽黏膜侵犯，CTV_1不需要包括斜坡皮质及髓腔；⑪头长肌有侵犯而无斜坡侵犯，CTV_1仅需包括斜坡皮质。

CTV_2是根据肿瘤的生物学行为推断出的可能转移的淋巴结区域（选择照射区），为CTV_1向前、上下、两侧各外扩0.5～1.0cm，向后外扩0.3～0.5cm（根据肿瘤累及情况，以及肿瘤与脊髓、脑干等组织结构的间距决定外扩的适当距离），以及GTV_{nd}和所在淋巴引流区及需要预防照射的阴性淋巴引流区。中山大学肿瘤防治中心CTV_2手工勾画或调整时遵循以下要求：①仅有鼻咽黏膜侵犯，CTV_2包括斜坡骨皮质；②侵犯头长肌明显，CTV_2包括斜坡髓腔；③蝶窦下1/3～1/2、后组筛窦、颅底诸孔、翼腭窝、鼻腔后份、上颌窦后壁常规包括在CTV_2内；④乳突尖出现平面，二腹肌出现，二区淋巴结出现，CTV_2双侧均向后伸展包括胸锁乳突肌下间隙；⑤在舌骨水平，咽后淋巴结消失平面，CTV_2左右分开而且后界后延至斜方肌前缘包括Ⅴa区淋巴结；⑥一侧或双侧颈淋巴结阴性，CTV_2需包括双侧Ⅱ、Ⅲ、Ⅴa区淋巴结；⑦Ⅱ、Ⅲ、Ⅴa区淋巴结其中一区阳性，则CTV_2扩大至同侧Ⅳ、Ⅴb区淋巴结；⑧不常规包括Ⅰa、Ⅰb和Ⅳ区淋巴结，若Ⅱa区淋巴结巨大，侵犯颌下腺或者全颈均有淋巴结转移，则CTV_2包括Ⅰb区淋巴结及患侧颌下腺；⑨胸锁乳突肌一般厚度的1/3～1/2包括在CTV_2内，如果其有明确的浸润则包括其厚度1/2至全部；⑩针对鼻咽原发灶及上颈部淋巴引流区，CTV_2上界在CTV_1外两层，下界到环状软骨水平。

勾画注意事项：①CTV_2勾画时不要求对称，可适当偏向原发灶，或转移侧咽后淋巴结；②勾画时需在三维影像上确定CTV在不同层面上的平滑过渡，保证上下层面间的连续性，以便剂量分布合理确切；③在邻近脑干、脊髓等重要危及器官时，应在保护重要危及器官的前提下，尽可能包括肿瘤组织和亚临床灶；④对于有包膜外受侵的淋巴结，CTV应有足够的安全边界。

Liang等[1]基于943例初治鼻咽癌患者的MRI表现定义了鼻咽癌患者的局部扩展模式，根据肿瘤侵袭的发生率，将鼻咽周围的解剖部位分为三个风险等级：高风险（35%），中风险（5%～35%），低风险（<5%）（图6-14）。其中，高风险解剖部位包括咽旁间隙、腭帆张/提肌、鼻腔、蝶骨基底部、翼突、斜坡、岩尖、椎前肌、破裂孔，中风险解剖部位包括卵圆孔、蝶骨大翼、口咽、翼内肌、海绵窦、翼腭窝、蝶窦、舌下神经管、翼外肌、筛窦、颈静脉孔，低风险解剖部位包括眼眶、颞下窝、颈椎、上颌窦、颞叶、脑膜、喉咽、额窦。该研究系统地展示了鼻咽癌局部扩展的风险地图，并对CTV的勾画提出了改良建议：①高风险解剖部位的受侵率通常＞35%，应定义为CTV。是否将中/低风险解剖部位定义为CTV要视其同侧相邻解剖结构受侵情况而定：当相邻的高风险解剖部位受侵时，将中风险解剖部位定义为CTV可能是合理的，而当相邻的高/中风险解剖部位受侵时，可考虑将低风险解剖部位纳入CTV；肿瘤侵犯筛窦和上颌窦的概率较低，将它们定义为CTV的合理性有待进一步研究。②神经孔道在肿瘤侵袭中发挥了重要作用，因此应在CTV定义中给予更多考虑。当肿瘤侵犯神经孔道时，应将其侵袭路径中的相邻解剖部位定义在CTV中。③当肿瘤主要侵袭鼻咽一侧时，应将双侧的高风险解剖部位包括在CTV中，而将中、低风险解剖部位及在肿瘤浸润区对侧的解剖部位排除在CTV外。

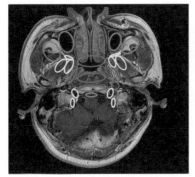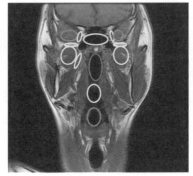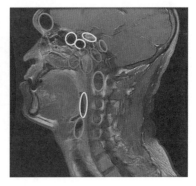

图6-14　原发灶的侵犯随着距离鼻咽腔距离的增加而逐渐减小（神经孔道除外）

红圈：高风险解剖部位，黄圈：中风险解剖部位，蓝圈：低风险解剖部位。

3. 计划靶区

计划靶区（planning target volume，PTV）是考虑日常治疗过程中，由于存在器官的运动和靶区或靶器官的形状或位置变化及摆位误差和系统误差等，为了保证靶区接受规定的剂量，就需要在CTV基础上外放一定范围，形成PTV。在治疗计划中，PTV用来描述CTV所接受的吸收剂量，它的形状和大小主要取决于GTV、CTV、肿瘤和器官的形状，以及位移、放射治疗技术、危及器官和靶区的位置关系、各机构的质量控制情况（如摆位误差）。在鼻咽癌患者中，由于头颈部受呼吸、心跳等的影响较小，因此在治疗过程中靶器官运动相对较小（除软腭外）。PTV外放的范围主要考虑摆位误差和系统误差。通常，GTV/CTV外放5mm可以满足要求，但仍需基于不同医疗单位的治疗设备和计划系统来确定自己的系统误差和摆位误差，从而指导本单位的PTV设计。此外，由于鼻咽癌靶区较大、形状极不规则、周围的重要器官多且密集，在CTV基础上外放形成PTV时，各个方向上并不是均匀外放的，因此，计划PTV时要综合各方面因素来确定外放的边界。总而言之，不管靶区如何运动或变化，它都应该始终在PTV所包括的范围内，以确保靶区获得规定的吸收剂量。

4. 危及器官计划体积

根据ICRU-62和ICRU-83报告，危及器官是指放射敏感性显著影响治疗计划和/或处方剂量的一些正常组织器官。由于存在摆位误差和器官运动，ICRU-62报告引入了危及器官计划体积（planning organ at risk volume，PRV）的概念，要求重要的危及器官也要外放一定的距离形成PRV。PRV是危及器官外放边界后的体积，类似于根据CTV形成PTV。例如，美国肿瘤放射治疗协作组织的研究方案（RTOG-0225）规定，脊髓的PRV为脊髓各方向上外围0.5cm，脑干和视交叉至少外放1mm形成PRV。在有些医疗单位，PRV是由物理师根据临床医师的危及器官轮廓来完成勾画的。无论是GTV、CTV还是危及器官，在横断面上勾画好以后，在外放PTV以前，均应在三维方向上对靶区进行修饰，使上下层之间的靶区能够衔接或形状不会发生太大变化。所有处方剂量均为PTV/PRV所接受的剂量。评价各靶区剂量分布时以不同靶区的PTV的体积来衡量，通常要求至少95%的PTV满足上述靶区的处方剂量，但也有些医疗单位要求98%的PTV满足靶区处方剂量。PIV接受>110%的处方剂量的体积应<20%，PTV接受<93%的处方剂量的体积应<3%，PTV外的任何地方不能出现>110%的处方剂量。

2010年，正常组织临床定量委员会（The Quantitative Analysis of Normal Tissue Effects in the Clinic，QUANTEC）发布了《正常组织效益临床定量分析指南》，其中涉及人体16个重要器官，涵盖了临床放射治疗中的实际问题，如被照射器官的剂量/体积数据情况及评价损伤的指标等。2019年，李咏梅等通过回顾分析鼻咽癌放疗后剂量耐受性和正常组织并发症的相关文献，以及关于剂量优先顺序和限制的指南，来确定肿瘤体积和危及器官的剂量优先顺序及可接受标准，并通过国际专家小组的多轮投票商讨，最终提出了鼻咽癌危及器官的剂量优先顺序及剂量限制国际指南[2]。该指南根据组织结构和功能的不同，将头颈部组织和肿瘤靶区分为不同的优先级别：①Ⅰ级优先结构包括脑干、脊髓、视神经/视交叉，这些地方一旦受损将会严重影响患者生存质量甚至致死，其权重高于肿瘤靶区；②Ⅱ级优先结构包括PTV和颞叶，对颞叶给予何种优先级在专家组中仍存在争议；③Ⅲ级优先结构包括臂丛神经、垂体、眼球和晶状体，其权重可小于肿瘤靶区；④Ⅳ级优先结构包括耳蜗、下颌骨和颞下颌关节、甲状腺、腮腺、颌下腺、口腔、乳突后咽部、食管和声门喉部，只需在满足靶区剂量要求的前提下，尽量保护其不受损伤。

主要危及器官的推荐剂量限定如下：

（1）脑干。RTOG-0225将脑干的首要目标剂量限定在≤54Gy，第二目标考虑到脑干损伤的严重致死性后果，尽管以往有研究显示肿瘤侵犯脑干的患者，脑干的剂量可选择性较高（D_{max}为67.4Gy），但在该指南中，专家组倾向于采用更保守的剂量接受标准，建议将$D_{0.03cc}$ PRV剂量限定为≤54Gy，最大限制剂量（MAC）为≤60Gy。同意程度：90%（18/20投票人）同意目标剂量（建议的其他剂量限值为50～58Gy），90%（19/21投票人）同意MAC（其他建议剂量限值为54～64Gy）。

推荐强度：高/中度。

（2）脊髓。脊髓从解剖角度分为颈段、胸段和腰段，属于串联器官，受到一定剂量照射后会导致神经元变性坏死，引起放射性脊髓炎等严重并发症。QUANTEC回顾分析[3]表明，在2Gy/次的常规分割下，脊髓受到45Gy和50Gy照射后脊髓炎的发生率分别为0.03%和0.2%。该指南最终建议将$D_{0.03cc}$ PRV剂量限定为≤45Gy，MAC限定为≤50Gy。同意程度：100%（20/20投票人）同意目标剂量，95%（20/21投票人）同意MAC（建议的其他限制剂量最高达55Gy）。

推荐强度：高度。

（3）视神经和视交叉。QUANTEC综述[4]显示，当D_{max}<55Gy，且分次剂量<2Gy时，辐射诱导的视神经病变的发生率是很低的。当剂量达55～60Gy且单次剂量在1.8～2.0Gy时，发生视神经病变的风险增加（3%～7%）。当剂量超过60Gy后，发生风险更高（7%～20%）。因此，该指南最终建议$D_{0.03cc}$ PRV剂量限定为≤54Gy，MAC≤60Gy。同意程度：93%（14/15投票人）同意视神经和视交叉的限定剂量（建议的其他限定剂量为50Gy），82%（14/17投票人）同意视交叉的MAC限定（建议的其他限定剂量为54～56Gy），95%同意视神经的MAC限定（建议的其他限定剂量高达62Gy）。

推荐强度：高/中度。

（4）颞叶。颞叶在解剖上位于外侧裂下方，由颞上沟和颞下沟分为颞上回、颞中回、颞下回。隐在外侧裂内的是颞横回。在颞叶的侧面和底面，颞下沟和侧副裂间为梭状回，侧副裂与海马裂之间为海马旁回，围绕海马裂前端的钩状部分称为海马旁回钩。颞叶的准确勾画也较为困难，主要是对边界的界定比较困难。

QUANTEC回顾分析[5]表明，对≤2Gy的分割剂量，在等效剂量为72Gy（60～84Gy）时，预测有症状的放射性颞叶损伤发生风险为5%，同时作者强调，大脑对单次剂量>2Gy特别敏感。此外，对于局部晚期肿瘤患者，需要合理平衡靶区覆盖率和颞叶损伤的风险，有建议T_4期的剂量限制为D_{1cc}≤71.14Gy[6]和D_{max}≤72Gy[7]。因此，该指南最终建议：对于$T_{1～2}$期患者，$D_{0.03cc}$ PRV剂量限定为≤65Gy，$T_{3～4}$期患者为≤70Gy；仅对$T_{3～4}$期肿瘤限定MAC≤72Gy。同意程度：85%（17/20投票人）同意该限制剂量（对于所有肿瘤分期，建议的其他限制剂量范围为66～70Gy），62%（13/21投票人）同意$T_{3～4}$期肿瘤的MAC剂量（建议的其他限定剂量最高达74Gy，但33%的投票人不接受MAC>70Gy）。

推荐强度：中度。

（5）臂丛神经。臂丛神经损伤的潜伏期可能达1～17年（平均8.2年），可导致单侧或双侧手臂或手感觉异常、无力、疼痛、肌肉萎缩[8-9]。对臂丛神经进行剂量限制可以显著减少其照射体积和剂量，而又不影响对靶体积的剂量传递。与RTOG的建议一致，该指南最终建议将$D_{0.03cc}$ PRV剂量限定为≤66Gy，MAC≤70Gy。同意程度：89%（16/18投票人）同意该推荐剂量（建议的其他推荐剂量为≤60Gy），85%（17/20投票人）同意MAC剂量（建议的其他推荐剂量为≤66Gy）。

推荐强度：中度。

（6）眼球和晶状体。其中放射线最易损伤的结构是晶状体。该指南最终建议眼球的平均剂量限制为≤35Gy，MAC为$D_{0.03cc}$≤50Gy。对于晶状体，建议限制剂量为$D_{0.03cc}$<6Gy，MAC的$D_{0.03cc}$≤15Gy。同意程度：①眼球：90%（18/20投票人）同意该限制剂量（建议的其他限制剂量范围为25～45Gy）；76%（16/21投票人）同意MAC（建议的其他限制剂量范围为40～60Gy）；②晶状体：90%（18/20投票人）同意该限制剂量，82%（18/22投票人）同意MAC。此外，该指南也建议：如果有必要获得靶区的良好覆盖，在患者同意接受增加的风险后，可适当放宽同侧结构的剂量限制，而较少受累的对侧结构仍保持在剂量限制范围内。

推荐强度：中度。

（7）垂体（和下丘脑）和甲状腺。即使在调强放射治疗时代，也有报道称相当数量的患者（20%～50%）放疗后出现内分泌缺陷。该指南建议将垂体（和下丘脑）列为Ⅲ级优先结构，而将甲状腺列为Ⅳ级优先结构，因为甲状腺受损将导致甲状腺激素单独缺乏，并且可以进行替代治疗。相反，脑垂体的损伤会导致包括性激素、皮质醇和生长激素等多种激素的复杂功能障碍。该指南建议垂体的$D_{0.03cc}$≤60Gy，MAC为$D_{0.03cc}$≤65Gy。关于甲状腺耐受剂量的数据很少，该指南推荐V_{50}≤60%，MAC的V_{60}≤10cm^3。同意程度：①垂体（和下丘脑）：79%（11/14投票人）同意该限制剂量（建议的其他限制剂量为40～54Gy），87%（13/15投票人）同意MAC限制剂量。②甲状腺：88%（14/16投票人）同意该限制剂量（建议的其他限制剂量为$D_{0.03cc}$≤45Gy或D_{mean}≤50Gy），89%（16/18投票人）同意MAC的限制剂量（建议的其他限制剂量为$D_{0.03cc}$≤50Gy）。

推荐强度：中/低度。

（8）耳蜗。由于鼻咽癌侵袭的部位和方式，听力损伤是调强放疗时代最常见的放射毒性之一，尤其在同时接受了顺铂化疗的患者中。为了降低常规分割放疗中感觉神经性耳聋（SNHL）的发生率，QUANTEC[10]建议耳蜗的平均剂量≤45Gy（或更保守的平均剂量≤35Gy）。该指南建议：耳蜗的平均剂量≤45Gy，MAC≤55Gy。同意程度：90%（18/20投票人）同意该限制剂量（建议的其他限制剂量为28～50Gy），86%（19/22投票人）同意MAC（建议的其他限制剂量在32～52.5Gy）。

推荐强度：中度。

（9）腮腺。腮腺照射过量会导致永久性口干，而永久性口干还会进一步引起口腔溃疡、龋齿、吞咽障碍、营养缺乏等一系列继发症状，降低患者的生存质量。QUANTEC研究[11]认为如果至少一侧腮腺的平均剂量<20Gy或两侧腮腺的平均剂量都<25Gy，严重的口干（长期唾液腺功

能＜25%基线水平）是可以避免的。然而，这个目标在临床上往往较难实现，尤其当肿瘤体积较大、淋巴结受累广泛时。该指南最终建议：平均剂量＜26Gy，至少一侧腮腺≥50%体积的最大剂量＜30Gy。同意程度：90%（18/20投票人）同意该限制剂量（建议的其他限制剂量为平均剂量＜25Gy），82%（18/22投票人）同意MAC（建议的其他限制剂量为25～35Gy）。

推荐强度：中度。

（10）下颌骨和颞下颌关节。高剂量放射线会导致下颌骨和周围组织出现慢性放射损伤，较易导致放射性颌骨坏死，在此基础上如果伴发感染则会进一步发展为放射性颌骨骨髓炎。颞下颌关节是构成上颌、下颌骨头和肌肉的连接关节，具有一定的稳定性和多方向的活动性。在肌肉作用下产生与咀嚼、吞咽、语言及表情等有关的各种重要活动。放射性损伤会导致张口困难。Mendenhall等[12]研究发现，放射性颌骨坏死的发病率为5%至10%，中位潜伏期为1～2年甚至更短。该指南建议：$D_{2\%} \leq 70Gy$，MAC≤75Gy。同意程度：95%（18/19投票人）同意该限制剂量，67%（14/21投票人）同意MAC（建议的其他限制剂量为73～77Gy）。

推荐强度：中度。

（11）口腔。口腔剂量过高会导致严重的黏膜炎，从而导致治疗中断或无法完成治疗。放疗和化疗都是引起急性黏膜毒性的独立危险因素。Sanguineti等[13]的研究显示，与单纯放疗相比，同步放化疗组黏膜3级毒性的风险增加了4倍左右，相当于在7周的放疗疗程中额外增加6.2Gy至21cm³的口腔黏膜。因此，在接受同步放化疗的患者中，应考虑使用较低的口腔剂量（如果条件允许的话）。该指南建议：平均剂量≤40Gy，MAC≤50Gy。同意程度：70%（14/20投票人）同意该限制剂量（建议的其他限制剂量为35～45Gy），77%（17/22投票人）同意MAC（建议的其他限制剂量为30～70Gy）。

推荐强度：中/低度。

（12）咽缩肌。随着联合化疗的应用及咽缩肌照射剂量的增加，吞咽问题的发生率也随之增加。QUANTEC[14]建议减少咽缩肌和喉部接受≥60Gy剂量的体积，如果可能的话，减少接受≥50Gy的受照体积将会使吞咽困难的发生率明显减少。该指南建议：$D_{mean} \leq 45Gy$，MAC≤55Gy。同意程度：85%（17/20投票人）同意该限制剂量（建议的其他限制剂量为35～50Gy），64%（14/22投票人）同意MAC（建议的其他限制剂量为45～70Gy）。

推荐强度：中/低度。

（13）喉。Vainshtein等[15]的研究显示，当喉部不作为肿瘤靶区时，与治疗前相比，患者接受平均声门喉剂量为≤20Gy、＞20～30Gy、＞30～40Gy、＞40～50Gy、＞50Gy时，12个月后声音质量变差的发生率分别为10%、32%、25%、30%、63%。该指南建议：平均剂量＜35Gy，同意程度：75%（15/20投票人）。

推荐强度：中度。

（14）颌下腺。关于颌下腺耐受剂量的报道很少。Murthy等[16]研究发现治疗1年时颌下腺发生50%并发症的耐受剂量为36Gy，平均受照剂量每减少1Gy，严重口干发生率将减少2%～2.5%。

QUANTEC[17]报道，尽量减少颌下腺受照的平均剂量（＜35Gy），可能会减少口干的症状。该指南建议：平均剂量＜35Gy，没有具体关于MAC的建议，暂未有数据支持。同意程度：81%（17/21投票人）同意该限制剂量（建议的其他限制剂量包括一个＜39Gy的较高剂量）。

推荐强度：中度。

（15）其他结构。建议记录颈动脉受照剂量并且在合理的情况下尽可能的低。

此外，部分医疗单位在勾画鼻咽癌危及器官时，也同时勾画臂丛等结构。总之，临床医师在勾画、给予权重和评估危及器官与靶区进行取舍时要有全面的考虑，对危及器官的过度保护也会增加未勾画正常组织区域受到高剂量照射的风险。

（五）处方剂量和剂量规定

鼻咽癌患者GTV的靶区剂量为70Gy，局部晚期患者剂量可以适当高一些，或者达到70Gy后根据具体残存肿瘤情况，选择合适的治疗手段进行补量。靶区的处方剂量规定：采用同步加量（SIB）技术，剂量分割方法为每周连续照射5天，1次/天。鼻咽、上颈部及下颈部如果采用同一IMRT计划，靶区的剂量建议为：PTV_{nx} 66～70Gy/30～33次，PTV_1 60～62Gy/30～33次，PTV_2 54～56Gy/30～33次。下颈部、锁骨上亦可以采用常规前野照射，如无淋巴结转移，给予50Gy/25次，如有淋巴结转移，给予60～70Gy根治量。处方剂量为95%的PTV体积所接受的最低吸收剂量。如鼻咽颅底和上颈使用IMRT，下颈采用适形放疗或单前野照射时，下颈锁骨上处方剂量为：全颈N_0时，下颈锁骨上区DT 50Gy；上颈N+时，下颈锁骨上区DT 56～60Gy。对于T_3、T_4期的病例，原发病灶剂量根据具体情况可适当提高，但对足量放疗后颈部淋巴结残存病例不推荐采用局部推量，观察2～3个月后有部分病例淋巴结可以完全消退，仍旧残存者可根据具体情况行局部残存淋巴结切除或区域淋巴结清扫术。

（六）计划的评估

治疗计划评估包括对靶区和危及器官剂量体积直方图（dose volume histogram，DVH）的评价和对CT断层等剂量曲线的逐层评价。首先要看靶区和危及器官的DVH是否满足处方剂量的要求和限定剂量，DVH是用于定量描述定义照射体积内吸收剂量的三维分布信息，一般采用积分DVH来了解单个器官或靶区受照射体积和剂量的关系，它可以提供包括中位剂量（median或$D_{50\%}$）、最小剂量（D_{min}或D100%）、最大剂量（D_{max}或D_0）和平均剂量（D_{mean}）等信息。其中，D50%是指50%体积的吸收剂量，能代表PTV的吸收剂量，而平均剂量（D_{mean}）＝总剂量/总体积。DVH的缺点是不能反映剂量的三维空间位置，即一定体积的感兴趣区接受的总剂量没有超标但可能有一些危及器官上会出现剂量热点。因此，还需要逐层评估等剂量曲线图，以确认靶区的剂量分布满意、PRV的剂量在可接受的范围内。我们的评估顺序首先是对Ⅰ级优先结构包括脑干、脊髓、视神经/视交叉进行评价，保证其在剂量限制范围内。其次是对临床靶区进行评价，看95%的PTV是否满足剂量的要求，各靶区的最高剂量及最低剂量有无落在正常器官上。再在靶区满足的情况下对Ⅱ、Ⅲ、Ⅳ级优先结构进行评价。然而，当肿瘤处于较为晚期时，PTV往往和危及器官的靶区有些重叠，这就需要对二者进行取舍，临床医师的取舍应该建立在全面评估IMRT计划的基础上。最后此治疗计划通过验证，由剂量师和物理师两级签字、主管医师签字方可开始治疗。第一次治疗要求物理师、主管医师到场参加摆位，并拍摄等中心验证片或锥形束（cone beam）CT扫描，予以复位验证确认。

对于一般患者来讲，一个治疗计划即可完成整个处方剂量。但是，对于一些特殊病例，如肿瘤体积较大者、肿瘤坏死严重者、肿瘤与敏感器官关系密切或已累及敏感器官者，一个治疗计划是很难满足临床需求的。可能需要调整治疗计划，也就是整个治疗计划要分2~3个阶段进行（逐步缩野）。此时，治疗计划的评价应是对各阶段治疗计划整合后的治疗计划的总评价。但是从放射生物学角度考虑，分段治疗因延长了治疗总时间，故会造成肿瘤细胞的加速再增殖，对肿瘤局部控制不利。当然，随着新辅助化疗的广泛使用，一定程度上解决了放疗时体积过大、坏死过广、毗邻敏感器官过近等问题，减少了分段计划的使用机会。

（张孟霞　陈明远）

（七）体位验证与治疗实施

1. 体位验证

鼻咽癌的三维适形调强计划设计完成后，需要利用X线模拟定位机或者CT模拟定位机进行位置模拟验证，找出治疗位置的中心，并在面罩上做好标记，这个过程也称为复位。

（1）X线模拟定位机验证。X线模拟定位机与治疗加速器有着相同的机械和几何参数，通过X线模拟定位机进行移床、透视拍片等操作可实现治疗中心坐标的转化和确认。①在X线模拟机的操作系统上对患者的信息进行建档，按照放疗计划系统的参数填好移床数据。②根据CT模拟定位扫描时的要求进行摆位准备，戴好面罩后根据热塑膜上的三个"十"字标记进行摆位。③根据患者放疗计划的移床参数进行移床。④在机架0°及90°时进行曝光获取正侧位X线影像（图6-15至图6-18），与计划系统的正侧位DRR图像进行比对。⑤审核确认无误后在面罩上使用胶布重新标识出治疗摆位中心。若图像误差超出允许范围（大于3mm），则应重新摆位验证查找原因。

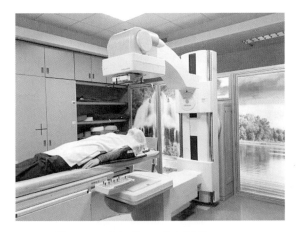

图 6-15　在机架 0° 进行曝光

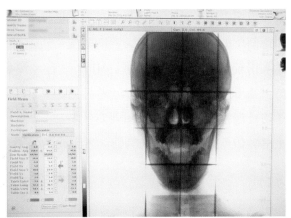

图 6-16　正位验证片

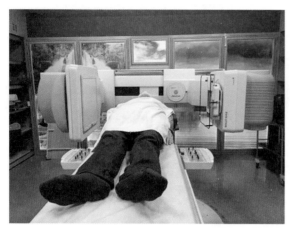

图 6-17　在机架 90° 进行曝光

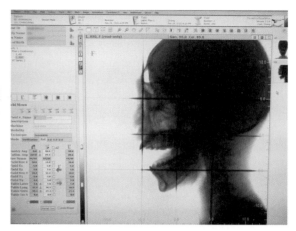

图 6-18　侧位验证片

（2）CT模拟定位机验证。①核对患者身份信息和固定装置信息。将定位激光系统移到零点等中心位置，患者按照模拟扫描时的要求进行摆位。②按照放疗计划系统上的参数进行移床或用激光灯找到计划等中心点入射点。将该中心贴上定位小铅球后进行图像扫描，扫描结束后将图像与计划系统上的等中心层面图像进行匹配审核，如有误差则应重新摆位扫描。审核无误后则贴上新的三维"十"字标记线，记录更新后的摆位坐标中心。

2. 放疗实施

鼻咽癌的放疗实施过程，必须严格遵守流程规定，规范化操作。首次治疗前需再次进行影像位置验证，治疗摆位时需双人核对操作。

（1）治疗前影像验证。

A. 电子射野影像系统（EPID）图像验证

a. 核对患者身份信息和固定装置信息，确认患者已经完成复位。根据CT模拟定位的摆位要求及复位后的摆位坐标进行摆位。

b. 采用双曝光法，首次曝光采用较大方形照射野获取患者照射部位及靶区邻近部位的解剖结构信息，再次曝光一般采用较小方形照射野或带有MLC（铅挡）形状的射野，获取双曝光后的影像与计划系统的DRR图像进行对比验证（图6-19至图6-22）。

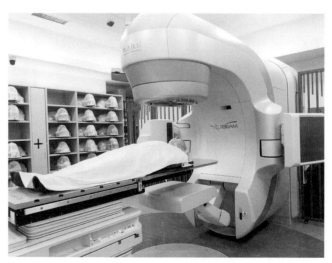

图 6-19　加速器机架 0° 曝光

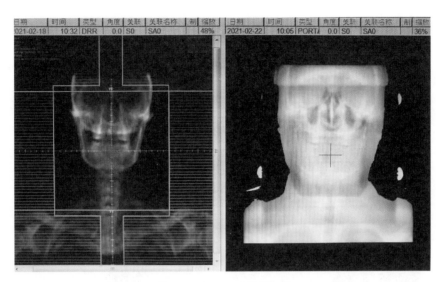

图 6-20 EPID 正位验证片

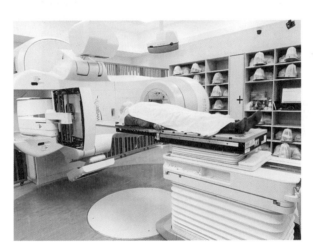

图 6-21 加速器机架 90° 曝光

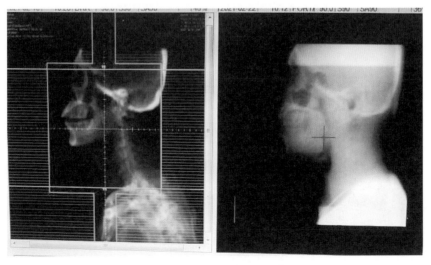

图 6-22 EPID 侧位验证片

B. 锥形束CT（CBCT）三维图像验证

a. 核对患者身份信息和固定装置信息，确认患者已经复位完成。根据CT模拟定位的摆位要求及复位后的摆位坐标进行摆位。

b. 在CBCT系统上圈定好配准框，配准框范围：前界，鼻尖；后界，枕骨；上界，眉弓；下界，第五颈椎（图6-23）。

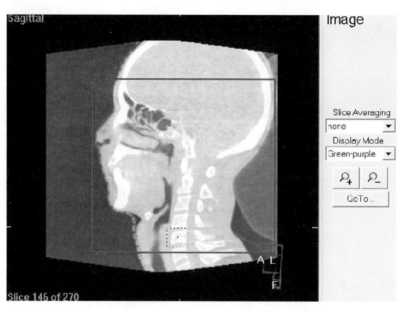

图 6-23　配准框范围

c. 选择头颈部位的扫描条件采集并重建CBCT图像（图6-24）。

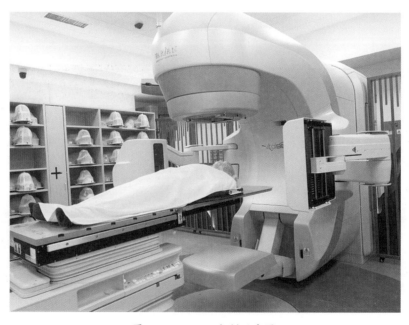

图 6-24　CBCT 扫描示意图

d. 配准方式为骨性配准或灰度配准，审核CBCT影像与系统计划影像的吻合程度，必要时使用手动配准进行微调（图6-25）。

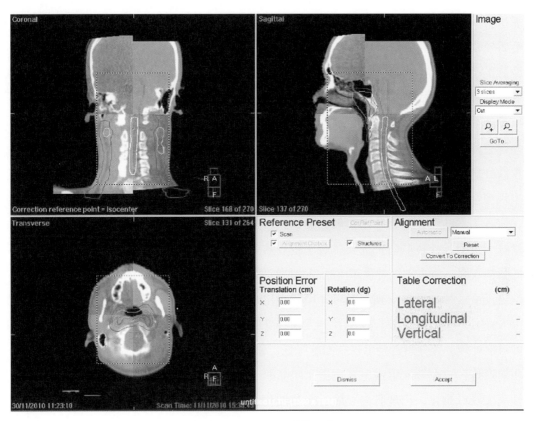

图 6-25　CBCT 图像配准

e. 配准完毕，通过移动治疗床来修正位移误差。首次治疗行CBCT配准时，须主管医生和物理师在场，与治疗师协作完成配准。

（2）治疗实施。

A. 放疗前宣教

a. 介绍固定装置的重要性。固定器是放疗过程中保证患者体位精确性的重要保障，且贯穿整个放疗的过程，因此固定装置需要在放疗期间妥善保存好，患者应遵循治疗师的指导将固定装置存放至指定的安全区域，出现损坏、遗失时应第一时间和技师及主管医生取得联系。

b. 叮嘱患者躺在治疗床上时放松，保持平静呼吸，不能随意移动，保持治疗姿势和模拟定位时一致，治疗前后技师未降床前不能自行上下。

c. 放疗过程中出现的一些放疗反应及应对措施如下。

脱发：照射区域在接受治疗一段时间后会出现毛发脱落的现象，治疗师应嘱咐患者不用担心，不随意在放疗期间修整头发，并告知患者脱落的毛发在治疗结束后的一段时间能恢复正常，让患者安心接受治疗。

鼻咽、口咽受照区域的反应：口腔黏膜的急性放射反应通常在放射治疗后2～3周出现，表现为口干、咽痛、干咳等症状。局部口咽、软腭及咽后壁黏膜充血、伪膜形成，严重时可能出现溃疡、出血及脓性分泌物。大剂量分割放疗或者放化疗同期的患者，口腔毒副反应会更加严重，需进行局部对症处理。放疗期间应保持口腔清洁，避免细菌滋生，建议坚持使用漱口水，采用毛质较软的牙刷和含氟的牙膏进行口腔清洁。

腮腺的受照反应：腮腺一般于放疗开始1～3天内发生反应。腮腺受照后局部会充血、水肿、导管阻塞，出现腮腺区肿胀、疼痛、局部压痛甚至张口困难。一般无须特殊处理，继续放疗3～4天后可自行消除。

颈部受照区域的反应：颈部受照区域通常在接受放疗后3～4周内出现放射性干性皮炎，表现为皮肤红斑、瘙痒、灼热感、色素沉着、毛囊扩张、脱毛等。在接受放疗后5～6周有部分患者会出现湿性皮炎，表现为表皮起水疱、血清渗出、脱皮。少数患者在放疗后期会出现溃疡性皮炎，表现为皮肤溃破后合并感染形成溃疡达真皮层，难以愈合。为了减轻皮肤反应，可以遵医嘱涂抹"放射治疗皮肤防护剂"。对于皮肤瘙痒，为防止抓伤皮肤，建议勤剪手指甲，平时穿着低圆领衣服，防止衣领对颈部皮肤形成持续摩擦而加重皮肤损伤。

全身反应：神经系统受到照射后，可能会出现头晕、失眠、乏力、恶心呕吐等症状，反应程度因人而异。全身反应较为轻微者，无须特殊处理，只需注意加强营养。对个别反应较重的患者可对症处理。部分患者会出现白细胞降低，如降低显著需注射药物提升白细胞。

功能锻炼：口咽部照射的患者，由于咀嚼肌、颞颌关节在放疗时受到照射，放疗后易产生退行性病变及纤维化，出现肌肉萎缩、关节硬化，导致张口困难，严重者可出现门齿间距减小导致进食困难，咀嚼肌萎缩导致咬合困难、发音不准，造成患者生活质量下降，因此功能锻炼显得尤为重要。张口练习：张口至最大，然后闭合。每次3～5min，每天3～5次。局部按摩颞颌关节部肌肉：用手指指腹局部按摩，每次10～15min，每天2～3次，可预防张口困难。颈部旋转运动：颈部沿顺时针缓慢转一圈，接着反向转一圈，每天3～5次，可防止颈部肌肉萎缩导致脖子坚硬、活动受限。鼓膜按摩：示指扪住外耳道，做压、松运动，可防止鼓室粘连。

饮食指导：放疗期间以清淡饮食为主，注意补充高蛋白、高能量及高纤维食物，放疗中后期易出现咽喉疼痛、吞咽困难等症状，建议采用半流质或流质食物，少食多餐，评估日摄入量不足者，应适当静脉补充营养。喉咙疼痛严重的患者，可在临床医生指导下在进餐前喷麻药辅助进食。

B. 摆位治疗

a. 首次实施治疗前，应仔细检查放疗计划是否完整准确，验证影像是否已经审核批准。

b. 确认患者身份信息、固定装置与计划系统是否匹配，治疗过程中确认机架旋转范围内无障碍物，机架旋转时不会与患者、治疗床或其他物品发生碰撞。

c. 叮嘱患者手握紧急呼叫电铃，碰到紧急情况按下电铃及时通知当班技师。

d. 确认机房内除患者外无其他人员后出束治疗，出束过程中通过监视器密切关注患者状况。

e. 出束结束后，做好当天当次治疗记录，协助患者下治疗床并离开治疗室。

（许森奎）

（八）质量保证和质量控制

IMRT精确放射治疗设计和实施的过程复杂，涉及的环节、设备和人员较多，是一个围绕计划制订与实施的严谨的团队工作。如何将一个复杂的放射治疗计划安全有效地实施下去，需要有详细的质量保证（quality assurance，QA）和质量控制（quality control，QC），以确保治疗的精度，确保偏差和治疗系统的规范性。放射治疗的QA指保证放射治疗过程的每个环节均按国际标准安全准确地执行，它包括两方面的内容：①质量评定，即按照一定的标准衡量和评价放射治疗过程的服务质量和治疗效果；②质量控制，即采取必要的措施确保QA的实现，或通过不断修正达到新的QA水平。国内的放射治疗单位人员往往由放射治疗医师、物理师和放射治疗技师三部分组成，各部分人员需要负责的QA和QC不同。

1. 放射治疗医师

放射治疗医师的主要任务是：确定放疗的必要性，选择最佳的治疗方案；参与并确认患者的摆位和固定，及时有效地与团队其他成员进行沟通；制订治疗目标和治疗计划，包括临床靶区和计划靶区的范围、危及器官的限制剂量及最佳的剂量分割方式；确认计划，在治疗过程中对计划实施进行追踪和必要的调整。这一阶段的误差可来源于靶区勾画时对肿瘤靶体积、计划体积设计产生的误差，减少这方面的误差需要临床医师具备扎实的临床肿瘤学、解剖学、影像学、肿瘤生物学行为等相关知识，同时充分考虑患者体位、器官运动的影响及影像设备误差等。在实施治疗计划时，医师需要评估治疗计划输出的剂量分布和准确性，包括核对照射野的轮廓、靶区剂量分布、剂量体积直方图、照射野验证图等。

2. 物理师

放射治疗物理师的QA和QC任务主要是定期检查放射治疗设备、模拟机及其他辅助设备（如摆位辅助装置、计划验证系统等）的性能，对射线的质进行定期校对，保证放射治疗工作人员和患者的安全，并参与治疗计划的设计，保证靶区范围确定时的精确度。

目前临床上常用的放射治疗设备以医用直线加速器为主，QA工作包括机械和几何性能的检测、射线质的检测及针对相关影像设备的检测，相关设备需要有资质的工程师和维修人员进行定期维护。

用于调强放疗的模拟定位机包括CT模拟定位机和MR模拟定位机，这两种模拟定位机都是将扫描机、移动激光灯和模拟软件结合，为放疗计划提供影像基础，应对其机械及几何性能进行检查，同时还要按常规诊断机器的标准进行检测。

床是治疗机和模拟机的一个重要组成部分，必须检查其横向、纵向、垂直运动范围和精度，尤其要注意床面负荷时的下垂情况。

放射治疗中的辅助设备包括摆位辅助装置、固定器、激光灯及计划验证系统等，摆位辅助装置和固定器可用目测方法检查其规格是否齐全及功能是否可靠。患者两侧及头顶的三个激光束应相交于一点，并且与治疗机的旋转中心吻合，可利用床面水平及垂直运动检查这三个激光束的重合度和垂直度。计划验证是执行放疗摆位QA和QC的比较有效的措施，主要用于检查和验证患者的治疗参数如机架转角、准直器转角、照射野大小、机器剂量仪跳数、射线能量等是否正确，应对系统的相关性能进行定期检查。

3. 放射治疗技师

放疗技师主要负责放疗计划的执行，一个计划的良好执行需要技师充分理解该治疗计划、掌握机器的各项性能及对患者良好的服务态度。在放疗技师治疗摆位的过程中，除外技师操作不当引入的误差，现实中即使采用了各种辅助摆位装置，并严格按照操作规程进行摆位，仍可产生数毫米甚至更大的摆位误差，这是因为：①摆位所依据的激光束和光距尺本身有1~2mm的定位误差；②治疗床和模拟定位机床的差异也会产生一定的误差；③人体非刚性结构的相对独立运动能力，导致体表标志不一定反映深处靶区位置，由此带来了一定的误差。摆位误差直接影响调强放疗的质量，应通过实时的位置验证降低该类误差。加速器自带的电子射野影像系统可获取患者治疗时实时体位影像与计划系统输出的数字重建（DRR）图像之间的误差，应通过调整患者体位来满足计划要求，最大限度降低由摆位引起的人为误差。也可通过机载的KV级影像系统获取锥形束CT图像（cone beam CT，CBCT）与定位CT图像校正误差。

（九）特殊情况下的靶区处理

1. 新辅助化疗后

新辅助化疗联合同期放化疗的综合治疗是局部晚期鼻咽癌的主要治疗模式，新辅助化疗对鼻咽原发灶和转移淋巴结具有较高的缓解率，有些病例甚至可达到临床完全缓解，使得新辅助化疗后使用IMRT勾画靶区成为一个亟待解决的难题。关于新辅助化疗后的最佳靶区勾画方式目前还存在大量争议，最初的国外头颈肿瘤放射治疗的相关教材上对IMRT的靶区勾画很明确推荐需以新辅助化疗前的范围为准。2018年，*Radiotherapy and Oncology*杂志发表了《鼻咽癌国际临床靶区勾画指南》，该指南由来自全世界的鼻咽癌专家对现有的鼻咽癌临床和病理方面的证据进行回顾性分析，并对已公布的靶区勾画指南进行比较，经过充分的思考和深入的探讨[18]，该指南对新辅助化疗后的靶区勾画提出了以下建议。

（1）新辅助化疗前所有受肿瘤侵犯的组织，即使在新辅助化疗后明显退缩，都应该按新辅助化疗前的肿瘤体积来勾画靶区，并且给予足量的照射。

（2）如果按照新辅助化疗后肿瘤体积来勾画靶区，则需要注意以下几点：①至少保证接受新辅助化疗前的整个肿瘤区域都包含在CTV_2中；②对于新辅助化疗前就有颅底骨质侵犯的肿瘤，新辅助化疗后颅底骨质受侵区域仍需包括在靶区中并给予根治性剂量；③新辅助化疗前软组织已受累通常会导致正常器官的移位，而新辅助化疗后如果肿瘤退缩，肿瘤周围正常组织器官会复位，因此需在诱导治疗后重新进行CT定位扫描，重新定位解剖结构。

2. IMRT中的再程计划问题

完整的IMRT治疗应该是一个连续流畅的整体计划，但在临床中，敏感的鼻咽肿瘤或淋巴结在IMRT治疗过程中消退较快，或部分患者因治疗过程中营养补充不足而致消瘦，都会导致部分正常组织在放疗过程中的位置改变，从而接受过高剂量的照射，影响放射治疗的精确性。因此，有研究者提出再程计划的问题，也就是在IMRT中进行2~3次的重新设计。Wang等对鼻咽癌IMRT计划进行到25次（总分割次数33次）时再做计划，能有效增加CTV_1的剂量而明显降低脊髓和腮腺的受照剂量。Zhao等也发现再程计划可以减少正常组织的不必要照射，且回顾性分析发现再程计划可提高AJCC分期T_3（T_4N_2）期以上患者的3年PFS且能减轻晚期毒性。但再程计划的获益还缺乏前瞻性研究来验证，且最佳再程计划时间及优势人群还需要进一步筛选。

3. 淋巴结包膜外侵犯的勾画

已有的研究显示，头颈部肿瘤患者颈部淋巴结包膜外侵犯（extracapsular extension，ECE）是直接影响肿瘤预后的不利因素。随着淋巴结体积的增大，出现包膜外侵犯的概率也增大。当淋巴结直径≤1cm时，ECE的概率为17%~43%，而当直径在1~3cm时，ECE的概率上升到53%~83%，一旦直径超过3cm，则ECE的概率高达74%~95%。研究头颈部鳞癌的颈部淋巴结包膜外浸润距离的结果显示，96%的淋巴结包膜外浸润距离小于5mm，所有淋巴结包膜外的浸润距离不超过10mm，且包膜外侵犯距离和淋巴结的大小没有明显相关性。在鼻咽癌2008广州分期中，各分区最大淋巴结的大小、包膜是否外侵等是评价N分期的因素。目前鼻咽癌颈部淋巴结包膜侵犯的判断标准主要有：①淋巴结边缘不规则强化；②周围脂肪间隙部分或全部消失；③淋巴结相互融合；④边缘出现粗细不一的毛刺。因此，在鼻咽癌IMRT勾画ECE阳性淋巴结的CTV时，应适当外放1cm的边界，如有周围肌肉侵犯时周边肌肉也需要包括在内。

4. N_0鼻咽癌的治疗

据报道N_0期患者占鼻咽癌患者的4%~35.9%。对N_0鼻咽癌的治疗照射范围目前仍存在争议，争议主要集中在颈部淋巴结引流区域照射的范围和剂量方面。首先要明确N_0期的定义，早期主要以临床查体触摸颈部淋巴结为主，评价标准的客观性有限。既往研究通过临床触诊诊断N_0期鼻咽癌，全颈预防和上半颈预防淋巴结复发率无统计学意义（1.14% vs 1.08%，$P>0.05$），且对总生存率和无瘤生存率无影响。中国医学科学院肿瘤医院仍主张对N_0颈部淋巴结进行全颈部照射，他们的研究显示全颈预防照射组的颈部淋巴结复发率比半颈预防照射组的复发率低。目前主要以CT、MRI、PET-CT等影像学工具作为评价体系，临床医师对N_0的判断更为客观。李咏梅等曾对N_0期鼻咽癌患者是否予颈部淋巴结预防照射进行分析，发现预防照射淋巴结复发率为11%，而未行预防照射的患者淋巴结复发率达38%，因此建议给予N_0期患者足量预防照射。另有学者研究报道接受常规放射治疗的410例N_0期鼻咽癌患者，只对上颈部淋巴结进行预防照射，五年的随访中只发现1例出现下颈部淋巴结复发。明确N_0期鼻咽癌患者是否需要预防照射下颈部淋巴结区域，对IMRT照射模式的影响相当大，可以极大地减少不必要的正常组织的照射。总的来说，目前N_0期鼻咽癌颈部淋巴结引流区预防照射的范围尚无共识，美国RTOG建议无论颈部淋巴结是否转移，均需行全颈预防照射，但也有一系列研究表明在调强放疗时代，基于MRI、PET-CT检查诊断颈部淋巴结转移的准确率提高，对N_0期患者行上颈部预防照射（平均剂量＞60Gy）

是足够的，颈部淋巴结的复发率较低。N_0期鼻咽癌患者接受上颈部预防照射后，即使出现颈部复发，通过手术、放化疗等挽救性治疗均可获得很好的疗效。

（十）鼻咽癌IMRT的治疗疗效及失败模式

随着调强放疗技术的广泛应用，IMRT在提高鼻咽癌局部控制方面较之常规放射治疗显示出明显优势。然而，各治疗单位的靶区勾画标准还未统一，治疗失败的模式还未得到充分的研究。IMRT应用的初期，有些研究者过于强调IMRT要避开腮腺，以减少放射性口干，结果在随访中发现有靶区边缘的复发，这促使随后的研究者在对待IMRT的计划评价上显得更为谨慎。Ng等报道了香港东区医院（2005—2007年）收治的IMRT治疗的鼻咽癌193例，Ⅲ/Ⅳ期的患者约占93%，全组2年的局部及区域控制率分别为96%和95%，而2年无远处转移率及总生存率分别达到90%和92%；在35例治疗失败的病例中，16例为局部复发（13例发生在95%等剂量线的靶区内，3例发生在靶区边缘）。在Chao等报道的Washington大学收治的248例IMRT治疗的头颈肿瘤患者中，25例发生照射野内复发，研究者认为这部分患者可能存在放射抗拒的细胞。由此可见，在IMRT时代，鼻咽癌治疗的局部控制率已达到较理想的水平，大多数的肿瘤复发发生在照射野外。

第三节 近距离放射治疗

一 概述

鼻咽癌的近距离照射（brachytherapy）始于1943年。在镭被应用于治疗鼻咽癌的时期，由于其本身照射距离短，肿瘤基底部得不到足量照射，因此治疗效果并不理想。而常规治疗时代的外照射在治疗鼻咽癌时，经常会导致口干、放射性中耳炎及放射性脑病等后遗症，严重影响患者的生存质量。因此研究者探索了在鼻咽癌接受外照射后用近距离放射治疗进行补充或推量，形成了常规治疗时代两种治疗方式互补的模式。中山大学附属肿瘤医院报道，外照射联合腔内近距离照射治疗早期鼻咽癌患者的5年生存率达到90%以上，且严重并发症发生率明显降低。目前鼻咽癌多采用高剂量率的近距离后装治疗机，其具备以下优点：①高剂量率的铱（^{192}Ir）源体积小、放射活度小、有效范围小；②采用较个体化的施源器及具备计算机可控的步进马达，源的驻留时间及位置更为准确；③近距离放射治疗临床应用更灵活和精确，照射更安全、可靠、准确、简便，且临床工作人员的防护得到了保障。近距离治疗能够在鼻咽腔形成一个高剂量区，在鼻咽腔外剂量迅速衰减，毗邻的颞叶、脊髓等神经组织和颞下颌关节、腮腺等软组织受照剂量非常小，具有优良的剂量学优势和应用前景。鼻咽癌近距离放射治疗的副作用总体来说较小，早期反应主要为鼻咽黏膜充血水肿，对症消炎治疗后可缓解，但剂量过高易造成局部组织溃疡、坏死、出血、软腭穿孔及后鼻孔粘连等[19]。随着调强放疗的广泛应用和微创外科的长足发展，后装治疗补量的机会不多，挽救治疗也逐步被弃用。

二 适应证和禁忌证

目前鼻咽癌腔内放射治疗主要包括外照射后的推量、鼻咽浅表残留病灶的补充照射及复发鼻咽癌的挽救治疗。

（一）适应证

（1）$T_1N_0M_0$期及严格评估的$T_2N_0M_0$期鼻咽癌的根治性放疗，可在外照射DT 56~60Gy后加腔内近距离放疗，作为推量补充治疗手段。

（2）对于首程根治性外照射治疗后仍有鼻咽部肿瘤残留的患者，经病理确诊后可进行腔内补量。

鼻咽腔肿物残留判断标准（符合下列条件之一或以上者）：①常规外照射结束后1~2周，鼻咽腔内仍发现有较明显病灶或肿物结节；②CT/MRI检查发现鼻咽腔不对称、黏膜增厚，伴有软组织影；③常规放疗后2~4周，发现鼻咽腔内原病灶区有黏膜粗糙，伴少量持续性出血或接触性出血现象，或活检阳性者。

注：由于全量放疗后1~2个月鼻咽残留肿物活检即便阳性，也不一定会出现肿瘤再增殖，因此在界定有再增殖能力的肿瘤残留标准时有一定的难度，为了临床的易操作性，以上标准只是作为高危的筛选标准。

（3）对于首程根治性外照射治疗后鼻咽腔内复发的患者，病变局限、表浅者，可作为外照射后的补充放疗。

（二）禁忌证

（1）鼻咽腔有活动性出血。

（2）鼻咽坏死溃疡，病灶范围广泛。

（3）后鼻孔闭锁，无法进行插植。

（4）患者一般状况差，身体行为状态标准（PS）≥3，无法耐受放疗。

三 设置施源器

施源器是实施放疗计划非常关键的部分，没有好的施源器，达不到好的剂量分布，也就不可能有好的治疗效果。目前国内外用于鼻咽癌近距离放疗的施源器有许多类型，但基本可归为以下四类。

（一）管状施源器

早期使用的钴源或铯源等放射源体积比较大，做成的施源器多经口腔进入鼻咽腔。改成体积小的铱源后，施源器多数经鼻腔导入鼻咽部。其形状大多数为前端1～1.5cm处弯曲20°～30°，后部分为直管。此种管状施源器在临床上易操作，患者比较容易接受，也基本上可满足大多数情况下的临床需要，缺点是重复性稍差，使用双管治疗时两管间距的控制稍困难。由于实用性强，目前临床上这类施源器的应用最广。

（二）模型施源器

模型施源器使用硬塑、软塑、橡胶等材料做成和鼻咽形状差不多的模型，再经口腔放入鼻咽腔进行近距离放疗。可做成大、中、小三种不同规格，也可以做成比较精确的个体化模型。模型施源器的制作过程和实施放疗的操作过程比较复杂、费时，患者也需付出较大的耐受力和合作精神。不是每个患者都可以接受的，有的患者需要在全麻下进行治疗，过程更加复杂。但模型施源器的重复性较好，对一些管状施源器难以达到满意治疗效果的病例有一定的适用性。

（三）气囊施源器

早期的施源器为中心单气囊型，放射源位于囊中，囊充气后在体外囊壁均匀膨胀，放射源位于气囊中心，由于其在体内会出现偏心问题，因此现已很少采用。近期的施源器为外气囊型，而且是双囊，比单囊能更好地解决不对称和偏心问题，有较好的前景。

（四）插植施源器

前述三种施源器的治疗方法均是腔内后装治疗，存在施源器定位不准、重复性差及咽旁剂量偏低等问题。福建省肿瘤医院潘建基教授尝试经皮颌下-咽旁入路进行咽旁间隙插植，并依靠纽扣将施源器缝扎在颌下皮肤上以固定，首开咽旁插植后装治疗之先河，在一定程度上解决了后装放疗咽旁剂量偏低的问题。但颌下入路进针行程长，颈部皮肤活动度大，有可能牵动固定在皮肤上的施源器导致施源器位置漂移，而且施源器与颈内动脉及后组脑神经平行，导致后组脑神经受量过高，因而后组脑神经损伤的机会增大；另外，咽旁插植对鼻咽腔内剂量贡献小，还需放置常规施源器，而常规施源器固定困难、重复性较差，可能进一步影响计划的精确性。陈明远等首创经鼻内镜鼻咽咽旁施源器插植法（图6-26），借助鼻窦内窥镜的引导，将施源器经鼻腔直接插入鼻咽和咽旁间隙，是鼻咽插植路径最短、创伤最小的进路，视野清楚，操作简单，风险较低，而且将施源器固定在鼻咽咽旁间隙和鼻尖，位置稳固不位移，能确保足够的咽旁深度剂量。对于外露在鼻咽腔的肿瘤，鼻窦内窥镜下定位肿瘤靶区相对容易，只要依据肿瘤大小将数根施源器尽可能均匀地插入靶区即可。但对于位于黏膜下的肿瘤，由于靶区不直观，需要术者将MRI片上所见的肿瘤定位到以咽隐窝、隆突等解剖结构为定位标志的患者鼻咽腔内，因此要求术者有较高的空间定位能力，同时也需要熟练的鼻窦内窥镜外科技巧。经鼻窦内窥镜鼻咽、咽旁插植，组织间近距离治疗能够在减少外照射的基础上将鼻咽、咽旁剂量同时加量至较高的根治剂量，定位精确、固定牢靠、操作简单安全、剂量分布较理想，疗效满意，无鼻咽出血、坏死和软腭穿孔等严重并发症，是初治、复发鼻咽癌外照射后鼻咽、咽旁加量放疗的一种安全、简便、有效的辅助手段。

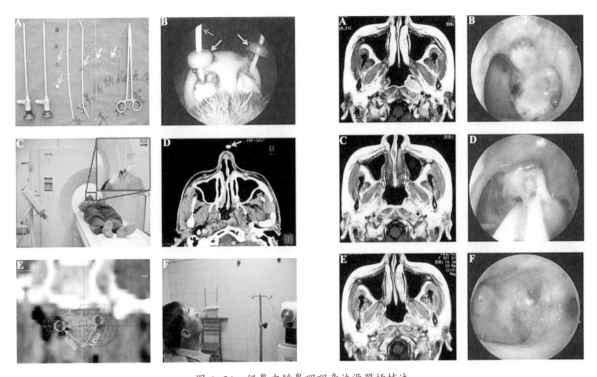

图 6-26　经鼻内镜鼻咽咽旁施源器插植法

左半图示经鼻内镜鼻咽、咽旁施源器插植法，右半图示一例T$_{2b}$期鼻咽癌患者插植前、中、后的MRI代表图。

四　剂量分割方法

（1）早期患者：常规外照射剂量50~60Gy/5~6周，休息1周左右，近距离放射治疗推量16~20Gy，每周1~2次，每次4~6Gy。

（2）根治性放疗后2周残留：近距离放射治疗4~6Gy/次，1~2次/周，总量为15~20Gy。

（3）复发患者：首次局部复发，外照射30~60Gy/15~30次，3~6周后，予以腔内后装10~30Gy/2~6次，1~3周。对于2次或2次以上外照射复发患者，尽量不采用外照射，后装腔内放射治疗总剂量40Gy，每周1~2次，每次4~6Gy。

由于鼻咽位置深在，鼻腔非常狭窄，施源器难以准确地固定到鼻咽病变区域，因此施源器定位的准确性和重复性都比较差，而且，常规鼻咽腔内后装近距离治疗的深度剂量远低于表面剂量，受到治疗深度不超过黏膜下1cm的限制，因此后装近距离治疗在鼻咽癌的治疗应用方面仅限于鼻咽腔浅表病灶的放疗推量，而对于更为多见的咽旁浸润鼻咽癌患者则无能为力。显然，成功地运用鼻咽后装治疗，拓宽鼻咽癌后装治疗适应证，必须攻克如下几个技术性难关。

①准确将多根施源器尽可能均匀地插入鼻咽肿瘤靶区，并牢固固定，以便对深部肿瘤区直接进行放疗推量。②通过三维立体治疗计划系统，合理分布铱源驻留时间，弥补不规则插植对剂量分布的不良影响，使高剂量区尽量与靶区适形，并尽可能均匀，避免冷点，减少剂量热点。③选择合适的放疗总量和合理的分割剂量，以避免鼻咽黏膜坏死。20世纪80年代荷兰核

通公司推出Micro selectron HDR近距离治疗系统，使用高活度微型[198]Ir步进源，辅以个体化处理的治疗计划系统（Plato planning system），使得后装近距离治疗可以用于鼻咽癌、乳腺癌等肿瘤的治疗。尤其是目前最新的后装三维计划系统，通过CT扫描定位对靶区进行三维剂量优化，使得施源器布针原则不必拘泥于巴黎系统的规则插植，进一步有利于插植后装近距离治疗，给鼻咽插植组织间治疗带来巨大的方便。经鼻内镜鼻咽、咽旁施源器插植法通过将多根施源器插植到肿瘤区（GTV），结合先进的Plato后装治疗三维计划系统，可以根据肿瘤形状进行剂量优化，100%等剂量曲线通常能将鼻咽原发灶和咽旁残留病灶一起包全，剂量分布非常满意。鼻咽、咽旁插植后装治疗对复发鼻咽癌外照射后局部病灶的追量，使得外照射剂量低至40～60Gy时，仍能保证鼻咽、咽旁GTV的总剂量达到70～80Gy。然而，随着调强放疗技术的完善和广泛应用，这些后装治疗技术的补量优势不再明显，因而被越来越多的放疗专家所弃用。

五　剂量参考点与监测点

剂量参考点的定义来源于ICRU-38号报告，指为剂量计算或测量参考规定的模体表面下照射野中心轴上的一个点。模体表面到参考点的深度为参考深度。设置剂量参考点的目的是确定并获得准确的参考体积、参考剂量和处方剂量。此外，剂量参考点与参考剂量还可以用于统一各个单位内部及单位之间技术和疗效的比较。设置监测点可反映采用这一治疗方法时，鼻咽邻近敏感器官的受量情况，临床医师在提高鼻咽肿瘤控制率的同时，应尽量减少并发症和后遗症。

六　具体实施步骤

（1）设置鼻咽腔施源器。治疗前要评估适应证并全面了解鼻咽部肿瘤的部位，予1%的麻黄碱收缩鼻甲，予1%的地卡因对鼻腔、鼻咽和口咽黏膜进行表面麻醉；将气囊施源器头端用石蜡润滑后沿总鼻道缓慢置入，待气囊抵达鼻咽腔后，用注射器注入气体。

（2）放置假源并固定体位。

（3）正交拍片确定剂量参考点。采用等中心技术分别摄正侧位正交片，在定位片上依次设置驻留点，并通过TPS设置[192]Ir源驻留时间。

（4）TPS计算和调节剂量分布。经近距离TPS计算治疗分布并予确认。

（5）计划实施。将近距离放射治疗机和施源器相连接并锁定，工作人员随即离开近距离放射治疗室，在确认假源无误后自动启动真源开始治疗。

第四节　立体定向放射治疗

一　概述

立体定向放射治疗（stereotactic radiotherapy，SRT）由瑞典学者Leksell在1951年提出，其概念为采用等中心治疗的方式通过立体定向技术将多个小野三维聚焦在病灶区，实施单次大剂量照射治疗。其优势在于射线束从三维空间聚焦到靶点，给予病灶区极高的剂量，而病灶以外剂量迅速跌落，如同外科手术刀对病变进行切除一样，从而达到在控制、杀灭病灶的同时保护正常组织的目的。

目前用于立体定向放射外科的治疗机分^{60}Co和直线加速器两类，采用的是γ射线或X射线，故有γ刀及X刀之称。

立体定向放射治疗是将立体定向放射外科的方法，尤其是立体定向的固定体位方法及影像技术，与标准放射治疗分次方案相结合的治疗手段。在此基础上，近年来又发展出体部立体定向放射治疗（stereotactic body radiotherapy，SBRT）。SBRT在传统SRT基础上引入了调强、容积调强及图像引导等技术，其分次次数较少，一般不大于5次，剂量也远高于常规放疗剂量分割。

放射外科系统包括立体定位框架（适配器）、治疗机、计算机硬件和治疗计划软件。该系统与MRI或CT等影像设备连接后，能精确地确定靶区的大小和位置，并完成治疗计划的设计和照射的实施。

1. γ刀

γ刀治疗机（第一代）由分布在半球形装置上的201个源位内的5 500～6 000Ci辐射强度的^{60}Co放射源组成，以这种方式，从准直器射出的射线可通过相对均匀地分布在头颅凸面上的点进入颅内聚焦。4个线束直径为4～18mm的可互换的颅外准直器头盔用来适应不同的靶体积，亦可换用不同设计的准直器使剂量分布更合适于靶区形状。近年来γ刀治疗机有了各种新的发展，其主要用途是通过较少的^{60}Co放射源以不同的动态旋转方式聚焦。如典型的体部γ刀是通过旋转锥面聚焦方式将30个钴源聚焦于一点，治疗时30束射线都随源体绕过焦点的公共轴线旋转，使每束射线变成一个动态的圆锥扫描面，焦点为圆锥的顶点，其焦点处剂量很高，而周围剂量跌落显著。

2. X刀

以直线加速器为基础的立体定向放射外科，是使用经过圆形准直器或微型多叶准直器准直后的窄束X线，围绕靶区进行旋转治疗，并配合不同的治疗床角度实现多弧非共面照射。近年来容积调强技术也被引入这一治疗方式中。X刀治疗对加速器的等中心精度有较高的要求，一般情况下最好精确在0.5mm以内。

3. 射波刀

射波刀（cyberknife）是由美国Accuray公司生产的放射外科及体部立体定向放射治疗专用设备。它由5个系统组成：

（1）机器人放射系统：包括6MV微型医用直线加速器和具有6个自由度的机械手臂。

（2）立体定位系统：包括一组正交照射的X线摄片机和单晶硅成像设备。

（3）呼吸追踪系统：主要包括呼吸追踪器和激光信号发生装置。

（4）自动治疗床系统：具有6个自由度的全自动治疗床（即治疗床可在一定范围内进行上下、左右、前后的平移和旋转）。

（5）管理系统：包括综合控制系统、治疗计划系统（可完成正向/逆向治疗计划）、影像融合及绘图软件等。该设备最早用于放射外科学，主要治疗颅内病变（如动静脉畸形、三叉神经痛等疾病）。通过对机械臂的控制，准直后的X射线束可在患者体外半球面的100多个结点（每个结点有12个照射方向可供选择）上进行照射，可做等中心/非等中心、共面/非共面照射。

射波刀系统由机器臂的轨迹和在每一个机械臂方向给予的跳数来确定某次治疗。在摆位和治疗过程中，系统采用两个装在天花板的诊断X射线源和水平装在地面上的非晶硅影像探测器把实时的放射影像与治疗前的CT或MRI图像在线关联起来，用于确定在整个治疗过程中患者和肿瘤位置的重复性。其立体定位系统可以通过实时追踪标记物的位置监控靶目标，患者如有位移，计算机则会立即计算出靶目标在X、Y、Z轴上的坐标变化（轴线位移和旋转误差），自动通过治疗床和机械臂及时修正X射线束的照射方向。而在治疗因呼吸而移动的肿瘤时，射波刀可实现跟踪照射。

射波刀系统的机械精度可达1mm左右。在治疗颅内和脊椎附近病灶的时候，可利用颅骨或脊椎上的骨性标记实现对病灶位置的精确定位，无须植入金标。对于颅外受呼吸运动影响大的器官（如肺），射波刀在治疗过程中，可利用肺部定位技术对部分移动肿瘤进行治疗，而其他肿瘤则需要微创植入金标。通常，颅内病灶一次照射时间为30~55min，颅外移动病灶追踪一次的照射时间为55~90min。

4. X（γ）射线立体定向放射治疗剂量分布特点

X（γ）射线立体定向放射治疗剂量分布有以下特点：小野集束照射，剂量分布集中；靶区周围剂量梯度变化较大；靶区内及靶区附近的剂量分布不均匀；靶区周边的正常组织剂量很小。由于单次治疗剂量较高，治疗次数少，立体定向放疗对治疗计划系统中所获取的治疗机相关数据（机械参数、辐射参数）提出了较高的要求。数据采集过程中应特别注意探测器的挑选和使用，尽量降低误差。

上述特点在某种意义上使靶位置和靶体积的确定比剂量大小的确定更重要，因此对于立体定向放射治疗而言必须进行治疗前的位置验证，如果能够在治疗过程中采用实时的图像引导则更能确保患者安全。

5. 立体定向放射治疗与常规放射治疗的不同

相较于常规放射治疗，立体定向放射治疗有以下特点：治疗体积小，1~30cm^3，直径小于4cm；单次照射剂量6~30Gy或更高，分次次数1~5；需要靶区定位和立体定向参数上特别的精确。SBRT扫描层厚不得大于3mm，计划系统计算矩阵不得大于2.5mm。头部SRS或SRT的相关参数应更高。

二 立体定向放射治疗在鼻咽癌中的应用

立体定向放疗的剂量分布特点是靶区剂量分布集中，周边剂量梯度变化大，周边正常组织受照剂量很小。由于使用的是X射线或γ射线，穿透力高于β射线，因此，与腔内放疗相比，立体定向放疗适应证较宽，部分研究单位使用立体定向放射治疗代替腔内放疗。

（一）残存和复发鼻咽癌的治疗

1. 适应证

立体定向放射治疗一般适用于鼻咽癌常规放疗或调强放疗后残存病灶的推量治疗，以及位于安全部位的复发病例，特别是鼻咽病灶局限、边界较规则、呈类圆形的复发病灶的再治疗。需要注意的是，如残存或复发病灶位于咽隐窝、咽旁间隙、破裂孔等距离颈内动脉很近或已经侵及颈内动脉血管外膜，再接受立体定向放射治疗推量，很可能造成溃疡、合并感染，肿瘤消退后可引起血管穿孔而导致大出血等严重并发症。这类患者应谨慎选择立体定向放射治疗的推量治疗。

2. 设计靶区、照射野及剂量分割方式

（1）勾画靶区：要基于临床检查及影像学检查来确定肿瘤病灶，一般在CT增强影像上的病灶外缘外扩3~5mm。常规放疗后推量靶区外扩应适当少些，单纯立体定向放射治疗复发患者外扩应适当多些。

（2）照射野设计：通常设一个中心，以90%剂量线作为参考线。形状不规则或靶区较大者设2个中心，以60%~80%剂量线作为参考线。根据靶区大小和形状选择不同直径的准直器，一般经4~6个轨迹等中心旋转照射。同时要监测靶区周围重要组织的受照剂量，评估是否超出正常耐受范围。

（3）剂量分割方式：要确定剂量分割方式，首先需要评估靶区部位、靶体积、周围正常结构、已接受的放射剂量及与本次治疗的时间间隔，再检查鼻咽部有无坏死、患者的一般情况（年龄、有无并发症等），排除可导致立体定向放疗严重并发症的不良预后因素。通常使用的分次剂量：鼻咽癌残留10~24Gy/2~4次，复发鼻咽癌48Gy/4~6次。如果肿瘤周围有重要器官受照剂量较大，可考虑3Gy/5~6次，5次/周。总剂量18~24Gy为宜。总之，需根据残留/复发部位与危及器官的距离、病灶大小，以及鼻咽腔炎症的严重程度，给予不同的剂量，以达到个体化治疗的目的。

3. 疗效评价

评价疗效通常采用MRI检查，其能较好地反映鼻咽部肿瘤范围，个别患者有MRI检查禁忌证，可用增强CT及PET检查来评价。一般肿瘤病灶会在治疗后2~6个月消失，肿瘤控制的标准为：治疗后3~6个月的MRI结果显示增强信号消失，体积缩小至基本消失；CT增强密度降低；肿瘤消失并恢复周围正常解剖结构；在治疗后观察半年至2年，未消失的反射性纤维化改变不认为是肿瘤残留；鼻内镜下未见鼻咽肿物。据报道，SRS治疗鼻咽癌局部复发的控制率从53%

到86%不等[20]。吴少雄等应用分次立体定向放射治疗（FSRT）对30例局部残留（11例）或复发（19例）鼻咽癌患者分为残留组和复发组进行治疗，两组的中位处方剂量分别为18Gy和48Gy，中位分次剂量分别为6Gy和8Gy，每周2次，进行疗效分析。结果显示，FSRT治疗后3个月残留组的CR和PR各为6/11和3/11，复发组各为8/18和8/18，残留组2年总生存率、无瘤生存率、无局部复发生存率和无远处转移生存率分别为66.7%、56.8%、88.9%和75.0%，复发组相应为59.8%、44.5%、63.8%和58.7%。这证明FSRT对局部残留或复发鼻咽癌有较好的局部控制效果[21]。香港玛丽医院的数据显示，30例局部复发鼻咽癌患者（其中rT$_1$期14例，rT$_2$期7例，rT$_3$期3例，rT$_4$期6例）接受SRT治疗，分次剂量为2.5~4.5 Gy（中位数为3Gy），总共治疗8~22次（中位数为18次），整组的5年总生存率、无瘤生存率和无局部复发生存率（LFFS）分别为40%、41.4%和56.8%。rT$_{1~2}$和rT$_{3~4}$期的3年LFFS分别为65%和66.7%。接受总当量剂量（TED）<55Gy的9例患者中有7例出现局部复发，而接受TED≥55Gy的21例患者中仅有4例复发。该研究认为SRT是治疗局部复发鼻咽癌的有效方法，并且TED≥55Gy可以确保更高的局部控制率[22]。来自中国医学科学院肿瘤医院的研究对136例根治性放疗后局部残留的鼻咽癌患者行FSRT，2~10Gy/次，总剂量8~32Gy（中位剂量：19.5Gy），5年无局部复发生存率、无远处转移生存率、无瘤生存率及总生存率分别为92.5%、77.0%、76.2%和73.6%，严重毒性反应发生率低并在可接受范围内。该研究证实FSRT作为外照射后残留鼻咽癌的局部推量治疗可获得良好的局控率[23]。

4．并发症及其处理

（1）鼻咽坏死：保持鼻咽部清洁，每天冲洗，点润滑油（薄荷油、液状石蜡油、植物油）；如合并炎症，予抗感染治疗；禁用激素；定期清理腐败组织，禁机械撕拽；局部消炎，使用表皮生长因子类药物，严密随诊。保守治疗，有的可愈合。

（2）鼻咽部出血：存在2种情况。①肿瘤毁损与正常组织的修复未能达到平衡，小血管暴露导致出血。经鼻咽填塞、压迫止血，配合止血药，能有效制止出血。②肿瘤侵及颈内动脉颈段外膜，肿瘤坏死、脱落及局部炎症可导致血管壁穿透发生致死性大出血。可采用颈内动脉结扎、栓塞或者放置带膜支架的方法挽救生命，但术后出现偏瘫的概率较高。

（3）中耳积液：定期经鼓膜穿刺抽液，或行鼓膜置管保持听力。

（4）晚期脑神经、血管损伤：神经损伤难以恢复应引起高度重视。主要因咽旁受侵，无法完全避开血管神经鞘，此外大分割照射也是一个重要因素。尽管临床上不能将此结果归结为立体定向放射治疗所致，但对病灶紧邻大血管、脑神经者进行SRT治疗前对此要有充分认识。尤其神经结构在影像上显示不佳，仅凭临床解剖知识判别有一定难度，容易忽视。这也是我们逐步降低分次剂量的原因。需要特别强调的是，在肿瘤控制率逐步提高、生存期逐渐延长的今天，晚期损伤是我们将必须面对的问题。

（二）鼻咽癌转移灶的立体定向放射治疗

随着全身治疗手段的进展及先进影像技术如PET-CT和MRI等的应用，立体定向放射外科（SRS）或立体定向放射治疗（SRT）除了可以作为早期肺、肝、胰腺等器官恶性肿瘤的根治性治疗手段外，近几年也越来越多地应用到转移性肿瘤的治疗中。鼻咽癌最常见的转移部位是骨骼、肺和肝脏，脑转移罕见。目前，SRS和SRT应用于鼻咽癌转移灶治疗的研究较少。来自中国医学科学院肿瘤医院的研究总结了采用立体定向放射治疗52例肺转移瘤（133个肺转移病灶）的疗效，原发肿瘤主要为肺腺癌、肝细胞癌、肾癌、直肠癌等，其中鼻咽癌肺转移患者1例。采用体内预置金点标记无环重定位技术，4~6个旋转弧，非共面，等中心旋转照射。结果显示，总体完全缓解达66%（88/133），部分缓解17%（23/133），稳定5%（7/133），进展4%（5/133），无法评价8%（10/133），肿瘤局部控制率89%（119/133），全组病例无严重并发症。平均生存期33个月，中位生存期24个月。1、2、3、4年生存率分别为79%、50%、45%、33%。1例生存60个月后死亡，2例生存达42个月仍存活。其中鼻咽癌肺单发转移患者接受48Gy/8次/18天治疗后部分缓解，而后又出现进展。贝勒医学院的学者报道了立体定向放射疗法（SBRT）用于青春期男性鼻咽癌的孤立骨转移的治疗，该患者左侧髂骨转移灶接受了8Gy×5次的SBRT，隔天一次，总疗程1.5周。相对于骨转移灶的常规放疗（30Gy/10次，BED=39），该患者骨转移灶SBRT剂量的BED达到72，与60Gy/30次剂量分割的BED相同，因此生物学效应高，随访4年无任何进展迹象。来自韩国的学者报道了3例鼻咽癌脑转移患者接受SRS治疗的情况。一名49岁女性患者在确诊鼻咽癌后53个月发生了脑转移并接受了伽玛刀的SRS治疗，肿瘤边缘剂量达到12Gy。6个月后，脑部MRI显示肿瘤进展。一名44岁男性鼻咽癌脑转移患者接受了开颅手术，取得病理确诊，术后23个月出现复发性脑转移，使用大分割SRS（10Gy×3次）治疗。3个月后，复查脑部MRI显示肿瘤明显缩小。一名60岁男性患者在确诊鼻咽癌后14个月，经PET-CT检查发现脑转移，用SRS（肿瘤边缘剂量达到16Gy）治疗后3个月，复查脑部MRI显示肿瘤完全消退了。总结以上研究结果，针对鼻咽癌转移灶的治疗，在选择最佳治疗方案时，应综合考虑患者全身状况、肿瘤浸润程度、晚期放射诱发的并发症及预期寿命等。未来还需要更多的临床研究来证实立体定向放射治疗在鼻咽癌转移灶中的应用效果。

陈明远教授课题组开展了"鼻咽癌寡转移灶SBRT联合PD-1单抗免疫治疗对比单纯免疫治疗的多中心随机对照Ⅲ期临床试验"，以积极清除残留病灶为导向，明确在免疫维持治疗的基础上添加寡转移灶根治性SBRT能否进一步提高寡转移患者的生存获益。在该临床试验中，鼻咽癌转移灶SBRT实施方法见表6-1。

表6-1   不同部位转移灶的剂量及分割次数

转移部位	类型	总剂量/Gy	分割次数	单次剂量/Gy	频次
肺	肿瘤≤3cm或较少肺实质包绕	54	3	10~15	隔天1次
	邻近胸壁或肿瘤>3cm	55	5	7~10	隔天1次
	距纵隔或臂丛神经2cm以内	60	8~10	6~10	隔天1次
脑	如果是全脑放疗，之后需要局部病灶加量	40（转移灶）	5	8	每天1次

（续上表）

转移部位	类型	总剂量/Gy	分割次数	单次剂量/Gy	频次
骨	除股骨外，任意骨转移灶		6	4～7	每天1次
肝		39～48	3	13～16	隔天1次
		36～48	6	6～8	
淋巴结或软组织		40	5	8	每天1次

靶区勾画原则：对于所有转移灶，肿瘤大体体积（gross tumor volume，GTV）为CT或MRI或PET/CT影像上可见病灶。不额外勾画亚临床病灶（clinical target volume，CTV）。对于骨转移，可适当外扩3～5mm；对于椎体转移，参考国际脊柱放射外科靶区勾画共识[24]；计划靶区（planning target volume，PTV）根据转移灶的部位、固定方式和系统误差适当外扩2～5mm。如脊柱病灶外扩1～2mm，其他外扩5mm。对于脊柱病变，治疗前必须行MRI检查来评估肿瘤的侵犯范围和位置，然后与扫描的定位CT相结合。

分割1次、3次、5次、8次时SBRT中正常组织限量见表6-2至表6-5。

表6-2　分割1次时SBRT中正常组织限量

串联器官	体积/mL	最大体积/Gy	最大点剂量/Gy	终点（≥3级）
视路	<0.2	8	10	神经炎
耳蜗			12	听力损失
脑干	<1	10	15	脑神经损伤
脊髓	<0.25	10	14	脊髓炎
	<1.2	7		
马尾神经	<5	14	16	神经炎
骶丛	<3	14.4	16	神经损伤
食管	<5	14.5	19	狭窄/瘘
同侧臂丛神经	<3	14.4	16	神经损伤
心脏/心包	<15	16	22	心包炎
大血管	<10	31	37	动脉瘤
气管和同侧支气管	<4	8.8	22	狭窄/瘘
皮肤	<10	14.4	16	溃疡
胃	<10	13	16	溃疡/瘘
十二指肠	<5	8.8	16	溃疡
空肠/回肠	<5	9.8	19	小肠炎/梗阻

（续上表）

串联器官	体积/mL	最大体积/Gy	最大点剂量/Gy	终点（≥3级）
结肠	<20	11	22	结肠炎/瘘
直肠	<20	11	22	直肠炎/瘘
膀胱壁	<15	8.7	22	膀胱炎/瘘
阴囊	<3	14	34	阳痿
股骨头（右和左）	<10	14		坏死
肾门/血管干	<2/3体积	10.6		恶性高血压

并联器官	临界体积/mL	最大临界体积剂量/Gy	终点（≥3级）
肺（右和左）	1 500	7	基础肺功能
肺（右和左）	1 000	7.4	肺炎
肝	700	9.1	基础肝功能
肾皮质（右和左）	200	8.4	基础肾功能

表6-3 分割3次时SBRT中正常组织限量

串联器官	体积/mL	最大体积/Gy	最大点剂量/Gy	终点（≥3级）
视路	<0.2	15（5/fx）	19.5（6.5/fx）	神经炎
耳蜗			20（6.67/fx）	听力损失
脑干	<1	18（6/fx）	23（7.67/fx）	脑神经损伤
脊髓	<0.25	18（6/fx）	22（7.33/fx）	脊髓炎
	<1.2	11.1（3.7/fx）		
马尾神经	<5	21.9（7.3/fx）	24（8/fx）	神经炎
骶丛	<3	22.5（7.5/fx）	24（8/fx）	神经损伤
食管	<5	21（7/fx）	27（9/fx）	狭窄/瘘
同侧臂丛神经	<3	22.5（7.5/fx）	24（8/fx）	神经损伤
心脏/心包	<15	24（8/fx）	30（10/fx）	心包炎
大血管	<10	39（13/fx）	45（15/fx）	动脉瘤
气管和同侧支气管	<4	15（5/fx）	30（10/fx）	狭窄/瘘
皮肤	<10	22.5（7.5/fx）	24（8/fx）	溃疡
胃	<10	21（7/fx）	24（8/fx）	溃疡/瘘
十二指肠	<5	15（5/fx）	24（8/fx）	溃疡
空肠/回肠	<5	16.2（5.4/fx）	27（9/fx）	小肠炎/梗阻
结肠	<20	20.4（6.8/fx）	30（10/fx）	结肠炎/瘘
直肠	<20	20.4（6.8/fx）	30（10/fx）	直肠炎/瘘

（续上表）

串联器官	体积/mL	最大体积/Gy	最大点剂量/Gy	终点（≥3级）
膀胱壁	<15	15（5/fx）	30（10/fx）	膀胱炎/瘘
阴囊	<3	21.9（7.3/fx）	42（14/fx）	阳痿
股骨头（左和右）	<10	21.9（7.3/fx）		坏死
肾门/血管干	<2/3体积	18.6（6.2/fx）		恶性高血压
并联器官	临界体积/mL	最大临界体积剂量/Gy		终点（≥3级）
肺（右和左）	1 500	10.5（3.5/fx）		基础肺功能
肺（右和左）	1 000	11.4（3.8/fx）		肺炎
肝	700	17.1（5.7/fx）		基础肝功能
肾皮质（右和左）	200	14.4（4.8/fx）		基础肾功能

表6-4　分割5次时SBRT中正常组织限量

串联器官	体积/mL	最大体积/Gy	最大点剂量/Gy	终点（≥3级）
视路	<0.2	20（4/fx）	25（5/fx）	神经炎
耳蜗			27.5（5.5/fx）	听力损失
脑干	<1	26（5.2/fx）	31（6.2/fx）	脑神经损伤
脊髓	<0.25	22.5（4.5/fx）	30（6/fx）	脊髓炎
	<1.2	13.5（2.7/fx）		
马尾神经	<5	30（6/fx）	34（6.4/fx）	神经炎
骶丛	<3	30（6/fx）	32（6.4/fx）	神经损伤
食管*	<5	27.5（5.5/fx）	35（7/fx）	狭窄/瘘
同侧臂丛神经	<3	30（6/fx）	32（6.4/fx）	神经损伤
心脏/心包	<15	32（6.4/fx）	38（7.6/fx）	心包炎
大血管	<10	47（9.4/fx）	53（10.6/fx）	动脉瘤
气管和同侧支气管	<4	18（3.6/fx）	38（7.6/fx）	狭窄/瘘
皮肤	<10	30（6/fx）	32（6.4/fx）	溃疡
胃	<10	28（5.6/fx）	32（6.4/fx）	溃疡/瘘
十二指肠	<5	18（3.6/fx）	32（6.4/fx）	溃疡
空肠/回肠	<5	19.5（3.9/fx）	35（7/fx）	小肠炎/梗阻
结肠	<20	25（5/fx）	38（7.6/fx）	结肠炎/瘘
直肠	<20	25（5/fx）	38（7.6/fx）	直肠炎/瘘
膀胱壁	<15	18.3（3.65/fx）	38（7.6/fx）	膀胱炎/瘘

（续上表）

串联器官	体积/mL	最大体积/Gy	最大点剂量/Gy	终点（≥3级）
阴囊	<3	30（6/fx）	50（10/fx）	阳痿
股骨头（左和右）	<10	30（6/fx）		坏死
肾门/血管干	<2/3体积	23（4.6/fx）		恶性高血压
并联器官	**临界体积/mL**	**最大临界体积剂量/Gy**		**终点（≥3级）**
肺（右和左）	1 500	12.5（2.5/fx）		基础肺功能
肺（右和左）	1 000	13.5（2.7/fx）		肺炎
肝	700	21（4.2/fx）		基础肝功能
肾皮质（右和左）	200	17.5（3.5/fx）		基础肾功能

*：避免环周照射。

表6-5　分割8次时SBRT中正常组织限量

结构	最大剂量
肝	至少700cc<22Gy（除非使用NTCP计算法）
肾（右和左）	至少200cc<21Gy
脊髓	32Gy点剂量 V（27Gy）<0.25cc V（16Gy）<1.25cc
胃	40Gy点剂量 V（34Gy）<10cc
食管	40Gy点剂量 V（33Gy）<5cc
大血管	65Gy点剂量 V（58Gy）<10cc
气管和同侧主支气管	40Gy点剂量 V（21.5Gy）<4cc
同侧臂丛神经	39Gy点剂量 V（36.5Gy）<3cc
心脏/心包	46Gy点剂量 V（39Gy）<15cc
十二指肠	39Gy点剂量 V（21.5Gy）<5cc
空肠/回肠	40Gy点剂量 V（23Gy）<5cc

对于胃和食管重叠区域的靶区，应使用12次分割次数，最大剂量为48Gy。对于未列出的其他器官，或12次分割次数中的危及器官，可以通过 α/β 比值计算相对生物等效剂量。

其他治疗注意事项：由于大多数转移灶都是隔天接受SBRT，因此两种转移灶的放疗可交替进行（例如，周一/周三/周五治疗肝转移灶，周二/周四/周六治疗肺转移灶）。不同部位转移灶的治疗排序由医生决定，但一般遵循脑、肝、肺和骨的顺序。对于脑转移者，多个脑转移灶应同时治疗。对于骨转移者，若多个骨转移灶均可同时设计靶区，也应同时治疗，否则隔天治疗。

第五节　质子重离子放射治疗

一　概述

用粒子放射线治疗肿瘤始于1954年，美国加利福尼亚大学劳伦斯伯克利国家实验室（Lawrence Berkeley National Laboratory，LBNL）最先应用质子射线治疗晚期乳腺癌，到1990年，美国Loma Linda大学医学中心研制成功世界首台医用质子同步回旋加速器，并投入临床使用。重离子治疗始于1977年，美国加利福尼亚大学LBNL实验室首次利用高能同步重离子加速器进行Ne离子束放疗临床试验研究，发现肿瘤局部控制率比常规射线提高了2~3倍，取得了较高的肿瘤治愈率[25]。1992年，有关部门停止提供经费，LBNL实验室关闭，美国也将主要精力用于发展医用质子加速器治疗中心。1994年，日本国立放射线医学综合研究所（NIRS）在千叶县建成世界上第一台重离子医用加速器（HIMAC），并选用碳离子束作为治疗方法进行临床治疗。截至2016年，HIMAC治疗肿瘤患者的数量已经超过10 000例[26]。

质子重离子放疗统称为粒子放疗，是把质子或重离子注入同步加速器，加速到接近光速时再引出来治疗患者的一种放射治疗技术。质子（H^+）由氢原子外周去掉一个电子形成，是原子核的基本组成部分，带正电荷。重离子包括多种带电的离子，如碳离子、氧离子及氮离子等，放射物理学和生物学的研究表明，碳离子比较适合人类肿瘤的放疗。经过半个多世纪的不懈努力，特别是近20多年来，粒子放疗在放疗设备、技术和临床研究中均取得了显著的进步。目前，肿瘤放疗界普遍认为肿瘤的粒子放疗（质子和重离子）是当前最先进的放疗技术，优于光子放疗技术。相对于质子射线，重离子的线性能量密度（linear energy transfer，LET）、相对生物效应（relative biological effectiveness，RBE）和氧增比（oxygen enhancement ratio，OER）更优，而且剂量分布优势（Bragg峰）更为显著，所以辐射剂量可更多地沉积到人体深部的恶性肿瘤中，对肿瘤细胞的杀伤性更强[27]。重离子束在治疗中表现出一系列的独特优点：治疗精度高（毫米量级）；剂量相对集中，照射治疗效率高；对肿瘤周围健康组织损伤更小；治疗过程可实时监测，便于控制位置和剂量、提高治疗精度[28]。因此，重离子被誉为面向21世纪最理想的用于放射治疗肿瘤的射线。

二 质子重离子放疗的优势

（一）放射物理学优势

常规光子放射线（X射线、电子线、γ射线等）的物理学剂量在入射组织的起点附近能量就已经为最大值，进入人体后随着深度的增加能量逐渐下降，到达肿瘤区域时衰减得更厉害，深度剂量呈指数型衰减分布，如果在皮肤下10cm处有一个肿瘤，则肿瘤浅部的正常组织和器官的受照剂量要大于肿瘤，同时放射线穿过肿瘤后，也会对经过的正常组织和器官产生一定剂量的照射，这非常不利于深部肿瘤的治疗。而质子重离子放射线的物理学剂量分布和光子完全不同，其在入射路径中释放的能量相对较弱，在射程末端却可以释放大量的能量形成布拉格峰（Bragg峰），布拉格峰之后的出射路径则几乎没有有效的剂量。在治疗肿瘤时，可以通过调节质子或重离子的能量，采用布拉格峰展宽技术，使射线作用于不同深度和大小的肿瘤，实现对肿瘤靶区的高剂量多野照射，而对肿瘤周围的正常组织和器官的照射剂量明显少于光子放疗，从而可以很好地保护周围正常组织和器官。

（二）放射生物学优势

在放射生物学方面，X射线、电子线、γ射线属于低传能线密度（LET）射线，其对氧的依赖性大，放疗过程中可能会使某些乏氧细胞存活下来，导致治疗的失败。质子重离子属于高LET射线，肿瘤细胞含氧量对其治疗影响不大，因此比常规射线具有更明显的治疗优势，其中质子的生物学效应与低LET射线类似，但质子具有低LET射线所不具有的布拉格峰，其放疗杀灭肿瘤的效果是光子的1.2倍。运用自动化技术控制质子能量释放的方向、部位和射程，可将布拉格峰置于肿瘤靶区的边界，实现肿瘤的精确照射。重离子放射线如碳离子放射线同时具有生物学优势和物理学优势（Bragg峰），因其对肿瘤细胞DNA的杀伤是使双链断裂，所以具有比质子更强的肿瘤杀灭效应，特别是对低LET射线和质子放疗抵抗的肿瘤，如G_0、S期的肿瘤细胞，乏氧肿瘤细胞和固有的放射抵抗肿瘤（如黑色素瘤），碳离子的杀灭能力是光子的3倍。由于重离子具有更强大的放射生物学效应，因此它也是把"双刃剑"，如果重离子照射在正常组织和器官上，也将产生严重的放射损伤，所以必须使用精确的放疗技术，在照射肿瘤的同时保护好正常组织和器官[29-32]。

三 质子重离子放疗在鼻咽癌中的应用

鼻咽癌是发生于头颈部的恶性肿瘤，周围毗邻诸多重要的组织和器官，肿瘤可极大地影响机体的多项重要功能，如视觉、听觉、发音、吞咽等，放射治疗是其根治性治疗手段。鼻咽癌对放射敏感且治疗后长期生存率高，早期患者的5年总生存率可达90%左右，局部中晚期的生存率也高达80%以上。质子重离子放射治疗可以降低周围正常组织和器官的受照剂量，从而减少放射相关不良反应的发生率和严重程度，可使长期生存者保持良好的生存质量。对于中晚期鼻咽癌患者和以前接受过放射治疗但未控的患者或复发肿瘤，质子重离子放疗可使患者有机会给予肿瘤区较安全的加量照射，以提高控制肿瘤的机会，改善这些患者的疗效，并且最大限度地减少发生严重并发症的可能性。首先，质子重离子放疗设备庞大，技术更为精密和复杂，其在质量控制和质量保证方面比光子设备复杂得多；其次，由于质子重离子射线对组织密度的敏感性比光子更高，因此摆位不准或者肿瘤活动造成的剂量分布差异会比光子更大；最后，质子重离子放疗目前的价格还相对昂贵。因此，可根据患者的具体病情，选择合适的粒子射线以最大限度地发挥质子重离子放疗的技术优势。

（一）适应证和禁忌证

（1）适应证：初治鼻咽癌，未控和复发鼻咽癌，青少年鼻咽癌，因各种原因无法耐受光子放疗的鼻咽癌。

上海市质子重离子医院总结的复发鼻咽癌重离子再程放疗的适应证包括：①放疗后鼻咽癌复发（首先要活检证实，若无法病理确诊，可考虑CT或MRI诊断，并进行多学科会诊）；②距离上次放疗的时间间隔大于1年；③无远处转移，如骨骼、肺、肝脏转移；④患者一般情况佳，生活能够自理。

（2）禁忌证：肿瘤出现其他脏器的远处转移；患者身体状况差，无法耐受放疗；患者同一部位肿瘤已接受两次及以上放疗；患者无法较长时间（30min）保持俯卧位或仰卧位。

（二）治疗计划及实施

质子放疗治疗计划的制订、实施和评估因治疗机构而异，但通常包括被动散射或主动扫描质子传递技术。主动扫描通常称为调强质子放疗，因为质子束的强度可以在每个点之间变化，并汇总所有照射野的强度后在靶区中传递最优的剂量。调强质子放疗的计划技术包括单野优化（single-field optimization，SFO）和多野优化（multiple-field optimization，MFO）。SFO涉及分别优化每个光束的光点强度，而MFO同时优化所有光束的强度，以达到既定的目标。以下以MD Anderson癌症中心的调强质子放射治疗为例简述具体实施过程[33]。

1. 体位固定及扫描

粒子放疗计划通常具有很高的适形性，患者解剖位置或射线深度上较小的变动即可显著影响剂量分布（图6-27），射线深度变化对粒子放疗的影响比光子放疗更大，因此，选择最佳的体位及固定方式显得尤为重要。患者通常仰卧于带有头颈部扩展板的模拟床上，以定制的热塑性面罩固定头部、颈部及肩部，用口咬器压迫舌部并使口腔黏膜远离照射区域（图6-28）。需要获得CT影像用于制订治疗计划，质子放疗计划系统（版本8.9，Varian Medical Systems，Palo Alto，CA，USA）可用于进行质子放疗的计划设计，其采用层厚不超过3mm的CT平扫及增强进行定位，扫描范围自头顶至气管隆突。

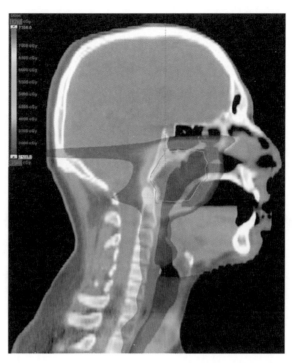

图 6-27 T_2N_1 期鼻咽癌患者调强质子放疗矢状面剂量分布示意图 [33]

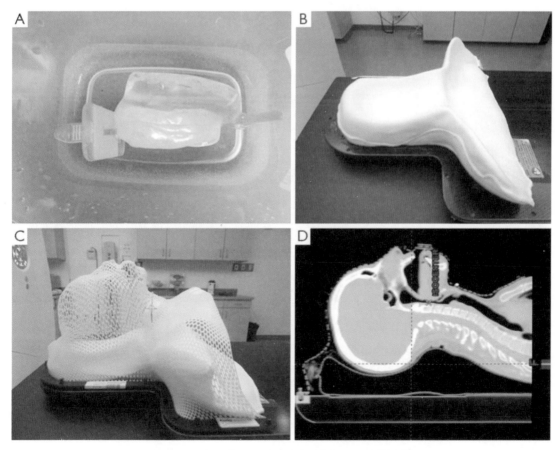

图 6-28 鼻咽癌调强质子放疗时的体位固定装置 [33]

2. 靶区勾画

靶区应在定位CT/MRI与融合后的影像上进行勾画，并勾画周围正常组织器官（OAR）。MD Anderson癌症中心将鼻咽原发灶外扩1cm边界作为CTV$_1$，CTV$_2$定义为颈部阳性淋巴结周围外扩适当距离形成的高危区域，CTV$_3$定义为颈部高危淋巴引流区。各CTV外扩3~5mm形成对应的PTV。PTV$_1$、PTV$_2$和PTV$_3$对应的处方剂量分别为70Gy、63Gy和57Gy，分33~35次给予，相对生物效应（relative biological effectiveness，RBE）质子为1.0，光子为1.1。同时勾画脑干、脊髓、耳蜗、唾液腺、口腔等危及器官。

3. 设野方法

通常，来自不同光束方向（联合机架/治疗床角度）的三个设野用于治疗鼻咽和双侧颈部的全野调强质子放疗计划。这些光束角是通过"robust planning"的过程选择的，包括对光束角度的谨慎选择，从而可以使计划的整体效果最佳。在可能的情况下，要避免使光束穿过组织异质的区域，并避免将光束直接射向关键的正常组织和器官。用于全野调强质子放疗计划的三个光束角通常包括后光束、左前斜光束和右前斜光束，它们在上下方向上略有偏移（couch kick 15°到20°）。

4. 计划评估

对于调强质子放疗计划已通过基于PTV的方法优化者，计划的可靠性通过称为"robust analysis"的过程来评估。一旦生成优化的调强质子放疗计划，可合并等中心点偏移的影响及静止能量变化（stopping power variation）对靶区覆盖率和正常组织器官受照剂量的影响，对计划进行评估。前后、上下及左右位置的等中心偏移±2mm为评估摆位效果的指标。为优化计划，测试每个波动，生成剂量-体积直方图，从而为每个靶区或OARs生成一系列可能的剂量。然后，主治医生可以评估所有靶区的覆盖率和OAR限制剂量是否在可接受范围内。

5. 计划确认和调整

将每天获得的正交2D kV级X射线图像与治疗计划系统从模拟CT图像生成的数字重建射野照片进行比较，实施图像引导下的精确治疗。放射肿瘤科医生每周都要接诊患者，以便记录任何类型的急性毒性并进行适当的监测和治疗。由于体重减轻和肿瘤对放射线的反应而导致的解剖学变化也可能导致实际受照剂量与最初计划剂量之间存在差异。因此，患者需定期接受营养师的咨询，并在治疗过程中密切监测体重变化。如果患者体重减轻超过4.5kg或体重的10%，导致CTV覆盖靶区率下降到<95%，或计划的最大点剂量超过80Gy（RBE），或超过了正常组织和器官的剂量限制，则在治疗的第4周进行计划调整。

（三）临床治疗结果

1. 质子放射治疗

Loma Linda大学医学中心于1999年首次发表了使用质子放疗治疗光子放疗后复发的鼻咽癌的研究。在该研究中，患者通过三维适形质子放疗技术重新治疗至59.4~70.2Gy（RBE），结果显示，2年局部区域控制率为50%，但这些患者均未接受同步化疗。复发概率和生存率也因靶区覆盖情况而异，根据靶区覆盖的程度，分别针对"最佳覆盖率"（2年OS：83%）与"次最佳覆盖率"（2年OS：17%）进行了剂量体积直方图分析，其中"最佳覆盖率"被保守地定义为90%靶区接受了90%的处方剂量[34-35]，而其他剂量覆盖欠佳者定义为"次最佳覆盖率"。马萨诸塞州总医院（MGH）的研究人员于2004年以摘要形式报道了他们使用质子放疗治疗19例初治T$_4$期鼻咽癌的早期经验，其中10例接受了新辅助化疗或同期化疗，3年局部控制率、无进展生存率及总生存率分别为92%、75%和74%，但全部结果还未见报道[36]。

而后MGH进行了一项Ⅱ期研究，评估质子+光子放疗（70Gy/35次）联合同时期顺铂和氟尿嘧啶化疗的疗效。该研究的初步结果报道了23例Ⅲ～ⅣB期鼻咽癌患者的疗效：随访28个月，局部控制率为100%；2年无病生存率为90%；总生存率为100%；毒性作用包括听力减退（29%）、体重减轻（38%）和需要实施胃造瘘（48%），但没有患者经历≥3级的口干[37]。美国MD Anderson癌症中心报道了调强质子放射治疗10例初治鼻咽癌患者的结果：中位随访时间为24.5个月（19～32个月），2年局控率为100%，2年总生存率为88.9%[38]。意大利APSS放疗中心应用质子治疗17例复发鼻咽癌，中位随访时间为10个月（2～41个月），质子再照射的中位剂量为60Gy（30.6～66Gy），大多数患者（53%）同时接受了化疗，结果显示18个月总生存率和局控率分别为54.4%和66.6%[39]。由此可见，质子放疗不管用于初治鼻咽癌还是复发鼻咽癌，都能获得良好的局控率和生存率。

2. 重离子放射治疗

已有研究报道，碳离子放射治疗（CIRT）可应用于先前受过重度照射的肿瘤部位，例如，腺样囊性癌[40]、脊索瘤和软骨肉瘤[41]，并可获得良好的剂量学分布及局部肿瘤控制率，且毒性在可接受范围。上海质子重离子医院也进行了一项碳离子治疗局部复发鼻咽癌的研究，该研究对IMRT初始治疗失败的鼻咽癌患者进行剂量爬坡实验，以探讨最大耐受剂量（MTD）和MTD的疗效（加或不加同期化疗），结果显示接受过根治剂量光子放疗的鼻咽癌患者，再程接受CIRT至57.5GyE（gray equivalent），每天2.5GyE的耐受性良好，3～6个月的短期缓解率也是可以接受的[42]。而后总结75例复发鼻咽癌患者碳离子再程放疗的数据显示，局部复发鼻咽癌采用重离子放疗的效果喜人，全部患者中位年龄48岁（17～70岁），其中Ⅰ/Ⅱ期患者18例，Ⅲ/Ⅳ期患者57例，中位随访时间15.4个月（2.6～29.7个月）。患者的1年总生存率、无病生存率、无局部复发生存率、无区域复发生存率及无远处转移生存率分别为：98.1%、82.2%、86.6%、97.9%和96.2%[43]。但是，该队列中的患者没有联合同步化疗，尚未解决在CIRT的同时进行化疗是否能使局部复发的鼻咽癌患者进一步受益的问题。于是，该医院又进行了一项Ⅰ/Ⅱ期临床研究，拟评估CIRT联合同期化疗治疗局部复发鼻咽癌的疗效，预估CIRT加化疗可以将2年OS率从历史的50%提高到至少70%，结果值得期待[44]。这些研究结果将揭示CIRT±化疗在治疗局部复发鼻咽癌中的潜力。

（四）质子重离子放疗相关毒性反应

总体来说，质子重离子放疗在鼻咽癌治疗中对于靶区的覆盖、规避周围器官的剂量分布有极大的优势，可有效地减少治疗相关的毒副反应（如口干、吞咽困难等）的发生概率，极大地提高患者的生存质量。MD Anderson癌症中心报道了首批10例鼻咽癌患者接受调强质子放疗的急慢性毒性反应数据：中位随访时间仅超过2年，没有患者出现局部或区域性复发，但有1例患者发生了远处转移并随后死亡；没有患者出现4或5级急性或慢性毒性反应；4例患者出现3级的急性放射性皮肤炎，1例患者发展为3级的急性黏膜炎，8例患者经历了2级的黏膜炎。然而，黏膜炎仅出现在治疗区域，没有患者在口腔前庭发生黏膜炎。口腔干燥症是最常见的慢性毒性反应，有6例患者发生1级的口腔干燥症，2例患者发生2级的口腔干燥症。在调强质子放疗过程中，中位体重下降达6.0%（4.2%～14.0%），2例患者在调强质子放疗期间或之后需要放置饲管[38]。该中心随后进行了一项病例匹配的对照研究，在同一治疗时期，根据患者的T分期、N分期、放疗剂量、化疗类型、WHO分类、性别和年龄，将10例接受IMPT治疗的鼻咽癌患者与20例接受IMRT治疗的患者以2∶1的方式进行匹配。治疗结束时，接受IMPT治疗的患者中有20%需要管饲，而在接受IMRT治疗的患者中这一比例达到了65%（$P=0.020$）[45]。上海市质子重离子医院使用碳离子再程放疗的75例复发鼻咽癌患者的数据显示，在治疗期间及治疗后的90天内，均未观察到≥2级的再程放疗毒性反应，唯一与碳离子治疗相关的急性毒性反应是9例患者出现鼻咽/口咽黏膜的1级红斑，且没有患者经历持续性脱发或皮肤红斑。晚期治疗的相关毒性反应包括鼻咽黏膜炎、颞叶坏死、口干、听力下降及脑神经病变，Ⅲ～Ⅳ级毒性反应较少见，包括鼻咽黏膜炎（9.3%）、颞叶坏死（1.3%）和口干（1.3%），其余毒性反应发生率均不超过10%[16]。

（张孟霞　陈明远）

【参考文献】

[1] LIANG S B, SUN Y, LIU LZ, et al. Extension of local disease in nasopharyngeal carcinoma detected by magnetic resonance imaging：improvement of clinical target volume delineation[J]. Int J Radiat Oncol Biol Phys, 2009, 75（3）：742-750.

[2] LEE A W, NG W T, PAN J J, et al. International guideline on dose prioritization and acceptance criteria in radiation therapy planning for nasopharyngeal carcinoma[J]. Int J Radiat Oncol Biol Phys, 2019, 105（3）：567-580.

[3] KIRKPATRICK J P, VAN DER KOGEL A J, SCHULTHEISS T E. Radiation dosevolume effects in the spinal cord[J]. Int J Radiat Oncol Biol Phys, 2010, 76（3 Suppl）：S42-S49.

[4] MAYO C, MARTEL M K, MARKS L B, et al. Radiation dose-volume effects of optic nerves and chiasm[J]. Int J Radiat Oncol Biol Phys, 2010, 76（3 Suppl）：S28-S35.

[5] LAWRENCE Y R, LI X A, EL NAQA I, et al. Radiation dose-volume effects in the brain[J]. Int J

Radiat Oncol Biol Phys，2010，76（3 Suppl）：S20–S27.

[6] HUANG J，KONG F F，OEI R W，et al. Dosimetric predictors of temporal lobe injury after intensity–modulated radiotherapy for T4 nasopharyngeal carcinoma：a competing risk study[J]. Radiat Oncol，2019，14：31.

[7] Ng W T，Lee M C，Chang A T，et al. The impact of dosimetric inadequacy on treatment outcome of nasopharyngeal carcinoma with IMRT[J]. Oral Oncol，2014，50：506–512.

[8] GU B B，YANG Z H，HUANG S X，et al. Radiation–induced brachial plexus injury after radiotherapy for nasopharyngeal carcinoma[J]. Jpn J Clin Oncol，2014，44（8）：736–742.

[9] CAI Z X，LI Y，HU Z，et al. Radiation–induced brachial plexopathy in patients with nasopharyngeal carcinoma：a retrospective study[J]. Oncotarget，2016，7（14）：18887–18895.

[10] Bhandare N，Jackson A，Eisbruch A，et al. Radiation therapy and hearing loss[J]. Int J Radiat Oncol Biol Phys，2010，76（3 Suppl）：S50–S57.

[11] DEASY J O，MOISEENKO V，MARKS L，et al. Radiotherapy dose–volume effects on salivary gland function[J]. Int J Radiat Oncol Biol Phys，2010，76（3 Suppl）：S58–S63.

[12] MENDENHALL W M，SUAREZ C，GENDEN E M，et al. Parameters associated with mandibular osteoradionecrosis[J]. Am J Clin Oncol，2018，41：1276–1280.

[13] SANGUINETI G，SORMANI M P，MARUR S，et al. Effect of radiotherapy and chemotherapy on the risk of mucositis during intensity–modulated radiation therapy for oropharyngeal cancer[J]. Int J Radiat Oncol Biol Phys，2012，83（1）：235–242.

[14] RANCATI T，SCHWARZ M，ALLEN A M，et al. Radiation dose–volume effects in the larynx and pharynx[J]. Int J Radiat Oncol Biol Phys，2010，76（3 Suppl）：S64–S69.

[15] VAINSHTEIN J M，GRIFFITH K A，FENG F Y，et al. Patient–reported voice and speech outcomes after wholeneck intensity modulated radiation therapy and chemotherapy for oropharyngeal cancer：prospective longitudinal study[J]. Int J Radiat Oncol Biol Phys，2014，89：973–980.

[16] MURTHY V，LEWIS S，KANNAN S，et al. Submandibular function recovery after IMRT in head and neck cancer：a prospective dose modeling study[J]. Radiother Oncol，2018，129：38–43.

[17] DEASY J O，MOISEENKO V，MARKS L，et al. Radiotherapy dose–volume effects on salivary gland function[J]. Int J Radiat Oncol Biol Phys，2010，76（3 Suppl）：S58–S63.

[18] LEE A W，NG W T，PAN J J，et al. International guideline for the delineation of the clinical target volumes（CTV）for nasopharyngeal carcinoma[J]. Radiotherapy and Oncology，2018，126（1）：25–36.

[19] 王跃建. 鼻咽癌诊断和治疗[M]. 北京：人民卫生出版社，2013.

[20] CHUA D T，SHAM J S，HUNG K N，et al. Predictive factors of tumor control and survival after radiosurgery for local failures of nasopharyngeal carcinoma[J]. Int J Radiat Oncol Biol Phys，2006，

66（5）：1415–1421.

[21] 吴少雄，崔念基，赵充，等. 局部残留或复发鼻咽癌的分次立体定向放射治疗[J]. 中华放射肿瘤学杂志，2004，13（1）：4–7.

[22] LEUNG T W，WONG V Y，TUNG S Y. Stereotactic radiotherapy for locally recurrent nasopharyngeal carcinoma[J]. Int J Radiat Oncol Biol Phys，2009，75（3）：734–741.

[23] LIU F，XIAO J P，XU G Z，et al. Fractionated stereotactic radiotherapy for 136 patients with locally residual nasopharyngeal carcinoma[J]. Radiat Oncol，2013，27（8）：157.

[24] Dunne EM, Sahgal A, Lo SS, et al. International consensus recommendations for target volume delineation specific to sacral metastases and spinal stereotactic body radiation therapy (SBRT)[J]. Radiotherapy and Oncology，2020，145（8）：21–29.

[25] 马林，周桂霞，冯林春. 恶性肿瘤高LET（重离子、快中子）放射治疗学[M]. 北京：军事医学科学出版社，2006.

[26] NODA K. Beam delivery method for carbon ion radio therapy with the heavy-ion medical accelerator in Chiba[J]. Int J Part Ther，2016，2（4）：481–488.

[27] ANTONOVIC L，BRAHME A，FURUSAWA Y，et al. Radiobiological description of the LET dependence of the cell survival of oxic and anoxic cells irradiated by carbon ions[J]. J Radiat Res，2013，54（1）：18–26.

[28] 李文建. 质子与重离子肿瘤治疗的进展[J]. 原子核物理评论，2005，22（1）：39–43.

[29] MOHAN R，GROSSHANS D. Proton therapy-present and future[J]. Adv Drug Deliver Rev，2017，109：26–44.

[30] SCHULZ-ERTNER D，TSUJII H. Particle radiation therapy using proton and heavier ion beams[J]. Journal of Clinical Oncology，2007，25（8）：953–964.

[31] 胡逸民. 肿瘤放射物理学[M]. 北京：原子能出版社，2003.

[32] SCHULZ-ERTNER D，TSUJII H. Particle radiation therapy using proton and heavier ion beams[J]. Journal of Clinical Oncology，2007，25（8）：953–964.

[33] HOLLIDAY E B，FRANK S J. Proton therapy for nasopharyngeal carcinoma[J]. Chin Clin Oncol，2016，5（2）：25.

[34] LIN R，SLATER J D，YONEMOTO L T，et al. Nasopharyngeal carcinoma：repeat treatment with conformal proton therapy-dose-volume histogram analysis[J]. Radiology，1999，213（2）：489–494.

[35] FEEHAN P E，CASTRO J R，PHILLIPS T L，et al. Recurrent locally advanced nasopharyngeal carcinoma treated with heavy charged particle irradiation[J]. Int J Radiat Oncol Biol Phys，1992，23（4）：881–884.

[36] CHAN A W，LIEBSCH L J，DESCHLER D G，et al. Proton radiotherapy for T4 nasopharyngeal carcinoma[J]. Journal of Clinical Oncology，2004，22（14-suppl）：5574.

[37] CHAN A，ADAMS J A，WEYMAN E，et al. A phase Ⅱ trial of proton radiation therapy with chemotherapy for nasopharyngeal carcinoma[J]. Int J Radiat Oncol Biol Phys，2012，84（3）：S151-S152.

[38] LEWIS G D，HOLLIDAY E B，KOCAK-UZEL E，et al. Intensity-modulated proton therapy for nasopharyngeal carcinoma：Decreased radiation dose to normal structures and encouraging clinical outcomes[J]. Head & Neck，2016，38（Suppl1）：E1886-1895.

[39] DIONISI F，CROCI S，GIACOMELLI I，et al. Clinical results of proton therapy reirradiation for recurrent nasopharyngeal carcinoma[J]. Acta Oncol，2019，58（9）：1238-1245.

[40] JENSEN AD，POULAKIS M，NIKOGHOSYAN A V，et al. Reirradiation of adenoid cystic carcinoma：analysis and evaluation of outcome in 52 consecutive patients treated with raster-scanned carbon ion therapy[J]. Radiother Oncol，2015，114（2）：182-188.

[41] COMBS S E，KALBE A，NIKOGHOSYAN A，et al. Carbon ion radiotherapy performed as re-irradiation using active beam delivery in patients with tumors of the brain，skull base and sacral region[J]. Radiother Oncol，2011，98（1）：63-67.

[42] KONG L，HU J，GUAN X，et al. Phase Ⅰ/Ⅱ Trial Evaluating Carbon Ion Radiotherapy for Salvaging Treatment of Locally Recurrent Nasopharyngeal Carcinoma[J]. J Cancer，2016，7（7）：774-783.

[43] HU J，BAO C，GAO J，et al. Salvage treatment using carbon ion radiation in patients with locoregionally recurrent nasopharyngeal carcinoma：Initial results[J]. Cancer，2018，124（11）：2427-2437.

[44] KONG L，GAO J，HU J Y，et al. Phase Ⅰ/Ⅱ trial evaluating concurrent carbon-ion radiotherapy plus chemotherapy for salvage treatment of locally recurrent nasopharyngeal carcinoma[J]. CJC，2016，35（12）：743-753.

[45] HOLLIDAY E B，GARDEN A S，ROSENTHAL D I，et al. Proton therapy reduces treatment-related toxicities for patients with nasopharyngeal cancer：A case-match control study of intensity-modulated proton therapy and intensity modulated photon therapy[J]. Int J Particle Therapy，2015，2：19-28.

第七章 ◇ 鼻咽癌的化学治疗

　　放疗是初治非转移鼻咽癌的首选治疗手段，Ⅰ期鼻咽癌以单纯放疗为主要治疗方法。对于Ⅱ期鼻咽癌（$T_1N_1/T_2N_{0~1}$期）患者，在根治性放疗基础上是否加同期化疗存在较大争议，目前认为对于具有淋巴结包膜外侵犯、液化坏死、治疗前EB病毒DNA较高等预后不良因素的Ⅱ期鼻咽癌患者，同期放化疗仍然是首选。对于局部进展期鼻咽癌来说，联合化疗是不可或缺的治疗手段。2018年，美国国家综合癌症网络（NCCN）指南推荐同期放化疗联合诱导或辅助化疗治疗Ⅱ~ⅣA期鼻咽癌（2A级证据），而单纯的同期放化疗作为2B级证据。研究显示，采用化疗联合放疗治疗进展期鼻咽癌可提高局部区域控制率，并且降低肿瘤远处转移率，从而提高总生存率。对于大部分无法或者不适宜局部治疗的复发转移性鼻咽癌，化疗是首选。因此，寻求最佳的放化疗综合治疗方案以提高患者生存率仍是目前研究的热点。

第一节　应用于鼻咽癌的化疗药物

　　目前常用于鼻咽癌化疗的药物主要有铂类抗肿瘤药、抗肿瘤植物药和抗代谢类抗肿瘤药三类，其他相对少用[1]。

一　铂类抗肿瘤药

　　铂类抗肿瘤药是鼻咽癌化疗最基本的药物，作用似烷化剂，主要作用靶点为DNA，作用于DNA链间及链内交链，与DNA形成复合物，干扰DNA复制。目前鼻咽癌常用的铂类抗肿瘤药物有四种：第一代顺铂（cisplatin，DDP），第二代卡铂（carboplatin，CBP）及奈达铂（nedaplatin，NDP），第三代洛铂（lobaplatin）。同为第三代的奥沙利铂（oxaliplatin，L-OHP）也在DNA上形成加合物，但是与顺铂的配体不同，体现在加合物与HMG域蛋白的相互作用上，这一不同产生了细胞效应及DNA修复蛋白对加合物的识别差异。因此奥沙利铂主要用于消化道肿瘤，与氟尿嘧啶联合可产生明显的获益，其在鼻咽癌中的应用主要来自中山大学肿瘤防治中心及香港的一些报道。前四种药物的作用机制类似，但适用范围、用法及不良反应各有不同。

（一）四种铂类药物的化学特性

　　（1）顺铂。顺铂于1979年首次在美国上市，是第一个上市的铂类抗肿瘤药物，也是目前常用的金属铂类络合物。在顺铂分子中铂原子对其抗肿瘤作用有重要意义，但只有顺式才有意义，反式无效。顺铂溶解后在体内无须载体转运，即可通过带电的细胞膜。由于细胞内氯离子浓度低（4mmol/L），氯离子为水所取代，电荷呈阳性，因此顺铂具有类似烷化剂双功能基团的作用，可与细胞核内DNA的碱基结合，形成三种形式的交联，造成DNA损伤，破坏DNA复制和转录，高浓度时也抑制RNA及蛋白质的合成。顺铂具有抗癌谱广、对乏氧细胞有效、作用性强等优点，疗效显著，但它缺乏对肿瘤组织的选择性，常导致一些严重的副作用。

（2）卡铂。卡铂在结构上以环丁烷二羧酸取代了顺铂分子上的两个氯离子，增加了化合物的水溶性。其特点如下：①化学稳定性好，水溶性是顺铂的17倍；②胃肠道等的毒副反应程度低于顺铂，患者耐受程度较高；③卡铂与顺铂具有相同的载体基团，对顺铂产生耐药性的患者，再用卡铂时效果也不佳。

（3）奈达铂。奈达铂在结构上以乙醇酸取代了顺铂分子上的两个氯离子，溶出度大约是顺铂的10倍，作用比顺铂好，且肾毒性较低，原因是这种药在肾脏的分布与顺铂不同。给予小鼠同样剂量的奈达铂和顺铂，前者在小鼠肾脏的累积量仅为顺铂的40%。

（4）洛铂。洛铂化学名为1，2二氨甲基-环丁烷-乳酸合铂，由德国开发，2005年经国家食品药品监督管理局（SFDA）批准，作为国家一类新药上市，其作用机制除影响DNA的合成、复制以外，还可以影响原肿瘤基因c-mye的表达。而c-mye的表达与肿瘤的发生、凋亡和细胞增殖有关。

（二）四种铂类药物不良反应对比

（1）胃肠道不良反应：顺铂＞卡铂、奈达铂＞洛铂。严重的恶心、呕吐是顺铂主要的限制性毒性反应；卡铂的胃肠道反应较顺铂轻且少见，停药1~2周即可恢复；奈达铂的胃肠道反应为较轻的恶心、呕吐，发生率分别为43.2%和32.4%；洛铂的胃肠道反应最轻。

（2）肾毒性：顺铂＞卡铂、奈达铂＞洛铂。顺铂的肾毒性最严重，即使为抗癌活性最佳剂量时，其肾毒性也会随之出现。一般剂量主要产生肾小管的损伤，见于用药后10~15天，多为可逆性；反复高剂量治疗可致持久性轻中度肾损害，用药前进行水化利尿有利于保护患者的肾功能。作为第二代铂类药物，卡铂和奈达铂的肾毒性明显轻于顺铂。而第三代铂类药物洛铂，其肾毒性更是大幅度降低。

（3）血液毒性：奈达铂＞卡铂＞顺铂＞洛铂。顺铂的血液毒性较严重，白细胞减少的发生率为27%。卡铂的骨髓抑制作用更为强烈，不仅会造成白细胞减少，而且血小板减少的发生率也较高。奈达铂的骨髓抑制作用为其剂量限制性毒性，可导致白细胞、红细胞特别是血小板的减少，骨髓抑制的发生率为80%。洛铂单独用药时，引起骨髓抑制较少见。

（4）神经毒性：奈达铂＞卡铂＞顺铂＞洛铂。顺铂：主要表现为神经末梢障碍、视神经乳头水肿、球后视神经炎、听神经损害，严重者可导致不可逆的高频听力丧失。卡铂：神经毒性较小，产生的症状与顺铂类似，但较轻。奈达铂：主要为耳神经系统毒性反应。洛铂：神经毒性较轻，1.3%的患者会发生感觉异常、神经疾病、神经痛、耳毒性，仅0.5%的患者会发生精神错乱和视觉异常等。

（三）四种铂类药物的疗效对比

铂类药物作为鼻咽癌最基本、最经典的化疗药，疗效确切，目前依然是鼻咽癌综合治疗中的一线选择。几种常用的铂类药物在鼻咽癌的治疗中各有优势，顺铂疗效确切，但毒性较大，不良反应多，一般应用于身体基础情况较好的患者。卡铂不良反应轻于顺铂，但抗肿瘤作用也稍弱于顺铂。奈达铂有最显著的耳毒性，在日本上市。洛铂在我国上市，目前在鼻咽癌大型临床试验中的循证医学证据还不多。

De Andres等[2]报道的一项随机临床研究纳入了95例Ⅳ–M_0期（AJCC分期）头颈部鳞癌患者，对比顺铂（$100mg/m^2$）或卡铂（$400mg/m^2$）联合氟尿嘧啶（$5\,000mg/m^2$，持续静脉输注120h）作为新辅助化疗方案的疗效。其中49例进入顺铂组，46例进入卡铂组。研究结果显示：顺铂组5年生存率明显优于卡铂组（49% vs 25%，$P=0.030$），但顺铂组黏膜炎、恶心和呕吐反应更为严重（$P<0.001$），而卡铂组血液系统毒性更为明显。另有研究[3]显示，对于从未治疗过、复发或者转移的鼻咽癌患者，以顺铂为基础的化疗方案比不含顺铂的方案显示出更高的有效率。而Chitapanarux等[4]、Songthong等[5]则认为，对于鼻咽癌患者，含卡铂的方案并不比顺铂的疗效差，而顺铂的肾、耳、神经毒性，以及严重的恶心、呕吐等反应反而使患者不能耐受，卡铂由于其可控的毒性及良好的依从性可作为鼻咽癌患者治疗的另一种选择。中山大学肿瘤防治中心的一项开放标签、非劣效、随机Ⅲ期临床研究在Ⅱ～Ⅳb期鼻咽癌患者中对比了奈达铂与顺铂同期放化疗的疗效。该研究纳入患者402例（两组各201例），中位随访47个月，主要研究终点为两年无进展生存（PFS）率。结果显示，顺铂组和奈达铂组的两年PFS率分别为89.9%和88.0%，两年PFS率、总生存率、无远处转移生存率及无局部复发生存率差异均无统计学意义。在严重（3～4级）毒副反应方面，顺铂组呕吐反应、低钾血症、低钠血症的发生率明显高于奈达铂组，而奈达铂组血小板减少的发生率高于顺铂组。除过敏反应和皮疹外，其他毒副反应包括便秘、恶心、呃逆、耳毒性及肾毒性等的发生率在顺铂组均不同程度地高于奈达铂组。该研究表明，奈达铂与顺铂疗效相当，毒性反应更少，患者具有更好的生存质量。中山大学肿瘤防治中心的学者于2018年的ASCO年会上宣布了一项比较洛铂或顺铂加5–FU联合调强放疗治疗局部晚期鼻咽癌的多中心随机Ⅲ期临床试验，共纳入494例患者，其中250例纳入洛铂组，244例纳入顺铂组。两组之间的总体肿瘤反应率没有观察到差异（98.6% vs 97.7%，$P=0.459$）。中位随访42.6个月后，两组3年PFS率差异无统计学意义（78.9% vs 82.0%，$P=0.985$）。洛铂联合5–FU后再联合洛铂同期放化疗在局部晚期鼻咽癌中与以顺铂为基础的方案相比，生存结局相似，且急性毒性较低。期待长期随访结果以确定基于洛铂的全身化疗是基于顺铂治疗的有效替代方案。

总的来说，对于鼻咽癌患者，以顺铂为基础的治疗方案显示出更高的疗效，但其毒性反应也大。卡铂的化学稳定性、水溶性好，胃肠道及肾毒性小，可作为不能耐受顺铂患者的另一种选择；奈达铂疗效不逊于顺铂，并且因顺铂及卡铂具有相同的载体基因，对顺铂耐药者，再用卡铂疗效也不佳，所以奈达铂可作为顺铂和卡铂很好的替代治疗药物。初步研究结果显示，卡铂的疗效与顺铂相当，且急性毒性较低，但还需长期随访结果的证实。奥沙利铂在鼻咽癌中的应用，主要有Zhang等[6]、Ma B B等[7]的研究报道，目前可应用于不适宜使用顺铂作为同期化疗方案的患者，如患者年龄＞70岁、PS评分＞2、肾功能不全（肌酐清除率＜50mL/min）或具有＞1级的神经病变等，可选择奥沙利铂70mg/m^2，每周1次，连用6次。

二 抗肿瘤植物药

（一）紫杉类

紫杉类药物是从紫杉的树干、树皮或针叶中提取或半合成的有效成分。紫杉类可以促进微管蛋白装配成微管，并抑制微管解聚，导致微管束的排列异常，使纺锤体失去正常功能而致细胞死亡，其作用靶点在聚合状态的微管蛋白。常用紫杉类药物有四种：紫杉醇（paclitaxel, taxol, 泰素, 紫素, 特素）、多西紫杉醇（docetaxel, taxotere, TXT, 多西他赛, 泰索帝）、脂质体紫杉醇（paclitaxel liposome for injection）、白蛋白结合型紫杉醇（paclitaxel for injection albumin bound）。

1. 四种药物的基本特征

（1）紫杉醇。紫杉醇是从红豆杉树皮中直接提取出的具有抗肿瘤活性的物质，它通过促进微管蛋白二聚体的聚合并阻止其解聚而起到稳定微管的作用，从而抑制对于分裂间期和有丝分裂期细胞功能至关重要的微管的正常动态重组，将细胞周期阻断于G2/M期，导致有丝分裂异常或停止、肿瘤细胞复制受阻，使癌细胞无法继续分裂而死亡。紫杉醇具有高度亲脂性，不溶于水，因而紫杉醇注射液须加入聚氧乙基代蓖麻油及无水乙醇助溶。聚氧乙基代蓖麻油可引起不同程度的过敏反应，也可加重紫杉醇的外周神经毒性，还可影响药物分子向组织间的扩散，影响抗肿瘤效应。聚氧乙基代蓖麻油可溶解聚氯乙烯（PVC）输液器中的二乙烯乙基邻苯二甲酸盐，引起严重的不良反应。

（2）多西紫杉醇（多西他赛）。多西他赛（docetaxel）是由欧洲红豆杉叶提取物10-去乙酰基巴卡亭Ⅲ合成的半合成紫杉醇类似物，其作用机制与紫杉醇相同，但其与微管结合部位的亲和力更高，具有较高的抗癌活性，抗瘤谱广。多西他赛水溶性较低，须加入吐温80及无水乙醇助溶，两者均能增加不良反应的发生率。乙醇可抑制中枢神经系统，透过人红细胞膜致红细胞变性或溶血；吐温80为非离子表面活性剂，可致过敏反应，也可引起溶血反应。多西他赛的优点是它在细胞内的浓度比紫杉醇高3倍，在细胞内滞留时间长，抗肿瘤活性是紫杉醇的2.5倍。

（3）脂质体紫杉醇（紫杉醇脂质体）。脂质体紫杉醇是将紫杉醇包埋在脂质微粒中的新型制剂。脂质体是一种靶向药物载体，属于靶向药物系统的一种新剂型，是采用特殊技术将药物包埋在直径为微米至纳米级的脂质微粒中，使药物主要在肝、脾、肺和骨髓等组织器官中积蓄，从而提高药物的治疗指数、减少药物的治疗剂量、降低药物的毒性，在提高患者耐受性等方面有独特的优势，改变了紫杉醇的溶媒，避免了聚氧乙基代蓖麻油带来的毒副作用。据报道，紫杉醇脂质体静脉给药最大耐受量可达200mg/kg，而紫杉醇注射液最大耐受量仅30mg/kg，紫杉醇脂质体在动物体内毒性明显小于紫杉醇注射液。

（4）白蛋白结合型紫杉醇（白蛋白紫杉醇）。白蛋白结合型紫杉醇是一种新型紫杉醇纳米制剂，是国际公认的紫杉醇最先进的制剂。它将内源性人血白蛋白与紫杉醇以非共价形式结合，所制得的纳米粒子完全克服了紫杉醇难溶于水的缺点，无须聚氧乙烯蓖麻油或吐温80作为助溶剂。由于白蛋白属于内源性天然产物，具有安全无毒、无免疫原性、可生物降解、生物相容性好等优点，可消除助溶剂引起的超敏、毒性反应，因此在使用前不需要激素预处理。1个白蛋白分子与7个紫杉醇分子结合，利用细胞膜上的白蛋白受体Gp60及肿瘤组织中富含半胱氨酸酸性分泌性蛋白（SPARC）的作用，可促进药物进入肿瘤细胞内，增加化疗疗效。

2. 不良反应对比

总的来说，紫杉醇类药物的不良反应大致相似，引起的毒副反应可累及不同系统和器官，包括血液系统、神经系统、心血管系统、消化系统、皮肤及其附件等。其中，紫杉醇注射液独有的不良反应是辅料聚氧乙基代蓖麻油引起的过敏反应。多西紫杉醇独有的不良反应是体液潴留，其所导致的中性粒细胞减少与紫杉醇不同，白细胞减少呈剂量依赖性而非时间依赖性。紫杉醇脂质体和白蛋白结合型紫杉醇因制剂工艺的改进，无须添加聚氧乙基代蓖麻油、吐温80、无水乙醇等辅料，药物安全性方面有较大幅度的提升。

（1）血液学毒性。骨髓抑制是紫杉醇类药物引起的最为常见的不良反应，在患者中出现的概率为80%左右，其中中性粒细胞减少最为常见，发生率可达65%[8]，血小板减少和红细胞减少较少见，主要表现为贫血，多发生于给药后8～10天[9]，与紫杉醇类药物的血药浓度有关。多西紫杉醇相对于其他紫杉醇类药物的骨髓抑制不良反应更大。有研究显示，多西紫杉醇无论是联合用药还是单用均会引起无临床感染症状和细菌学证据的发热性中性粒细胞减少[10]。紫杉醇类药物对未成熟造血细胞的损害被证实是可逆性的，因此可通过给予粒细胞集落刺激因子或缩短输液时间至3h等方法减少其发生率[11]。多西紫杉醇造成的骨髓抑制比紫杉醇更多。

（2）神经毒性。多项临床研究[9]表明，50%～70%的患者在使用紫杉醇的治疗周期中出现剂量依赖性的外周神经毒性，包括感觉异常、灼热感、肢端麻木、触觉减弱和肌肉关节疼痛，其毒性反应一般出现于用药后24～72h，持续时间从数日到数月不等[12]。紫杉醇类药物所致的神经毒性比较常见，难以防止，但大多为可逆性损伤。一项时长为13年的随访研究[10]表明，紫杉醇类药物所致的神经毒性预后较好，约14%患者的相关症状在化疗结束或中断数月后即会消失[13]。所以，对于轻度的神经毒性症状一般不采用药物治疗，而中重度神经毒性一般采用神经生长因子等来减轻相关症状。

（3）心血管毒性。紫杉醇类药物使用后出现的心脏不良反应主要包括心律失常、房室传导阻滞、心动过速、心包炎、心肌缺血和束支传导阻滞，但这些不良反应多具有自限性，在停药后可自行恢复。其中，心律失常以心动过缓和心传导障碍为主。严重心脏毒性的发生率较低，在紫杉醇注射液的抗癌治疗中，4、5级心脏毒性事件的发生率约为0.5%，发生率最高的是无症状心动过缓，并且有心脏病史或心脏危险因素患者的发生率明显高于无危险因素的患者[14]。若患者患有器质性心脏病，如先天性心脏病、冠心病、高血压性心脏病等，则使用紫杉醇类药物发生房室传导阻滞的概率明显高于无器质性心脏病患者。

（4）消化道毒性。紫杉醇类药物进入人体循环后，主要经肝代谢，少量经肾清除，故肝毒性也是使用该药物时不可忽视的。肝毒性主要表现为谷草转氨酶、谷丙转氨酶、胆红素和碱性磷酸酶的轻微上升。此外，消化道反应也比较常见，表现为恶心、呕吐、便秘、食欲下降、腹泻、黏膜炎、口腔炎、胃炎等，多为轻、中度，通常出现在用药后30min。

（5）皮肤及其附件毒性。过敏反应是紫杉醇类药物的另一种常见不良反应，根据临床表现可分为轻度过敏反应、重度过敏反应和过敏性休克。轻度过敏反应的常见表现为皮疹、皮炎、荨麻疹、血管神经性水肿和发热。重度过敏反应的常见表现为心慌、心悸、低血压、胸闷、支气管痉挛和呼吸困难。过敏性休克较少见，主要表现为口唇发绀、大汗淋漓、面色苍白、烦躁不安、心率加快、喉头水肿、四肢发冷、四肢肌肉强直、呼吸停止、无法测得血压等，严重者甚至导致死亡[15]。国内报道的紫杉醇类药物致过敏反应发生率为11%～20%，其中重度过敏反应的发生率大约为2%[16]。一项关于多西紫杉醇不良反应的研究显示，多西紫杉醇所致过敏反应常发生在开始滴注的几分钟内，发生率约为26%[17]。与紫杉醇相比，多西紫杉醇严重过敏样反应较少见。有研究显示，紫杉醇过敏性休克所占比例明显高于多西紫杉醇，而多西紫杉醇的过敏样反应、白细胞较少、骨髓抑制所占比例稍高，但无统计学意义，且多西紫杉醇引起的过敏样反应较轻，主要表现为呼吸困难、心悸、面色潮红和紫绀[18]。

皮肤毒性为紫杉醇类药物不良反应中较少见的一种，主要表现为手、足部广泛分布的红斑，少数见于臀部、脸部、胸部，可出现瘙痒和疼痛。一项多西紫杉醇不良反应的报告分析显示，在124例不良反应报告中，皮肤毒性发生7例，仅占5.65%[19]。

脱发的发生率与紫杉醇类药物血药浓度有关，当患者使用紫杉醇的剂量超过200mg/m^{2}时，脱发的发生率为100%[9]。绝大多数的脱发是暂时性的，患者停药后1～2个月一般可恢复。但多西紫杉醇存在永久性脱发的风险，可在3%～15%完成治疗的患者中发生。

（6）其他毒性。体液潴留是多西紫杉醇区别于其他紫杉醇类药物的特有不良反应，主要表现为外周性水肿、腹水、胸腔积液、心包积液及体重增加等。体液潴留不良反应的发生与患者接受多西紫杉醇的累积剂量有关，这种不良反应一般是可逆的。体液潴留常发生于使用多西紫杉醇化疗4～5个周期后，在给药前连续服用3～5天的低剂量糖皮质激素能减少和抑制体液潴留的发生，但其发生率仍高达33%～65%[20]。

肌肉关节疼痛也是紫杉醇类药物不良反应中常见的一种，疼痛部位以双下肢，尤其是膝盖以下部位为主，少数患者会出现双上肢疼痛，极少数患者会波及脊柱、关节乃至全身，疼痛通常发生于给药后2～3天。据研究统计，肌肉关节疼痛的发生率约为55%，有少数患者出现严重疼痛，一般数天内可恢复[21]。

3．预处理对比

（1）紫杉醇：为了预防严重过敏反应的发生，通常在给药前12h及6h左右给予地塞米松20mg口服，治疗前30～60min给予苯海拉明50mg肌内注射，西咪替丁300mg或雷尼替丁50mg静脉注射。

（2）多西紫杉醇：为了减少体液潴留和过敏反应的发生，在给药前须服用糖皮质激素，通常在多西紫杉醇给药前一天服用地塞米松，每天2次，每次8mg，持续3天。

（3）脂质体紫杉醇：为预防可能发生的过敏反应，通常在治疗前30min内给予预处理，静脉注射地塞米松5～10mg，肌内注射苯海拉明50mg，静脉注射西咪替丁300mg。

（4）白蛋白结合型紫杉醇：用药前不需要预防过敏反应的预处理。

4．疗效对比

四种紫杉醇类药物的抑癌活性物质均为紫杉醇，多西紫杉醇的药物结构和药理学特性决定了其具有更强的肿瘤抑制活性，而紫杉醇通过提高给药剂量和给药频率，可以弥补其肿瘤抑制活性相对较低和细胞内滞留时间短的缺点。有研究[3]显示，在说明书规定的剂量下，白蛋白结合型紫杉醇的疗效要明显高于传统剂型，这是因为与传统剂型紫杉醇相比，白蛋白紫杉醇在人体内有更快更高的组织分布，同时可选择性地在肿瘤局部聚集，在组织中滞留更久，治疗效果明显改善[22]。Liu等回顾性对比了鼻咽癌中脂质体紫杉醇和多西他赛新辅助化疗的疗效，发现脂质体紫杉醇的疗效与多西紫杉醇相当，但不良反应比多西他赛低。另有研究[23]对比了脂质体紫杉醇和白蛋白结合型紫杉醇的疗效，结果显示白蛋白结合型紫杉醇的疗效要优于脂质体紫杉醇，这可能与白蛋白结合型紫杉醇更安全而提高了紫杉醇的使用剂量有关。四种紫杉醇类药物的一般疗效高低顺序为：白蛋白结合型紫杉醇＞脂质体紫杉醇＝多西紫杉醇＞紫杉醇。

（二）长春碱类

长春碱类药物是从夹竹桃科植物长春花中提取的生物碱，目前用于临床的主要有长春碱（vinblastine）、长春新碱（vincristine，VCR）、长春地辛（vindesin，VDS）和长春瑞滨（vinorelbine，NVB）。长春碱类药物的细胞毒性是通过与微管蛋白的结合实现的。它们在微管蛋白二聚体上有共同的结合位点，可抑制微管聚合，妨碍垂体微管的形成，从而使细胞分裂停止于M期，阻止癌细胞分裂增殖。这类药物属于细胞周期特异性药物，主要用于血液系统肿瘤，在鼻咽癌中应用较少，且通常作为二线用药，或应用于复发转移鼻咽癌中。

三　抗代谢类抗肿瘤药

抗代谢类抗肿瘤药物与人体内正常代谢物的结构相类似，其通过竞争或替代正常代谢物和抑制细胞发挥正常功能所必需的酶，从而抑制核酸代谢。该类药物属细胞周期特异性药物，主要作用于细胞增殖周期中的S期。用于鼻咽癌的主要有5-氟尿嘧啶（5-FU）、卡培他滨（希罗达）、替吉奥（S1）、吉西他滨（GEM）等。

（一）基本特性

1. 5-氟尿嘧啶（5-FU）

5-FU在人体内先转变为氟尿嘧啶核苷（5-FUR）及氟尿嘧啶脱氧核苷（5-FUdR），它们进一步转变为相应的1，2，3-磷酸核苷和脱氧核苷（5-FUdRP）。5-FUdRP可抑制胸腺嘧啶核苷酸合成酶的活力，从而阻断dUMP甲基化形成dTMP的过程，产生"无胸腺嘧啶死亡（thamiheless death）"，使细胞增殖停止于S期（DNA合成期）而死亡。5-FU在人体内还可代谢为三磷酸氟尿嘧啶，并以伪代谢物的身份参与RNA的合成，从而干扰RNA的正常生理功能。

2. 卡培他滨

卡培他滨是一种新型的氟尿嘧啶类口服药物，为5-FU的前药，在体外相对无细胞毒性，可被肿瘤组织中高表达的胸苷磷酸化酶（TP）转变为5-FU，作为口服药物，能模拟持续静脉注射5-FU，利用肿瘤组织中TP的活性比正常组织高的特性，达到选择性肿瘤内激活的目的，从而最大限度地发挥肿瘤杀伤作用，降低对正常人体细胞的损害。

3. 替吉奥（S1）

替吉奥是唯一可口服模拟静脉滴注且疗效更佳的口服氟尿嘧啶药物，是替加氟、吉美嘧啶、奥替拉西三种成分以1∶0.4∶1的摩尔比组成的复方药物。替加氟口服易吸收，生物利用度高，其通过在体内转化为5-FU发挥抗肿瘤活性，而且在肿瘤组织内能维持较高浓度；吉美嘧啶通过选择性抑制肝二氢嘧啶脱氢酶，阻止5-FU分解代谢，使替加氟转变成5-FU以高浓度持续存在且能长时间维持，从而增强抗肿瘤作用；乳清酸磷酸核糖转移酶主要存在于消化道内，而奥替拉西的主要作用正是通过选择性抑制此酶从而阻断5-FU磷酸化，减少5-FU对消化道黏膜的损害作用，进而减轻5-FU的不良反应，因此是传统氟尿嘧啶药物的良好替代药物。

4. 吉西他滨（GEM）

吉西他滨是嘧啶类似物，是一种核糖核苷酸还原酶与脱氧胞苷三磷酸（dCTP）竞争的DNA结合抑制剂，主要作用于细胞合成期S期，在特定条件下亦可阻止细胞从G_1期向S期进展。药物进入细胞后，通过竞争性地嵌入DNA和RNA中，从而发挥细胞毒作用，促使肿瘤细胞死亡。吉西他滨为一种新的胞嘧啶核苷衍生物。和阿糖胞苷一样，它进入人体后由脱氧胞嘧啶激酶活化，由胞嘧啶核苷脱氨酶代谢。本品为嘧啶类抗肿瘤药物，作用机制和阿糖胞苷相同，其主要代谢物在细胞内掺入DNA，主要作用于G_1/S期。但不同的是吉西他滨除了掺入DNA以外，还能抑制核苷酸还原酶，导致细胞内脱氧核苷三磷酸酯减少；吉西他滨和阿糖胞苷的另一不同点是它能抑制脱氧胞嘧啶脱氨酶，减少细胞内代谢物的降解，具有自我增效的作用。在临床上，本品和阿糖胞苷的抗瘤谱不同，对多种实体肿瘤有效。

（二）不良反应对比

5-FU最常见的毒副反应有胃肠道黏膜炎（黏膜溃疡、腹泻），多发生在用药后5~7天。其次是骨髓抑制，平均粒细胞最低值出现在用药后10天左右，21天可恢复。此外，还有皮肤甲床色素沉着、手足综合征、肝肾功能损伤、静脉炎等不良反应。卡培他滨常见的不良反应包括厌食、胃肠道反应（必须预防脱水，并且在脱水出现时及时纠正）、疲劳困倦及手足综合征。与传统的口服氟尿嘧啶类药物不同，替吉奥的剂量限制毒性（DLT）是骨髓抑制，其他重要不良反应包括溶血性贫血、食欲减少，可能导致重度肝功能异常，如暴发性肝炎。吉西他滨的剂量限制性毒性也是骨髓抑制，对中性粒细胞和血小板的抑制均较常见，轻到中度的消化系统反应也较常见，如便秘、腹泻、口腔炎等。此外，吉西他滨还可引起发热、皮疹和流感样症状。少数患者可有蛋白尿、血尿、肝肾功能异常和呼吸困难。来自香港的NPC-0501研究显示，卡培他滨替代5-FU联合顺铂的新辅助化疗，中性粒细胞减少和电解质紊乱的发生率更低。Kong等报道5-FU联合顺铂（PF）同期化疗的3~4级胃肠道毒性反应（呕吐和腹泻）明显高于吉西他滨联合顺铂（GP）化疗组，而GP组有更多的患者发生3~4级的中性粒细胞减少和血小板减少[24]。Zhang等的研究也显示，对于复发或转移鼻咽癌患者，接受GP组化疗的患者3级以上白细胞、中性粒细胞及血小板减少的发生率高于PF组，而PF组患者3级以上黏膜炎的发生率更高[25]。

（三）疗效对比

2009年国内一篇荟萃分析纳入了4篇随机对照研究，共计283例患者，合并数据后得出结论：吉西他滨联合顺铂（GP）方案与5-FU联合顺铂（PF）方案的1年、3年生存率相似，但具有更高的总缓解率，具有相对低的致骨髓毒性和消化道反应[26]。而董苗苗等纳入更多随机对照临床研究的分析结果表明：GP方案同经典的晚期鼻咽癌一线治疗方案PF相比，不仅在客观缓解率方面有意义，而且在1年生存率和3年生存率方面也有统计学意义，GP方案有较好的疗效和相对较低的毒副反应[27]。Kong等报道了一项对比GP和PF同期放化疗治疗鼻咽癌Ⅱ期的临床研究结果：该研究共纳入76例患者，中位随访时间是41个月（9~61个月），GP组和PF组的3年无病生存率相近（73.7% vs 60.5%，HR 0.66，95%CI 0.30~1.44；$P=0.30$）。3年无远处转移率GP组高于PF组（89.5% vs 71.1%，$P=0.045$）[24]。Zhang等的研究显示，吉西他滨在转移或复发鼻咽癌中的有效率、中位无进展生存率、总生存率均优于传统的5-FU（其中客观缓解率：64% vs 42%，$P<0.001$），以吉西他滨为基础的方案可以显著延长复发或转移鼻咽癌患者的无进展生存期，这为晚期鼻咽癌患者的治疗提供了一线优选方案[25]。

对于两种口服药物的疗效对比，一项研究比较了单药替吉奥胶囊与卡培他滨治疗老年晚期鼻咽癌的疗效，结果发现，研究组和对照组的客观有效率分别为31.3%和27.3%，疾病控制率分别为68.6%和60.6%，中位疾病无进展生存时间分别为7.4个月和6.8个月，中位生存时间分别为14.9个月和13.8个月，差异均无统计学意义（$P>0.05$）[28]。朱美琴等进行了一项临床试验，评价替吉奥胶囊与5-FU治疗老年晚期鼻咽癌的临床疗效及安全性，结果表明替吉奥组有效率为88.67%，5-FU组有效率为63.33%，中位疾病无进展生存时间分别为8.1个月和7.6个月，中位生存时间分别为18.3个月和16.5个月[29]。

四　烷化剂类抗肿瘤药

烷化剂的抗癌作用原理主要是药物可在DNA的双链结构间产生交叉联结或者在DNA的单链结构内不同碱基间产生交叉联结，从而影响其结构及功能，并与细胞中的亲核基团发生烷化反应，导致细胞分裂、增殖停止或死亡。少数受损细胞的DNA可修复而存活下来，引起抗药性。烷化剂为细胞周期非特异性药物，对癌细胞的作用较强而快，能迅速杀死癌细胞。用于鼻咽癌的烷化剂主要有氮芥、环磷酰胺（CTX）、异环磷酰胺（IFO）。这类药物对分裂旺盛的肿瘤细胞特别敏感，但选择性差，对骨髓、胃肠道上皮和生殖系统等生产旺盛的正常细胞毒性较大，对体液或细胞免疫功能的抑制也较明显，临床治疗的缓解期较短，所以在临床应用方面受到一定的限制，目前在鼻咽癌中也比较少用。中山大学附属肿瘤医院管忠震曾报道单用氮芥治疗757例晚期鼻咽癌患者，虽近期疗效获35.25%的缓解率，但大多数患者停药后迅速恶化，绝大多数患者在2年内死亡，仅26例（3.43%）生存3年以上，5例（0.66%）生存5年以上[1]。

五　抗癌抗生素类

抗癌抗生素类药物是一类从微生物培养液中提取的抗生素，可直接嵌入DNA分子，改变DNA模板性质，阻止转录过程，抑制DNA及RNA合成。该类药属细胞周期非特异性药物，但对S期细胞有更强的杀灭作用。其中蒽环类抗癌抗生素包括柔红霉素（DNR）、阿霉素（ADM）、表柔比星（EPI）、吡喃阿霉素（THP）、阿克拉霉素（ACM）等，广泛应用于治疗血液系统恶性肿瘤和实体肿瘤，如急性白血病、淋巴瘤、乳腺癌、胃癌、软组织肉瘤和卵巢癌等。部分蒽环类药物抗肿瘤谱窄（如柔红霉素），对实体瘤的疗效欠佳，主要用于血液肿瘤的治疗。心脏毒性是蒽环类药物剂量累积性的不良反应。虽然蒽环类药物诱导心脏毒性的机制仍不清楚，但现有的证据揭示其心脏毒性与产生的自由基直接有关。蒽环类药物螯合铁离子后可触发氧自由基，尤其是羟自由基的生成，导致心肌细胞膜脂质过氧化和心肌线粒体DNA的损伤等。多肽类抗癌抗生素有博来霉素（BLM）或平阳霉素（PYM）、放线菌素D（更生霉素）等。博来霉素的肺部毒性是该药最严重的毒副作用，主要表现为肺炎样症状及肺纤维化，发生率为5%～10%。国际抗癌协助组曾报道了博来霉素、表柔比星和顺铂组成的三药新辅助化疗方案联合放疗与单纯放疗治疗Ⅳ期（N_2，M_0）鼻咽癌的对比研究，中位随访时间为49个月，结果新辅助化疗组未观察到生存获益[30]。因此，目前在鼻咽癌中较少应用。

第二节 化 疗 方 案

一 单药方案

单药方案主要用于同期化疗及姑息化疗中。

（1）顺铂：75～100mg/m² ，静脉滴注，第1天，每3周重复。或顺铂：30～40mg/m² ，静脉滴注，第1天，每周重复。

（2）奈达铂：70～100mg/m² ，静脉滴注，第1天，每3周重复。

（3）洛铂：30～50mg/m² ，静脉滴注，第1天，每3周重复。

（4）卡铂：AUC=5～6，每3周重复。

（5）紫杉醇：30～45mg/m² ，静脉滴注，第1天，每周重复。或多西紫杉醇：15～30mg/m² ，静脉滴注，第1天，每周重复。

（6）奥沙利铂：70mg/m² ，静脉滴注，第1天，每周重复。

（7）替吉奥：40～60mg/m² ，口服，每天2次，每4周重复（连续口服2周后休息2周）。

（8）卡培他滨：1 000～1 250mg/m² ，口服，每天2次，每4周重复（连续口服2周后休息2周）。

（9）优福啶（UFT）：200mg，口服，每天3次，每天重复。

（10）培美曲塞（pemetrexed）：500mg/m² ，静脉滴注，第1天，每3周重复。

二 双药方案

双药方案可用于新辅助化疗、同期化疗、辅助化疗及姑息化疗中。

（1）PF方案。①顺铂：80～100mg/m² ，静脉滴注，第1天。②5-FU：800～1 000mg/m² ，持续静脉灌注120h，第1～5天。每3或4周重复。

（2）GP方案。①吉西他滨：1 000mg/m² ，静脉滴注，第1、8天。②顺铂：75～100mg/m² ，静脉滴注，第1天；或顺铂：25mg/m² ，静脉滴注，第1～3天。每3周重复。

（3）TP方案。①多西紫杉醇：60～75mg/m² ，静脉滴注，第1天；或紫杉醇或脂质体紫杉醇：135～180mg/m² ，静脉滴注，第1天。②顺铂：75～100mg/m² ，静脉滴注，第1或2天；或顺铂：20～25mg/m² ，静脉滴注，第1～3天。每3周重复。

（4）GC方案。①吉西他滨：1 000mg/m² ，静脉滴注，第1、8天。②卡铂：AUC=5，静脉滴注，第1、8天。每3周重复。

（5）GN方案。①吉西他滨：1 000mg/m² ，静脉滴注，第1、5天。②奈达铂：25mg/m² ，静脉滴注，第1～3天。每3周重复。

（6）TC方案。①多西紫杉醇：80mg/m² ，静脉滴注，第1天；或紫杉醇：175mg/m² ，静脉滴注，第1天。②卡铂：AUC＝6，静脉滴注，第1天。每3周重复。

（7）TL方案。①多西他赛：75mg/m²，静脉滴注，第1天。②洛铂：30mg/m²，静脉滴注，第1天。每3周重复。

（8）NF方案。①奈达铂：100mg/m²，静脉滴注，第1天。②5-FU：700mg/m²，持续静脉灌注，第1~4天。每3周重复。

（9）LF方案。①洛铂：30mg/m²，静脉滴注，第1天。②5-FU：4 000mg/m²，持续静脉灌注120h。每3周重复。

（10）PX方案。①顺铂：100mg/m²，静脉滴注，第1天。②卡培他滨：2 000mg/m²，口服，第1~14天。每3周重复。

三 三药方案

三药方案可用于新辅助化疗、同期化疗、辅助化疗及姑息化疗中。

（1）TPF方案。①多西他赛：60mg/m²，静脉滴注，第1天；或紫杉醇或脂质体紫杉醇：135mg/m²，静脉滴注，第1天。②顺铂：60~80mg/m²，静脉滴注，第1天；或顺铂：20~25mg/m²，静脉滴注，第1~3天。③5-FU：600mg/m²，持续静脉灌注120h，第1~5天。每3周重复。

（2）TCG方案。①紫杉醇：70mg/m²，静脉滴注，第1、8天。②卡铂：AUC＝5，静脉滴注，第1天；或卡铂：AUC＝2.5，静脉滴注，第1、8天。③吉西他滨：1 000mg/m²，静脉滴注，第1、8天。每3周重复。

（3）PFL方案。①顺铂：20mg/m²，静脉滴注，第1天。②5-FU：2 200mg/m²，持续静脉灌注，第1~4天。③亚叶酸钙（leucovorin，LV）：120mg/m²，持续灌注24 h。每周重复。

（4）VBM方案。①长春新碱（vincristine）：2mg/m²，静脉滴注，第1天。②博来霉素（bleomycin）：30mg/m²，静脉滴注，第1天。③甲氨蝶呤（metrotrexate，MTX）：150mg/m²，静脉滴注，第1天。每3周重复。

（5）BPF方案。①博来霉素：15mg/m²，肌内注射，每周2次。②顺铂：75~100mg/m²，静脉滴注，分3天滴注。③5-FU：750~800mg/m²，持续静脉灌注，第1~5天。每3周重复。

（6）BEC方案。①博来霉素：15mg/m²，静脉滴注，第1天，后以12mg/m²持续灌注5天。②表柔比星（epirubicin）：70mg/m²，静脉滴注，第1天。③顺铂：100mg/m²，静脉滴注，第1天。每3周重复。

（7）VCA方案。①长春新碱：1.2mg/m²，静脉滴注，第1天。②环磷酰胺（cyclophosphamide）：200mg/m²，口服，第1~4天；③阿霉素（adriamycin）：40mg/m²，静脉滴注，第1天。每3周重复。

四　四药方案

较少用。

PFML方案。①顺铂：60mg/m²，静脉滴注，第4天。②5-FU：800mg/m²，持续静脉灌注，第1～5天。③甲氨蝶呤：30mg/m²，静脉滴注，第1天。④亚叶酸钙（LV）：20mg/m²，静脉滴注，第1～5天。每3周重复。

第三节　化学治疗模式

一　同期放化疗

同时期放化疗是指在放疗的同时使用化疗，其优势在于：①化疗药物可直接杀伤肿瘤细胞；②使肿瘤细胞周期同步化，发生G_2/M期阻滞，增加放疗的杀伤作用；③通过抑制肿瘤细胞的亚致死损伤修复对放疗进行增敏；④肿瘤血供未破坏，没有新辅助化疗后的肿瘤再增殖速度加快的现象，也不会有放疗延迟的出现。其缺陷在于增加了放化疗相关的毒副反应。目前较常用的同期化疗药物为顺铂、奈达铂、紫杉醇类药物等。

一系列临床试验结果显示，同期放化疗±辅助化疗与单纯放疗治疗局部区域晚期鼻咽癌相比有生存获益。最近一项荟萃分析表明，同期放化疗加辅助化疗或同期化疗，都可观察到化疗对总生存率的提高作用，相反，单纯的辅助化疗或新辅助化疗则无法使生存获益。但是，在同期放化疗基础上应用辅助化疗是否可使总生存率进一步获益，仍有争议。一项Ⅲ期随机对照临床研究结果显示，在同期放化疗基础上加用辅助化疗不能进一步提高总生存率。因此，同期放化疗被公认为是局部区域晚期鼻咽癌的标准治疗方法。

在常规二维放疗时代，有数据显示同期放化疗对比单纯放疗治疗Ⅱ期鼻咽癌，可获得较大的生存获益（表7-1）。美国国立综合癌症网络（NCCN）指南基于1998年北美的0099临床试验推荐中期（Ⅱ期）鼻咽癌患者接受同期化疗，但是该项临床研究纳入了中期（Ⅱ期）和局部晚期（Ⅲ～Ⅳb期）的患者，而Ⅱ期患者的疗效要显著好于Ⅲ～Ⅳb期患者，且后续旨在证实0099临床试验结论的多项临床试验都是只纳入了Ⅲ～Ⅳb期患者。来自中山大学肿瘤防治中心的一项随机对照临床试验共纳入了230例Ⅱ期鼻咽癌患者，对单纯放疗和同期放化疗进行比较，结果显示同期放化疗将患者的远处转移率从16.1%降低到5.2%，生存率由85.8%提高到94.5%。该研究结果为Ⅱ鼻咽癌患者接受同期放化疗提供了高级别循证医学证据，并被2012年EHNS-ESMO-ESTRO临床指南采用。但是，在高发区鼻咽癌诊治的临床实践中，我国医生对Ⅱ期鼻咽癌患者是否需要接受同期化疗仍持怀疑态度，有相当一部分学者认为Ⅱ期患者只需要接受单纯放疗。

在调强放疗时代，许多回顾性研究都提出，单纯放疗已经足以治疗Ⅱ期鼻咽癌。目前一项正在进行的Ⅲ期临床试验对比了单纯放疗和同期放化疗治疗Ⅱ期和$T_3N_0M_0$鼻咽癌的疗效，该研究可能为我们提供更多的治疗Ⅱ期鼻咽癌最佳方法的循证医学证据（NCT02633202）。

表7-1　同期放化疗对比单纯放疗的前瞻性临床研究疗效比较

研究者	发表年份	发表杂志	病例数	同期化疗方案	远期疗效（试验组vs对照组）
Chan A T[31]	2002	JCO	350	顺铂	2年OS：70% vs 59%
林进清[32]	2003	JCO	284	PF	5年OS：72.3% vs 54.2%
ZHANG L[33]	2005	JCO	115	oxaliplatin	2年OS：100% vs 77%
CHEN QY[34]	2011	JNCI	230	顺铂	5年OS：94.5% vs 85.8%
Wu X[35]	2013	Ann Oncol	115	oxaliplatin	5年OS：73.2% vs 60.2%
TANG LQ[36]	2018	Lanet Oncol	402	奈达铂 vs 顺铂	2年PFS：88.0% vs 89.9%

注：PF，顺铂+5-FU；oxaliplatin，奥沙利铂；OS，总生存率；PFS，无进展生存率。

同期放化疗治疗Ⅲ~Ⅳ（M_0）期鼻咽癌患者的研究最早始于2003年，台湾的Lin教授报道了一项对比同期放化疗和单纯放疗的Ⅲ期临床研究，该研究纳入了284例患者，试验组患者在放疗的第一周和第五周接受了同期化疗（顺铂每天$20mg/m^2$+5-Fu每天$400mg/m^2$，持续静脉灌注96h）。研究结果显示，同期放化疗组患者的预后明显优于单纯放疗组患者，但毒副反应也相应增加了。2015年MAC-NPC协作组进行了一项个体数据荟萃分析，该分析纳入了19项临床试验共4 806例鼻咽癌患者。分析发现，在放疗的基础上加用化疗可显著提高局部区域控制率、无进展生存率及无远处转移生存率，并可转化为总生存率上的获益，进一步的亚组分析显示化疗带来的获益主要来自同期化疗。而后，该协作组利用这批数据进行了一项网状荟萃分析，比较不同治疗模式间的疗效差异，发现诱导+同期放化疗与单纯同期放化疗及同期放化疗+辅助化疗三者间的疗效并无显著差异。这两项荟萃分析表明同期放化疗是局部晚期鼻咽癌治疗的根基，同期放化疗也因此被NCCN指南推荐为局部区域晚期鼻咽癌的标准治疗方案。

对于同期放化疗来说，最佳化疗药物和最佳方案尚有争议。目前常采用的方案是：①单药小剂量每天给药；②单药每周给药或单药/联合用药，每3周1次给药。一项荟萃分析显示，加入化疗可以提高中晚期鼻咽癌患者的生存率，而且起作用的主要是同期放化疗，分析中还指出含顺铂的化疗方案效果较好。因此，目前对于中晚期鼻咽癌，主要以含顺铂的同期放化疗作为标准治疗方式。在临床实践中，最常用$40mg/m^2$的每周方案和$80~100mg/m^2$的每3周方案。但是，与剂量强度的重要性相比，不同给药方案之间的放射敏感性和毒性谱的差异可被适当忽略。累积顺铂剂量达到$200mg/m^2$可能是不进行新辅助化疗时要达到的最佳疗效的剂量阈值。当接受新辅助化疗时，该剂量阈值可降为$160mg/m^2$。其他应用于同期化疗的药物有尿嘧啶加替加氟、奥沙利铂、奈达铂、洛铂等。由中山大学肿瘤防治中心牵头的一项开放标签、非劣效、随机Ⅲ期临床研究在Ⅱ～Ⅳb期鼻咽癌患者中对比了奈达铂与顺铂同期放化疗的疗效，该研究纳入了402例患者（两组各201例），中位随访时间为47个月，主要研究终点为2年无进展生存（PFS）率。结果显示，顺铂组和奈达铂组的两年无进展生存率相当（89.9% vs 88.0%），两年无进展生存率、总生存率、无远处转移生存率及无局部复发生存率均无统计学差异。顺铂组的严重（3～4级）毒副反应如呕吐反应、低钾血症、低钠血症的发生率明显高于奈达铂组，而奈达铂组血小板减少发生率高于顺铂组。该研究表明，奈达铂与顺铂疗效相当，毒性反应更少，患者具有更好的生存质量，因此奈达铂可作为同期化疗中顺铂的替代药物。此外，中山大学肿瘤防治中心学者于2018年ASCO年会上报道了一项比较洛铂与顺铂加5-FU联合调强放疗治疗局部晚期鼻咽癌的多中心随机Ⅲ期临床试验，共纳入494例患者，其中250例纳入洛铂组，244例纳入顺铂组。两组之间的总体肿瘤反应没有观察到差异（98.6% vs 97.7%，$P=0.459$）。中位随访42.6个月后，两组3年无进展生存率无统计学差异（78.9% vs 82.0%，$P=0.985$）。洛铂联合5-FU后再联合洛铂同期放化疗在局部晚期鼻咽癌中与顺铂为基础的方案相比，生存结局相似，且急性毒性较低。期待长期随访结果以确定基于洛铂的全身化疗是基于顺铂治疗的有效替代方案。

二 辅助化疗

辅助化疗是指在放疗后使用的化疗，其优势在于：①进一步降低远处转移的发生概率；②进一步杀灭局部残留病灶，巩固局部放疗的疗效。其缺陷在于：①患者依从性较差；②可增加毒副反应的发生率。因此，应选择存在高危转移可能且可耐受多程化疗的患者进行辅助化疗。辅助化疗常用的方案有PF、TP等（表7-2）。

表7-2　辅助化疗的前瞻性临床研究疗效比较

研究者	发表年份	发表杂志	病例数	方案	远期疗效（试验组vs对照组）
Rossi A[37]	1988	JCO	229	RT+VCA vs RT	4年OS：58.5% vs 67.3%
AL-Sarraf[38]	1998	JCO	193	CCRT+TP vs CCRT	3年OS：78% vs 47%
Chi K H[39]	2002	Int J Radiat Oncol Biol Phys	157	RT+PFL vs RT	5年OS：54.5% vs 60.5%
Wee J[40]	2005	JCO	221	CCRT+PF vs CCRT	3年OS：80% vs 65%
Lee AW[41]	2010	JNCI	348	CCRT+PF vs CCRT	5年OS：68% vs 64%
Chen L[42]	2012	Lancet Oncol	508	CCRT+PF vs CCRT	3年FFS：86% vs 84%

注：RT，放射治疗；CCRT，同期放化疗；VCA，长春新碱+环磷酰胺+阿霉素；PFL，顺铂+5-FU+亚叶酸钙；TP，紫杉醇+顺铂；PF，顺铂+5-FU。

NCCN指南于1998年推荐"同期放化疗+3个疗程的PF辅助化疗"作为所有局部晚期鼻咽癌患

者的治疗方案。该指南同样是基于INT-0099临床试验的研究，该研究报道，和单纯放疗相比，同期放化疗联合辅助化疗可将局部区域晚期鼻咽癌的3年总生存率提高31%。Lee AW教授团队发表了NPC-9901和NPC-9902联合分析的10年长期随访结果，这两项临床试验基于INT-0099试验设计，共纳入441名Ⅲ～Ⅳb期（基于第五版AJCC/UICC分期）非角化性鼻咽癌患者。对照组接受单纯放疗，试验组接受同期放化疗联合辅助化疗（同期化疗为顺铂100mg/m²，每3周1程，共3程；辅助化疗为顺铂80mg/m²，氟尿嘧啶1 000mg/m²，连用4天，每4周1程，共3程）；中位随访时间为13.9年，研究结果证实了放化疗组的治疗获益（10年无病生存率62% vs 52%，$P=0.016$；10年总生存率60% vs 50%，$P=0.044$）。生存获益主要来源于局部区域控制的改善，而在远处转移控制上未见统计学差异（10年无远处转移生存率69% vs 66%，$P=0.25$），两组在远期毒性反应（3级及以上）方面未见明显差异。这项研究进一步证实同期放化疗联合辅助化疗可以使局部区域晚期的鼻咽癌患者获得长期生存获益，且不会增加晚期毒副反应。但是，该研究中绝大部分患者采用的是二维或三维放疗技术（99.3%），结论很难在IMRT时代进行推广。更应值得注意的是，这一生存获益无法确定是来自同期化疗还是辅助化疗，也无法揭示在同期放化疗基础上加用辅助化疗能否提高疗效。

我国学者在临床实践中发现，使用标准的辅助化疗方案，患者的依从性极差，只有一半的患者能够完成全疗程的化疗，且对生存获益不大。2012年马骏教授领衔的一项多中心Ⅲ期临床试验结果在Lancet Oncology上发表，其结果显示同期放化疗+辅助化疗组和同期放化疗组患者的2年无远处转移生存率分别为88%和86%，2年总生存率分别为94%和92%，差异均无统计学意义，在同期放化疗基础上联合3程PF方案辅助化疗未能进一步提高疗效，且大大地增加3～4级毒副反应。在该研究发表后第二年，美国NCCN指南即把同期放化疗+辅助化疗从1类证据降低为2A类证据，而把单纯同期放化疗作为2B类证据。2018年7月，Chan ATC教授团队发表了香港鼻咽癌研究组0502试验的研究结果。这项随机对照试验共纳入104例接受根治性放疗或放化疗的Ⅱb～Ⅳb期（基于第六版AJCC/UICC分期）鼻咽癌放疗后血浆EB病毒DNA为阳性的患者，将其随机分配至临床观察组和辅助化疗组，辅助化疗方案是顺铂40mg/m²+吉西他滨1 000mg/m²，第1、8天，每3周1程，共6程。经过中位6.6年的随访，辅助化疗组与观察组的生存时间未发现统计学差异（5年DFS率49.3% vs 54.7%，$P=0.75$；5年OS率64.0% vs 67.8%，$P=0.79$），提示辅助化疗不能使此类高危患者在生存方面获益。研究者认为，顺铂同期化疗后，潜在亚临床病灶对铂类药物的耐药性或许是导致阴性结果的原因之一。该随机对照研究以分子指标血浆EB病毒DNA做分层因素指导鼻咽癌患者的治疗决策，是第一个公开发表的此类研究，也是鼻咽癌迈向个体化治疗的重要一步，尽管是阴性结果，依然具有重要科学意义。正在进行的NRG-HN001试验（NCT02135042）也使用了放疗后血浆EB病毒DNA水平来筛选高危患者，观察在可检测到EB病毒DNA的患者中，吉西他滨加紫杉醇方案是否优于顺铂加氟尿嘧啶方案，以及对于未检测到EB病毒DNA的患者，顺铂加氟尿嘧啶化疗是否可省略。该研究可能为基于生物标志物指导的辅助化疗提供更多的证据。

辅助化疗效果差的一个潜在原因是患者对于在放疗后6个月内施行的常规化疗（顺铂加氟尿嘧啶或吉西他滨）的依从性极差，依从率最高只能达到76%。在同期放化疗后，可以选择口服化疗药（如卡培他滨或尿嘧啶加替加氟）作为辅助化疗的替代疗法。该辅助化疗方式即为节拍化疗，指通过相对低剂量、高频率、持续应用化疗药物的给药方式，使药物能够长时间维持在相对较低的有效血药浓度水平，以达到延长疾病控制时间，同时大大降低毒副作用的目的。节拍化疗的作用机制包括抗血管生成、诱导肿瘤休眠和激活免疫力等。两项回顾性研究结果表明，在高危复发转移风险患者中使用12个月的节拍性尿嘧啶加替加氟辅助化疗可显著减少远处转移率并改善总生存率。在一项正在进行的Ⅲ期多中心临床试验中，具有高危因素的局部区域晚期鼻咽癌（Ⅲ～Ⅳ期，除外$T_{3\sim4}N_0$和T_3N_1）中，在同期放化疗±新辅助化疗的基础上，接受单一药物卡培他滨（每天1 300mg/m^2，共1年）的节拍化疗或仅仅给予观察，该结果备受期待。

三　新辅助化疗

新辅助化疗又叫诱导化疗，指在放疗前使用的化疗，其优势在于：①可以杀灭全身潜在的微小转移灶；②在放疗前患者一般状况好，使用化疗的依从性较好，可以较好地按计划完成治疗；③可以降低局部区域的肿瘤负荷，进而提高局部控制率。但新辅助化疗也存在缺陷：①造成放疗的延迟，可能加速肿瘤细胞的再增殖速度；②无法与放疗形成增敏作用，从而削弱其后的放疗疗效。新辅助化疗常用的方案有PF、GP、TP、TPF方案等。

从20世纪90年代初开始陆续有新辅助化疗治疗局部晚期鼻咽癌的前瞻性研究结果的报道。最早在1996年，Cvitkovics等报道了采用BEP（BLM+EPI+DDP）方案的新辅助化疗可以提高5年无病生存率（38% vs 30%），但对总生存率无影响。遗憾的是，这项研究中采用的新辅助化疗方案有较大的毒性，造成的治疗相关死亡率高达8%。因此，不建议采用此种化疗方案作为常规方案。随后的几项随机对照临床研究显示新辅助化疗可以提高无病生存率，还可以降低局部区域和远地治疗的失败率，但对总生存率无显著影响。因此，新辅助化疗不能替代同期放化疗作为标准治疗。仅对一些特殊患者，如远处转移高危者，或是估计不能耐受同期放化疗的患者采用新辅助化疗进行治疗。在IMRT的治疗模式下，新辅助化疗是否可以提高生存率，仍需要更多的研究进一步证实。陈明远教授团队在T_4或$N_{2\sim3}$期的局部区域晚期鼻咽癌患者中开展两程DDP+5-FU（PF）方案新辅助化疗联合DDP同时期放化疗的多中心、随机对照临床研究，共纳入476例患者进行分析，结果显示，相对于单纯同时期放化疗，PF新辅助化疗联合同期放化疗显示出较高的无进展生存率（82% vs 74.1%，$P=0.028$）及无远处转移生存率（86.0% vs 82.0%，$P=0.056$）。从不良反应上来看，PF新辅助化疗组的不良反应主要表现为3～4度贫血，都在可耐受范围内。同样来自中山大学肿瘤防治中心的马骏教授团队牵头，与国内10个临床研究中心共同开展了一项三药联合新辅助化疗方案（多西他赛+顺铂+5-氟尿嘧啶，简称TPF）治疗局部晚期鼻咽癌的大型前瞻性Ⅲ期临床试验，该研究自2011年3月至2013年8月纳入了480例病理确诊为非角化型鼻咽癌的$T_{3\sim4}N_1M_0/T_xN_{2\sim3}M_0$患者（基于第七版AJCC/UICC分期）。研究结果显示，TPF新辅助化疗联合同期放化疗将3年无瘤生存率提高了8%（80% vs 72%，$P=0.034$），3年总生存率提高了6%（92% vs 86%，$P=0.029$），3年无远处转移生存率提高了7%（90% vs 83%，$P=0.031$）。主要的不良反应表现为3~4度的中性粒细胞下降、白细胞下降、腹泻及口腔黏膜炎，都在药物可控范围内。该研究是近10年来，在优化局部晚期鼻咽癌新辅助化疗方案的试验中，唯一的一个可同时降低远处转移率并提高患者总生存率的Ⅲ期临床试验，极大地推动了局部区域晚期鼻咽癌放化疗综合治疗的进展。来自突尼斯和法国的一项小型Ⅲ期临床研究结果显示，TPF新辅助化疗显著改善了3年无进展生存率，总生存率也得到部分提高，证实了TPF三药方案的有效性。对来自流行地区的4项随机试验的所有患者进行荟萃分析得出：新辅助化疗联合同期放化疗显著提高了总生存率，其中有6%的绝对增益来自对远处转移的控制，5年远处转移率降低了7%。

高强度的TPF方案似乎比TP或PF方案获益更多，但荟萃分析结果并未发现统计学差异。在临床实践中发现，TPF三药方案虽然能提高鼻咽癌患者的总生存率，但对于亚洲人群来说，这一方案的毒性较大，约16%的患者会出现威胁生命的严重毒性反应，因而较难推广。如何在保障疗效的同时降低毒副作用发生率，即寻找理想的新辅助化疗方案和强度成为进一步研究的重点。2013年，中山大学肿瘤防治中心的马骏教授团队开展了"吉西他滨+顺铂方案新辅助化疗"（GP方案）的临床研究，探索GP方案新辅助化疗在鼻咽癌中的价值。2016年，这一化疗方案也被该中心内科的张力教授确立为复发转移鼻咽癌一线标准化疗方案。2019年，上述研究结果发表在《新英格兰医学杂志》上。结果显示，对于局部晚期鼻咽癌患者，GP方案新辅助化疗联合同期放化疗可将3年无病生存率从76.5%提高到85.3%，3年总生存率从90.3%提高到94.6%。同时，GP新辅助化疗方案毒副作用较低，仅5%的患者出现4度毒性反应；患者依从性高，超过95%的患者可以顺利完成3程新辅助化疗，也并未增加患者治疗后患并发症的风险。

总结现有的研究，2018年NCCN指南将新辅助化疗联合同期放化疗的证据从3级升为2A级，这等同于同期放化疗+辅助化疗的证据级别。总之，在调强放疗时代，新辅助化疗在治疗局部区域晚期鼻咽癌中起着越来越重要的作用，有助于进一步控制远处转移并提高总生存率，有远处转移高危因素的患者更能从新辅助化疗+同期放化疗中获益（表7-3、表7-4）。在新辅助化疗和同期放化疗阶段，用洛铂或奈达铂替代顺铂可能有助于获得低毒、非劣效的结果。此外，基于有效的生物标志物来筛选合适的患者接受新辅助化疗的方法仍在研究中，治疗前的EB病毒DNA或相关基因组标签可能有助于筛选新辅助化疗的真正受益者。

表7-3　同期放化疗±新辅助化疗的前瞻性临床研究疗效比较

研究者	发表年份	发表杂志	病例数	新辅助化疗方案	远期疗效（试验组vs对照组）
Hui EP[43]	2009	JCO	65	TP	3年OS：94.1% vs 67.7%
Tan T[44]	2015	Int J Radiat Oncol Biol Phys	172	GCP	3年OS：94.2% vs 92.3%

（续上表）

研究者	发表年份	发表杂志	病例数	新辅助化疗方案	远期疗效（试验组vs对照组）
Sun Y[45]	2016	Lancet Oncol	480	TPF	3年FFS：80% vs 72%
Yang Q[46]	2019	EJC	476	PF	5年OS：80.8% vs 76.8%
Li WF[47]	2019	IJC	480	TPF	5年OS：85.6% vs 77.7%
Zhang Y[48]	2019	NEJM	480	GP	3年OS：94.6% vs 90.3%

注：TP，紫杉醇+顺铂；GCP，吉西他滨+顺铂+紫杉醇；TPF，紫杉醇+顺铂+5-FU；PF，顺铂+5-FU；GP，吉西他滨+顺铂。

表7-4　单纯放疗±新辅助化疗的前瞻性临床研究疗效比较

研究者	发表年份	发表杂志	病例数	新辅助化疗方案	远期疗效（试验组vs对照组）
国际鼻咽癌研究协作组[30]	1996	Int J Radiat Oncol Biol Phys	339	BEC	OS无统计学差异
Ma J[49]	2001	JCO	456	PBF	5年OS：63% vs 56%
Hareyama M[50]	2002	Cancer	80	PF	5年OS：60% vs 48%

注：BEC，博来霉素+表柔比星+顺铂；PBF，顺铂+博来霉素+5-FU；PF，顺铂+5-FU。

四　姑息化疗

对于已发生远处转移的患者，化疗作为全身性治疗的手段无疑具有重要的意义。而放疗后复发的患者，再放疗受到诸多因素的限制，如复发与首程放疗的间隔时间短、放疗已引起严重后遗症等，也可考虑使用化疗。传统观念认为鼻咽癌远处转移是不可治愈的，化疗的目的是姑息的。近年来越来越多的研究显示，少数远处转移的患者通过化疗可以获得长期生存，而化疗获得完全缓解是长期生存的关键，但需要考虑合理的药物联合、足够的剂量、适当的疗程及合理的化疗间隙。姑息化疗常用的方案有PF、GP、TP方案等。

早在1991年，Choo等就报道，对于复发、转移鼻咽癌，分别采取单剂或小剂量的联合化疗（41例）与强烈的联合化疗（30例），近期疗效与生存率均明显不同。前者有效率25%，后者有效率70%并有2例长期生存[51]。Boussen等报道PBF方案治疗复发转移鼻咽癌49例，CR 9例（19%），PR 29例（60%）。4例患者50个月仍存活[52]。Gebbia等报道39例可评价病例用以含铂为主的方案化疗，CR 20.5%，PR 43.5%，中位生存时间11.4个月，2例存活2年以上[53]。

复发或转移鼻咽癌的治疗一直缺乏高水平的研究支持，为了确定晚期鼻咽癌的标准一线治疗，张力教授团队于2012年启动了全球首个晚期鼻咽癌一线治疗的Ⅲ期多中心临床试验（GEM20110714研究），共纳入362例初诊转移或者根治性放化疗复发的鼻咽癌患者，对比了顺铂联合吉西他滨与顺铂联合5-FU一线治疗复发或转移鼻咽癌的疗效与安全性。4年的试验和随访发现，吉西他滨联合顺铂组患者肿瘤进展的风险下降了45%，中位生存期显著延长至29.1个月，死亡风险更是下降了38%，2年生存率由43%提升至55%，3年生存率则由20%提升至43%[25]。为了寻找更好的高效、低毒的治疗方案，张力教授团队于2016年起开展了卡瑞利珠单抗（PD-1单抗）治疗一线治疗失败后的复发及转移鼻咽癌患者的Ⅰ期临床研究，在此基础上，又探索了PD-1单抗联合优选方案顺铂联合吉西他滨方案一线治疗晚期鼻咽癌患者的Ⅰ期临床试验。PD-1单抗单药治疗组患者总体有效率为34%，疾病控制率为59%，中位无疾病进展时间达到5.6个月，3度及3度以上严重不良反应发生率均较低。联合治疗组总体有效率达到91%，疾病控制率高达100%，中位起效时间为1.6个月。经过10.2个月的中位随访时间，目前联合治疗组的中位无疾病进展时间尚未达到，6个月及12个月无进展生存率分别为86%和61%。联合化疗组的毒性以化疗毒性为主，基本可管控。张力教授所主导的这几项研究改变了晚期鼻咽癌的治疗指南，其结果确立了吉西他滨联合顺铂作为复发或转移鼻咽癌的标准一线治疗方案，在此基础上，PD-1单抗联合化疗将进一步提高晚期鼻咽癌治疗的有效率及生存率[54]。

第四节 化疗的不良反应

1. 胃肠道反应

恶心、呕吐反应常见于使用大剂量铂类药物的化疗方案，这是造成鼻咽癌患者化疗依从性差的主要原因，预防措施宜及时，5-羟色胺（5-HT$_3$）受体阻断剂有肯定的镇吐、止呕效果，加用地塞米松止吐效果更明显。呕吐反应一般在化疗3~5天后逐渐减轻，使用大剂量5-Fu特别是加用CF方案的患者，常因出现不同程度的消化道黏膜溃疡而腹泻，有时甚至是血性的，反应常出现在化疗后5~10天，宜采用收敛剂维持电解质平衡，并进行补液及抗感染处理，还要注意在下次化疗时调整5-Fu的剂量。

2. 泌尿系统

铂类药物如DDP在泌尿系统的不良反应主要表现为对肾的损害，如大剂量（60~100mg/m^2）给药，应给予水化并注意电解质平衡。非住院患者可采用将DDP总量分成4~5天给予，无须水化，操作方便。常规剂量卡铂对肾脏毒性较轻微，无须水化，其所造成的尿常规异常改变常是一过性的、可逆的。

3. 骨髓抑制

对于大剂量DDP+5-Fu化疗方案，不超过3程化疗一般只造成轻度或中度骨髓抑制，包括贫血、血小板降低及白细胞数下降，常发生在化疗后10~14天，由白细胞下降引起的感染及发热少见，必要时可选用粒细胞集落刺激因子。

4．心脏毒性

心脏毒性常见于反复多次大量使用蒽环类细胞毒性药物，在其他联合方案中发生率较低。

5．黏膜炎

常见于使用5-Fu、BLM或HU方案的患者，严重的可引起消化道黏膜溃疡，造成进食困难、疼痛，乃至放疗中断，应及早采用支持疗法，给予抗生素、止痛药等。

6．其他反应

DDP、5-Fu联合化疗方案所造成的脱发多是轻中度的，阿霉素的应用可造成严重的脱发；化疗药物流经的组织区域常有硬结、色素沉着，严重者可发生红、肿、热、痛，常见于大剂量5-Fu连续灌注，通过药物浓度的稀释及激素的运用可降低此并发症的发生率。大剂量DDP或VCR反复使用可发生四肢末梢神经麻痹。

紫杉醇给药时应使用专用输液管和金属针头，滴注时间一般需3h，给药后每15min测血压一次，必要时进行心电监护。紫杉醇给药前12h和6h分别口服地塞米松20mg、30min前给予苯海拉明50mg肌内注射和西咪替丁300mg静脉推注。

单纯辅助化疗宜在放疗后患者身体基本恢复时进行，以4～6个疗程为佳。如果和同期化疗配合，则应考虑辅助化疗与同期化疗的合理间隔时间。

（张孟霞　陈明远）

【参考文献】

[1] 管忠震. 鼻咽癌化学治疗的概况[J]. 癌症（英文版），1989（2）：120-121.

[2] DE ANDRES L，BRUNET J，LOPEZ-POUSA A，et al. Randomized trial of neoadjuvant cisplatin and fluorouracil versus carboplatin and fluorouracil in patients with stage Ⅳ-M0 head and neck cancer[J]. Journal of Clinical Oncology，1995，13（6）：1493-1500.

[3] CAPONIGRO F，MASSA E，MANZIONE L，et al. Docetaxel and cisplatin in locally advanced or metastatic squamouscell carcinoma of the head and neck：a phase Ⅱ study of the Southern Italy Cooperative Oncology Group（SICOG）[J]. Ann Oncol，2001，12（2）：199-202.

[4] CHITAPANARUX I，LORVIDHAYA V，KAMNERDSUPAPHON P，et al. Chemoradiation comparing cisplatin versus carboplatin in locally advanced nasopharyngeal cancer：randomised，noninferiority，open trial[J]. Eur J Cancer，2007，43（9）：1399-1406.

[5] SONGTHONG A，CHAKKABAT C，KANNARUNIMIT D，et al. Efficacy of intensity-modulated radiotherapy with concurrent carboplatin in nasopharyngeal carcinoma[J]. Radiol Oncol，2015，49（2）：155-162.

[6] ZHANG L，ZHAO C，PENG P J，et al. Phase Ⅲ study comparing standard radiotherapy with or without weekly oxaliplatin in treatment of locoregionally advanced nasopharyngeal carcinoma：preliminary results[J]. Journal of Clinical Oncology，2005，23（33）：8461-8468.

[7] MA B B，HUI E P，WONG S C，et al. Multicenter phase Ⅱ study of gemcitabine and oxaliplatin in advanced nasopharyngeal carcinoma—correlation with excision repair cross-complementing-1 polymorphisms[J]. Ann Oncol，2009，20（11）：1854-1859.

[8] 谢艾维. 紫杉醇的不良反应及其合理应用[J]. 中国药物经济学，2015，10（1）：34-36.

[9] 周艳. 抗肿瘤药紫杉醇的不良反应及临床合理用药分析[J]. 中国现代药物应用，2017，11（9）：138-139.

[10] 赵向通，邝先奎，李明蔚，等. 多西他赛所致少见不良反应及其防治[J]. 现代肿瘤医学，2016，24（9）：1480-1482.

[11] 赵明月，张艳华. 2014—2016年北京大学肿瘤医院紫杉醇治疗乳腺癌的不良反应分析[J]. 现代药物与临床，2017，32（3）：536-539.

[12] 赵艳霞，程晶，朱芳，等. 甲钴胺预防乳腺癌患者多西紫杉醇化疗导致外周神经毒性的研究[J]. 肿瘤防治研究，2012，39（12）：1487-1490.

[13] OSMANI K，VIGNES S，AISSI M，et al. Taxane-induced peripheral neuropathy has good long-termprognosis：a 1-to 13-year evaluation[J]. J Neurol，2012，259（9）：1936-1943.

[14] 杨兴艳，薛月珍. 紫杉醇心脏毒性研究进展[J]. 医药导报，2009，28（8）：1064-1067.

[15] 胡佳. 47例紫杉醇注射液过敏反应文献分析[J]. 中国药业，2012，21（6）：53-54.

[16] 马金兰，杨珺，王宇，等. 紫杉醇过敏反应6例分析[J]. 中国现代医药杂志，2007，9（5）：17-18.

[17] 张巧玲，孙翠平，郭丽. 探讨多西他赛的不良反应及预防措施[J]. 世界最新医学信息文摘，2016，16（38）：185，189.

[18] 杨月明，王瑜歆，王立刚. 多西他赛和紫杉醇致严重不良反应对比分析[J]. 中国药物警戒，2014，11（5）：295-296.

[19] 江彦，傅彦妍，宋洪涛. 我院105例多西紫杉醇不良反应报告分析[J]. 中国药房，2016，27（26）：3646-3649.

[20] 郭晨煜，孙永旭，祝伟伟，等. 多西他赛不良反应及处理对策研究进展[J]. 中国药房，2013，24（48）：4598-4602.

[21] 胡丽丽，董超，王来成，等. 紫杉醇致肌肉酸痛发生情况分析及治疗[J]. 中国药房，2017，28（15）：2063-2065.

[22] 谢天，梁振，刘真真. 白蛋白结合型紫杉醇治疗晚期乳腺癌的临床观察[J]. 海峡药学，2017，29（10）：152-154.

[23] 何海燕. 不同类型PTX治疗复发性卵巢癌的临床效果分析[J]. 中南医学科学杂志，2016，44

（3）：247-250.

[24] KONG X Y，LU J X，YU X W，et al. Gemcitabine plus cisplatin versus fluorouracil plus cisplatin as a first-line concurrent chemotherapy regimen in nasopharyngeal carcinoma：a prospective，multi-institution，randomized controlled phase Ⅱ study[J]. Cancer Chemother Pharmacol，2019，84（1）：155-161.

[25] ZHANG L，HUANG Y，HONG S，et al. Gemcitabine plus cisplatin versus fluorouracil plus cisplatin in recurrent or metastatic nasopharyngeal carcinoma：a multicentre，randomised，open-label，phase 3 trial [published correction appears in Lancet. 2016 Oct 15；388（10054）：1882][J]. Lancet，2016，388（10054）：1883-1892.

[26] 袁敬华，刘瑞林，陈晶，等. 吉西他滨联合顺铂方案与氟尿嘧啶联合顺铂方案治疗晚期鼻咽癌疗效和不良反应的Meta分析[J]. 第二军医大学学报，2009，30（8）：926-931.

[27] 董苗苗，王芳，孙国平. 吉西他滨联合顺铂与氟尿嘧啶联合顺铂方案治疗晚期鼻咽癌疗效和不良反应的Meta分析[J]. 安徽医药，2017，21（7）：1325-1330.

[28] 张凯，杨峥，杨荣松，等. 替吉奥胶囊与卡培他滨单药治疗老年晚期鼻咽癌的临床疗效比较[J]. 肿瘤基础与临床，2017，30（5）：31-34.

[29] 朱美琴，夏俊贤，徐敏，等. 替吉奥治疗老年晚期鼻咽癌临床疗效与安全性[J]. 中国医药导刊，2014，16（1）：107-110.

[30] International Nasopharynx Cancer Study Group. VUMCA I Trial：preliminary results of a randomized trial comparing neoadjuvant chemotherapy（cisplatin，epirubicin，bleomycin）plus radiotherapy vs. radiotherapy alone in stage Ⅳ（＞or＝N2，M0）undifferentiated nasopharyngeal carcinoma：a positive effect on progression-free survival[J]. Int J Radiat Oncol Biol Phys，1996，35（3）：463-469.

[31] CHAN A T，TEO P M，NGAN R K，et al. Concurrent chemotherapy-radiotherapy compared with radiotherapy alone in locoregionally advanced nasopharyngeal carcinoma：progression-free survival analysis of a phase Ⅲ randomized trial[J]. Journal of Clinical Oncology，2002，20（8）：2038-2044.

[32] LIN J C，JAN J S，HSU C Y，et al. Phase Ⅲ study of concurrent chemoradiotherapy versus radiotherapy alone for advanced nasopharyngeal carcinoma：positive effect on overall and progression-free survival[J]. Journal of Clinical Oncology，2003，21（4）：631-637.

[33] ZHANG L，ZHAO C，PENG P J，et al. Phase Ⅲ study comparing standard radiotherapy with or without weekly oxaliplatin in treatment of locoregionally advanced nasopharyngeal carcinoma：preliminary results[J]. Journal of Clinical Oncology，2005，23（33）：8461-8468.

[34] CHEN Q Y，WEN Y F，GUO L，et al. Concurrent chemoradiotherapy vs radiotherapy alone in stage Ⅱ nasopharyngeal carcinoma：phase Ⅲ randomized trial[J]. J Natl Cancer Inst，2011，103（23）：1761-1770.

[35] WU X, HUANG P Y, PENG P J, et al. Long-term follow-up of a phase Ⅲ study comparing radiotherapy with or without weekly oxaliplatin for locoregionally advanced nasopharyngeal carcinoma[J]. Ann Oncol, 2013, 24（8）: 2131-2136.

[36] TANG L Q, CHEN D P, GUO L, et al. Concurrent chemoradiotherapy with nedaplatin versus cisplatin in stage Ⅱ-ⅣB nasopharyngeal carcinoma: an open-label, non-inferiority, randomised phase 3 trial[J]. Lancet Oncol, 2018, 19（4）: 461-473.

[37] ROSSI A, MOLINARI R, BORACCHI P, et al. Adjuvant chemotherapy with vincristine, cyclophosphamide, and doxorubicin after radiotherapy in local-regional nasopharyngeal cancer: results of a 4-year multicenter randomized study[J]. Journal of Clinical Oncology, 1988, 6（9）: 1401-1410.

[38] AL-SARRAF M, LEBLANC M, GIRI P G, et al. Chemoradiotherapy versus radiotherapy in patients with advanced nasopharyngeal cancer: phase Ⅲ randomized Intergroup study 0099[J]. Journal of Clinical Oncology, 1998, 16（4）: 1310-1317.

[39] CHI K H, CHANG Y C, GUO W Y, et al. A phase Ⅲ study of adjuvant chemotherapy in advanced nasopharyngeal carcinoma patients[J]. Int J Radiat Oncol Biol Phys, 2002, 52（5）: 1238-1244.

[40] WEE J, TAN E H, TAI B C, et al. Randomized trial of radiotherapy versus concurrent chemoradiotherapy followed by adjuvant chemotherapy in patients with American Joint Committee on Cancer/International Union against cancer stage Ⅲ and Ⅳ nasopharyngeal cancer of the endemic variety[J]. Journal of Clinical Oncology, 2005, 23（27）: 6730-6738.

[41] LEE A W, TUNG S Y, CHUA D T, et al. Randomized trial of radiotherapy plus concurrent-adjuvant chemotherapy vs radiotherapy alone for regionally advanced nasopharyngeal carcinoma[J]. J Natl Cancer Inst, 2010, 102（15）: 1188-1198.

[42] CHEN L, HU C S, CHEN X Z, et al. Concurrent chemoradiotherapy plus adjuvant chemotherapy versus concurrent chemoradiotherapy alone in patients with locoregionally advanced nasopharyngeal carcinoma: a phase 3 multicentre randomised controlled trial[J]. Lancet Oncol, 2012, 13（2）: 163-171.

[43] HUI E P, MA B B, LEUNG S F, et al. Randomized phase Ⅱ trial of concurrent cisplatin-radiotherapy with or without neoadjuvant docetaxel and cisplatin in advanced nasopharyngeal carcinoma[J]. Journal of Clinical Oncology, 2009, 27（2）: 242-249.

[44] TAN T, LIM W T, FONG K W, et al. Concurrent chemo-radiation with or without induction gemcitabine, Carboplatin, and Paclitaxel: a randomized, phase 2/3 trial in locally advanced nasopharyngeal carcinoma[J]. Int J Radiat Oncol Biol Phys, 2015, 91（5）: 952-960.

[45] SUN Y, LI W F, CHEN N Y, et al. Induction chemotherapy plus concurrent chemoradiotherapy versus concurrent chemoradiotherapy alone in locoregionally advanced nasopharyngeal carcinoma: a phase 3, multicentre, randomised controlled trial[J]. Lancet Oncol, 2016, 17（11）: 1509-1520.

[46] YANG Q, CAO S M, GUO L, et al. Induction chemotherapy followed by concurrent

chemoradiotherapy versus concurrent chemoradiotherapy alone in locoregionally advanced nasopharyngeal carcinoma: long-term results of a phase Ⅲ multicentre randomised controlled trial[J]. Eur J Cancer, 2019, 119: 87-96.

[47] LI W F, CHEN N Y, ZHANG N, et al. Concurrent chemoradiotherapy with/without induction chemotherapy in locoregionally advanced nasopharyngeal carcinoma: long-term results of phase 3 randomized controlled trial[J]. Int J Cancer, 2019, 145（1）: 295-305.

[48] ZHANG Y, CHEN L, HU G Q, et al. Gemcitabine and Cisplatin Induction Chemotherapy in Nasopharyngeal Carcinoma[J]. N Engl J Med, 2019, 381（12）: 1124-1135.

[49] MA J, MAI H Q, HONG M H, et al. Results of a prospective randomized trial comparing neoadjuvant chemotherapy plus radiotherapy with radiotherapy alone in patients with locoregionally advanced nasopharyngeal carcinoma[J]. Journal of Clinical Oncology, 2001, 19（5）: 1350-1357.

[50] HAREYAMA M, SAKATA K, SHIRATO H, et al. A prospective, randomized trial comparing neoadjuvant chemotherapy with radiotherapy alone in patients with advanced nasopharyngeal carcinoma[J]. Cancer, 2002, 94（8）: 2217-2223.

[51] CHOO R, TANNOCK I. Chemotherapy for recurrent or metastatic carcinoma of the nasopharynx. A review of the Princess Margaret Hospital experience[J]. Cancer, 1991, 68（10）: 2120-2124.

[52] BOUSSEN H, CVITKOVIC E, WENDLING J L, et al. Chemotherapy of metastatic and/or recurrent undifferentiated nasopharyngeal carcinoma with cisplatin, bleomycin, and fluorouracil[J]. Journal of Clinical Oncology, 1991, 9（9）: 1675-1681.

[53] GEBBIA V, ZERILLO G, RESTIVO G, et al. Chemotherapeutic treatment of recurrent and/or metastatic nasopharyngeal carcinoma: a retrospective analysis of 40 cases[J]. Br J Cancer, 1993, 68（1）: 191-194.

[54] FANG W, YANG Y, MA Y, et al. Camrelizumab（SHR-1210）alone or in combination with gemcitabine plus cisplatin for nasopharyngeal carcinoma: results from two single-arm, phase 1 trials[J]. Lancet Oncol, 2018, 19（10）: 1338-1350.

第八章 ◇ 鼻咽癌的分子靶向治疗及免疫治疗

第一节 分子靶向治疗

分子生物学的迅速发展和检测手段的不断进步，使得人们能够进一步研究癌症发生发展的分子机制，并发现与肿瘤预后相关的可作为治疗靶点的分子靶标。肿瘤分子靶向治疗是通过某些抗体或配体特异地与肿瘤细胞上的结构分子结合，抑制肿瘤细胞生长或诱导其凋亡及阻止其转移，从而起到抗肿瘤的作用。最早的肿瘤分子靶向治疗始于1997年，美国FDA批准利妥昔单抗（rituximab，rituxan，美罗华）用于治疗某些类型的非霍奇金淋巴瘤。此后，分子靶向治疗因具有疗效好、不良反应轻等优点而成为肿瘤研究的热点，并成为恶性肿瘤治疗的重要组成部分。

■ 一 分子靶向药物的主要特点

（一）选择性高

与传统的细胞毒性药物不同，分子靶向药物不是作用于癌细胞的DNA、RNA和蛋白质大分子，而是特异性地作用于肿瘤发生、发展、增殖、扩散、转移相关的蛋白质小分子，因此选择性较高。分子靶向药物攻击的靶点包括癌基因、抑癌基因、生长因子及其受体、血管生长因子、蛋白激酶及信号传导通路、基质蛋白转移酶、细胞膜分化相关抗原等。

（二）来源广泛

用以攻击上述分子靶点的药物可来源于小分子化合物，如经人工改造的单克隆抗体或耦联放射性核素、毒素的单克隆抗体，反义寡核苷酸及来自植物、海洋生物的天然产物等。随着分子生物学的进一步发展，肿瘤发生发展过程中的关键机制被揭露，新的靶点及新的分子靶向药物会不断出现，其前景十分广阔。

（三）疗效独特，与靶点检测相关

目前已有的临床研究数据显示，分子靶向药物对某些癌症如慢性粒细胞白血病、胃肠间质瘤、B细胞淋巴瘤、乳腺癌、肺癌有十分良好的治疗效果。为了保证分子靶向药物的疗效，治疗前必须进行相关靶点的检测。例如，利妥昔单抗只用于CD20阳性的淋巴瘤，曲妥珠单抗用于HER2检测阳性的乳腺癌（或胃癌），小分子靶向药物甲磺酸伊马替尼仅用于BCR/ABL阳性的慢性粒细胞白血病或c-Kit（表达CD117）、PDGF阳性的胃肠间质瘤，吉非替尼、厄洛替尼主要用于表皮生长因子受体（EGFR）突变的非小细胞肺癌。

（四）毒性一般较小

大多数分子靶向药物不会产生细胞毒性化疗药物常见的显著骨髓抑制和恶心、呕吐等消化道反应。因此可与常规的化疗、放疗联用。但应注意会有一些特殊的不良反应，如水肿、皮疹、间质性肺炎、高血压、胃肠穿孔、出血等。

二 分子靶向药物在鼻咽癌中的应用

放化疗是鼻咽癌最有效的治疗手段，但其近期和远期毒副反应不容忽视。分子靶向药物的出现，为鼻咽癌患者提供了新的治疗选择。在鼻咽癌的研究及治疗中应用较多的是EGFR抑制剂和血管生成抑制剂。

（一）EGFR抑制剂

EGFR是表皮生长因子（EGF）家族细胞外蛋白配体的细胞表面受体。EGFR的磷酸化会激活胞内信号传导通路，包括Ras/Raf/MAPK通路、PI3/AKT通路及JAK/STAT3通路，这几条通路的激活能促进细胞增殖、阻止细胞凋亡、促进血管生成、增强肿瘤细胞的侵袭及转移能力。EGFR在头颈部鳞状细胞癌（HNSCC）中的表达高达80%~100%，其中85%的鼻咽癌存在EGFR过表达，体内外试验均表明EGFR的过表达是鼻咽癌独立预后危险因素[1]。目前临床上应用于鼻咽癌的EGFR抑制剂主要包括西妥昔单抗（cetuximab，C225）和尼妥珠单抗（nimotuzumab，hR-3），小分子的EGFR酪氨酸激酶抑制剂（TKI）如吉非替尼、厄洛替尼等应用较少。

1. 西妥昔单抗

西妥昔单抗是第一个用于局部晚期或复发/转移头颈部鳞癌的分子靶向药物。香港的Chan AT教授等最早在2005年报道了西妥昔单抗联合卡铂治疗复发或转移鼻咽癌患者的一项Ⅱ期临床研究，治疗后的部分缓解率为11.7%，病情稳定率为48.3%，总体反应率为11.7%。这种治疗方案能将3~4级白细胞减少及血小板减少的发生率分别控制在5%及10%以内[2]。但是，与靶向治疗联合放化疗治疗HNSCC类似，该研究也报告了显著的毒副反应，高达85%的患者出现3级或4级黏膜炎和白细胞减少症。EGFR单抗以其高效低毒的特性，在初治鼻咽癌的综合治疗中也占有重要地位，是初治鼻咽癌患者重要的治疗手段。陈明远教授开展的大宗回顾性病例对照研究发现，EGFR单抗联合放疗治疗Ⅱ~Ⅳa期患者，疗效与顺铂联合放疗组相当（3年总生存率91.7% vs 91.9%），靶向治疗组中仅有3.4%~4.7%的患者出现了严重的血液学毒性，安全性优于化疗组[3]。NCCN指南推荐西妥昔单抗联合放疗作为局部晚期HNSCC的一个重要治疗选择。

2. 尼妥珠单抗

尼妥珠单抗的作用机制与西妥昔单抗类似。有2项Ⅱ期临床研究对比了尼妥珠单抗联合放疗与单纯放疗治疗局部晚期鼻咽癌的作用。吴仁瑞等研究显示联合hR-3能提高放疗疗效，但远期生存率无明显获益，在放疗后17周，联合治疗组（17例）的完全缓解（CR）率为83.3%，而单纯放疗组仅为47.1%（$P<0.05$），联合治疗组与单纯放疗组的3年生存率分别为94.4%和82.0%（P

＞0.05），此项研究的缺陷是病例数过少。而黄晓东等的研究显示，联合尼妥珠单抗不仅能提高放疗效果，而且远期生存率也得到了提高，在放疗结束、放疗后5周和放疗后17周，联合治疗组（70例）的CR率分别为65.6%、87.5%和90.6%，而单纯放疗组仅为27.3%、42.4%和51.5%（P＜0.05），联合治疗组与单纯放疗组的3年生存率分别为84.3%和77.6%（P＜0.05）[4]。胡炳强等开展的一项Ⅱ期临床试验结果表明，尼妥珠单抗联合放疗治疗局部区域晚期鼻咽癌的完全缓解率为65.63%，显著高于单纯放疗组（27.27%）。基于以上研究结果，2009年NCCN中国版指南推荐尼妥珠单抗联合放疗治疗EGFR阳性表达的Ⅲ/Ⅳ期鼻咽癌。

在复发转移鼻咽癌方面，中山大学附属肿瘤医院的赵充教授等开展了一项单臂Ⅱ期临床研究，以评估尼妥珠单抗联合PF化疗方案治疗根治性放疗后复发转移鼻咽癌的疗效和不良反应。该研究共纳入35例患者，总体客观缓解率和疾病控制率分别为71.4%（25/35）和85.7%（30/35）。PFS和OS中位数分别为7个月和16.3个月，研究者认为尼妥珠单抗联合PF化疗方案显示出潜在的疗效，作为复发转移鼻咽癌的一线化疗方案具有良好的耐受性。

（二）血管生成抑制剂

调控血管生成的主要生长因子是血管内皮生长因子A（VEGF-A）。VEGF-A是VEGF家族的成员，该家族还包括VEGF-B、VEGF-C、VEGF-D等。VEGF-A是病理性血管生成中研究最多并且作为药理学靶点的VEGF家族成员。VEGF-A可由多种不同的细胞类型（例如，不同的上皮细胞谱系、炎症细胞和造血细胞、内皮细胞本身）产生，并选择性地作用于血管内皮细胞，还能够在体外和体内刺激血管生成。因此，其在血管内皮细胞的诱导、维持和生长中发挥着积极作用。VEGF-A及其他相关家族成员的作用可能是肿瘤血管结构通透性较高且结构杂乱无序的内在机制，故为肿瘤分子靶向治疗中一个引人注目的靶点。

VEGF-A在60%～67%的鼻咽癌患者中有表达，其高表达与不良预后相关[5]。VEGF通过诱导血管生成，在鼻咽癌淋巴结转移中起主导作用。VEGF在鼻咽癌中的表达与肿瘤的血管生成及远处转移相关。目前报道的应用于鼻咽癌的抗血管生成药物包括小分子抑制剂（索拉菲尼、帕唑帕尼、法米替尼、舒尼替尼、阿昔替尼、帕纳替尼）、单克隆抗体（贝伐珠单抗）及重组人血管内皮抑制素。针对血管内皮生长因子靶点的治疗目前主要应用于一线治疗失败的转移及复发鼻咽癌患者。2007年，一项来自加拿大的临床Ⅱ期研究发现，索拉菲尼单药治疗复发或转移鼻咽癌客观缓解率仅3.7%[6]，随后我国香港、内地等多地开展的单药舒尼替尼、阿昔替尼、帕唑帕尼等Ⅱ期临床研究发现其临床获益率为28.6%～54.5%，大部分患者能获得临床稳定，但完全缓解率低[7-11]。前期临床研究发现血管内皮生长因子靶向药物联合传统化疗药物有协同增效作用，Xue等首次使用索拉菲尼联合PF方案治疗复发或转移鼻咽癌患者，有效率高达78%，中位生存期达12个月[12]。陈晓钟等使用恩度联合GP化疗治疗转移鼻咽癌，客观缓解率达77.8%，中位无进展生存时间达19.5个月，而且安全性好，无出血不良事件[13]。

抗血管生成靶向治疗在初治鼻咽癌治疗中也有初步探索。Zhou Yan等在局部晚期鼻咽癌中开展了一项Ⅱ期双臂临床试验，探索TC诱导化疗+顺铂同期放化疗联合或不联合重组人血管内皮抑制素的疗效，结果发现加用恩度并未使患者有明显生存获益[14]。而另一个研究发现在局部晚期鼻咽癌患者标准放化疗过程中，联合贝伐珠单抗治疗可增加疗效，在平均2.5年的随访时间中，2年无进展生存率为74.7%，2年总体生存率为90.9%。且这一治疗方案安全性好，在46例患者中，仅有9例出现了因治疗引起的1～2级出血[15]。针对血管内皮生长因子靶点的治疗在鼻咽癌的疗效已在临床前试验中得到一定的验证，但易引起不同程度的出血事件，如鼻衄、咯血等，临床应用时应注意。

（三）其他靶点

1. mTOR靶点

哺乳动物类雷帕霉素靶蛋白（mammalian target of rapamycin，mTOR）为丝氨酸/苏氨酸蛋白激酶，在PI3K/AKT通路中发挥重要作用。mTOR抑制剂依维莫司（RAD001）在肾细胞癌及转移性乳腺癌中获得良好疗效，临床前基础研究发现依维莫司能增强顺铂抑制鼻咽癌细胞生长的能力[16]。该药的临床应用价值仍需要更多研究的验证。

2. CDK抑制剂

Seliciclib（roscovitine，CYC202）是一种有效的选择性CDK抑制剂，作用于CDC2、CDK2和CDK5时，半抑制浓度IC50分别为0.65μM、0.7μM和0.16μM，对CDK4/6几乎没有作用。一项入组20例患者的临床试验中，患者每天服用400mg或800mg的Seliciclib，每天2次，其中有7例患者的肿瘤大小呈现25%的减少[17]。该药目前仍处于临床研究阶段。

第二节　免疫治疗

自从19世纪末外科医生William Coley报道将灭活的细菌注入肉瘤中可导致肿瘤缩小后，免疫学与肿瘤学这两个领域就有了联系（图8-1）。20世纪90年代，斯坦福大学的Irving Weissman教授发现：同时使用IL-2及CD3抗体，可以让免疫细胞在体外扩增和活化得更充分，由此发明了细胞因子激活的杀伤细胞（cytokine-induced killer，CIK）技术。2000年以来，肿瘤免疫治疗更是飞速发展。2010年美国FDA批准了首个用于前列腺癌的治疗性肿瘤疫苗（sipuleucel-T）上市，肿瘤疫苗开始在免疫疗法领域领跑。2011年，美国FDA批准了首个免疫检查点抑制剂（anti-CTLA-4单抗，ipilimumab）上市，用于晚期黑色素瘤的二线治疗，这标志着肿瘤免疫治疗进入了新时代。2012年，美国宾夕法尼亚州科学家、CAR-T细胞治疗的先驱Carl June教授首次使用第二代CD19 CAR-T细胞治愈了7岁的急性淋巴细胞白血病女孩Emily。2013年，《科学》杂志将免疫疗法评为十大科学突破之首。此后，人们对免疫监视与肿瘤发生发展的相互关系的认识快速发展，使得肿瘤的治疗取得了很大进步，目前很多通过发动免疫系统来控制恶性肿瘤的治疗方法正在研究阶段。

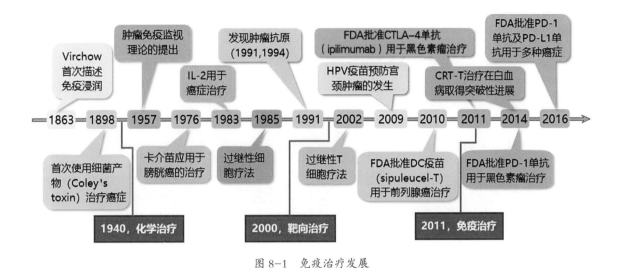

图 8-1　免疫治疗发展

一　免疫检查点抑制剂——PD-1/PD-L1抗体

PD-1是一种表达于T淋巴细胞、B淋巴细胞和NK细胞上的跨膜蛋白（图8-2）。PD-1是抑制性分子，与PD-1配体（PD-L1，也称B7-H1）和PD-L2（也称B7-H2）结合。PD-L1在多种组织类型的细胞表面表达，包括肿瘤细胞和造血细胞，PD-L2则更多地在造血细胞中表达。PD-1与PD-L1/2结合可抑制肿瘤细胞的凋亡，诱导外周效应T细胞耗竭，同时促进调节性T细胞（Treg细胞）增殖。其他细胞如NK细胞、单核细胞和树突状细胞也表达PD-1和/或PD-L1。目前市面上批准用于肿瘤治疗的PD-1及PD-L1单抗包括纳武单抗、阿特珠单抗、卡瑞利珠单抗等（表8-1）。免疫治疗单药或联合放化疗或手术等传统治疗手段均在肿瘤治疗中展现出强大的应用前景。PACIFIC研究旨在评估抗PD-L1单抗I药对经含铂方案同期放化疗未发生疾病进展的局部晚期非小细胞肺癌（Ⅲ期）患者巩固治疗的疗效和安全性，研究发现对比安慰剂组，I药可明显延长患者中位无进展生存期（17.2个月 vs 5.6个月），提高了 2 年生存率（66.3% vs 55.6%）[18]。《新英格兰医学杂志》报道了一项PD-1抗体O药用于早中期非小细胞肺癌手术前的新辅助治疗的临床试

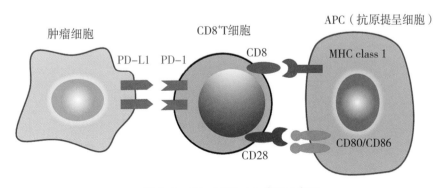

图 8-2　PD-1/PD-L1 作用示意图

验[19]。该项临床试验入组了21例Ⅰ～ⅢA期的非小细胞肺癌患者，术前先接受1～2次O药治疗，在第二次O药治疗4周内安排手术。接受O药治疗后，疾病控制率是96%，有效率为10%，只有5例患者出现了副反应，总体安全性好。而另一项在经手术切除后仍有较高复发风险的Ⅲ期或Ⅳ期黑色素瘤患者中开展的Ⅲ期临床试验（Check Mate-238）发现，术后接受纳武单抗治疗可降低肿瘤复发风险[20]。

表8-1　常见PD-1/PD-L1单抗及其适应证

英文名	通用名	俗称	作用靶点	适应证
opdivo	nivolumab	O药	PD-1	黑色素瘤，非小细胞肺癌，肾癌，头颈部鳞癌，霍奇金淋巴瘤，尿路上皮癌，结直肠癌，肝细胞癌，小细胞肺癌
keytruda	pembrolizumab	K药	PD-1	黑色素瘤，非小细胞肺癌，头颈部鳞癌，霍奇金淋巴瘤，尿路上皮癌，结直肠癌，胃癌，宫颈癌
tecentriq	atezolizumab	T药	PD-L1	局部晚期或转移性尿路上皮癌
imfinzi	durvalumab	I药	PD-L1	局部晚期或转移性尿路上皮癌，非小细胞肺癌
bavencio	avelumab	B药	PD-L1	转移性Merkel细胞癌，膀胱癌
shr-1210	camrelizumab	—	PD-1	经典型霍奇金淋巴瘤，肝癌
JS001	toripalimab	—	PD-1	黑色素瘤，鼻咽癌
BGB-A317	tislelizumab	—	PD-1	经典型霍奇金淋巴瘤

　　鼻咽癌微环境中有大量的炎症细胞浸润，以$CD3^+$ T细胞为主，其次为B淋巴细胞及中性粒细胞。浸润免疫细胞数量及PD-L1表达水平与鼻咽癌复发、转移等不良结局显著相关[21]。以PD-1/PD-L1免疫检查点抑制剂为主的免疫治疗引领了鼻咽癌治疗领域的重大突破，革新了鼻咽癌的治疗体系。目前免疫治疗主要应用于复发或转移鼻咽癌患者，有效率为20%～30%。香港中文大学的Brigette Ma教授报告了一项研究纳武利尤单抗（nivolumab）治疗一线治疗后复发或转移鼻咽癌的安全性与疗效的Ⅱ期临床试验，该试验发现nivolumab的客观反应率（ORR）为21%，1年总生存率及无进展生存率分别为59%和19%，同时具有较好的安全性[22]。中山大学肿瘤防治中心的徐瑞华教授开展了一项多中心、开放标签的Ⅱ期临床试验以评估特瑞普利单抗治疗难治性/转移鼻咽癌的疗效及安全性，研究共纳入来自17个中心的190例鼻咽癌患者，总体有效率达20.5%，总生存达到17.4个月，大部分不良事件为2级以下不良事件，药物耐受性好[23]。张力教授在《柳叶刀·肿瘤学》上报告了两项具有重要意义的Ⅰ期临床试验，分别探索了国产PD-1单抗卡瑞利珠单抗单药治疗一线化疗失败后的晚期鼻咽癌的Ⅰ期临床研究和PD-1单抗联合化疗一线治疗晚期鼻咽癌Ⅰ期临床研究。研究显示，单药治疗组患者最佳总体有效率为34%，疾病控制率为59%；PD-1单抗单药治疗引起的3度及以上严重不良反应发生率均较低。而联合治疗组的总体有效率达

到可观的91%，疾病控制率甚至高达100%，而毒性以化疗毒性为主，基本可控[24]。免疫治疗在鼻咽癌临床实践中的应用仍在不断探索中。

二 过继免疫治疗

研究证实，针对EB病毒抗原的特异性细胞毒性T细胞（cytotoxic T cell，CTL）的过继转移，已被非常成功地用于防治起源于实体器官移植受者的EB病毒相关器官移植后淋巴增殖性疾病。在鼻咽癌中，仅表达了少数免疫原性较小的病毒抗原（潜伏期 II 型），即EB病毒核抗原1（EBV nuclear antigen 1， EBNA1）及潜伏膜蛋白（latent membrane protein 1/2，LMP1/2）。EBNA1通常表达于鼻咽癌，是CD4[+]T细胞的主要靶点。至少50%的鼻咽癌肿瘤中可检测到LMP1和/或LMP2的表达，这两者均为CD8[+]CTL的靶点，但由于在健康的病毒携带者中检测到的反应提示LMP1的免疫原性较差，故以CD8[+]CTL为基础的治疗最可能的靶抗原是LMP2[25]。

采用过继性T细胞疗法治疗鼻咽癌的首项研究报道出现于2001年[26]。研究人员在体外培养出了自体EB病毒转化的B淋巴母细胞系再活化T细胞，并将其用于治疗4例晚期鼻咽癌患者。结果显示，无不良事件发生，且CTL的输注降低了血浆EB病毒负荷。然而，该研究中未观察到肿瘤缓解。自此之后，已有数项临床研究采用自体EB病毒特异性CTL治疗鼻咽癌的情况。这些研究显示，自体EB病毒特异性CTL是安全的，可诱导LMP2特异性免疫应答，并且可使晚期鼻咽癌患者获得客观缓解和疾病控制。Secondino等使用EB病毒特异性的肿瘤浸润淋巴细胞（TIL）治疗了11例鼻咽癌患者，发现客观缓解率为27%，疾病控制率为55%[27]。在另一项 II 期临床试验中，35例复发或转移鼻咽癌患者在一线化疗后接受了EB病毒特异性CTL过继治疗，结果显示安全性和有效性良好[28]。几乎同一时间，一项来自中山大学肿瘤防治中心的研究发现过继性CTL治疗联合同期放化疗治疗局部区域晚期鼻咽癌患者安全性好，3级中性粒细胞减少发生率仅5%，纳入的20例患者中的19例有疗效反应[29]。过继性CTL治疗的新进展包括引入淋巴细胞删除性CD45单克隆抗体、淋巴细胞删除性化疗联合更大剂量的T细胞，以及利用腺病毒疫苗编码的EBNA1、LMP1和LMP2来生成对鼻咽癌更为特异的CTL等。

三 治疗性疫苗

由于鼻咽癌与EB病毒感染密切相关，因此EB病毒相关抗原是鼻咽癌治疗性疫苗的研究重点。目前正在将自体树突状细胞（dendritic cell，DC）免疫接种作为晚期鼻咽癌的一种治疗策略进行研究。一项研究是在16例常规治疗后出现局部复发或远处转移的鼻咽癌患者中使用负载有LMP2衍生肽的DC疫苗，结果显示其中9例患者出现了特异性T细胞应答，在2例患者中观察到肿瘤的部分缩小[30]。而另一项 II 期研究中，16例转移鼻咽癌患者接种了采用编码截短的LMP1和全长LMP2的腺病毒疫苗转导而来的自体DC，疫苗接种后患者效应T细胞比例上升，血清EB病毒拷贝数明显降低，在随访时间内未观察到患者病情复发[31]。目前治疗性疫苗仍处于临床前期研究阶段。

（林美　陈明远）

【参考文献】

[1] ZHANG P，WU S K，WANG Y，et al. p53，MDM2，eIF4E and EGFR expression in nasopharyngeal carcinoma and their correlation with clinicopathological characteristics and prognosis：a retrospective study[J]. Oncol Lett，2015，9（1）：113-118.

[2] CHAN A T C，HSU M M，GOH B C，et al. Multicenter，phase Ⅱ study of cetuximab in combination with carboplatin in patients with recurrent or metastatic nasopharyngeal carcinoma[J]. Journal of Clinical Oncology，2005，23（15）：3568-3576.

[3] YOU R，SUN R，HUA Y J，et al. Cetuximab or nimotuzumab plus intensity-modulated radiotherapy versus cisplatin plus intensity-modulated radiotherapy for stage Ⅱ-IVb nasopharyngeal carcinoma[J]. Int J Cancer，2017，141（6）：1265-1276.

[4] HUANG X D，YI J L，GAO L，et al. [Multi-center phase Ⅱ clinical trial of humanized anti-epidermal factor receptor monoclonal antibody h-R3 combined with radiotherapy for locoregionally advanced nasopharyngeal carcinoma] [J]. Zhonghua Zhong Liu Za Zhi，2007，29（3）：197-201.

[5] KRISHNA S M，JAMES S，BALARAM P. Expression of VEGF as prognosticator in primary nasopharyngeal cancer and its relation to EBV status[J]. Virus Res，2006，115（1）：85-90.

[6] ELSER C，SIU L L，WINQUIST E，et al. Phase Ⅱ trial of sorafenib in patients with recurrent or metastatic squamous cell carcinoma of the head and neck or nasopharyngeal carcinoma[J]. J Clin Oncol，2007，25（24）：3766-3773.

[7] LIM W T，NG Q S，IVY P，et al. A Phase Ⅱ study of pazopanib in Asian patients with recurrent/metastatic nasopharyngeal carcinoma[J]. Clin Cancer Res，2011，17（16）：5481-5489.

[8] LI L，KONG F，ZHANG L，et al. Apatinib，a novel VEGFR-2 tyrosine kinase inhibitor，for relapsed and refractory nasopharyngeal carcinoma：data from an open-label，single-arm，exploratory study[J]. Ivest New Drugs，2020（38）：1847-1853.

[9] HUI E P，M B B Y，LOONG H H F，et al. Efficacy，Safety，and Pharmacokinetics of Axitinib in Nasopharyngeal Carcinoma：A Preclinical and Phase Ⅱ Correlative Study[J]. Clin Cancer Res，2018，24（5）：1030-1037.

[10] CHEN Q Y，TANG L Q，LIU N，et al. Famitinib in combination with concurrent chemoradiotherapy

in patients with locoregionally advanced nasopharyngeal carcinoma: a phase 1, open-label, dose-escalation Study[J]. Cancer Commun (Lond), 2018, 38 (1): 66.

[11] HUI E P, M B B Y, KING A D, et al. Hemorrhagic complications in a phase II study of sunitinib in patients of nasopharyngeal carcinoma who has previously received high-dose radiation[J]. Ann Oncol, 2011, 22 (6): 1280-1287.

[12] XUE C, HUANG Y, HUANG P Y, et al. Phase II study of sorafenib in combination with cisplatin and 5-fluorouracil to treat recurrent or metastatic nasopharyngeal carcinoma[J]. Annals of Oncology, 2013, 24 (4): 1055-1061.

[13] JIN T, JIANG F, JIN Q F, et al. Endostar Combined with Gemcitabine and Cisplatin Chemotherapy for Patients with Metastatic Nasopharyngeal Carcinoma: an Update[J]. Transl Oncol, 2018, 11 (2): 286-291.

[14] LI Y, YE T C, FENG J B, et al. A phase II multicenter randomized controlled trial to compare standard chemoradiation with or without recombinant human endostatin injection (Endostar) therapy for the treatment of locally advanced nasopharyngeal carcinoma: long-term outcomes update[J]. Curr Probl Cancer, 2020, 44 (1): 100492.

[15] LEE N Y, ZHANG Q, PFISTER D G, et al. Addition of bevacizumab to standard chemoradiation for locoregionally advanced nasopharyngeal carcinoma (RTOG 0615): a phase 2 multi-institutional trial[J]. Lancet Oncol, 2012, 13 (2): 172-180.

[16] MA B B Y, LIU V W Y, HUI E P, et al. The activity of mTOR inhibitor RAD001 (everolimus) in nasopharyngeal carcinoma and cisplatin-resistant cell lines[J]. Invest New Drugs, 2010, 28 (4): 413-420.

[17] HSIEH W S, SOO R, PEH B K, et al. Pharmacodynamic effects of seliciclib, an orally administered cell cycle modulator, in undifferentiated nasopharyngeal cancer[J]. Clin Cancer Res, 2009, 15 (4): 1435-1442.

[18] ANTONIA S J, VILLEGAS A, DANIEL D, et al. Durvalumab after Chemoradiotherapy in Stage III Non-Small-Cell Lung Cancer[J]. N Engl J Med, 2017, 377 (20): 1919-1929.

[19] FORDE P M, CHAFT J E, SMITH K N, et al. Neoadjuvant PD-1 Blockade in Resectable Lung Cancer[J]. N Engl J Med, 2018, 378 (21): 1976-1986.

[20] WEBER J, MANDALA M, VECCHIO M D, et al. Adjuvant Nivolumab versus Ipilimumab in Resected Stage III or IV Melanoma[J]. N Engl J Med, 2017, 377 (19): 1824-1835.

[21] ZHOU Y J, SHI D B, MIAO J J, et al. PD-L1 predicts poor prognosis for nasopharyngeal carcinoma irrespective of PD-1 and EBV-DNA load[J]. Sci Rep, 2017, 7: 43627.

[22] Ma B. Antitumor Activity of Nivolumab in Recurrent and Metastatic Nasopharyngeal Carcinoma: An International, Multicenter Study of the Mayo Clinic Phase 2 Consortium (NCI-9742) [J]. Journal of

Clinical Oncology, 2018, 36 (14): 1412-1418.

[23] WANG F H, WEI X L, FENG J, et al. Efficacy, safety, and correlative biomarkers of toripalimab in previously treated recurrent or metastatic nasopharyngeal carcinoma: a phase II clinical trial (POLARIS-02) [J]. J Clin Oncol, 2021, 39 (7): 704-712.

[24] FANG W F, YANG Y P, MA Y X, et al. Camrelizumab (SHR-1210) alone or in combination with gemcitabine plus cisplatin for nasopharyngeal carcinoma: results from two single-arm, phase 1 trials[J]. Lancet Oncol, 2018, 19 (10): 1338-1350.

[25] LEE S P, CHAN A T, CHEUNG S T, et al. CTL control of EBV in nasopharyngeal carcinoma (NPC): EBV-specific CTL responses in the blood and tumors of NPC patients and the antigen-processing function of the tumor cells[J]. J Immunol, 2000, 165 (1): 573-582.

[26] CHUA D, HUANG J, ZHENG B, et al. Adoptive transfer of autologous Epstein-Barr virus-specific cytotoxic T cells for nasopharyngeal carcinoma[J]. Int J Cancer, 2001, 94 (1): 73-80.

[27] SECONDINO S, ZECCA M, LICITRA L, et al. T-cell therapy for EBV-associated nasopharyngeal carcinoma: preparative lymphodepleting chemotherapy does not improve clinical results[J]. Ann Oncol, 2012, 23 (2): 435-441.

[28] CHIA W K, TEO M, WANG W W, et al. Adoptive T-cell transfer and chemotherapy in the first-line treatment of metastatic and/or locally recurrent nasopharyngeal carcinoma[J]. Mol Ther, 2014, 22 (1): 132-139.

[29] LI J, CHEN Q Y, HE J, et al. Phase I trial of adoptively transferred tumor-infiltrating lymphocyte immunotherapy following concurrent chemoradiotherapy in patients with locoregionally advanced nasopharyngeal carcinoma[J]. Oncoimmunology, 2015, 4 (2): e976507.

[30] LIN C L, LO W F, LEE T H, et al. Immunization with Epstein-Barr Virus (EBV) peptide-pulsed dendritic cells induces functional CD8$^+$ T-cell immunity and may lead to tumor regression in patients with EBV-positive nasopharyngeal carcinoma[J]. Cancer Res, 2002, 62 (23): 6952-6958.

[31] LI F, SONG D, LU Y, et al. Delayed-type hypersensitivity (DTH) immune response related with EBV-DNA in nasopharyngeal carcinoma treated with autologous dendritic cell vaccination after radiotherapy[J]. J Immunother, 2013, 36 (3): 208-214.

第九章 ◇ 鼻咽癌的中医中药治疗

鼻咽癌主要属于中医学"失荣"（cervical carcinoma with cachexia）的范畴。由于鼻咽癌病变部位较隐蔽，古代缺乏必要的器械进行检查，因此没有专门的病名及论述，但古代医著在"失荣""颃颡岩""石上疽"（upper hard nodule）、"瘰疬"（scrofula）、"真头痛"等病证中均有类似鼻咽癌常见症状的描述。

中医认为，鼻咽癌的发生与机体内、外各种致病因素有关，因正气虚弱，脏腑功能失调，邪毒乘虚而入，逐渐结聚成癌。本病属本虚标实之证，早期多属实证，晚期多属虚证，或虚实夹杂，病程较长。在治疗中，或攻补兼施，或先攻后补，或先补后攻，临床上应灵活施用，以内治为主。

本病多采用中西医结合治疗，放疗或化疗虽然可以大量地杀灭癌细胞，但在这一过程中，也削伐了机体的气血津液，影响脏腑的功能，使全身和局部抵御外邪之能力下降而出现不良反应。因此，临床上配合中医辨证治疗，可以调整机体的阴阳气血、经络和脏腑的生理功能，减轻各种不良反应，巩固疗效，提高鼻咽癌患者的生存质量。

第一节 鼻咽癌未放化疗患者的中医治疗

一 辨证论治

1. **热毒袭肺**[1]

[**证候**] 头痛，涕血，鼻塞，时有鼻腔干燥、耳鸣或耳堵塞感。全身症状可见口略干、口苦，咽干咽痛，咳嗽痰黄，或发热，大便干燥或秘结。舌边尖红，苔薄黄，脉略数。

[**局部检查**] 黏膜充血、血管怒张或一侧咽隐窝较饱满，颈部或有硬实肿块。

[**治法**] 清热宣肺，解毒散结。

[**方药**] 银翘散（《温病条辨》）加减。

基本处方：金银花，连翘，桔梗，薄荷，淡豆豉，淡竹叶，荆芥，牛蒡子，芦根，甘草。

加减：本证多见于鼻咽癌早期，肿块局限于鼻咽腔，无颈部淋巴结转移及全身转移，现代临床分期多为鼻咽癌Ⅰ期及Ⅱ期，临证可酌加白花蛇舌草、半枝莲等目前研究有抗癌作用的中药。鼻塞加苍耳子、辛夷，头痛加白芷、羌活，咽喉肿痛加射干、牛蒡子、山豆根、胖大海。

2. 气血凝结

[**证候**] 头痛较甚，跳痛或刺痛，耳内胀闷或耳鸣耳聋，鼻涕带血，鼻塞。全身症状可出现胸胁胀痛，口苦口干。舌质红或暗红，或瘀暗、有紫斑，舌苔白或黄，脉弦细或涩缓。

[**局部检查**] 鼻咽肿块暗红，或有血脉缠绕，触之易出血，颈部或有硬实肿块。

[**治法**] 行气活血，软坚散结。

[**方药**] 丹栀逍遥散（《内科摘要》）加减。

基本处方：柴胡，当归，白芍，茯苓，白术，炙甘草，牡丹皮，栀子。

加减：颈部肿块硬实者，可加三棱、莪术、牡蛎、水蛭、猫爪草等；头痛剧烈者，可用羌活、白芷、地龙、天麻、全蝎、蜈蚣等以通络止痛；耳堵塞明显者，可加石菖蒲、蔓荆子等；口苦咽干者，可加龙胆草、生地黄、葛根等。

3. 痰浊结聚

[**证候**] 头痛头重，鼻塞涕血。全身症状可出现痰多胸闷，体倦嗜睡，或见心悸，恶心，胃纳差，大便溏。舌质淡暗或淡红，舌体胖或有齿印，舌苔白或厚腻，脉细滑。

[**局部检查**] 鼻咽肿块色淡红或有分泌物附着，一般颈部有较大肿块。

[**治法**] 清化痰浊，行气散结。

[**方药**] 清气化痰丸（《医方考》）加减。

基本处方：半夏，胆南星，瓜蒌仁，杏仁，陈皮，枳实，黄芩，茯苓，猫爪草，浙贝母，山慈菇。

加减：肺热者，加连翘、金银花以清肺泄热；鼻塞不通者，加白芷、苍耳子、辛夷以宣通鼻窍；脾虚不健运、食欲不振者，加鸡内金、麦谷芽、山楂、神曲以醒脾开胃。

4. 火毒困结

[**证候**] 头痛剧烈，痰涕带血较多，污秽腥臭，耳鸣耳聋，或视蒙复视，舌、面歪斜。全身症状可出现咳嗽痰稠，心烦失眠，口干口苦，小便赤、量少，大便结。舌质红，舌苔黄或黄厚，脉弦滑或弦数。

[**局部检查**] 鼻咽癌肿溃烂，或呈菜花状，或有颈部肿块硬实。

[**治法**] 泻火解毒，疏肝散结。

[**方药**] 柴胡清肝汤（《医宗金鉴》）加减。

基本处方：柴胡，当归，川芎，白芍，生地黄，黄芩，栀子，连翘，甘草，重楼，夏枯草。

加减：本证多见于火热体质的鼻咽癌患者，若火毒盛极，宜配用山豆根、青黛、苦地胆等以苦寒泻热毒；若体虚胃纳欠佳，加白术、鸡内金；若火毒伤阴，加沙参、玄参、白茅根。

5. 正虚毒滞

[**证候**] 鼻塞、涕血，耳鸣、耳聋，头痛、眩晕，形体瘦弱，或有盗汗，五心烦热，腰膝酸软。舌红少苔，脉细。

[**局部检查**] 鼻咽部肿块隆起，色淡红，或血丝缠绕，或脓血涕附着，颈部可触及硬实肿块。

[**治法**] 调和营血，扶正祛邪。

[**方药**] 和荣散坚丸（《医宗金鉴》）加减。

基本处方：党参，白术，茯苓，当归，川芎，熟地黄，陈皮，香附，红花，夏枯草，桔梗，昆布，甘草。

加减：失眠、烦躁者，加酸枣仁、五味子、珍珠母以养心潜阳安神；面色无华、头晕怕冷者，酌加黄芪、鸡血藤、淫羊藿、枸杞子、女贞子以调补阴阳气血；口干、舌绛者，加石斛、知母，酌减党参、白术、川芎、红花；耳鸣耳聋者，加石菖蒲、远志以开窍醒神。

二 其他中医疗法

1. 外治法

主要针对鼻咽癌在不同时期出现的不同症状而采用不同的外治法。

（1）涕多腥臭污秽者：应使用解毒排脓的滴鼻剂，如鱼腥草液、黄连滴鼻液。

（2）咽黏膜溃烂疼痛者：可用金银花、连翘、甘草煎汤反复含漱，或用鱼腥草液雾化吸入，或含服六神丸，或用喉风散、西瓜霜喷喉，以清热利咽、消肿止痛。

（3）长期服用止痛药继发便秘者：取大黄、芒硝、吴茱萸各30g，玄参、麦冬、枳实、厚朴各15g，煎汤取汁，放入中频治疗专用药垫，将浸有中药液的药垫置于神阙穴、天枢穴（双侧），进行中药离子中频导入[2]。

2. 针灸治疗

（1）针刺疗法：按照肿块发生的部位分经取穴，目的在于通经络、和气血，以散结聚、祛邪止痛。

方法：取局部穴位和全身穴位相结合，毫针刺，用泻法。每次选主穴、配穴各1~2穴，每天针刺1次，或于头痛、局部疼痛时针刺。

主穴：风池、下关、上星、大迎、翳风、迎香、耳门、听宫、听会。

配穴：臂臑、手三里、合谷。

（2）刺血疗法：咽喉肿痛者，可选取金津、玉液等穴位点刺放血，有清泄热邪之用。

（3）穴位注射：可用核葵注射液、当归注射液、川芎注射液、蟾蜍注射液等，在上述穴位注射，每穴0.5mL，每次1~2穴，每天或隔天1次，10次为1个疗程，有消肿散结、止痛的作用。如为痰浊结聚型，选用核葵注射液；如为气血凝结型，选用当归注射液或川芎注射液；如为火毒困结型，选用蟾蜍注射液。

三 预防与调护

（1）开展肿瘤普查，争取早期诊断，早期治疗。

（2）生活调护。注意环境卫生，避免接触有毒致癌物质，加强个人防护；锻炼身体，增强体质。

（3）饮食调护。注意饮食卫生，避免过食辛辣炙煿之品，节制烟酒，多饮水，忌食有毒、发霉及腌制食物。

（4）精神调护。注意精神调节，保持心情舒畅，避免忧郁、思虑等过度的精神刺激。医护人员要向患者做好解释工作，指导患者如何配合治疗，使患者消除恐惧心理，解除思想顾虑，为疾病的治疗创造有利条件。

第二节　鼻咽癌患者放疗后的中医治疗

放疗是一种热性损伤，热能化火，蕴结为毒，内外热毒结合，化火灼津，伤津耗液，可形成阴虚，从而加重患者本身的气血不足和局部津液不足。

一　辨证论治

1. 肺胃阴虚

[证候] 口干咽燥，口渴喜饮，或口唇燥裂，鼻干少津，或口烂疼痛，干呕或呃逆，干咳少痰，胃纳欠佳，大便秘结，小便短少。舌红而干，少苔或无苔，脉细数等。

[局部检查] 咽部黏膜充血干燥少津，咽后壁黏膜干亮，或有脓痰黏附。鼻腔黏膜红干，时有血痂脓痂。鼻咽黏膜充血，干燥，或有干瘀痂块附着。

[治法] 清肺养胃，润燥生津。

[方药] 泻白散（《小儿药证直诀》）合沙参麦冬汤（《温病条辨》）加减。

基本处方：地骨皮，桑白皮，沙参，麦冬，玉竹，生扁豆，桑叶，天花粉，甘草。

加减：若口烂疼痛较甚，说明体内津液耗伤，心脾二经火炽，可配合导赤散，以清热利湿。

2. 阴血亏损

[证候] 头晕目眩，面色苍白或萎黄，咽干、鼻干少津，耳聋、耳鸣，涕中带血丝，气短乏力，四肢麻木，心悸怔忡，失眠多梦，甚则头发脱落，爪甲无华，口气微腥臭。舌质淡或淡暗，少津，脉细无力。

[局部检查] 咽部及鼻咽黏膜淡红而干，咽后壁黏膜淡红干亮，或有少许痂块附着。鼻咽部或有少许黄绿色痂块附着。

[治法] 健脾养心，益气补血。

[方药] 归脾汤（《济生方》）加减。

基本处方：党参，白术，黄芪，茯苓，何首乌，龙眼肉，酸枣仁，木香，当归，远志，炙甘草。

加减：头发脱落、爪甲无华为气血亏虚、精气不足的表现，可用大补元煎加何首乌、菟丝子、补骨脂、黑芝麻等。也可选用十全大补汤。

3. 脾胃失调

[证候] 形体消瘦，胃纳欠佳，厌食，恶心呕吐，或呕吐酸水，呃逆心烦，腹胀腹痛，胸脘痞满，大便溏。舌质淡，苔白厚，脉细弱。

[局部检查] 咽部或鼻咽黏膜淡红、微干，鼻咽部或见脓涕痂块附着。

[治法] 健脾益气，和胃止呕。

[方药] 香砂六君子汤（《医方集解》）加减。

基本处方：木香，砂仁，党参，白术，茯苓，甘草。

加减：可选加藿香、布渣叶、神曲、麦芽、山楂、鸡内金、竹茹等消食醒胃的药物。脾虚较甚者，亦可选配黄芪、人参等。

4. 肾精亏损

[证候] 形体消瘦，眩晕耳鸣，听力下降，精神萎靡，口舌干燥，鼻干不适，嗅觉下降，咽干欲饮，腰酸膝软，遗精滑泄，五心烦热或午后潮热。舌红少苔或无苔，脉细弱或细数。

[局部检查] 咽黏膜潮红干燥，咽后壁黏膜潮红干亮，鼻咽黏膜潮红，或有血痂或脓痂附着。

[治法] 补肾固本，滋阴降火。

[方药] 六味地黄汤（《小儿药证直诀》）加减。

基本处方：熟地黄，山茱萸，怀山药，牡丹皮，泽泻，茯苓。

加减：若阴损及阳，出现形寒肢冷等肾阳虚或阴阳俱虚的表现，可选加补骨脂、熟附子、肉桂、骨碎补、淫羊藿等温补肾阳药。若见阳虚水泛、头面浮肿，可用真武汤。

二 其他中医疗法

1. 外治法

（1）口腔黏膜炎：可选用康复新液、两面针漱口水或清热解毒中药汤剂，于清洁口腔后含漱，每天3～4次，每次20～30mL，每次4～5min，使其与口腔黏膜充分接触，含漱1h内不能进饮进食[3]，或以金银花、麦冬、生地黄、西洋参泡茶饮用[4]。

（2）口干症：中药超声雾化口咽吸入，每次20min，每天1次，治疗5天后间隔2天；用1%的甘草液漱口或用麦冬、金银花、胖大海泡服。

（3）鼻咽黏膜萎缩：鼻咽干燥痂多者，可用滋养润燥的滴鼻剂滴鼻，如薄荷油等；鼻腔干燥者，可用菜籽油局部涂抹；鼻内分泌物或痂块较多者，可用中药煎水冲洗，以减少鼻腔臭气，每天1～2次。

（4）放射性皮炎：轻者皮肤粗糙、瘙痒，重者起颗粒，皮肤增厚水肿、发红、丘疹，甚则皮损难愈。放疗前用黄连、黄柏煎水外涂颈部照射野皮肤，可防治放射性皮炎。放疗期间出现放射性皮炎可外用花椒、白矾水清洗，外敷三黄软膏；或用加味三黄汤（黄柏、黄连、黄芩、虎杖、紫草、薄荷、冰片）冷冻液涂抹照射野皮肤损伤部位，每天2次，每次3~5min[5]。皮损渗液者，可掺珍珠层粉以收敛生肌。

2. 耳穴贴压

患者结束放疗后，取左耳穴神门、肝、脾、胃、皮质下5个穴位，使用王不留行贴压，并进行指揉按压，每个穴位按压2min，每天3次，以产生酸、麻、胀、痛感为度，5天后再换右耳同法耳穴贴压，以此类推[6]。

3. 针刺疗法

（1）根据情况选4~6穴，毫针刺，留针30min[7]。

主穴：百会、风池、听会、廉泉。

配穴：听宫、翳风、人迎、颊车、太阳、下关、印堂、舌三针（上廉泉、外金津、外玉液）、三阴交、足三里、太溪、照海、合谷。

（2）若患者放疗期间出现恶心、呕吐，可取双侧足三里、内关，毫针刺，用平补平泻法，针刺得气后留针15min，每天2次，分别于放化疗前30min和放化疗结束后进行。

（3）可取董氏奇穴之上三皇穴、足驷马穴、四花上穴、足三重穴、腑快穴、水通穴、水金穴，每次留针30min[8]。

（4）刺络放血：在董氏奇穴下肢肺区静脉曲张处刺络放血，每周1次[8]。

4. 按摩推拿

若患者放疗期间出现恶心、呕吐，医者或指导患者用手掌从患者前胸正中缓缓向下，平推到腹部，同时让患者配合意想呼气时把气下送至小腹，此为降逆止呕法，可反复操作约20次。再取内关穴、足三里穴，分别按压3~5min，以出现局部酸胀感为宜，每天3次[9]。口干者可选双侧阴谷穴进行按摩[10]。

5. 经络艾灸

若患者睡眠欠佳，可取印堂穴及鼻梁，中脘-神阙-关元，用艾灸直上直下来回温和灸，每穴稍停留，以局部皮肤温热、潮红、无灼痛为好，每次10~15min，每天1次[11]。

三　预防与调护

（1）注意环境卫生，避免接触有毒致癌物质，加强个人防护。

（2）注意气候变化，避免感冒。

（3）饮食清淡，多饮水，恢复期应加强营养，避免过食辛辣炙煿之品，节制烟酒，忌食有毒、发霉及腌制食物。进食时避免过热、过酸、刺激性及粗糙坚硬饮食。

（4）适度劳逸，注意休息，根据体质恢复情况参加适宜的运动，如易筋经、八段锦、五禽戏、散步等，以增强体质。活动要循序渐进，量力而行。

（5）坚持口腔锻炼，保持口腔清洁，进食后及时刷牙，防止口腔感染。放疗前积极治疗牙疾，放疗后3年内禁止拔牙。

（6）坚持鼻咽腔冲洗，每天2次；如有鼻腔干燥感，可用薄荷油滴鼻，天气干燥时应保持鼻腔的清洁湿润。

（7）注意接受放疗的皮肤区域禁止抓挠，禁用肥皂水等刺激性液体擦洗，禁止暴晒。

（8）患者平时勿用手抠鼻、捏鼻或用力擤鼻，打喷嚏、咳嗽时勿过于用力。

（9）保持心情舒畅，避免忧郁、思虑等过度的精神刺激。乐观面对病情，积极治疗放疗的副反应和后遗症。

（10）定期复查。

第三节　鼻咽癌患者化疗后的中医治疗

化疗药物属攻伐之品，易伤及脾胃，使中焦气机不畅，脾失健运，胃失和降，可见恶心、呕吐等消化道反应，日久可伤及气血。

一　辨证论治

1. 脾胃虚弱

[证候] 鼻窍窒塞，鼻涕黏多，嗅觉障碍，形体消瘦，食欲下降，乏力，恶心呕吐，脘腹胀痛，呃逆，头晕目眩，便溏或便秘。舌质淡，苔白厚，脉缓弱。

[局部检查] 咽部或鼻咽黏膜淡红、微干，鼻咽部或见脓涕痂块附着。

[治法] 健脾益气，和胃降逆。

[方药] 陈夏六君子汤（《妇人良方》）加减。

基本处方：陈皮，半夏，党参，白术，茯苓，甘草。

加减：临床常选配麦芽、鸡内金、神曲消食化积以开胃；呕吐甚者，可合用旋覆代赭汤；伴胃脘痛者，选用佛手、白芍行气柔肝制酸以止痛；脾虚湿盛者，加山药、薏苡仁、白扁豆、佩兰等健脾祛湿，或用参苓白术散加减；便秘者，加枳实、厚朴、火麻仁行气润肠通便。

2. 湿热中阻

[证候] 鼻咽可有少许黏稠分泌物，或感鼻干，脘痞，纳呆，四肢困重，口干，口中苦而黏腻，渴不欲饮，或有身热不扬，汗出而热不退。舌红，苔黄腻，脉濡滑。

[**局部检查**] 咽部或鼻咽黏膜色淡或苍白，有分泌物或痂块，鼻咽部或见出血点。或伴白细胞降低。

[**治法**] 清热化湿。

[**方药**] 甘露消毒丹（《医效秘传》）加减。

基本处方：黄芩，黄连，茵陈，豆蔻，藿香，滑石，木通，苍术，石菖蒲，连翘，贝母，射干，薄荷。

3. 气血两虚

[**证候**] 形体消瘦，纳差，神疲乏力，头晕目眩，面色无华，少气懒言，心悸失眠，自汗，手足麻木，甚者可见鼻衄。舌质淡或白，苔薄白，脉细无力。

[**局部检查**] 咽部或鼻咽黏膜淡红而干，或有分泌物或痂块，鼻咽部或见出血点。或伴白细胞降低。

[**治法**] 补益气血，扶正祛邪。

[**方药**] 八珍汤（《外科正宗》）加减。

基本处方：人参，白术，茯苓，甘草，川芎，白芍，当归，熟地黄。

加减：心悸寐差者，加酸枣仁、龙眼肉、柏子仁；白细胞减少者，加黄芪（重）、何首乌、黄精。

二　其他中医疗法

1. 灸法治疗

化疗后用隔盐艾灸神阙穴，每天1次，每次10壮，整个疗程为30次，可缓解化疗药物引起的胃肠道反应[12]。

2. 针刺治疗

（1）主穴取天突、人迎、关元、气海，配穴取翳风、颊车、三阴交、下关、足三里。

方法：气海、关元采用补法，其余采用平补平泻法，针刺得气后留针30min[13]。

（2）主穴取百会、四神聪、上星、下关、听宫、迎香、攒竹、合谷、翳风、肩井、咽三针。配穴取人迎、扶突、外关、内关、太冲、肾四针、足三里、阳陵泉、阴陵泉。

方法：采用切脉针灸，切脉对人迎脉、寸口脉、冲阳脉、太溪脉进行辨证。若人迎脉强于寸口脉，则先取头颈部、上肢阳经穴位，用泻法，采用银针针刺治疗；若人迎脉弱于寸口脉，则先取头颈部、上肢阳经穴位，用补法，选用金针针刺治疗；若冲阳脉、太溪脉偏弱，则分别用金针对相应下肢阳经、阴经部位的穴位进行补虚，脉偏强则用银针对相应部位的穴位进行泻实。每周切脉针灸1~3次，每次留针30min[14]。

3. 耳穴压豆[15]

化疗前一天开始使用耳穴压豆，取耳穴神门、交感、胃三穴为主穴，肝、脾二穴为配穴，耳部用75%的酒精棉球消毒后，将粘有磁珠或王不留行的胶布（0.8cm×0.8cm）贴于上述耳穴中，用示指、拇指于耳前后捻压，手法由轻及重，每个穴位按压2min，使耳部产生酸、麻、胀、痛、热的感觉，每天按压3~4次。每耳隔天1次，两耳轮换，整个操作持续到化疗结束。耳穴压豆具有疏通经气、调和气血、调节胃肠的作用，对化疗引起的恶心、呕吐具有良好的防治效果。

4. 外治法

（1）静脉炎：生肌玉红膏外敷。

（2）化疗药外渗：黄连、黄柏、虎杖煎汤冷敷。

三 预防与调护

（1）注意居住环境，保持室内清洁卫生，空气清新。每天通风两次，每次不少于30min。

（2）注意气候变化，避免感冒。

（3）饮食调护。多饮水，化疗前均衡饮食，化疗中宜进食低脂肪、高热量、含少量优质蛋白质且易消化的食物，化疗后宜选择营养丰富且易消化的食物，避免过食生冷辛辣炙煿之品，戒烟戒酒，忌食有毒、发霉及腌制食物。

（4）少食多餐，避免过饱。避免食用刺激性强或粗糙生硬的食物。进食时细嚼慢咽，食物温度应适宜。

（5）注意休息，避免做幅度大的动作，以免耗气动血。

（6）保持口腔清洁，进食后及时刷牙，防止口腔感染。

（7）保持心情舒畅，避免忧郁、思虑等过度的精神刺激。乐观面对病情，积极治疗。

（8）定期复查血常规和肝肾功能。

第四节 鼻咽癌患者手术后的中医治疗

手术治疗的患者因手术时失血，气随血脱，故可造成气血损失，此时可采用温阳益气、活血通络之法，应用生黄芪、党参等温补药物。

一 辨证论治

1. 脾胃失调

[证候]食欲下降，乏力，恶心呕吐，脘腹胀痛，呃逆，头晕目眩，便秘。舌质淡，苔白，脉缓弱。

[局部检查]咽部或鼻咽黏膜淡红、微干，鼻咽部或见脓涕痂块附着。

[治法] 健脾益气，和胃降逆。

[方药] 陈夏六君子汤（《妇人良方》）加减。

基本处方：陈皮，半夏，党参，白术，茯苓，甘草。

加减：胃纳差者加神曲、鸡内金、山楂。

2. 气血两虚

[证候] 食欲下降，乏力，神疲乏力，少气懒言，气短汗出，面色无华，头晕目眩，或有鼻衄，便秘。舌质淡，苔白，脉缓弱。

[局部检查] 咽部或鼻咽黏膜淡红、微干，鼻咽部或见脓涕痂块附着，或有出血点。

[治法] 益气补血。

[方药] 当归补血汤（《幼幼集成》）加减。

基本处方：黄芪，当归，生姜，大枣。

3. 胃阴亏虚

[证候] 鼻通气可，口咽干燥，胃胀不适，偶有灼热感及反酸，大便偏干。舌红少津，苔薄白，脉细数。

[局部检查] 鼻甲不大，黏膜淡红，咽部轻红，黏膜稍干燥。

[治法] 滋阴益胃，生津润燥。

[方药] 沙参麦门冬汤（《温病条辨》）加减。

基本处方：沙参，玉竹，生甘草，桑叶，麦冬，白扁豆，天花粉。

加减：阴虚甚者加生地黄。

术后应辨证服用益气、活血、解毒中药，如黄芪、党参、山药、陈皮、麦冬、百合、当归、丹参、赤芍、川芎、莪术、半枝莲、苦参、土茯苓、白花蛇舌草等，以减少复发与转移的可能，延长患者生存时间。

二　其他中医疗法

1. 雾化吸入

用芳香通窍、行气活血的中药煎水，经鼻蒸气雾化吸入，每天1~2次。

2. 灸法治疗

取足厥阴肝经和足太阴脾经的主要穴位，如太冲、三阴交、血海等穴，在其上实施艾灸，直至艾灸部位微红，以患者感到暖意且无明显疼痛为宜。每次艾灸15~20min，共艾灸1周，每天1次[16]。

3. 穴位按摩

取合谷、迎香、风池3穴按摩，每穴按摩5~10min，每天1~2次。

4. 耳穴贴压

取鼻、肺、皮质下、神门、交感等穴，将王不留行耳贴依次贴在穴位上。

5. 针刺疗法

若患者术后出现面肌功能障碍，可进行如下操作。

（1）取双侧风池、合谷、太冲，患侧牵正、翳风、地仓透颊车、四白、巨髎、阳白、攒竹、迎香，留针20min，每天1次。

（2）选用董氏奇穴，取健侧三泉穴、灵骨穴、侧三里穴、侧下三里穴、三重穴、木斗穴、木留穴，患侧地仓透颊车，留针20min，每天1次[17]。

6. 中医五行音乐疗法干预[18]

根据患者术后症状，给予辨证施乐。土乐以宫调为基本，主要作用于患者的脾胃功能系统；金乐以商调为基本，主要作用于患者的肺功能系统；木乐以角调为基本，主要作用于患者的肝功能系统；火乐以徵调为基本，主要作用于患者的心功能系统；水乐以羽调为基本，主要作用于患者的肾功能系统。应遵循五行生克制化的规律，因季、因时、因人辨证选乐。每次音乐治疗30～60min，通过音乐刺激患者的听觉器官及听觉神经，进而影响脏器及肌肉活动，改善血液循环，缓解术后疼痛，改善患者的不良心理状态。

三　预防与调护

（1）注意居住环境，保持室内清洁卫生，空气清新。每天通风两次，每次不少于30min。

（2）注意气候变化，避免感冒。

（3）注意饮食的调理，提高免疫能力，多吃新鲜的蔬菜水果，多补充高蛋白质、高热量、高维生素的食物，少食用刺激性强的食物，以及咸、熏、烤、煎、腌制食品和粗糙食品，戒烟戒酒。

（4）注意休息，避免过度劳累。根据体质恢复情况参加适宜的运动，如易筋经、五禽戏、八段锦、散步等，以增强体质。活动要循序渐进，量力而行。

（5）保持鼻腔清洁，适当清洗鼻腔，勿抠鼻、捏鼻或用力擤鼻。

（6）保持口腔清洁，进食后及时刷牙，防止口腔感染，术后一年内避免拔牙。

（7）保持心情舒畅，避免忧郁、思虑等过度的精神刺激。乐观面对病情，积极治疗。

（8）定期复查。

（彭桂原）

【参考文献】

[1] 张蓓，黄圆圆. 中医治疗鼻咽癌临证经验及研究进展[J]. 中医肿瘤学杂志，2019，1（1）：54-58.

[2] 马柳，何小红，李园，等. 增液承气汤加减中频离子导入治疗鼻咽癌继发便秘临床研究[J]. 新

中医，2019，51（4）：103-105.

[3] 蒋华艳. 两面针漱口水联合刺血疗法对鼻咽癌患者放射性口腔黏膜炎的应用研究[D]. 南宁：广西中医药大学，2017.

[4] 吴元峰，房海波. 中医综合护理对鼻咽癌放疗患者口腔黏膜炎的防治效果[J]. 新中医，2020，55（11）：147-150.

[5] 陆锦龙，张政，翁敬锦，等. 加味三黄汤冷冻液治疗鼻咽癌颈部急性放射性皮肤损伤的临床疗效观察[J]. 环球中医药，2015，8（S2）：1-2.

[6] 潘素青，黎琼. 中医护理技术对鼻咽癌患者睡眠质量的影响[J]. 医学理论与实践，2020，33（10）：1700-1702.

[7] 郑沛仪，阮经文. 针灸配合心理治疗对鼻咽癌放疗后患者生存质量的影响[J]. 中国中医药信息杂志，2002，9（11）：63-64.

[8] 冯高飞，易舒婧，涂轩，等. 中药联合董氏奇穴治疗鼻咽癌放疗并发症的理论与实践[J].中国民间疗法，2019，27（4）：35-36.

[9] 许炳章. 中医药防治鼻咽癌的研究进展[J]. 饮食保健，2019，6（16）：83-84.

[10] 黄莺. 补心汤联合按摩阴谷穴治疗鼻咽癌患者放疗后口干症50例[J]. 浙江中医杂志，2020，55（6）：434.

[11] 柳吉玲，劳国平，冯萍. 中医辨证论治配合放化疗治疗鼻咽癌的认识[J]. 内蒙古中医药，2017，36（1）：127-128.

[12] 陈凯，姜翼. 艾灸神阙穴辅助放化疗治疗鼻咽癌的临床研究[J]. 中国中西医结合杂志，2000，20（10）：733-735.

[13] 姜帅，王婷，王国洪. 针灸联合放化疗治疗鼻咽癌效果及对患者VEGF、TGF-β1和免疫功能的影响[J]. 全科医学临床与教育，2020，18（1）：24-27，31.

[14] 彭桂原，杨黎，谭串，等. 切脉针灸改善晚期鼻咽癌患者放化疗期间生存质量的观察[J].广东药学院学报，2016，32（4）：522-525，536.

[15] 蔡亚红. 耳穴压豆防治化疗性恶心呕吐30例观察[J]. 浙江中医杂志，2010，45（12）：891.

[16] 吴爱萍. 中医情志疏导护理联合艾灸治疗对术后患者生存质量的影响效果分析[J]. 中国中医药现代远程教育，2019，17（21）：126-128.

[17] 李紫媚. 董氏奇穴治疗周围性面瘫30例临床观察[J]. 中国民族民间医药，2018，27（23）：116-119.

[18] 李晓梅. "中医五行音乐疗法"在全麻术后躁动患者中应用的临床研究[J]. 中国医药指南，2019，17（3）：173-174.

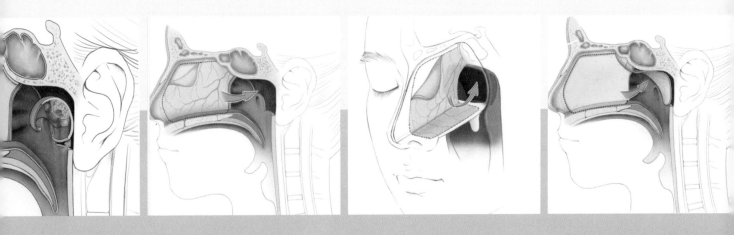

PART II

外科篇

鼻咽癌微创外科学

总 论 ◇

　　1901年，Hirshman对德国泌尿外科医师Nitze的膀胱镜进行了改良，首次经齿槽对鼻腔和鼻窦行鼻内镜检查。1925年，美国Maltz医生成功地应用经Wolf公司改善了光学性能的鼻内镜，经下鼻道和犬齿窝对上颌窦进行了观察，突破了窦腔无法目视而单纯依赖放射检查的局限。20世纪50年代，随着光学系统的改进，多家公司生产的优质硬性鼻内镜陆续面世。20世纪70年代，各种角度的鼻内镜和照明设备得以进一步改进，美国、日本等国和欧洲的耳鼻咽喉科医师意识到鼻内镜的重要性，着力向世界推广。20世纪80年代，鼻内镜技术开始传入我国，赵绰然教授于1986年报道了首例经鼻内镜鼻腔检查，许庚教授于1991年首次报道了经鼻内镜鼻窦手术，韩德民院士于1993年举办了首届鼻内镜外科技术培训班……无数个第一次使得鼻内镜外科技术在我国茁壮成长起来，目前已经成为鼻科检查和手术的基本技能。

　　鼻内镜外科技术最初多用于治疗鼻腔鼻窦炎性疾病，如鼻息肉、鼻窦炎等，倡导尽可能保存鼻腔鼻窦生理功能的功能性内镜鼻窦手术。随着鼻内镜手术临床经验的积累及内镜设备的改进，鼻内镜外科技术又逐步拓展到鼻腔、鼻窦肿瘤的切除。1996年，韩德民院士和许庚教授分别报告了鼻内镜下良性肿瘤切除术，如血管外皮瘤、脑膜瘤、内翻性乳头状瘤等的切除术。1999年，韩德民院士精辟地阐述了拓展后的鼻内镜外科内涵——"在精确、彻底清除病变的前提下，最大限度地保留器官的结构和功能"。然而由于鼻腔"孔小洞深"的特点，手术难以按照肿瘤外科学原则，沿着恶性肿瘤之外的安全边界整块切除，通常采取瘤内分块切除的方法，从而破坏了肿瘤的完整性，因此其根治性受到肿瘤学专家的质疑。因此，鼻内镜外科应用于鼻腔鼻窦恶性肿瘤在一开始便困难重重。

　　鼻咽癌是我国最高发的鼻咽腔恶性肿瘤，其首选疗法为放射治疗，然而，放射治疗后鼻咽癌的复发为一大治疗难题。在21世纪初，陆续有学者尝试通过鼻内镜外科治疗复发鼻咽癌，试图用微创手术取代传统的开放手术。2005年，日本的Yoshizaki医生首次报道了4例经鼻内镜鼻咽切除术，并提出通过切除鼻中隔后部来增加器械操作的空间，改善可视化效果，使用内窥镜固定器使外科医生可以双手操作。同一时期，本团队借鉴了头颈肿瘤外科无瘤切除理念及鼻咽癌外径路手术经验、放疗科鼻咽癌靶区勾画理念，融入了耳鼻喉科功能性鼻内镜外科先进技术，并加以改造以适应鼻咽癌生物学和解剖学特点，扬长避短，最终实现鼻咽恶性肿瘤整块根治性切除，兼具肿瘤学根治性、放疗学精确性和鼻内镜微创性的三大优点。2007年，我们首次报道了"经鼻内镜鼻咽切除术+带血管蒂鼻黏膜瓣修复术"治疗局限性复发鼻咽癌，随后连续发表多篇文章系统介绍了鼻内镜鼻咽切除术的手术适应证、整块切除和无瘤观念的具体操作原则、颈内动脉保护技巧、术后创面修复方法和切除效果客观评价等一系列新概念和新技术，并向全世界耳鼻喉头颈外科和放疗科医生推广应用，使得复发鼻咽癌微创外科手术逐步得到同行广泛认可。目前，应用"经鼻内镜鼻咽恶性肿瘤切除+带血管蒂鼻黏膜瓣修复术"治疗可切除复发鼻咽癌，已经取代了传统的二程放射治疗，并分别被2016年英国放射学会、美国放射学会鼻咽癌治疗指南及2018年中国复发鼻咽癌治疗专家共识所采纳。2020年，鼻内镜微创外科挽救治疗作为可手术复发鼻咽癌唯一首选治疗方法，写入了中国临床肿瘤学会（CSCO）和美国临床肿瘤学会（ASCO）联合完成的鼻咽癌国际指南。以复发鼻咽癌为标志，鼻内镜外科在鼻颅底恶性肿瘤治疗方面取得了突破性进步。

基于韩德民院士等学者提出的功能性鼻内镜外科原则，结合鼻咽癌微创外科最新成果，笔者提出了"鼻内镜肿瘤外科学"理念。总体上仍需遵循鼻内镜外科的"两个最大"原则，即最大限度地根除肿瘤和最大限度地保护正常组织，具体又包含如下4个方面：①病例选择；②手术路径；③术中技巧；④术式标准化。笔者将其命名为"PASS"原则（P—patient selection，A—approach，S—skill，S—standardization）。

1. 病例选择（patient selection）

除了全身情况等常规手术限制性因素，手术成功的关键在于合适的病例选择，合适的病例选择离不开耳鼻喉科、放疗科、肿瘤内科等多学科协作，以确定手术治疗是否为最佳选择，以及是否需要联合其他治疗方法。能否根治性切除鼻咽肿瘤是病例选择最重要的标准。目前，随着外科技术的进步，可切除范围已由之前rT_1、rT_2期拓展到部分rT_3期，甚至有学者进一步扩展到rT_4期，具体到每一个患者的时候，需要根据主刀医生和医院平台的实际能力和经验进行判断。为便于推广鼻咽癌微创外科治疗，我们建立了复发鼻咽癌外科分期，指出s I 期和s II 期（即TNM分期中的rT_1、rT_{2a}、侵犯咽旁间隙浅层的rT_{2b}、局限于蝶窦底壁的T_3）适用于微创手术，回顾性配对研究和前瞻性临床试验也均证明了对于可手术的s I 、s II 期复发鼻咽癌，微创手术显示出较二程放疗明显的生存获益。当然，这些手术适应证也是相对的，随着外科技术的进步，手术适应证范围会越来越大，同时，由于高效低毒的新型药物和新的放疗技术的不断涌现，多学科综合治疗亦能取代一部分风险较高的外科手术。

2. 手术路径（approach）

外科医生应该根据患者的个人意愿、肿瘤情况（患者身体和经济状况、已有的放射性毒性、肿瘤大小和位置等），再结合医疗单位的医疗水平和主刀医生的操作水平及特长习惯，制定最优个体化手术路径。为了更好地评估手术的可能风险、保证切除效果，我们建议参照放疗概念，在术前影像中确定出肿瘤范围，即放疗专业所命名的"大体肿瘤体积"（growth tumor volume，GTV），然后往外扩展一定距离形成计划手术靶区（planning surgical tumor volume，pSTV），合理规划手术路径和步骤，能微创手术的尽量微创手术，不能微创手术而需要开放手术的，就选择开放手术，以确保在肿瘤根治性切除的同时，避免损伤颈内动脉等重要组织器官。对于局限在鼻咽腔内的肿瘤，单纯鼻腔入路就已足够，但如果肿瘤侵犯到咽旁间隙，尤其是肿瘤毗邻颈内动脉者，可以进行颈部Bypass手术保护颈内动脉，有条件的单位，也可以术前利用球囊闭塞试验评估术中紧急结扎颈内动脉导致脑缺血的风险再决定是否加用Bypass手术。对于肿瘤已经累及颈内动脉者，可提前栓塞血管以确保手术安全。如果肿瘤位于或者累及口咽，手术入路则以经口入路为主或者采用口鼻联合入路。对于咽后淋巴结复发且无明显包膜外受侵的患者，达芬奇机器人经口手术可能是最佳选择。总之，手术路径规划以切除最彻底、入路最短、创伤最小、操作最简便安全为原则。

3. 术中技巧（skill）

主刀医生具备的手术技能也是决定术式和疗效的关键因素。手术中应尽可能遵循无瘤原则，手术切缘应与肿瘤边界有一定距离，并利用分离的正常软组织隔离肿瘤，如同"包饺子"一般将肿瘤包裹在标本中央，实现肿瘤整块根治性切除。为了保持狭窄术野的清晰暴露和流畅操作，可以使用持续电凝进行切割，达到"无出血切割"，充分利用助手进行吸烟、吸血、冲水、牵拉等协同操作，配合主刀医生。考虑到复发鼻咽癌伤口愈合困难，可以使用"带血管蒂黏骨膜瓣"对手术创面进行修复以避免创面迁延不愈、颅底骨质坏死和出血等风险。合理综合运用这些手术技巧有利于肿瘤的根治性切除和手术的顺利进行。

4. 术式标准化（standardization）

与胸腹腔及软组织肿瘤不同，鼻腔、鼻窦和鼻咽肿瘤存在于"刚性框架样"结构中，切除肿瘤的过程中，组织形变和退缩不明显，有利于术式标准化。所以，我们通常要求手术过程要有严格的规程和质控。由于鼻咽腔约呈六面长方体状，周围大部分为骨质所包绕，因此在手术过程中，我们可以按照这六个平面，沿着鼻咽腔外骨面或者事先规划好的切缘位置及其解剖标志点进行分离和切除，确保肿瘤切除彻底又避免伤及毗邻重要器官，我们称之为"立方体六面切除法"。术后切除效果的评估要达到三个"干净"：①术中要求术者肉眼判断肿瘤切除干净；②手术切缘病理检查阴性；③术后1周内再次行MR等影像检查，确认肿瘤切除范围足够。术后组织缺损区即实际手术靶区（actual surgical tumor volume，aSTV）和前述的pSTV对比，如果aSTV完全包含pSTV，则提示手术切除范围足够，否则即使肉眼判断肿瘤切除干净、术后病理阴性，也提示切缘不够充分，应予以密切观察，一旦出现肿瘤复发进展，可尽快予以再程手术或放疗等。

经过十多年来的不懈探索和推广应用，我国鼻咽癌微创外科技术的应用已蔚然成风，经鼻内镜鼻咽切除术数量和质量均位居世界前列。从最初独辟蹊径的摸索至如今外科规范的初步建立，这是技术进步的必然。但我们也必须认识到临床工作中仍面临着诸多问题，例如：如何让更多可手术的复发鼻咽癌患者及其经治放疗医生了解和接受外科优先的治疗原则？如何规范鼻科医生在拓展手术适应证的同时，避免过于强调手术技巧、在无法根除肿瘤的情况下滥用外科治疗？与此同时，免疫治疗、靶向治疗、质子重离子治疗等新兴手段层出不穷，孰优孰劣仍需进一步探索。本着科学求真、质疑创新的精神，我们有理由相信，通过耳鼻咽喉头颈外科、放疗科、肿瘤内科等团队的合作，消除学科偏见和盲区，综合运用新技术，进行科学严谨的临床及转化研究，必将推动鼻咽癌微创外科进一步完善和发展。

（丁茜　陈明远）

第十章 ◇ 鼻内镜肿瘤外科概论

第一节 鼻内镜肿瘤外科基本理论

手术作为近现代医学治疗肿瘤的有效方法，已经有200余年历史。1809年，美国人Ephraim McDowell成功切除了一个约10.2kg的卵巢良性肿瘤，开创了肿瘤外科治疗的历史，但那时尚未形成肿瘤外科的治疗原则和理论体系，肿瘤外科只是存在于个例报道中。

1894年，Halsted提出的乳腺癌根治术奠定了肿瘤外科治疗的基本原则，即将肿瘤连同周围组织进行广泛的整体切除，再加上区域性淋巴结清扫术，称为Halsted理论。根据这一手术原则，20世纪以后各器官恶性肿瘤的经典根治术式先后出现，1906年Wertheim开创了宫颈癌根治术，1908年Miles进行了直肠癌的腹会阴联合根治术，1933年Graham进行了肺癌全肺叶切除术，1935年Whipple完成了首例胰腺癌的根治术。经过100多年的发展，现在已经形成了不同肿瘤的外科手术经典和规范。

对于鼻咽颅底肿瘤，由于其位置深在，耳鼻喉科和肿瘤外科医生探索出了多种入路以实现其根治性切除，比如经腭入路、经下颌骨翼突入路、颞下窝入路、上颌骨外翻入路等。其中，最为经典的是香港William Wei为根治复发鼻咽癌开创的上颌骨外翻入路，其通过将上颌骨外翻以充分暴露鼻咽，从而依肿瘤外科原则实现对鼻咽肿瘤的整块切除，而且该入路可方便保护颈内动脉及使用游离肌皮瓣修复创面，是众多鼻外入路中影响力最大的入路之一。然而，因其需将上颌骨掀开，因此也导致了毁容、腭瘘、张口困难、面瘫等一系列损害。其实，无论采用哪种鼻外入路，均需切除或切开颅面部正常结构，手术创伤大，并会给患者造成永久性后遗症。

鼻内镜手术是近年发展起来的微创外科技术，借助冷光源和电视放大，鼻内镜或电子鼻咽镜经鼻腔直接窥视鼻咽腔，使鼻咽颅底微细解剖结构清晰可见；借助配套的微创手术工具，可直接切除肿瘤，或进行消融治疗。该术式无须在颅面部或口腔增加额外的手术伤口，具有创伤小，患者恢复快，术后合并症少，不影响患者的容貌、鼻腔、口腔及其他颅面部结构的生理功能等优点，现已成为鼻咽颅底肿瘤手术的首选治疗方式。

在此基础上发展起来的鼻内镜肿瘤外科学，是鼻内镜手术在肿瘤外科原则指导下形成的鼻颅底肿瘤外科技术与理论体系，其适用范围包括鼻咽癌、鼻窦癌、垂体瘤、神经鞘瘤、腺样囊性癌、乳头状腺癌、肉瘤、淋巴瘤、黑色素瘤等众多鼻颅底良恶性肿瘤，涉及鼻科、耳科、眼科、口腔科、神经外科等多个学科领域。鼻内镜肿瘤外科的手术实施要求遵循外科基本原则，比如无菌原则、微创原则，也需要重视肿瘤外科原则，比如无瘤原则、修复原则，并根据不同肿瘤的生物学特性和涉及的特殊解剖结构做出相应调整。本节讲述鼻内镜肿瘤外科治疗中需要特别注意的一些原则和方法。

一　明确诊断和分期

　　诊断不明确，治疗就没有方向。肿瘤与非肿瘤的处理截然不同，不同病理类型的鼻咽癌，治疗方案不一样，对应的手术要求也不尽相同。对于炎性肉芽肿，手术直接切除病灶区域即可，对于肿瘤则需要将其病变区域及周围一定范围的正常组织一并切除。这个一定范围对于不同肿瘤的要求也不一样。对于鼻咽腺样囊性癌，由于其侵袭具有嗜神经性，因此肿瘤周围的神经孔道要求和肿瘤一并切除，而对于复发鼻咽癌，其切除范围则控制在肿瘤边缘外0.5～1.0cm即可[1-3]。

　　鼻咽肿瘤的侵袭范围主要通过MR及PET等检查判断，常采用TNM国际分期法。对于复发鼻咽癌，可采用前述章节介绍的复发鼻咽癌外科分期[4]，以更好地指导治疗，判断预后（图10-1）。

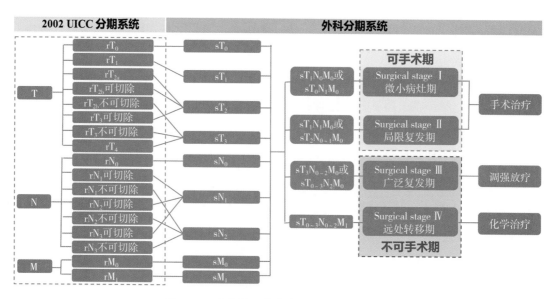

图 10-1　复发鼻咽癌外科分期及其治疗推荐

二　合理的治疗方案和术式

（一）治疗方案的选择

　　应根据肿瘤的病理类型、分化程度、临床分期和患者的一般情况，制订合理的治疗方案。一般原则是：早期可手术治疗的肿瘤，争取单纯手术根治；估计难以直接切除的肿瘤，先做术前辅助治疗（如化疗、靶向治疗、免疫治疗等），待肿瘤缩小后再手术；术后病理证实有癌残留者，做术后辅助治疗（如放疗）。

对于可切除复发鼻咽癌，与IMRT相比，鼻内镜肿瘤外科手术疗效更好，患者的生存质量更好、治疗费用更低，已成为sⅠ~Ⅱ期局部复发鼻咽癌的首选疗法[5-6]。随着鼻内镜外科技术的进步，"可切除范围"也在不断突破，有望给更多鼻咽癌患者带来福音，但目前仍缺乏长期随访和高质量的临床证据支持。在手术之外，其他治疗手段也日新月异。超分割调强放疗、自适应放疗、质子重粒子放疗等放疗新技术的出现，使得再程放疗有望在实现控制肿瘤的同时减轻放疗毒性[7]。而众多研究也显示，化疗、靶向治疗及免疫治疗也能给复发鼻咽癌患者带来长期缓解的机会[8-9]。

临床医生在临床决策过程中，需抛除学科偏见，充分利用多学科诊疗（muti-disciplinary treatment，MDT），综合运用新技术，做到始终以患者利益为中心，根据患者的个人意愿和肿瘤特征，结合本单位的医疗水平和自身的特长习惯，选择个体化精准治疗方法，给予患者最佳方案治疗；如果力不能及则应建议患者转诊至更专业的医疗机构或团队处治疗，做到"有所为，有所不为"。

（二）手术方案的制订

确定外科治疗之后，需要制订合理的手术方案。对于鼻咽恶性肿瘤而言，手术切除越彻底，治疗预后越好，术式不宜过于保守。

切除范围应遵循"两个最大"原则，即最大限度地切除肿瘤（根治）和最大限度地保护正常组织（微创）。当"两个最大"有矛盾时，除非后者涉及危及生命的正常组织，否则应服从前者。比如，为了保护患者术后的听力，减少分泌性中耳炎的发生，鼻咽肿瘤未侵犯咽鼓管一侧或与咽鼓管尚且有一定距离时，可尽量保留咽鼓管或者仅切除咽鼓管隆突靠近肿瘤的一部分；当肿瘤侵犯咽鼓管时，为保证肿瘤整块切除，应将咽鼓管和肿瘤一并切除。

在制定手术流程时，也应针对肿瘤病理、位置和范围，可能出现的并发症，患者的一般情况等制订个体化方案。比如针对鼻咽肿瘤位置靠下、临近口咽者，可采用口鼻联合入路；针对肿瘤靠近颈内动脉，术中很可能伤及动脉导致大出血风险高者，可术前根据术前球囊栓塞试验结果对患者颈内动脉进行预防性栓塞，或者采用经颌下咽旁入路先将颈内动脉分离保护，再进行鼻咽肿瘤的切除；针对咽后淋巴结复发等鼻咽咽旁肿瘤患者，由于手术切除后患者可能出现吞咽困难等并发症，因此可在肿瘤切除之后预防性置入胃管以保证术后营养；针对颅底骨质暴露、创面愈合困难患者，可进行一期带血管蒂黏骨膜瓣修复[10-11]等。

为更好地评估手术风险、保证切除效果、便于对照交流，建议在术前影像中确定肿瘤大体区域（gross tumor volume，GTV），然后根据肿瘤情况，往外扩展一定距离形成计划手术靶区（planning surgical tumor volume，pSTV）[12]（图10-2）。参考既往经验，一般地，这个距离应控制在GTV区域向前、上、下、两侧方向扩充0.5~1.0cm，在向后斜坡及蝶窦底壁等骨质方向可为0.2~0.3cm，根据肿瘤性质、解剖毗邻等情况进行调整[13]。确定pSTV有助于辅助医生术前明确拟切除范围并确定解剖标志，预估术中可能存在的风险，以进行充分的术前准备。手术中术者应严格按照此范围来进行手术切除，避免术者主观改变手术切除范围。同时，术后要尽快进行影像学检查，根据实际切除范围确定实际手术靶区（actual surgical tumor volume，aSTV），对比aSTV和pSTV的关系，从而基于影像证据判断手术根治性切除程度。如果aSTV完全包含pSTV，则可认为达到切除目标，根治程度可；如果aSTV不能完全包含pSTV，但手术留取的四周切缘均为阴性，则应予以密切观察，一旦出现肿瘤复发进展，可尽快予以再程手术或放疗；如果aSTV不能完全包含pSTV，手术留取的切缘阳性，则应尽快予以再次手术，或者术后辅助放疗/放化疗，以提高患者整体肿瘤控制率和生存率。

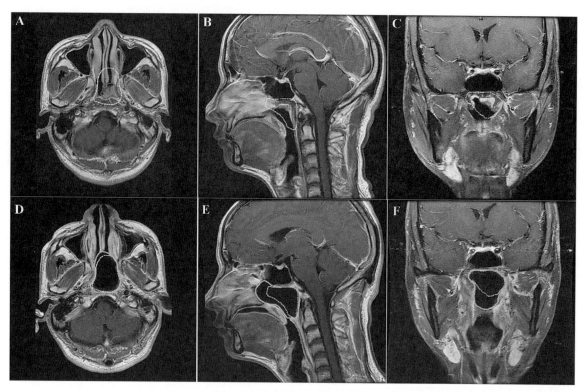

图 10-2　复发鼻咽癌手术靶区

　　A-C为术前MR影像，红线区域为肿瘤大体体积（GTV），黄线区域为计划手术靶区（pSTV）；D-F为术后1周内MR影像，黄线区域为术前pSTV，蓝线区域为实际手术靶区（aSTV），aSTV完全包含pSTV，pSTV区域组织被完全切除。

三　无瘤原则

　　无瘤原则是指应用各种措施防止手术操作过程中离散的癌细胞直接种植或播散。不恰当的外科操作可导致癌细胞的医源性播散，因此，鼻内镜肿瘤外科手术必须遵循无瘤原则。

　　1. 不切割原则与不接触隔离技术（no-touch isolation technique）

　　手术中不直接切割癌肿组织，由四周向中央解剖，一切操作均应在远离癌肿的正常组织中进行。通常，在鼻内镜手术中可以通过内镜直视判断肿瘤范围，避免直接从肿瘤区域进行切除。对于黏膜深面的肿瘤部分，可以结合术前MR/CT/PET等影像学检查判断肿瘤侵犯范围，切除过程中注意观察，避免手术操作时切破肿瘤。

手术中手术器械应避免直接接触肿瘤，以免出现种植转移。在鼻内镜肿瘤手术中，目前常采用"包饺子"技术[13]实现肿瘤隔离，具体理念为利用肿瘤周围正常组织将肿瘤包裹于中央，像"包饺子"一样进行肿瘤的切除，从而避免手术器械与肿瘤的直接接触（图10-3）。

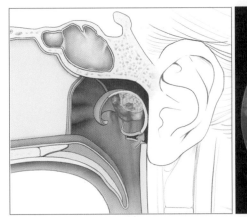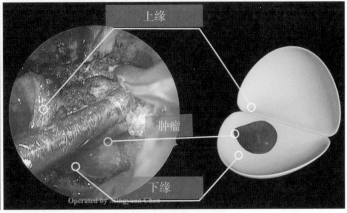

图 10-3　"包饺子"法不接触肿瘤整块切除技术

左为"包饺子"法切除肿瘤示意图；右为肿瘤实际切除过程，将肿瘤上下黏膜分离后，用黏膜包裹肿瘤，在黏膜背侧进行手术切除，以避免手术器械和肿瘤直接接触。将肿瘤周围黏膜完整分离后，肿瘤也随之实现整块切除。

2. 整块切除（en bloc resection）

根治性手术必须将原发癌灶和所属区域淋巴结一起连续性整块切除。而口腔颌面部肿瘤，原发癌灶与区域淋巴结相隔较远，可分段或分期做淋巴结切除术。对于鼻咽癌放疗后鼻咽复发或者颈部淋巴结复发患者，由于初次治疗时的放射治疗已将区域淋巴管道照射封闭，因此只需要将复发病灶区域切除即可。

鼻内镜肿瘤手术要求将肿瘤与其周围一定范围的正常组织一并整块切除，禁止将肿瘤分块切除[2]。切缘应与肿瘤边界有一定的距离，正常组织切缘距肿瘤边缘一般控制在0.5~1.0cm，在颈内动脉方向及斜坡骨质方向可为0.2~0.3cm。为方便实现肿瘤的整块切除，可采用"立方体六面切除法"，即将类似立方体的鼻咽腔的六个壁依次游离，结合前述的"包饺子"技术，实现对鼻咽肿瘤及其周围正常组织的整块切除（图10-4）。

3. 手术探查

对鼻咽肿瘤的探查应细致、轻柔，从鼻腔开始向鼻咽探查，一般由浅及深，由外及内，由远及近。探查部位包括双侧下鼻道、中鼻道、上鼻道、鼻顶、蝶筛隐窝、后鼻孔、咽鼓管、顶后壁、咽隐窝等（图10-5）。

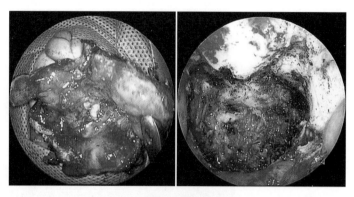

图 10-4　肿瘤整块切除

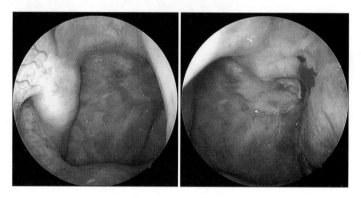

图 10-5　术前探查

4．切缘标识

手术时先标识切缘，再分离肿瘤周围组织。先以电刀标识切缘既可以切断肿瘤周围的微小血管，减少癌细胞播散的机会，又可以指示术中手术切除范围。标识的切缘根据pSTV范围来划定（图10-6）。

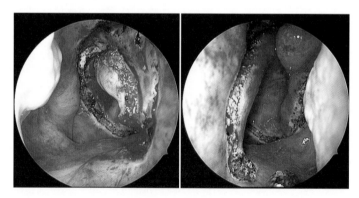

图 10-6　标识切缘

5．锐性分离

术中尽量锐性分离，少用钝性分离，钝性分离会因为挤压而引起肿瘤播散。另外，手术时采用电刀切割，不仅可以减少出血，而且可以使小血管及淋巴管被封闭，且高频电刀有杀灭癌细胞的功能，因而可以减少血道播散及局部种植。在使用电刀进行切开操作时，可使用硅胶管（如8号脑室引流管）套住刀头，仅暴露刀尖部分，以避免电刀刀身对鼻腔组织的损伤，同时建议采用电凝进行手术分离，其在起到切开作用的同时，可实现对术区的止血，避免因鼻腔血供丰富而导致切开出血，实现"无血切除"（图10-7）。

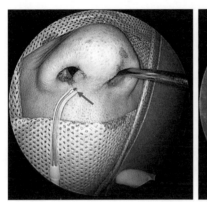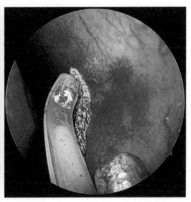

图 10-7 鼻内镜手术"无血切除"法切割组织

左：使用8号脑室引流管套住电刀刀身，仅暴露刀尖部分（红色箭头）；右：使用电凝实现"无血切割"。

6. 无菌蒸馏水冲洗

彻底切除肿瘤后，应冲洗或更换手套和手术器械。同时用大量无菌蒸馏水冲洗双侧鼻腔及鼻咽（图10-8），以防止肿瘤种植。一般冲洗300mL及以上，直至冲洗后的液体变回清亮，同时也可以观察水中是否有鲜血，以判断止血是否彻底。

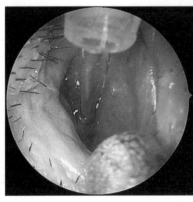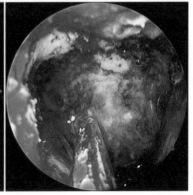

图 10-8 术腔冲洗

四 微创原则

鼻内镜手术属于微创手术，但是在微创基础上仍然需要强调微创原则，因为鼻咽、鼻腔的正常组织均具有其特有功能，过大或者不必要的损害常影响患者术后的生活质量，而且鼻咽颅底解剖复杂，毗邻重要血管、神经，操作失误甚至可引起致命性损伤。因此，鼻内镜肿瘤外科手术也需要注重微创原则，争取以最小的手术创伤去除疾病。

要很好地做到这一点并不容易，医生除了应仔细评估患者整体状况、深刻了解所治疗疾病、熟悉局部解剖外，还应保持恰当的手术操作。手术操作不当是影响创伤愈合的主要因素之一，如手术中进行大量不必要的分离解剖、粗暴地牵拉离断组织、止血不彻底、引起感染病灶对正常组织的污染、不恰当地使用材料、破坏局部血液供应等，轻者会延长创伤愈合时间，重者可导致并发症甚至死亡。

事实上微创原则应贯穿于手术操作的整个过程，包括：严格无菌操作，对组织轻柔爱护，准确、彻底、迅速地止血，减少失血，仔细解剖，避免组织器官不必要的损伤，等等。因此，术中需注意以下4点。

1. 保持视野清晰

鼻内镜手术要求"眼手分离"，术野不能直视，仅靠内镜观察。因此术中需要强调保持视野清晰，要在清晰视野内镜引导下进行精细手术，切勿在视野外进行盲操作。鼻腔内外温度不一、鼻腔黏膜渗血、手术出血及电刀产生的高温和烟雾等均可导致视野模糊，在这样的视野下操作极其容易产生误伤或破坏肿瘤的完整性，为此需要及时冲洗内镜镜头和吸除烟雾、血液，保持视野清晰。此时主刀医生和助手的默契配合显得尤为重要，助手可采用吸引器等器械进行辅助配合，起到牵拉、暴露、吸引等作用，成为主刀医生的"第三只手"[2, 13]（图10-9）。

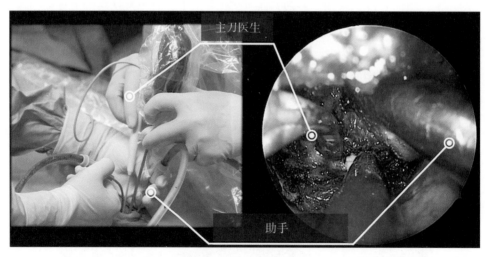

图 10-9　"第三只手"技术

　左为助手使用吸引器通过双侧狭窄鼻腔进入，辅助主刀医生操作；右为助手使用弯吸引器（右上器械）进行牵拉、暴露，使用直吸引器（正下器械）吸除烟雾、血液等。

2. 精细分离组织

解剖分离尽量在解剖结构间固有的组织间隙或疏松结缔组织层内进行，这样比较容易操作，且对组织损伤较小。同时还应尽可能避免打开不必要的组织层面。手术显露过程中要轻柔，避免使用暴力或粗鲁的动作牵拉压迫，尤其是针对鼻咽咽旁的操作，以避免伤及颈内动脉引起大出血。

3. 迅速彻底止血

术中迅速彻底止血，能减少失血量，保持手术野清晰，还可减少手术后出血并发症的发生。不彻底的止血和异物残留是切口感染的重要原因。创口局部积聚的血液、血清，是"细菌良好的培养基"，伤口中残留异物将导致创口迁延不愈。

4. 不盲目扩大手术范围

能够用简单手术治愈的疾病，不可采用复杂的手术治疗；能用小手术治好的疾病，不可行大范围的手术。一般建议在术前根据影像及内镜等检查制定pSTV，该手术范围的制定应根据肿瘤特性及位置决定，并兼顾微创的原则。

五　合适的修复重建

复发鼻咽癌患者由于在首程治疗时接受过根治性放疗，因此其鼻咽及颅底组织血供变差，愈合能力下降，如果鼻内镜手术后不予以修复，常可导致创面迁延不愈，进而形成创面感染、骨质坏死，严重者可引起颅内感染、恶病质、感染侵袭颈内动脉诱发致死性大出血等，所以术后鼻咽颅底的修复重建十分重要。而对于之前未接受放疗的鼻咽颅底肿瘤，合适的修复重建也可促进伤口的愈合，避免术后因伤口未愈导致头痛，减少感染、坏死等的发生。

鼻内镜肿瘤外科手术的手术区域一般位置深在，所以无法使用一些常用的带血管蒂游离皮瓣，既往多采用无血供游离皮片、黏膜片或肌肉浆等进行修复，此类修复适用于微小创口。对于稍大的创面，可采用带血管蒂的中鼻甲黏膜瓣进行修复[11]。对于范围更大涉及整个鼻咽的创面，则可行带血管蒂的鼻中隔-鼻底黏骨膜瓣修复术（图10-10），甚至行带血管蒂的鼻中隔-鼻底-下鼻甲黏骨膜瓣修复术[10]。该术式修复效果好、操作方便、黏骨膜瓣存活率高，是目前较为常用的修复技术。

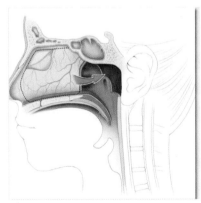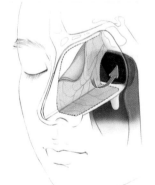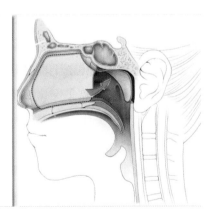

图 10-10　带血管蒂鼻中隔 - 鼻底黏骨膜瓣修复术示意图

随着鼻内镜肿瘤外科手术范围的扩大，需要修复的创面也随之扩大，对于超出鼻咽腔的手术创面，比如涉及咽旁间隙、翼腭窝、蝶窦等范围的手术，术后骨质暴露范围大，单用鼻腔黏骨膜瓣修复范围有限，可采用带蒂颞肌瓣进行修复或者辅以局部人工材料等。

在修复结束后，需对手术创面及修复结构予以填塞，一方面压迫止血，另一方面也起到固定修复瓣的作用。既往无瓣膜修复时，多采用碘仿纱布进行填塞，主要起到压迫止血的作用，术后还需进行拔除，不仅患者不适，而且存在损伤鼻腔黏膜乃至出血的可能。为避免术后拔除填塞物，现常采用"免拔除填塞"技术[13]（图10-11），即应用明胶海绵配合可吸收生物胶进行鼻咽鼻腔的分层填塞，术后填塞物可自行吸收，无须进行拔除，而且可降低因压迫过度导致黏膜瓣坏死的风险。

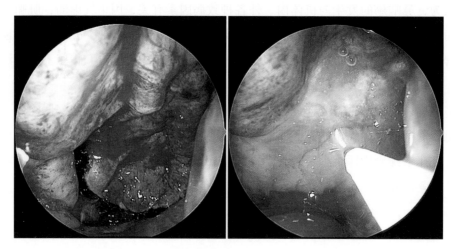

图 10-11　带血管蒂鼻中隔 – 鼻底黏骨膜瓣修复（左）和"免拔除填塞"技术（右）

总而言之，鼻内镜肿瘤外科的总体原则是根据肿瘤特性及患者情况，以最小的创伤实现最大的肿瘤控制、最长的生存获益并争取最好的术后生存质量。

第二节　鼻内镜肿瘤外科基本操作

在鼻内镜的引导下，鼻内镜手术可实现一系列肿瘤外科的基本操作，包括暴露、切开、止血、缝合等，但又有鼻内镜手术的特色。

一　暴露

暴露是外科手术的基本操作，然而在内镜下的暴露和常规手术有着很大不同，尤其是鼻内镜手术下的暴露操作。由于鼻咽位置深在、鼻咽腔操作空间狭窄、颅底解剖复杂，因此在常规器械牵拉等暴露操作之外，鼻内镜手术还需通过收缩软组织、切除部分解剖结构等来实现充分暴露，手术中暴露的好坏直接决定着鼻内镜手术的质量和效率。

一般而言，鼻内镜手术暴露的原则是以最小的创伤获得最优的手术视野，具体需要根据暴露需求、肿瘤大小和位置及手术路径等因素共同决定。

（一）鼻甲收缩

由于鼻内镜手术常常需要同时进入内镜、电刀、吸引器等多个器械，而鼻腔腔道狭窄，常常操作不便；同时由于鼻腔黏膜血供丰富，器械进出操作容易损伤血管导致出血。所以，一般在鼻内镜手术操作前都要进行鼻甲收缩。目前常用0.1%的肾上腺素湿润的脑棉覆盖于双侧鼻腔黏膜收缩2~3次，每次3~5min。收缩部位主要是双侧下鼻甲（图10-12），根据手术需要，也可包括中鼻甲等部位。

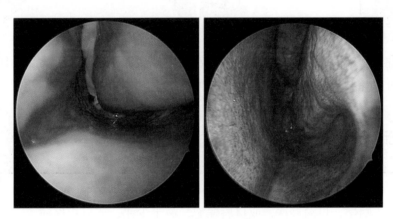

图 10-12　左下鼻甲收缩前后对比

（二）器械牵拉

和常规手术操作一样，鼻内镜手术也运用到器械进行辅助牵拉暴露，但由于鼻腔操作空间有限，能进入的器械不多，因此鼻内镜手术中常采用吸引器进行牵拉暴露以辅助主刀医生进行操作，起到牵拉和吸引的双重作用。对于位于鼻咽顶后壁等位置的牵拉操作，可以采用直吸头；对于鼻咽侧壁、咽旁等位置的牵拉操作，则一般采用弯吸头（图10-13）。

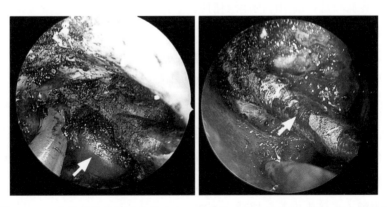

图 10-13　吸引器辅助牵拉暴露（左：直吸头，右：弯吸头。白色箭头所指）

（三）软腭悬吊

对于肿瘤侵犯鼻咽下部、口咽等位置者，仅从鼻入路进行手术切除存在肿瘤暴露欠佳、手术操作不便等困难，因此常常需要采用口鼻联合入路。在此入路中，常进行软腭悬吊以有效扩大手术操作空间、暴露视野。

操作步骤：分别从双侧鼻腔伸入吊带（常采用8号导尿管），保留吊带尾端于鼻孔外，头端经鼻咽向下到达口咽后，使用血管钳分别从悬雍垂两侧引出口腔外（注意两条吊带不要交叉），将吊带头端和尾端合并向外牵拉悬吊起软腭，使用直钳将吊带以一定紧张度固定于鼻唇沟附近（图10-14）。

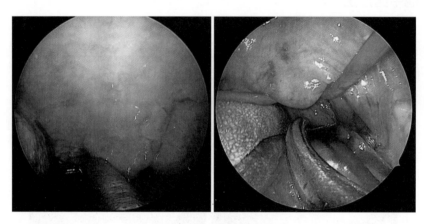

图 10-14　软腭悬吊前后对比

（四）鼻中隔部分切除

鼻咽腔前后径2~3cm，上下径和左右径3~4cm，这一形状特征使得经一侧鼻腔进入内镜难以观察到对侧鼻咽侧壁，同侧进入的器械也难以到达对侧鼻咽侧壁进行操作。为了从单侧鼻腔进镜即可观察到双侧鼻咽，以及从双侧鼻腔进入器械同时进行一侧鼻咽的手术操作，实现更好的暴露并方便操作，建议在进行鼻咽肿瘤切除前，将鼻中隔后份1~1.5cm部分切除（包括黏膜及骨质）。这部分组织是鼻咽前壁的组成部分，根据上述肿瘤切除原则，也是应该被切除的部分，只是为了方便暴露和手术操作，建议提前进行切除分离（图10-15）。

（五）鼻甲部分切除

当肿瘤侵犯鼻咽侧壁且肿瘤体积较大，或者肿瘤侵犯后鼻孔外侧缘被鼻甲挡住视野时，可在肿瘤切除前，于下鼻甲中后1/3将下鼻甲黏膜及骨质一并切除以充分暴露视野（图10-16）。中鼻甲后1/3也可根据术野需要切除。

（六）蝶窦开放

当肿瘤位于蝶窦，或者侵犯蝶窦底壁时，需要将蝶窦开放以充分暴露肿瘤，方便手术操作。一般从鼻中隔后份与蝶窦开口区域切开黏膜，使用微电钻磨除鼻中隔后份及蝶骨嘴、蝶窦前壁骨质，切开蝶窦前壁黏膜即可暴露蝶窦（图10-17）。

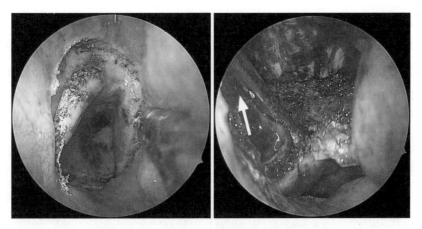

图 10-15　切除鼻中隔后份前后对比

　　左：鼻中隔后份切除前，左侧鼻腔进镜，可见右侧鼻咽被鼻中隔遮挡；右：鼻中隔后份切除后，从左侧鼻腔进镜即可看见右侧鼻咽（箭头所指），且右侧鼻腔进入的吸引器可辅助左侧鼻咽进行操作。

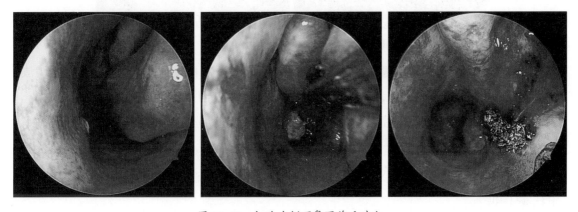

图 10-16　切除左侧下鼻甲前后对比

　　左：左下鼻甲切除前，左侧鼻腔进镜，可见左侧下鼻甲存在，挡住左侧后鼻孔；中：左下鼻甲切除后，左侧鼻腔进镜，在鼻前庭处即可见左侧后鼻孔；右：左下鼻甲切除后，左侧鼻腔操作空间及视野增大。

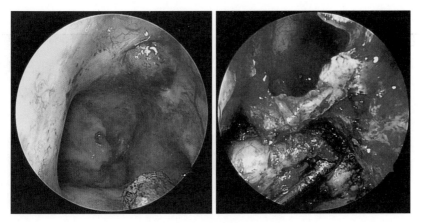

图 10-17　蝶窦开放前后对比

　　左：蝶窦开放前，左侧鼻腔进镜，可见肿瘤占据左侧后鼻孔上缘，术前检查提示侵犯蝶窦底壁；右：蝶窦开放后，可见肿瘤未侵入蝶窦内，后续将蝶窦底壁骨质与软组织肿瘤一并移除。

（七）翼突部分切除

对于肿瘤侵犯鼻咽咽旁间隙且范围较大者，可将一侧下鼻甲、蝶骨翼突及内外侧板切除，以暴露鼻咽咽旁（图10-18）。也有文章报道采用此入路进行侵犯颈内动脉区域、侵犯海绵窦区域肿瘤的手术切除，但由于较难保证手术安全切缘，目前该方法尚处于探索中。

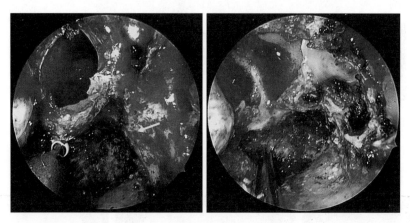

图 10-18　翼突基底磨除前后对比

左：翼突基底（黄色箭头）磨除前，左侧鼻腔进镜，鼻咽左隐窝被遮挡；右：翼突基底磨除后，鼻咽左隐窝完全可见。

（八）颈内动脉暴露

由于鼻内镜下难以直接暴露颈内动脉，因此，对于肿瘤靠近颈内动脉的患者，在进行肿瘤切除前，可预先进行颈内动脉的暴露，并将其保护起来，以避免切除肿瘤时受到损伤。一般采用择区性颈清扫切口，切开皮肤及皮下组织后，游离胸锁乳突肌至肌肉后缘，自甲状软骨水平显露颈动脉鞘。纵行切开颈动脉鞘，清扫血管神经鞘内侧的淋巴脂肪组织，途中保护颈总动脉、颈内静脉及迷走神经等重要血管和神经，解剖副神经。沿着颈总动脉向上向颈内动脉方向分离直至平鼻咽颅底，使用血管保护套或棉纱保护血管，再进行鼻咽肿瘤手术（图10-19）。

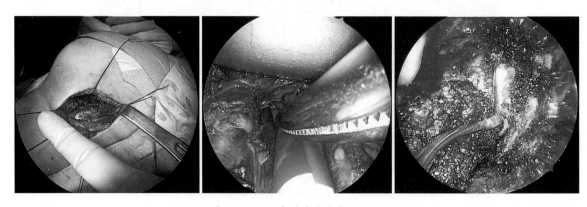

图 10-19　颈内动脉的分离及保护

左：采用颈部小切口分离颈内动脉；中：使用血管保护支架将颈内动脉完全隔离；右：肿瘤切除时可切及血管保护支架而不会损伤到颈内动脉。

二 切开

鼻内镜手术常采用长柄器械进行切割、止血等操作，包括长柄电刀、双极电刀、等离子刀等。如前所述，为避免因鼻腔血供丰富而导致切开出血，鼻内镜手术中多采用持续电凝进行切开操作（图10-20），以实现"无血切除"。一般电刀与被切割组织成90°时，切割精度和效率最高。鼻腔固有的通道狭长特性，使得电刀等进入鼻咽术区后可操作范围受到较大限制。为解决这一问题，可在器械进入鼻腔前根据所需切割位置的解剖方向，将刀头人工变形为"L"形或"S"形，以充分发挥电刀等切割工具的效率和精度，并利于手术操作。

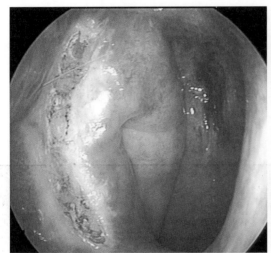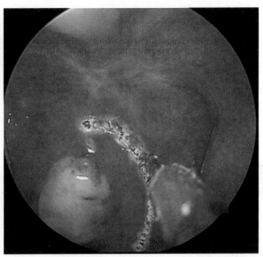

图 10-20 鼻内镜手术中持续电凝切开黏膜

三 止血

鼻内镜手术的止血可分为预防性止血和操作止血等。

（一）预防性止血

由于鼻腔鼻咽血供丰富，手术操作时极易损伤黏膜导致渗血，因此在手术时应用控制性低血压，可有效减少术中出血的量和速度。同时对于肿瘤靠近颈内动脉、术中出血风险大的患者，术前可根据球囊闭塞试验结果预防性地对颈内动脉进行栓塞，在血管栓塞机化之后再进行手术，从而充分避免术中大出血，提高术者操作安全性，提升手术切除质量和效率。

（二）操作止血

由于鼻内镜下缝合结扎不方便，鼻内镜止血一般以填塞压迫为主，辅以电凝止血、血管结扎、血管介入等方法（图10-21）。

1. 收缩止血

收缩止血是鼻内镜手术中渗血时最常用的止血方法。对于不明位置的渗血和小动脉出血，可使用0.1%的肾上腺素湿润过的脑棉进行局部的覆盖和压迫，覆盖2~3min后，取出脑棉，再观察具体的出血点，并进行电凝止血等操作，如不再渗血或出血，可继续观察。

2. 压迫止血

压迫止血是鼻内镜手术中出现较大出血时的常用止血方法。常采用凡士林纱布或者碘仿纱布，经鼻填塞入鼻咽出血处。如果用于临时止血，可仅填塞出血局部；如果出血范围弥漫，或者为颈内动脉等大血管出血，应将填塞物填满鼻咽鼻腔，以充分压迫止血，并根据情况进行血管结扎或其他处理；如果用于创面填塞预防止血，应在术后48~72h内予以拔除，其间辅以抗生素治疗。

3. 电凝止血法

现常用的电凝止血工具有高频电刀、氩气电刀、等离子刀、单极电凝及双极电凝等。电凝止血适用于表浅的小的出血点止血。使用时要注意：①使用前要检查装置有无故障，连接是否正确，检查室内有无易燃化学物质；②电凝前用吸引器将手术野吸除干净，电凝后残面禁用吸引器等器械搔刮，以防止血的焦痂脱落造成止血失败；③应随时用刀片刮净导电物前端的血痂，以免影响止血效果。

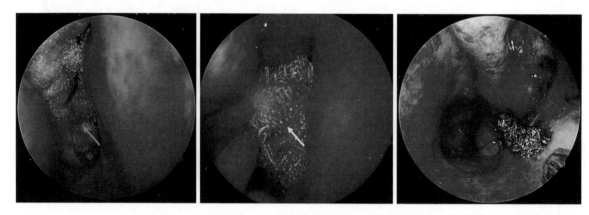

图 10-21　鼻内镜手术止血方法

左：0.1%肾上腺素湿润过的脑棉（蓝色箭头）收缩止血；中：凡士林纱布（黄色箭头）压迫止血；右：电凝止血。

四　缝合

鼻内镜手术虽然位置深在，不方便进行缝合操作，但也可借助器械进行缝合操作，尤其是固定黏膜瓣时。在内镜引导下将组织进行缝合后，于鼻腔外打结，借助推结器将结推入鼻咽处，一般要求打结3个以上以防止滑脱（图10-22）。

缝合时需要注意缝合处的张力。结扎缝合线的松紧度应以切口边缘紧密相接为准，不宜过紧。切口愈合的早晚、好坏并不与紧密程度完全成正比，过紧过松均可导致愈合不良。

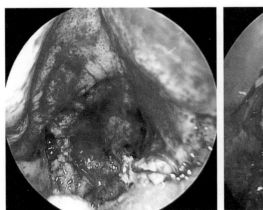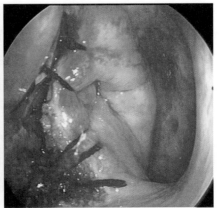

图 10-22　鼻内镜手术缝合

　　缝合线和缝合针的选择要适宜。鼻内镜手术可选用可吸收缝线，以避免术后拆线所致损伤。缝合针选用小圆针方便操作，具体需结合术者操作习惯。

（刘友平　陈明远）

【参考文献】

[1] CHEN M Y, GUO X, WEN W P, et al. [Salvage surgical operation via endoscopic transnasal approach for local persistent or recurrent nasopharyngeal carcinoma][J]. Ai zheng = Aizheng = Chinese Journal of Cancer, 2007, 26（7）: 673-678.

[2] CHEN M Y, WEN W P, GUO X, et al. Endoscopic nasopharyngectomy for locally recurrent nasopharyngeal carcinoma[J]. The Laryngoscope, 2009, 119（3）: 516-522.

[3] ZOU X, HAN F, MA W J, et al. Salvage endoscopic nasopharyngectomy and intensity-modulated radiotherapy versus conventional radiotherapy in treating locally recurrent nasopharyngeal carcinoma[J]. Head & Neck, 2015, 37（8）: 1108-1115.

[4] YOU R, ZOU X, WANG S L, et al. New surgical staging system for patients with recurrent nasopharyngeal carcinoma based on the AJCC/UICC rTNM classification system[J]. European Journal of Cancer, 2015, 51（13）: 1771-1779.

[5] YOU R, ZOU X, HUA Y J, et al. Salvage endoscopic nasopharyngectomy is superior to intensity-modulated radiation therapy for local recurrence of selected T1-T3 nasopharyngeal carcinoma—a case-matched comparison[J]. Radiotherapy and Oncology: Journal of the European Society for Therapeutic Radiology and Oncology, 2015, 115（3）: 399-406.

[6] LIU Y P, WEN Y H, TANG J, et al. Endoscopic surgery compared with intensity-modulated

radiotherapy in resectable locally recurrent nasopharyngeal carcinoma: a multicentre, open-label, randomised, controlled, phase 3 trial[J]. The Lancet Oncology, 2021, 22（3）: 381-390.

[7] HU J Y, BAO C H, GAO J, et al. Salvage treatment using carbon ion radiation in patients with locoregionally recurrent nasopharyngeal carcinoma: Initial results[J]. Cancer, 2018, 124（11）: 2427-2437.

[8] CHEN Y P, CHAN A T C, LE Q T, et al. Nasopharyngeal carcinoma[J]. Lancet, 2019, 394（10192）: 64-80.

[9] FANG W F, YANG Y P, MA Y X, et al. Camrelizumab（SHR-1210）alone or in combination with gemcitabine plus cisplatin for nasopharyngeal carcinoma: results from two single-arm, phase 1 trials[J]. The Lancet Oncology, 2018, 19（10）: 1338-1350.

[10] CHEN M Y, WANG S L, ZHU Y L, et al. Use of a posterior pedicle nasal septum and floor mucoperiosteum flap to resurface the nasopharynx after endoscopic nasopharyngectomy for recurrent nasopharyngeal carcinoma[J]. Head & Neck, 2012, 34（10）: 1383-1388.

[11] CHEN M Y, HUA Y J, WAN X B, et al. A posteriorly pedicled middle turbinate mucoperiosteal flap resurfacing nasopharynx after endoscopic nasopharyngectomy for recurrent nasopharyngeal carcinoma[J]. Otolaryngology Head Neck Surgery, 2012, 146（3）: 409-411.

[12] LIU Y P, LÜ X, ZOU X, et al. Minimally invasive surgery alone compared with intensity-modulated radiotherapy for primary stage I nasopharyngeal carcinoma[J]. Cancer Commun（Lond）, 2019, 39（1）: 75.

[13] LIU Y P, XIE Y L, ZOU X, et al. Techniques of endoscopic nasopharyngectomy for localized stage I nasopharyngeal carcinoma[J]. Head & Neck, 2020, 42（4）: 807-812.

第十一章 ◇ 鼻咽活检术

第一节 表面麻醉下鼻咽部活检术

鼻咽部肿瘤诊断的金标准为病理学检查，而病理组织的获取有赖于鼻咽部活检术[1-2]。鼻咽部活检术是鼻咽部常用的一种操作方法，有助于鼻咽部恶性肿瘤的早期诊断，其准确性的高低将直接影响疾病的诊治，然而鼻咽部解剖复杂，位置深在，特别是对于一些肿瘤位置隐蔽的患者，活检难度较高，本节将详细介绍不同类型的鼻咽肿瘤活检术。

一 鼻咽肿物肉眼分类

（1）外生型肿瘤：包括结节型、菜花型、浸润型。
（2）内生型肿瘤：包括黏膜下型。
见图11-1。

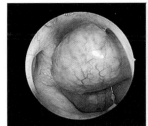 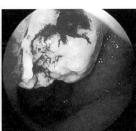 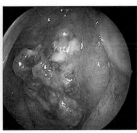 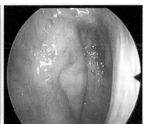

结节型　　　　　　菜花型　　　　　　浸润型　　　　　　黏膜下型

图 11-1　鼻咽肿物肉眼分类

二 鼻咽肿物影像学特点

MRI检查（平扫+增强）相较于CT检查具有更好的软组织分辨率，因此鼻咽部肿瘤首选MRI检查，其影像学具体表现为：局部黏膜增厚或形成肿块，导致鼻咽腔不对称变浅、变窄。肿瘤组织信号强度较均匀，T1加权像信号强度中等，T2加权像呈偏高信号强度，T1增强后扫描肿块有较明显强化。部分病灶边缘较清楚，可呈肿块样突入鼻咽腔，或向黏膜下生长突入咽旁间隙内后方。大部分病灶呈浸润性生长，与周围结构分界不清，脂肪间隙消失。随着肿瘤的生长，其可以向不同方向蔓延侵犯鼻咽周边结构。MRI有助于肿瘤定位，特别对黏膜下型肿物尤为重要[3-4]。

此外，还可以根据影像学图片，观察鼻腔通畅情况，有无鼻中隔偏曲、后鼻孔闭锁、肿瘤表面覆盖分泌物等异常情况，指导内镜活检。

三　适应证

鼻咽部新生物，或MRI等检查提示有鼻咽肿物的影像学表现，或其他临床检查需要。

四　禁忌证

（1）鼻咽纤维血管瘤。

（2）严重凝血功能障碍。

（3）严重精神性疾病。

（4）严重的心、脑、肺、肾疾病，身体条件不能耐受检查。

五　术前准备

1. 治疗前1周需要完成的工作

（1）病史回顾。

（2）个人资料收集。

（3）目前正在服用的药物及治疗情况。

（4）体检，包括身高、体重和生命体征。

（5）鼻咽检查及包括颈部淋巴结在内的头颈部体格检查。

（6）胸腹及全身体格检查。

（7）神经系统检查。

（8）血常规检查。

（9）尿常规检查。

（10）血生化常规检查。

（11）凝血功能六项检查。

（12）乙肝两对半、肝炎四项及HIV+梅毒抗体试验。

（13）签署手术知情同意书。

2. 治疗前1月内需要完成的工作

（1）心电图检查。

（2）鼻咽+颈部增强MRI（无法进行MRI检查的患者用增强CT代替）。

六 操作方法

操作时常常需要借助间接鼻咽镜、纤维或电子鼻咽镜、硬性鼻内镜才能窥见鼻咽肿物。鼻咽部活检术依据入路的不同有经鼻腔和经口腔两种方法；依据所用器械的不同可分为间接鼻咽镜下活检、纤维鼻咽镜下活检、硬性鼻内镜活检；依据麻醉方法的不同又可分为局麻下鼻咽部活检术、全麻下鼻咽部活检术。

1. 传统的间接鼻咽镜下经口入路鼻咽活检术

适用于外生型肿物，且肿瘤组织较大块者，尤其适合于鼻甲广泛粘连、鼻中隔严重偏曲或后鼻孔闭锁，无法经鼻腔入路进行活检的患者。患者取端坐位，口咽部用1%的利多卡因溶液喷洒进行表面麻醉，嘱患者自然张口，借助间接鼻咽镜的光源暴露软腭及咽后壁，活检钳自软腭和咽后壁之间进入鼻咽部，在鼻咽镜直视下多点夹取病变组织送病理学检查（图11-2）。该方法是应用最早的活检方法，是所有活检方法的基础，简便易行，适用于各级医疗机构。然而，该方法因其镜面小，反射光线亮度小，为镜影成像，镜面与鼻咽有一段距离，不能充分暴露鼻咽的全貌，对早期病灶分辨率较低，且活检时部分患者咽反射敏感、悬雍垂肥厚会影响视野，不能随意地检查鼻咽部各个角落，造成活检时具有较大的盲目性，易导致活检阳性率低而延误诊断[5]。

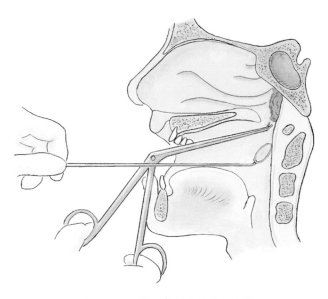

图 11-2　间接鼻咽镜活检示意图

2. 电子（纤维）鼻咽镜下鼻腔入路鼻咽部活检术

适用于外生型肿物，且肿瘤组织较大块者。患者取坐位，头后仰，用1%的呋麻滴鼻液喷鼻腔3次，以收缩鼻腔黏膜。用1%的利多卡因喷鼻腔3次进行局部表面麻醉，3～10 min后患者改仰卧位，术者双手持镜，由一侧前鼻孔放入纤维鼻咽镜，经总鼻道进入鼻咽部，检查鼻咽顶后壁、咽鼓管咽口、圆枕、咽隐窝等处，发现病变后，持鼻咽活检钳经同侧或对侧鼻腔伸至鼻咽部，在电子（纤维）鼻咽镜直视下钳取病变组织送病理学检查[6]。

电子（纤维）鼻咽镜配备了摄像、电视、放大、录像等现代显示装置，能更清晰地显示鼻咽部结构，同时具有镜体细、柔软、操作方便的特点，但其缺点也较明显：首先，对于较复杂的操作，常常需要助手配合；其次，该系统的吸引管容易造成镜头污染，影响视野，加大操作难度；最后，其活检钳常常较小，钳取组织量较少，容易漏诊。

该方法较传统间接鼻咽镜下的分辨率高，并可在直视下用活检钳准确取材，避免了盲目性，有助于提高一次确诊率。

3. 经硬性鼻内镜下鼻腔入路鼻咽部活检术

适用于外生型肿物。患者取坐位，头后仰，用1%的呋麻滴鼻液喷鼻腔3次，以收缩鼻腔黏膜。用1%的利多卡因喷鼻腔3次进行局部表面麻醉，3～10min后患者改仰卧位。术者一手持硬性鼻内镜由一侧前鼻孔进入，经总鼻道进入鼻咽部，检查鼻咽顶后壁、咽鼓管咽口、圆枕、咽隐窝等处，发现病变后，另一手持鼻咽活检钳在硬性鼻内镜直视下钳取病变组织送病理学检查。若发生持续渗血，可由助手握持负压吸引装置清理出血，以保持镜头清晰视野，辅助术者完成活检。硬性鼻内镜可提供高清画质，能够观测黏膜轻度糜烂、溃烂、隆起、不对称等早期癌变表现，通过一手操作鼻内镜，解放另一只手，可实现更多操作，完成更高难度的活检。

目前，经硬性鼻内镜下鼻腔入路鼻咽部活检术是应用最广泛、最安全、能达到预期目标的活检方法。据统计，通过该方法能够确诊绝大多数鼻咽癌患者，确诊率高达95%～99%，然而，仍有1%～5%的患者难以通过此方法确诊。

第二节　鼻咽黏膜切开活检术

对于位置深在、黏膜下型的鼻咽癌患者，表面麻醉下即使经多次检查、活检后仍可能无法确诊，而且存在风险，主要原因在于：①活检位置过深，导致出血的风险增大，加上视野不清、操作困难，难免会出现意外，特别是肿瘤毗邻颈内动脉时，有可能引起血管破裂出血。②活检时可引起患者痛感增加，进而难以配合医生的各项操作。③普通活检钳咬取深度有限，若想通过多次咬取，进而扩大咬取深度，则可能导致出血引起视野不清。④普通内镜室设备有限，抢救设施并不齐全，一旦出现大出血，会导致误吸窒息，危及生命。通过气管插管全麻下活检，可以克服以上缺点。

手术方法：患者经口腔气管内插管进行全身麻醉，口鼻面部予以常规消毒铺巾，通过盐酸肾上腺素棉片（浓度：0.1%）予以收缩双侧鼻腔黏膜，检查鼻咽部，根据术前鼻咽部MRI及PET-CT等的检查结果，定位于病变部位的黏膜表面，使用电刀切开黏膜表面至病变部位所在深度，然后使用活检钳咬取部分病变组织送冰冻病理学检查，直至结果回报咬取到肿瘤组织为止，若病理结果为阴性，则需调整活检部位或深度继续活检。活检后先以棉片填压创面止血，然后取出棉片更换明胶海绵填塞止血，手术结束（图11-3）。术后复查MRI，通过同术前MRI检查结果对比，进一步明确术中是否钳取到了病变组织。

该术式能一次完成病理活检，同时能方便、有效地处理活检后的出血问题。

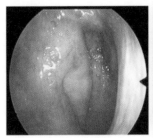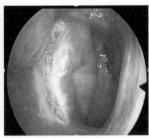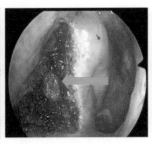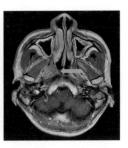

图 11-3　经鼻内镜鼻咽切开活检术

电子鼻内镜下显示鼻咽右侧隆突肿胀，表面光滑，予以手术切开后可见右侧咽旁浸润性肿物，与术前MRI显示的肿瘤部位相同（蓝色箭头所指）。

第三节　疑难病变的活检

1. 隆突后型-咽旁深部活检

鼻咽癌好发于咽隐窝，早期病变者病灶可能位于咽旁深处，MRI予以明确病变部位后，使用活检钳扒开患者隆突，部分患者可见病变组织，然后使用活检钳咬取部分病变组织送病理学检查（图11-4）。

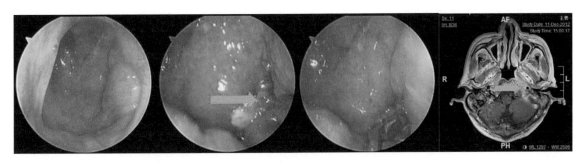

图 11-4　隆突后型 - 咽旁深部活检

电子鼻内镜下显示鼻咽顶后壁黏膜光滑，未见明显肿物，予以扒开左侧隆突后，可见咽隐窝浸润性肿物，与MRI显示的肿瘤范围一致（蓝色箭头所指）。

2. 鼻腔狭窄活检

　　对于鼻腔狭窄、鼻中隔严重偏曲等情况，活检钳难以顺利进入，需在全麻下予以手术，必要时予以切除少许下鼻甲以扩大鼻腔操作空间，或者行鼻中隔偏曲矫形术，解决鼻腔狭窄的问题。

　　3. 鼻内镜辅助下鼻咽穿刺活检术

　　对于黏膜下型肿物，且MRI提示肿物位于顶后壁的患者，可在鼻内镜辅助下行穿刺活检术。

　　（1）在活检前，要结合患者的MRI片，了解肿物侵犯的范围和走向，尤其要注意咽旁大血管。

　　（2）手术时要谨慎小心操作，必须在内镜下可见的范围内进行操作，当用0°镜下难以看见病灶时，可以换用30°或90°镜。

　　（3）对于病灶接近颈内动脉并有破裂出血危险的患者，术前需完善球囊闭塞试验（balloon occlusion test，BOT）以评估大脑血供代偿情况。

　　（4）若鼻中隔偏曲引起一侧鼻腔狭窄，可先予以带血管蒂鼻腔黏骨膜瓣修复术，然后完成鼻中隔矫形术；若下鼻甲肥大引起鼻腔狭窄，可切除部分下鼻甲，以扩大鼻腔空间，但应尽量保留少许下鼻甲残端，尽量减少空鼻综合征发生的概率。

（邹雄）

【参考文献】

[1] CHEN Y P，CHAN A T C，LE Q T，et al. Nasopharyngeal carcinoma[J]. Lancet，2019，394（10192）：64-80.

[2] ZHANG L F，LI Y H，XIE S H，et al. Incidence trend of nasopharyngeal carcinoma from 1987 to 2011 in Sihui County，Guangdong Province，South China：an age-period-cohort analysis[J]. Chin J Cancer，2015，34（8）：350-357.

[3] HUANG S J，TANG Y Y，LIU H M，et al. Impact of age on survival of locoregional nasopharyngeal carcinoma：an analysis of the surveillance，epidemiology，and end results program database，2004-2013[J]. Clin Otolaryngol，2018，43（5）：1209-1218.

[4] PETERSSON F. Nasopharyngeal carcinoma：a review[J]. Semin Diagn Pathol，2015，32（1）：54-73.

[5] ABU-GHANEM S，CARMEL N N，HOROWITZ G，et al. Nasopharyngeal biopsy in adults：a large-scale study in a non endemic area[J]. Rhinology，2015，53（2）：142-148.

[6] GLYNN F，KEOGH I J，ALI T A，et al. Routine nasopharyngeal biopsy in adults presenting with isolated serous otitis media：is it justified?[J]. J Laryngol Otol，2006，120（6）：439-441.

第十二章 ◇ 鼻外入路鼻咽肿瘤切除术

复发鼻咽癌手术入路选择的基本原则是在外科创伤尽可能小的前提下，尽可能充分暴露鼻咽，彻底切除肿瘤。

鼻咽类似于六面长方体，其手术入路可归纳为自前、后、上、下、侧方五类。前方可经鼻中隔、双侧后鼻孔区进入鼻咽，下方可经软腭、侧方可经咽旁间隙及咽鼓管区进入鼻咽，这些入路相对创伤较小，较为常用。而上方入路必须经过前颅底暴露蝶窦和蝶鞍，再由蝶窦底壁进入鼻咽，操作复杂、严重并发症较多，可用于前三个入路的联合手段。后方可经枕骨基底部和第一、二颈椎进入鼻咽，但需穿越脑干、脊髓，得不偿失，罕有报道。下面重点介绍前三个入路。

第一节　下　方　入　路

下方入路即经腭入路，是既往鼻咽部手术最常用、最经典的入路，其暴露鼻咽距离最短，操作相对简单，适用于根治性放疗后鼻咽正中（尤其顶后壁）残留或复发、无张口受限的患者。但该入路鼻咽暴露不充分，难以彻底切除超出鼻咽腔及咽旁间隙的病灶。

■ 一　传统经腭入路（trans-palatal）

（1）切口起自第三磨牙平面、腭大孔后外侧，沿齿龈内侧距龈缘0.5～1.0cm处向前延至切牙后方1～1.5cm处，然后弯向对侧呈U形，切口应深达骨面。必要时切口可延伸至患侧第三磨牙后，向下达舌腭弓，以扩大术野。也可采用软硬腭秤钩形切口，即从悬雍垂处切开软腭，然后向肿瘤之对侧的6、7牙间延伸，再沿牙龈缘0.6～1.0cm做一弧形切口至对侧（肿瘤侧）6、7牙间，将硬腭黏骨膜向两侧翻开（图12-1）。

（2）用剥离器紧贴硬腭骨面将U形黏骨膜瓣自硬腭骨板上分离，直至硬腭后缘。然后用弯头剥离器分离腭骨鼻腔面的黏骨膜。

（3）用凿子及咬骨钳去除犁骨水平板和部分硬腭骨，去除范围视肿瘤的部位和大小而定，暴露鼻底黏膜。在硬软腭交界处弧形切开鼻底黏膜（弧顶朝前），即可暴露鼻咽腔的顶部和两侧壁前方（图12-1）。

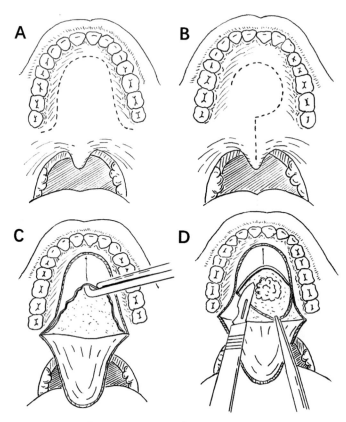

图 12-1   经腭入路鼻咽肿瘤切除术

硬腭U形切口（A）；软硬腭联合切口或秤钩形切口（B）；咬去部分硬腭骨（C）；切开鼻底黏膜，暴露肿瘤（D）。

（4）在鼻中隔后缘和后鼻孔上缘切开黏骨膜直达骨面，然后紧贴骨面迅速用剥离器向鼻咽顶后壁做钝性分离。

（5）在口咽和鼻咽后壁交界处横向切开黏骨膜，直达椎前筋膜，然后做潜行分离，使前后分离层面相会合，并沿鼻咽顶侧壁交界处切开黏膜，把鼻咽顶后部黏膜连同癌灶整块切除。切除时周缘应有一定的安全带，一般应在肉眼所见肿物边缘外0.5～1cm或以上。

（6）生理盐水清洗创面，锉平硬腭骨断面，仔细检查肿瘤切除是否彻底。必要时可电凝烧灼基底部，然后进行鼻咽腔和鼻腔填塞。对于创面较大和出血较多者，用明胶海绵或颈前肌瓣（在做气管切开时取得，使用时需要先行轻捣，也可另行从大腿取得）敷贴创面后再做填塞，这样可减少拔出填塞物时的出血。

（7）分别缝合鼻底黏膜、上腭黏骨膜，外加纱布压迫或佩戴预制好的牙托。

为扩大可切除范围、保护颈内动脉，可以进一步联合颈部、下颌骨切开，即经颈-下颌-腭入路（trans-cervico-mandibulo-palatal）（图12-2）[1]。这样可以完全暴露鼻咽部，且能够清晰地自颈部解剖颈内动脉至颅底，从而避免手术损伤。缺点是会破坏大量正常组织并引起术后并发症，如腭瘘、张口受限等。

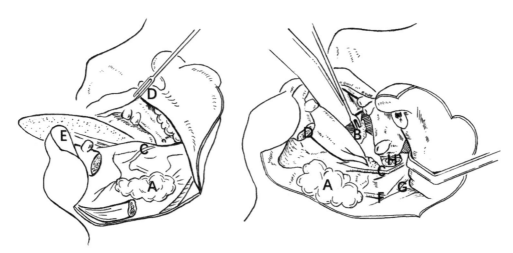

图 12-2　经颈 – 下颌 – 腭入路（左）和切除翼内肌后的鼻咽（右）

A. 下颌下腺；B. 上腭；C. 舌神经；D. 下颌骨截骨；E. 下唇切口；F. 舌下神经；G. 颈动脉鞘；H. 翼内肌切缘。

二　经口机器人手术（transoral robotic surgery，TORS）

达芬奇（Da Vinci）手术机器人能够呈现高清三维图像，加之灵活、精细的多关节腕状手术器械，可在狭窄的空间内完成复杂的操作，使手术操作更加精密敏捷。

经口 – 腭入路最先被应用于复发鼻咽癌挽救手术，然而术中需裂开软腭，存在术后腭瘘风险。手术方法如下：用戴维氏（Davis）开口器撑开口腔，自悬雍垂旁软腭游离缘沿中线裂开软腭，长约3cm，向两侧牵拉，咬除部分硬腭骨质，显露鼻咽腔。Da Vinci外科车从头端进入，采用30°内镜（镜面向上）显露鼻咽腔，1 号臂置入马里兰（maryland）钳，2 号臂置入单极电钩，于肿瘤下缘1.5 ~ 2.0cm切开正常黏膜至头长肌表面，两侧至圆枕边缘，将鼻咽肿瘤连同黏膜向上翻起，紧贴头长肌及斜坡表面将肿瘤与之分离，上界至后鼻孔上缘。完整切除肿瘤后，蒸馏水冲洗术腔，鼻咽腔填塞膨胀海绵，复位并缝合软腭（图12-3）。

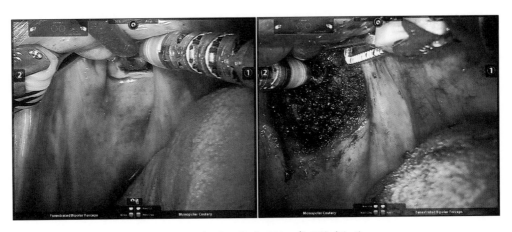

图 12-3　机器人辅助下经口鼻咽肿瘤切除

目前已有无须切开软腭的手术方式——经口-鼻联合入路，由中山大学孙逸仙纪念医院韩萍等[2]报道：0.1%肾上腺素+丁卡因棉片表面麻醉并收缩鼻腔黏膜，0°鼻内镜下剪除中鼻甲后端部分或鼻中隔后部，充分暴露后鼻孔。使用电刀或980nm/1470nm双波长光纤激光于后鼻孔上缘1cm处切开黏膜，显露鼻咽顶直至颅咽筋膜层，确定肿瘤切除的上界。用Davis开口器打开口腔，双侧鼻孔置入F10导尿管，悬吊软腭，Da Vinci外科车从头端进入，用30°内镜（镜面向上），1号臂置入maryland钳，2号臂置入5mm分离钳钳夹激光光纤，于肿瘤下缘1.5~2.0cm切开正常黏膜至头长肌表面，两侧至圆枕边缘，将鼻咽肿瘤连同周边组织向上翻起，紧贴头长肌及斜坡表面将肿瘤与之分离至上界。术腔填塞同前述。结果显示，8例采用此方法的患者术后无腭瘘发生。此外，术中可以根据需要调整激光聚焦位置及双波长的功率比例，以减少对周围组织的创伤，并避免使用电刀（铲）带来的热损伤。

当然，机器人辅助下经口-鼻联合入路的适应证相对局限，目前仅适用于腔内复发肿瘤，而不适用于累及翼板、颈内动脉、茎突前间隙等部位的肿瘤。目前机器人手术系统缺乏触觉反馈，只能依赖暴露和视觉去识别颈内动脉，因此术前影像学资料的评估特别重要，选择好手术适应证是手术成功的前提。此外，该技术的局限性还体现在两个方面：①下颌骨、舌和口底组织限制了内镜和手术器械向上方及前方的活动；②达芬奇机器人手术系统的器械并不适合切除和切割骨质。虽然目前达芬奇手术机器人能切除的范围非常局限，且同样的手术通过鼻内镜鼻咽切除术能达到更佳的暴露、更彻底的切除，但随着单腔手术机器人的发展，未来手术机器人在复发鼻咽癌方面的应用仍然值得期待。

第二节　侧　方　入　路

一　颞下窝入路（infratemporal fossa）

该入路适用于侵及鼻咽侧壁和咽旁间隙的癌瘤或沿咽鼓管侵及中耳乳突者，但对于癌灶已侵及对侧鼻咽者不宜使用。

该入路创伤大，须行根治性乳突切除术，同时需切除一些重要的结构如颧弓、颅中窝底的骨质、脑膜中动脉、面神经下颌缘支，必须暴露颈内动脉中耳到破裂孔段。该入路路径较长、操作复杂，易出现第五脑神经损伤、听力障碍、张口受限等并发症（图12-4）[3]。

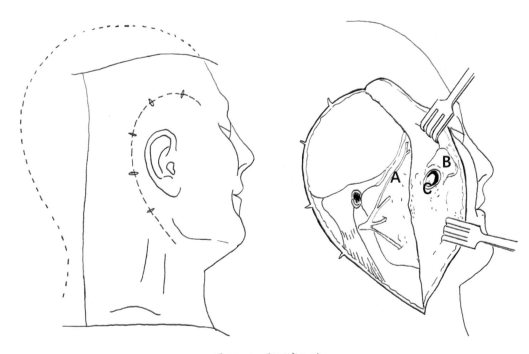

图 12-4 颞下窝入路

左：皮肤切口；右：切开外耳道，并暴露腮腺区域的面神经。

A. 面神经前支；B. 骨膜瓣；C. 外耳道。

二 经下颌骨翼突入路（trans-mandibular-pterygoid）

该入路术中容易处理和保护大血管、脑神经，可切除鼻咽、咽旁和颅底的肿瘤，适用于鼻咽侧壁的残留或复发癌且伴有咽旁间隙淋巴结残留或复发的病例。但该入路创伤大，术中需暂时切断下颌骨升支，切除下颌骨冠状突，损伤颞颌关节和面神经下颌缘支。手术方法如下。

（1）沿下唇正中切开，向下延至颏下2cm，再沿患侧颌骨下缘下2cm向后延伸至下颌角后方，然后沿下颌骨升支后缘往上，绕过耳垂至耳屏前（图12-5左）。沿唇龈沟、颊龈沟切开黏膜、黏膜下组织和骨膜，向后直达磨牙后，在磨牙后跨过下颌骨升支往上达翼突沟（图12-5中）。在骨膜下分离，将肌皮瓣（包括皮肤、咬肌、腮腺和骨膜）向上牵拉。

（2）在第三磨牙后下颌角上方切断下颌骨升支并向上牵引，充分暴露术野。术中切除下颌骨冠状突，将大大提高下颌骨升支的活动度，并可预防术后张口受限。

（3）在翼板外侧切断翼内外肌（图12-5右），进入鼻咽旁间隙和鼻咽。术中在颈部寻找颈部大血管（颈内静脉和颈内动脉）并顺沿这些大血管往上解剖至颅底。将鼻咽旁间隙和侧壁的肿瘤广泛切除。

（4）用生理盐水冲洗创面，术后缺损用翼内外肌或带蒂的胸锁乳突肌进行修补。

（5）将切断的下颌骨升支复位并固定，缝合切断的翼内外肌、咬肌。将皮瓣复位，缝合口颊黏膜，然后分层缝合颈阔肌和皮肤。

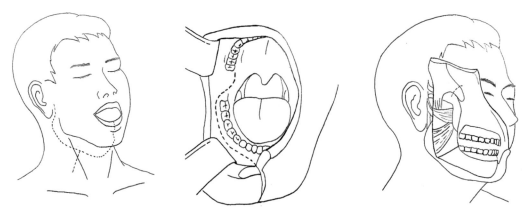

图 12-5[4]　经下颌骨翼突入路

左：皮肤切口；中：口腔内唇龈、颊龈切口；右：将下颌骨升支和软组织向上牵拉，切断翼内外肌进入鼻咽旁间隙。

第三节　前　方　入　路

一　面中部脱套入路（midfacial degloving incision）

该入路多用于口腔颌面外科学中。切除鼻咽部肿瘤时，该入路除做口内和鼻内切口外，只需切除部分鼻中隔、双侧中鼻甲和下鼻甲、上颌窦内侧壁，最大限度保证了颞下窝、颞下颌关节、上下颌及上腭的完整性。因此相较其他入路，该入路的主要优点是没有面部切口且不会破坏上腭功能，术后并发症轻微；缺点是术野相对狭小，鼻咽侧壁暴露不佳，术中无法将手指伸入咽旁间隙触诊来辅助定位颈内动脉。

二　上颌骨外翻入路（maxillary swing）——前侧方入路

该入路是迄今为止影响力最大、报道病例最多的鼻咽癌鼻外入路之一，它解决了常规鼻外入路面临的三大难题：①鼻咽暴露不足，操作空间狭窄。该入路可以充分暴露鼻咽前壁、侧壁、顶壁、顶后壁及鼻咽旁间隙，操作空间大，能够安全地将鼻咽及浸润至鼻咽旁间隙的肿瘤整块切除。②颈内动脉的识别与保护困难。该入路术中可触及颈内动脉的搏动，其周围病变组织可在直视下分离。③鼻咽部创面难以愈合。由于手术患者鼻咽部均接受过根治性放疗，因此鼻咽黏膜愈合能力差，术后易发生颅底骨质骨髓炎、颅内感染等并发症。该入路手术时上颌骨在外翻后仍附着于颊瓣上，由颊部肌皮瓣供血，因此术后上颌骨坏死的发生率较低，创面可用游离肌皮瓣修复，有利于鼻咽部创面的愈合。

该入路适应证较广，可用于鼻咽侧壁复发及向外侵犯咽旁间隙的患者。但术中要切开面部皮肤，裂开硬腭和部分软腭，游离整个上颌骨，手术创伤大，术后面部会遗留切口瘢痕，有可能出现张口受限（21%）和腭瘘（20%）等并发症[5]。手术方法如下。

（1）切口：做Weber-Fergusson切口，起自患侧内眦内下方1cm，沿鼻面沟往下绕过鼻翼基底，至鼻小柱下方，再转下达唇缘；做眶下切口，即由纵切口的起点开始，沿睑缘下1cm向外延伸至颧弓。上唇切口继续向口腔内延伸，沿正中线切开上牙龈，自硬腭中线由后向前切开黏骨膜，然后沿软硬腭交界处向外横行至患侧上颌结节（图12-6）[6]。必要时再转向下达舌腭弓。做切口之前，可用细丝线将患侧上下眼睑缝1针，以保护角膜不受损伤。

面部切口应经皮肤、皮下组织、肌肉直达骨面，稍加分离便能显露上颌骨骨联结缝，以便于进行骨的截断。注意上颌骨前壁与骨膜、肌肉和皮肤不必进行分离，同时保持龈颊沟黏膜的完整性，以保证上颌骨有效的血液供应。

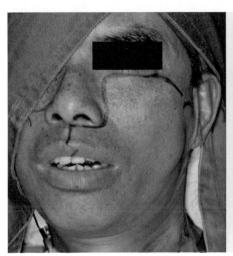 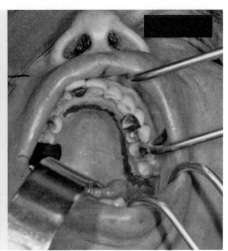

图 12-6　上颌骨外翻入路切口

左：面部Weber-Fergusson切口；右：硬腭切口。

（2）锯开颧弓：保留眶下板，在眶下孔平面锯开上颌骨前壁、后壁及内侧壁与鼻侧壁黏膜；再沿中线锯开硬腭和鼻底黏膜，用骨凿凿开翼颌连接，此时上颌骨的骨性联结已经分离，但上颌骨仍附在颊瓣上，将上颌骨肌皮瓣向前外侧翻开，显露鼻腔、鼻咽和鼻咽旁间隙（图12-7）[6]。必要时切除鼻中隔后份，以便显露对侧鼻咽，咬除翼突内外板。

（3）在保护颈内动、静脉的前提下（必要时可以暴露），于肿瘤边缘外0.5～1cm处，将癌瘤连同周围正常组织广泛切除。

（4）创面可用翼内外肌填塞，或用下鼻甲去除中间的骨片后留下的鼻黏膜做游离植皮。也可以取游离皮瓣或肌皮瓣进行修复，供血动静脉与颈部血管进行吻合。

（5）先进行鼻咽填塞（可用凝血酶原和明胶海绵覆盖创面，以利于止血和防止术后拔除鼻咽塞子时出血），然后将上颌骨骨肌皮瓣复位，用钢丝固定上颌骨。分层缝合肌肉、皮肤，缝合硬腭黏骨膜和软硬腭黏膜。用碘仿纱条做前鼻孔填塞，佩戴预先制好的牙托，以便固定上颌骨。

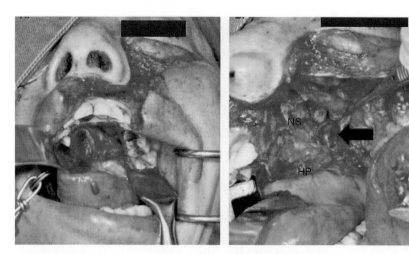

图 12-7 上颌骨外翻入路暴露鼻咽肿瘤

左：锯开上颌骨；右：上颌骨肌皮瓣（M）外翻后，鼻咽及癌灶（箭头）清晰可见。

NS：鼻中隔；HP：硬腭。

第四节 术后常规处理

（1）患者取平卧位，头偏向一侧，使口腔和咽部的分泌物易于流出并防止舌根后坠。

（2）做气管切开的患者，按气管切开术后护理；未做气管切开的患者，需严密观察其呼吸情况，床边备气管切开包。

（3）术后数天应给予输液以补充当天摄入量的不足。术后第二天开始进食流质或半流质，鼓励患者多进食。

（4）每天用3%的过氧化氢和无菌生理盐水清洁口腔，用朵贝氏液或口炎康含漱剂漱口，以保持口腔清洁。

（5）术后使用抗生素7～10天，以预防感染。

（6）术后5～7天开始分次拔除鼻腔内的碘仿纱条。每次拔除一部分，若有出血，即应再用碘仿纱条充填压迫。拔出时动作应轻，以免出血。鼻腔内纱条完全拔除后，观察一天，如无出血，再取出后鼻孔栓塞物。

（7）采用上颌骨旋转入路的患者，3个月内牙齿不能咬硬物。

（8）硬腭切口手术后7天可拆除缝线。

无论采取哪一种手术径路，常规鼻外径路无一避免地需要切除或者切开头面部正常组织结构，从而给患者造成永久性的后遗症（表12-1）[7]。面中部脱套入路虽没有面部切口，无须游离上颌骨，但需切除双侧鼻腔外侧壁和鼻中隔，彻底牺牲了双侧鼻腔、鼻窦的生理功能，也并非真正的微创。作为鼻外径路最新进展的机器人鼻咽切除术，在最大程度上减轻了腭入路的副损伤，但依旧需要切开软腭，并受到患者张口程度、肿瘤位置等多种限制。实际上，虽然常规鼻咽癌救援手术的疗效增益比挽救性放疗大，但由于创伤较大，已逐渐被鼻内镜外科手术所取代。

表12-1 近十年鼻外入路挽救手术疗效及并发症总结

作者	病例数	复发T分期	手术类型	阴性切缘	阳性切缘者术后治疗	局部控制率（5年）	生存分析（5年）	手术并发症		
								大出血	腭瘘	其他
Vlantis, et al	97	$T_{1\sim2}$ 88% $T_{3\sim4}$ 12%	7%经腭，39%上颌骨外翻，36%面中部脱套，18%经颈下颌腭	48%	有	47%（LRFS）	52%（OS）	3%	11%	15%睑外翻 3%骨坏死
Wei, et al	246	/*	上颌骨外翻	78%	有	74%	56%（DFS）	1%	20%	21%牙关紧闭
Bian, et al	71	$T_{1\sim2}$ 65% $T_{3\sim4}$ 35%	10%经腭，6%鼻侧切开，15%经颈，46%上颌骨外翻，13%经颈下颌腭，10%经下颌支	$T_{1\sim2}$ 13% $T_{3\sim4}$ 84%	/	54%	42%（OS） T_1，49%	3%	8%	4% 下颌骨坏死 10% 牙关紧闭
Chan, et al	338	$T_{1\sim2}$ 72% $T_{3\sim4}$ 28%	上颌骨外翻	78%	52.1%	/	DFS: 阳性切缘37% 阴性切缘63%	1%（死亡）	11%	41% 中耳炎 11% 牙关紧闭 10% 放射性骨坏死 7% 面麻 7% 溢泪
Tsang, et al	12	T_1 67% T_3 33%	58%经口机器人辅助，42%经口机器人辅助+内镜下鼻咽切除术	92%	有	/	83%（2年OS）61%（2年DFS）	0	8%	8% 缺氧性脑损伤 8% 放射性骨坏死
Ng, et al	20	T_1 90% T_2 10%	95%上颌骨部分切除术联合鼻侧切开，5%面中部脱套	100%	无	70%	49%（DFS） 67%（OS）	5%	0	5% 寰枢椎半脱位
Chan, et al	28	T_3 64% T_4 36%	颅内外血管搭桥联合上颌骨外翻术	46%	有	/	52%（OS） 54%（DFS）	0	0	25%：永久性尿崩症或Ⅲ/Ⅶ/Ⅹp脑神经麻痹

*：主要局限于鼻咽部，无颅底骨质侵犯。

（丁茜 陈明远）

【参考文献】

[1] MORTON R P, LIAVAAG P G, MCLEAN M, et al. Transcervico-mandibulo-palatal approach for surgical salvage of recurrent nasopharyngeal cancer[J]. HEAD & NECK, 1996, 18（4）: 352-358.

[2] 韩萍，梁发雅，陈仁辉，等. 口鼻联合入路机器人辅助下手术切除局限性复发鼻咽癌：初步尝试[J]. 临床耳鼻咽喉头颈外科杂志，2018, 32（14）: 1048-1050, 1055.

[3] FISCH U. The infratemporal fossa approach for nasopharyngeal tumors[J]. Laryngoscope, 1983, 93（1）: 36-43.

[4] YUMOTO E, OKAMURA H, YANAGIHARA N. Transmandibular transpterygoid approach to the nasopharynx, parapharyngeal space, and skull base[J]. The Annals of Otology, Rhinology, and Laryngology, 1992, 101（5）: 383-389.

[5] WEI W I, CHAN J Y, NG R W, et al. Surgical salvage of persistent or recurrent nasopharyngeal carcinoma with maxillary swing approach—Critical appraisal after 2 decades[J]. Head Neck, 2011, 33（7）: 969-975.

[6] CHAN J Y, WEI W I. Critical appraisal of maxillary swing approach for nasopharyngeal carcinoma[J]. Expert Opin Ther Targets, 2012, 16（Suppl 1）: S111-S117.

[7] 丁茜，陈明远. 局部复发鼻咽癌的外科挽救治疗[J]. 肿瘤防治研究，2020, 47（4）: 235-242.

第十三章 ◇ 鼻咽肿瘤消融术

从20世纪80年代开始，软性纤维镜开始应用到鼻咽部的检查和活检，它可以通过鼻腔直达鼻咽，无须损伤鼻腔正常组织，因此迅速取代间接鼻咽镜，被用于鼻咽活检术。然而早期软性纤维镜无法在鼻咽部进行常规外科切割、分离、止血等切除肿瘤的操作，只能采取内镜下消融的方式治疗鼻咽肿瘤。

较为常用的消融技术有微波消融治疗、光动力学治疗、射频消融、冷冻消融和等离子消融等。本章重点介绍鼻内镜引导下的微波消融治疗和光动力学治疗，并对新兴的低温等离子消融在鼻咽癌中的运用做简单的讨论。

第一节 微波消融术

微波是一种高频电磁波，频率为300～300 000mHz，波长1～1 000mm。微波治疗肿瘤主要利用热效应，其基本原理为：生物组织被微波辐射后，即吸收微波能，致该区组织细胞内的极性分子处于一种激励状态，发生高速振荡，与邻近分子摩擦而将微波能量转为热能，导致组织凝固、坏死，从而达到清除病灶的目的。

一 手术适应证

（1）鼻咽癌放疗后局部病灶残留或复发，并经病理学检查证实。

（2）肿瘤病灶局限于鼻咽顶后壁，孤立突出，直径在1.5cm以内。

（3）CT/MRI检查无鼻咽旁间隙侵犯。

（4）无颈部淋巴结转移和远处转移。

二 操作

充分表面麻醉后，经鼻腔插入鼻内镜或电子鼻咽镜，在内窥镜明视下，插入针状微波辐射天线，环绕肿瘤四周基底部连同周围部分正常组织做多点微波凝固术，分6～12点，功率为60～80W，时间为6～12s。术中可见组织即时凝固、变白、坏死，黏附于微波天线，并可被微波天线带出。术后3～7天可做鼻咽内窥镜检查并清除坏死组织、炎症渗出物及伪膜等。以后每7～15天复查一次，直至创面干净。较大病灶或残留病灶可以进行第二次微波治疗，手术操作同前（图13-1）。

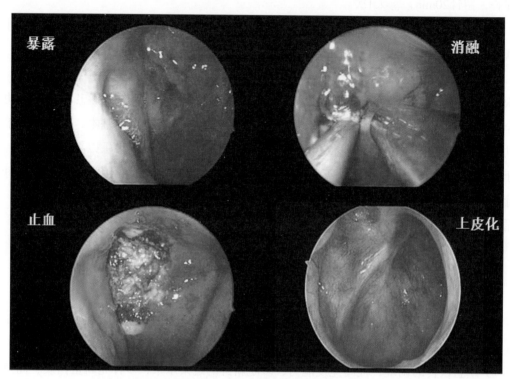

图 13-1　鼻内镜引导下的鼻咽肿瘤微波消融术

　　这种手术方法直接对肿瘤进行消融变性，从而达到去除肿瘤的目的。手术操作简单、安全，可以在局麻下完成，甚至无须住院，适用于鼻咽顶壁表浅的微小病灶。

三　疗效分析

　　2000年，中山大学肿瘤防治中心报道，应用内镜微波术治疗rT_1期鼻咽癌27例，效果良好，除4例于3年内复发外，余23例均临床治愈，生存5、4、3、2、1年者分别为2、2、6、6、7例[1]。2009年，中山大学肿瘤防治中心再次报道，采用内镜下微波固化术治疗rT_1期鼻咽癌患者55例，术后局部复发5例，5年局部无进展生存率（local progression-free survival，LPFS）和OS分别为90.7%和93.6%，均无严重并发症[2]。据此，初步可认为对于rT_1患者内镜下行肿瘤消融效果满意。

　　相较于鼻咽切除术，该方法操作简单，无须长期外科训练，内镜医师即可操作。但其仍存在以下不足：①适应证窄。微波消融术仅适用于局限于鼻咽顶后壁中线附近、直径小于1.5cm的小结节，受众患者少。②难以获得手术切缘病理情况，手术效果无法准确评估。

第二节　光动力学治疗

　　鼻咽癌光动力学治疗的原理：血卟啉衍生物（HPD）进入人体后，能大部分聚集在鼻咽癌细胞中，经染料激光或氩离子（Ar⁺）激光的照射后，转变为单态氧，而单态氧可对肿瘤细胞产生破坏作用。与传统治疗（放疗、化疗、手术等）相比，光动力学治疗具有如下优点。①创伤较小：借助光纤、内窥镜和其他介入技术，可将激光引导到体内深部进行治疗，避免了开放性手术造成的创伤和痛苦；②适用性较好：该疗法对肿瘤细胞具有相对选择性和组织特异性，但对不同细胞类型的癌组织都有效，适用范围较广；③靶向性较准：光动力学治疗的主要攻击目标是光照区的病变组织，对病灶周边的正常组织损伤轻微；④可重复治疗：癌细胞对光敏药物无耐药性，可反复治疗多次。

一　手术适应证

　　（1）鼻咽癌放疗后局部病灶残留或复发，并经病理学检查证实。

　　（2）肿瘤病灶局限于鼻咽腔内，肿瘤侵入深度表浅（距鼻黏膜表面<0.5cm）。

　　（3）CT/MRI检查无鼻咽旁间隙侵犯。

　　（4）无颈部淋巴结转移和远处转移。

二　操作

　　光动力学治疗的光源有He-Ne激光、氩离子激光及染料激光等。用药方法以静脉滴注输入较多（图13-2）。

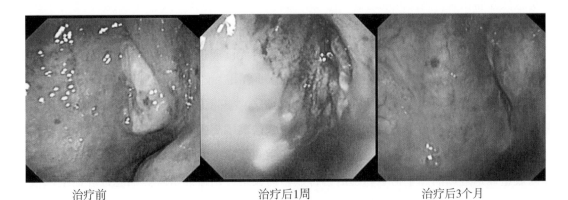

治疗前　　　　　　　　　治疗后1周　　　　　　　　　治疗后3个月

图 13-2　鼻内镜引导下鼻咽肿瘤光动力学治疗

　　（1）静脉给药。国内应用较多的光敏剂主要为HPD，先用HPD原液在前臂内侧皮肤做划痕试验，阳性反应者不宜用药，阴性反应者静脉给药。HPD按5mg/kg体重计算，加入5%的葡萄糖注射液250~500mL中稀释后慢滴，每分钟60滴。注射药物后48~72h按不同要求进行光照诊断或治疗。治疗过程注意避光，时间约1个月，有的学者强调3周内避免阳光直接照射即可。

（2）肿瘤组织照射。为提高疗效，可于用HPD后24h、48h、72h，通过球状或锥形导光纤维引导氩离子激光照射鼻咽腔3次，光纤端功率800mW。分左右两侧鼻腔入路，每侧照射30min。

（3）清理坏死组织。术后2~4周，定期清理光动力学治疗引起的鼻咽肿瘤坏死组织，直至鼻咽创面完全上皮化。

三　疗效分析

台湾大学医学院附设医院分别在2009年及2013年报道了磷酸钛氧钾（KTP）激光治疗复发鼻咽癌的疗效，结果如下：2009年，rT$_1$期12例，rT$_2$期16例，术后仅3例切缘阳性，2年OS分别为90.9%和38.5%；2013年，rT$_1$期25例，rT$_2$期8例，中位随访47个月（8~93个月），rT$_1$期患者中24%复发，rT$_2$期患者中50%复发[3-4]。据以上研究可见，其疗效尚不满意，现临床中较少使用。

第三节　低温等离子消融治疗

低温等离子消融技术是一种以等离子体为介质的手术方法。该方法采用固定低频率100kHz电流，以每秒小于1 000次的振荡，将NaCl等电解液激发成大量成对带电的正负离子，即低温等离子体。同时大量粒子在低频状态下获得了更长的加速时间，粒子加速运动最终形成带有足够动能的高速带电粒子，直接打断分子键，将蛋白质等生物大分子直接裂解成H_2、O_2、CO_2、N_2和甲烷等低分子量气体。类似准分子激光，以"微创"的代价完成对组织的切割、打孔、消融、皱缩和止血等多种作用。同时低频电流大大降低了分子间的摩擦产热，使上述手术操作都在40~70℃内完成，作用深度仅50~100μm，故术后炎症反应轻，恢复快。但其缺点是止血深度不够，不同操作者的学习曲线不同，需掌握使用技巧。

该技术优点如下：①切除精度高；②组织在消融之后即气化，术野清晰；③同时兼具切割、止血、吸引、冲水等多种功能，可避免鼻腔等狭窄空间进入多种器械而带来的手术操作不便；④术中温度为40~70℃，远低于常规电刀高达200℃以上的高温，术后的创面组织炎症反应小，一般不需修复创面；⑤不易损伤血管，显著降低了大出血的风险。因此，理论上相对于经鼻内镜鼻咽切除术，低温等离子消融会比电刀更具安全性、易操作性及推广性。

虽然低温等离子消融技术在肿瘤切除原则上与现行的"整块切除"不一致，但"整块切除"的出发点主要是避免肿瘤种植。低温等离子消融技术直接将肿瘤分层气化并吸出术区，极大避免了肿瘤种植的可能。目前低温等离子消融技术在复发鼻咽癌手术中的运用才处于初始阶段，临床效果还有待进一步的观察随访证实，但从技术层面来讲，低温等离子消融技术在降低经鼻内镜手术操作难度、提高手术安全性方面有着广阔的发展前景（图13-3）。

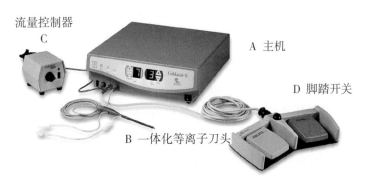

图 13-3 低温等离子消融系统

鼻内镜引导下的肿瘤微波消融手术方案是可行的，该手术操作简单、安全，但需要严格把握手术适应证。鼻内镜引导下的光动力学治疗则存在局部控制率欠佳、副反应较多等问题，还需进一步考虑其适用范围，可能作为辅助手段配合治疗会有不错的效果。低温等离子消融技术用于鼻咽癌的手术治疗效果还需进一步的临床试验证实，但其手术操作简单、炎症反应小、术野清晰等优点提高了经鼻内镜鼻咽恶性肿瘤切除的安全性、易操作性、可推广性，可能是未来鼻内镜手术技术的重要发展方向。

（刘友平 陈明远）

【参考文献】

[1] DENG M Q，MAI W Y，MO H Y，et al. Treatment of local recurrence of nasopharyngeal carcinoma in nasopharyngeal cavity with endoscopic microwave tissue coagulation[J]. Chinese Journal of Cancer，2000，19（7）：693-695.

[2] MAI H Q，MO H Y，DENG J F，et al. Endoscopic microwave coagulation therapy for early recurrent T1 nasopharyngeal carcinoma[J]. European journal of cancer（Oxford，England：1990），2009，45（7）：1107-1110.

[3] KO J Y，WANG C P，TING L L，et al. Endoscopic nasopharyngectomy with potassium-titanyl-phosphate（KTP）laser for early locally recurrent nasopharyngeal carcinoma[J]. Head & Neck，2009，31（10）：1309-1315.

[4] CHEN Y F，WANG Y F，WANG C P，et al. Magnetic resonance imaging following endoscopic nasopharyngectomy with a potassium-titanyl-phosphate（KTP）laser for early locally recurrent nasopharyngeal carcinoma[J]. Neuroradiology，2013，55（11）：1413-1421.

第十四章 ◇ 经鼻内镜鼻咽切除术

经鼻内镜鼻咽切除术（endoscopic nasopharyngectomy，ENPG）是在鼻内镜引导下将鼻咽癌复发病灶及其足够的安全边界进行连续、整块切除，在保证根治性切除和疗效的前提下，明显减小了常规鼻外入路手术的创伤。

第一节　经鼻内镜鼻咽切除术发展史

20世纪90年代后期，随着鼻内镜器械的发展及功能性鼻内镜外科技术的成熟，微创外科开始应用于鼻窦恶性肿瘤的治疗；21世纪初，经鼻内镜手术治疗局部复发鼻咽癌的探索也随之展开。

经鼻内镜鼻咽切除术的成功实施需突破以下三个技术瓶颈。

（1）如何经过狭窄的鼻腔整块切除鼻咽部恶性肿瘤并保留足够的安全边界，达到与鼻外径路手术一样的切除效果？2005年，Yoshizaki等[1]通过切除鼻中隔后份来增加器械操作的空间、改善可视化效果，并使用内窥镜固定器，使外科医生可以双手操作。2007年，中山大学肿瘤防治中心陈明远教授等[2]进一步提出"第三只手"助手辅助技术、"包饺子"整块切除理念和鼻咽"六面切除法"等一系列技术概念：术中由助手使用吸引器清除烟雾，并配合主刀医生辅助牵拉，成为主刀医生的"第三只手"，突破了鼻咽狭窄、操作困难的限制；通过周围正常组织包裹肿瘤的不接触原则，将肿瘤整块切除；鼻咽腔呈六面体状，周围大部分为骨质所包绕，内镜术中只要沿着鼻咽腔外骨面进行剥离、切除，就能切除鼻咽前壁、顶壁和顶后壁的黏膜，且不易伤及毗邻重要器官，做到根治性切除。2013年，Becker等开展尸头解剖研究后认为，鼻内镜手术可以控制的范围包括破裂孔上方、咽鼓管峡部后上方、翼外板外侧、头长肌和茎突咽肌后方、斜坡后上方、颅咽筋膜外侧，在此区域以内的肿瘤，均可在鼻内镜下根治性切除。据此可见，经鼻内镜鼻咽切除术可以实现以最小的生理代价彻底切除肿瘤的目标，切除范围与鼻外径路手术相仿甚至更大。

（2）如何妥善修复伤口？放射治疗和手术创伤均可造成鼻咽及颅底组织缺血、愈合能力下降，此为术后创面感染的重要原因，而当感染侵袭颈内动脉时则可诱发致死性颈内动脉出血，因此术后鼻咽颅底重建至关重要。由于鼻内进路无法使用鼻外径路常用的带血管游离皮瓣，因此既往多采用无血供游离皮片、黏膜片或肌肉浆等修复创面，效果极差。2007年，陈明远等率先报道采用带蒂中鼻甲黏膜瓣修复鼻咽切口，96%（24/25）的患者鼻咽创面均能够完全愈合，结果较为成功，但中鼻甲黏膜瓣面积过小，无法完全覆盖整个鼻咽创面[2-3]。为进一步扩大黏膜瓣修复面积，2012年，陈明远等报道采用面积更大的带蒂鼻中隔–鼻底黏膜瓣修复12例复发鼻咽癌患者的创面，其中包括2例二程放疗后复发的患者，修复成功率100%[4]。目前已出现了更多的颅底重建方法，例如，采用下鼻甲黏膜瓣、鼻腔外侧壁黏膜瓣、颞浅筋膜瓣及局部人工材料等修复。

（3）如何保护颈内动脉？常用的颈内动脉解剖标志：咽鼓管软骨可定位咽旁段颈内动脉，腭帆张肌可定位上咽旁段颈内动脉。若肿瘤侵犯咽旁间隙深部或伴有岩尖侵犯，可采用翼管、翼管神经定位破裂孔段颈内动脉，但该法需广泛暴露上颌窦、翼腭窝等鼻咽毗邻组织，创伤大，难度高。在精确定位颈内动脉的前提下，对于肿瘤或坏死病灶接近颈内动脉的患者，术前需行颈内动脉球囊闭塞试验（balloon occlusion test，BOT），评估误伤颈内动脉导致大出血、偏瘫的概率，对于BOT阴性且术中颈内动脉出血风险极高者，可以术前预防性栓塞颈内动脉，以减少大出血的发生。

基于以上3个问题的解决，经鼻内镜鼻咽切除术日臻成熟并得以广泛实践，见表14-1[5]。中山大学肿瘤防治中心陈明远教授[2]率先发表了鼻内镜手术切除复发鼻咽癌的论著：25例rT$_{1\sim3}$期患者中，24例均为连续、整块切除，手术切缘均阴性，术后均未放疗，1年OS、局部无复发生存率（local relapse-free survival，LRFS）分别为100%、86.0%。2009年，陈明远教授[6]于国际上再次报道了经鼻内镜鼻咽切除术治疗37例局部复发鼻咽癌患者，其中17例rT$_1$期，4例rT$_{2a}$期，14例rT$_{2b}$期，2例rT$_3$期。术后未追加放疗，仅1例切缘阳性，平均随访24个月，2年OS、LRFS、LPFS分别为84.2%、86.3%、82.6%，其中rT$_{1\sim2a}$期患者的局部复发率仅为4.8%（1/21）。以上研究显示了经鼻内镜挽救手术对于早期复发鼻咽癌良好的应用前景（表14-1）。

表14-1　经鼻内镜鼻咽切除术总结

作者	病例数	复发T分期	阴性切缘	随访时间/月	局部控制率	生存分析
Chen，et al，2007	6	3 T$_1$ 3 T$_{2a}$	100%	16～59 （平均29）	83%	
Chen，et al，2007	25	10 T$_1$ 13 T$_2$ 2 T$_3$	96%	3～31 （中位13）	12%复发	100%（1年OS） 86%（1年LRFS）
Chen，et al，2009	37	17 T$_1$N$_0$ 4 T$_{2a}$N$_0$ 14 T$_{2b}$N$_0$ 2 T$_3$N$_0$	97%	6～45 （中位24）	83%（2年LPFS） 86%（2年LRFS）	84%（2年OS）
Ko，et al，2009*	28	12 T$_1$ 16 T$_{2a}$	89%	3～48 （平均16）		59%（2年OS）： T$_1$ 91%，T$_2$ 39%

（续上表）

作者	病例数	复发T分期	阴性切缘	随访时间/月	局部控制率	生存分析
Castelnuovo, et al, 2010	8	4 T_1 1 T_{2a} 3 T_3		10～78（平均28）	$T_{1\sim2}$ 0复发 T_3 67%复发	88%（2年OS）[***]
Ho, et al, 2012	13	6 T_1 3 T_{2a} 2 T_{2b} 2 T_3	79%	3～49（平均24）	38%复发	100%（2年OS） 67%（2年LDFS）
Chen, et al, 2013[*]	33	25 T_1 8 T_2		8～93	T_1 24%复发 T_2 50%复发	57%（2年OS）[***]
Emanuelli, et a, 2014	8	T_1	100%	16～54（平均27）	13%复发	100%（2年OS） 88.9%（2年DFS）
Hsu, et al, 2014	9	5 T_1 2 T_2 2 T_3	78%	10～45（平均25）	11%复发	100%（2年OS） 80%（2年DFS）
You, et al, 2015	72	32 T_1 27 T_2 13 T_3		3～149（中位49）		77%（5年OS）：T_1 90%，T_2 60%，T_3 71%
Vlantis, et al, 2017	18	15 T_1 3 T_{2a}	83%	1～62（平均22）	6%复发	100%（2年OS） 90%（2年DFS）
Liu, et al, 2017	91	30 T_1 13 T_2 29 T_3 19 T_4	81%	4～109（中位23）		38%（5年OS） 65%（2年OS）： T_1 82%，T_2 47%， T_3 71%，T_4 37%
Tang, et al, 2019	55	25 T_1 20 T_2 9 T_3 1 T_4	93%	12～48（平均18）	9%复发	98%（1年OS） 93%（1年LDFS）
Chan, et al, 2019	85	T_3	64%[**]	平均42[**]		64.8%（5年OS）
Wong, et al, 2020	12	2 T_3 10 T_4	58%	6～63（平均45）	100%残留/复发	50%（5年OS） 25%（5年DFS）

*：采用KTP激光进行手术；**：开放式手术的统计结果；***：依据文献数据估测的统计学结果。

近年来，随着内镜技术的发展及术者经验的积累，经鼻内镜挽救手术的应用范围也在逐步扩展，目前已有报道应用于rT₄期鼻咽癌患者。2019年，复旦大学附属眼耳鼻喉科医院鼻颅底外科团队[7]对Castelnuovo教授提出的经鼻内镜鼻咽切除术的手术分型进行了优化，并建立了颈内动脉处理的分级策略。在新分型中，Ⅲ型手术切除范围可向外侧扩展至岩斜区外侧、颞下窝、中颅窝底（硬膜外）、眼眶及眶上裂、海绵窦及脑神经，用于处理rT₃期（旁中线区）和rT₄期（颅外）鼻咽癌；Ⅳ型手术在Ⅲ型手术的基础上对颈内动脉的斜坡段、破裂孔段和咽旁段进行暴露，可连同颈内动脉一起切除，也适用于侵犯中颅窝内的病变。该团队还指出，对于侵及颈内动脉者，若术前BOT阴性，可行颈内动脉闭塞，视病变侵犯程度切除相应颈内动脉；若BOT阳性，可联用颅内外血管搭桥术切除该段颈内动脉，以获得干净切缘。此方法无疑扩大了鼻咽部可切除范围，为局部晚期鼻咽癌患者提供了另一种根治性治疗选择。然而该类手术多为分块切除，难以遵循肿瘤外科原则；手术创伤较大，术中需切除咽鼓管、翼内肌等，易引起分泌性中耳炎和张口受限；因患者术野曾接受过照射，所以术后伤口延迟愈合易致鼻咽坏死（12.1%）、鼻咽部大出血（9.9%）、颞叶坏死（2.2%）等[8]；手术难度大、风险高，推广受限。有报道称ENPG治疗rT₄期患者的2年OS为36.8%[8]，而另一项类似研究显示5年OS为40%[9]。对比基于IMRT治疗的rT₃₋₄期鼻咽癌患者3年OS为47%~64%[10-11]、5年OS为27.5%~28.8%[12-13]，考虑到手术治疗方案均为高选择病例且病例数较少，生存数据偏倚较大，因此尚无法判断上述方法孰优孰劣。如此大范围的手术治疗是否为局部晚期复发鼻咽癌的最佳选择，仍需更多循证医学证据。

多项临床研究已证实经鼻内镜挽救手术是局限性复发鼻咽癌的首选治疗手段。一项荟萃分析显示[14]行挽救手术（开放入路及内镜手术）的779例患者，5年OS和疾病特异性生存率（disease-specific survival，DSS）分别为58%和63%，与二程放疗5年OS的26%~45%[15-16]相比，手术切除显然更具有优势；对于高分期肿瘤，ENPG较传统开放入路5年OS明显提高（66% vs 12%，P=0.009）。陈明远教授团队通过倾向性得分匹配得到72对肿瘤大小、分期等均衡分布的分别行ENPG和IMRT治疗的复发鼻咽癌患者队列，对比分析发现ENPG组5年OS（77.1% vs 55.5%）、DSS（82.5% vs 54.7%）均高于IMRT组，ENPG组相关病死率（5.6% vs 34.7%）、并发症发生率（12.5% vs 65.3%）和医疗成本（23 645.9元 vs 118 122.53元）均低于IMRT组，且多项生存质量评分显示ENPG组生活质量更好[17]。基于以上研究结果，我国《复发鼻咽癌治疗专家共识》指出，对于早期局部复发鼻咽癌，手术或放疗均可以应用，而对于区域复发患者，手术治疗为首选；英国鼻咽癌多学科指南明确手术治疗局部复发鼻咽癌为首选，放射治疗仅作为二线方案；美国国立综合癌症网络（NCCN）头颈部肿瘤临床实践指南将复发性鼻咽癌归于极晚期头颈部肿瘤，建议可手术切除的局部复发鼻咽癌可选择手术治疗，然而该指南并未明确定义复发鼻咽癌"可切除"范围的具体标准。

为了便于推广鼻咽癌微创外科治疗，2015年，陈明远教授团队在UICC/AJCC rTNM分期系统的基础之上，通过目前最大宗的复发鼻咽癌研究（n=894），建立了"复发鼻咽癌外科分期"[18]：首先确立复发鼻咽癌微创外科的"可切除"范围，即局限在鼻咽腔内（rT_1），或轻度侵犯咽旁间隙且距离颈内动脉大于0.5cm（rT_2），或局限于蝶窦底壁或翼突基底部骨质侵犯且距离颈内动脉、海绵窦大于0.5cm的局部复发病灶（rT_3），以及未浸润颈椎、臂丛神经、颈部肌肉、颈动脉的颈部复发病灶（$rN_{1\sim3}$），超出此范围视为"不可切除"。据此将UICC/AJCC临床的$rT_{1\sim4}$及$rN_{0\sim3}$各期均细分为"可切除""不可切除"两类（T分期共8亚组，N分期共7亚组），通过将相近HR值和相似临床特点的不同亚组重新组合，把复发鼻咽癌分为四期：①sⅠ期（微小病灶期），复发肿瘤局限在鼻咽腔，ENPG、IMRT、2D-CRT的5年OS分别为93.4%、71.1%、26.8%（$P<0.001$），故首选微创外科治疗。②sⅡ期（局限复发期），部分肿瘤虽超出鼻咽腔，但仍处于"可切除"范围内，ENPG和IMRT的5年OS分别为61.8%和53.8%（$P=0.14$），可见二者疗效相当，然而ENPG并发症更少、死亡风险较低，选择微创外科可能更好。③sⅢ期（广泛复发期），复发病灶已"不可切除"，IMRT、2D-CRT和单纯化疗的5年OS分别为27.7%、15.9%和16.2%（$P<0.05$），故首选IMRT。④sⅣ期（远处播散期），治疗上以姑息化疗为主，而单纯姑息化疗和联合放疗/手术5年OS分别为8.1%、16.4%（$P=0.482$），可见联合积极的局部区域治疗有助于提高疗效。

相对于经典的UICC/AJCC rTNM分期系统，新型"复发鼻咽癌外科分期"不仅能够更好地判断预后（ROC曲线下面积为0.68 vs 0.63，$P<0.001$），且能够帮助医生和患者选择更合理的治疗。

第二节　手术适应证和禁忌证

一　手术适应证

关于经鼻内镜手术治疗复发鼻咽癌的适应证和禁忌证目前尚无统一标准，国内外诊疗指南和共识观点不尽一致。

我国《复发鼻咽癌治疗专家共识》[19]指出，早期病变（$rT_{1\sim2}$期）可以采用手术治疗和放疗，晚期病变（$rT_{3\sim4}$期）则以精确放疗为主。英国多学科诊疗指南对复发鼻咽癌的治疗原则是以手术治疗局部复发为首选，手术不可行时方考虑再次放疗。美国国立综合癌症网络（NCCN）[20]头颈部肿瘤临床实践指南将复发鼻咽癌归于极晚期头颈部肿瘤，建议既往有放疗史的局部复发鼻咽癌患者首选手术治疗，术后辅以放疗或者化疗，或靶向药物治疗伴或不伴放疗。

目前，比较公认的可行经鼻内镜鼻咽切除术的适应证如下：

（1）肿瘤分化程度较高的初治鼻咽癌（如鳞癌Ⅰ、Ⅱ级，高、中分化腺癌等）或其他放化疗不敏感的鼻咽部恶性肿瘤（如肉瘤、腺样囊性癌等）。

（2）鼻咽癌根治量放疗后，鼻咽肿瘤残留或复发。

（3）肿瘤局限在以下范围（复发再分期参照UICC第七版鼻咽癌临床分期）：①肿瘤局限于鼻咽腔、鼻腔或/和口咽腔内（rT_1）；②鼻咽肿瘤伴有轻度咽旁侵犯，但肿瘤边缘距颈内动脉≥0.5cm（rT_2）；③鼻咽肿瘤侵犯蝶骨基底部且范围较局限，但未达蝶窦侧壁和斜坡（rT_3）。

（刘友平 陈明远）

二 手术相对适应证

本节提出了可手术切除区域的定义，约1/3的复发鼻咽癌位于这个可切除范围，可采用挽救性鼻内镜手术治疗[17]。大部分患者的复发病灶超出此范围，难以通过鼻内镜手术彻底切除，主要原因在于：①肿瘤病灶广泛浸润，手术难以彻底切除。②肿瘤病灶邻近颈内动脉，切除范围过大时，术中容易误伤颈内动脉引起大出血；切除范围过小时，容易导致肿瘤病灶残余，引起肿瘤复发。以上两类患者通常推荐放化疗，但毒副反应比较严重[10, 13, 16-17, 21-22]。为了使更多的复发鼻咽癌患者从手术治疗中获益，国内外学者进行了一系列探索性研究，逐步扩大了复发鼻咽癌鼻内镜手术治疗的相对适应证。

（1）$rT_{1~2}$期：基于肿瘤外科手术的基本原则（整块切除和无瘤技术），前面提到$rT_{1~2}$肿瘤病灶距离颈内动脉≥5mm者，可采用经鼻内镜鼻咽切除术治疗，属于可手术切除范围。然而对于肿瘤病灶距离颈内动脉<5mm者，鼻内镜微创手术难以做到肿瘤外科手术的基本原则，属于不可切除范围。主要原因在于肿瘤病灶邻近颈内动脉，手术误伤颈内动脉风险和切缘阳性率非常高。为了解决以上难题，中山大学肿瘤防治中心陈明远教授团队提出了颈内动脉预处理联合经鼻内镜鼻咽切除术治疗复发鼻咽癌的理念，使既往不可手术的复发鼻咽癌（复发病灶毗邻或侵犯颈内动脉）可以手术切除。

根据肿瘤与颈内动脉之间的距离，可将手术分为三个等级：第一，病灶距离颈内动脉<5mm且存在明显的正常组织间隙，预计可完整切除病变者，采用鼻内镜手术直接切除。虽然该方法治疗效果好，术后并发症发生率低，但是肿瘤病灶距离颈内动脉越近，颈内动脉损伤的风险就越高，就越容易导致肿瘤组织残留。需注意：鼻咽切除前需行颈内动脉球囊闭塞试验（BOT），评估术中误伤颈内动脉导致其破裂大出血后，紧急压迫或结扎颈内动脉导致偏瘫的概率。对于BOT阴性且误伤概率较大的患者，可以在鼻咽手术前，先在颈部暴露患侧颈内动脉，使用血管吊带轻松悬吊颈内动脉但不收紧结扎，倘若术中误伤颈内动脉导致破裂大出血，可以迅速提起血管吊带，紧急阻断颈内动脉血流，为颈内动脉破裂大出血的抢救赢得宝贵时间。

第二，当肿瘤病灶和颈内动脉距离极近（<3mm）但仍有少量组织间隙时，可先采用内镜辅助下经颌下-咽旁间隙径路，暴露并保护颈内动脉颈段全程，再联合鼻内入路行经鼻内镜鼻咽切除术切除鼻咽病灶，这就是鼻咽癌旁路技术。在旁路中，使用橡皮管或脑棉片保护咽旁间隙内的颈内动脉，可成功规避毗邻颈内动脉的复发鼻咽癌病变切除导致血管破裂风险大的难题。

然而，颌下-咽旁间隙径路的旁路手术难度大，创伤也较大，3级以上并发症的发生率为40%，包括鼻反流、吞咽困难、口角歪斜、咽瘘、肩关节活动度受限、皮瓣坏死等。此外，由于鼻咽肿瘤病灶切除后鼻咽伤口与颈部相连，因此术后鼻咽部创面修复至关重要。可使用带蒂鼻中隔和鼻底黏骨膜皮瓣覆盖鼻咽缺损以促进鼻咽创面愈合[3]。如果缺损未修复或修复失败，颈内创面术后无法维持无菌环境，则有可能引起咽瘘形成。另外，该方法只能提供颈段颈内动脉的保护，不能保证颈内动脉水平段或颅内段的安全，因此，此入路不适用于累及岩尖和海绵窦的肿瘤病灶。

第三，对于肿瘤病灶与颈内动脉之间没有明显的间隙或者病灶侵犯颈内动脉时，BOT阴性的患者，可采用预防性颈内动脉栓塞术，3~4周后再行鼻内镜下鼻咽切除术。由于患侧颈内动脉提前予以栓塞而不再有血流，因此术中即使切破甚至切除颈内动脉，也不至于引起致命性大出血，从而显著扩大了可切除范围。根据陈明远团队小样本前期临床探索，颈内动脉栓塞术联合经鼻内镜鼻咽切除术治疗近期疗效比较满意，手术相关并发症较少，暂时未观察到颈内动脉栓塞后脑卒中的发生。但需要注意：既往Linskey教授和Chen教授的研究发现，即使患者BOT为阴性，在颈内动脉永久性栓塞后仍有6%~7%的可能发生延迟性脑卒中[23-24]。颈内动脉栓塞术联合经鼻内镜鼻咽切除术为病灶毗邻或侵犯颈内动脉的复发鼻咽癌患者提供了一种新颖的治疗模式（图14-1），但该技术能否带来长期生存获益仍需要进一步的观察研究。

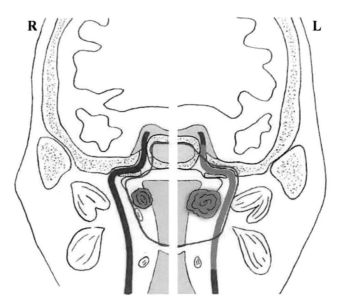

图 14-1　颈内动脉栓塞前后鼻咽可切除范围示意图

黑色阴影区域：肿瘤病灶。粗红线：正常颈内动脉。粗灰线：栓塞后的颈内动脉。右侧粉红线：颈内动脉未栓塞时鼻咽的可切除范围。左侧粉红线：颈内动脉栓塞后的鼻咽可切除范围。

（2）rT$_3$期：此分期鼻咽部肿瘤病灶多数已侵犯周围颅底骨质，包括斜坡、岩骨和蝶骨。鼻咽颅底骨质毗邻众多神经及血管，为脑血管及脑神经出入颅的重要结构，解剖结构复杂，此区域手术时易损伤重要的血管及神经引起相应的功能障碍，且鼻内镜下手术操作空间狭窄，骨组织难以整块切除，因此鼻内镜手术通常采用微电钻磨除受侵犯骨质。综合以上因素考虑，各专家团队最初定义的可切除范围为鼻咽肿瘤侵犯蝶窦底壁且较局限者。随着外科技术的进步，手术适应证逐渐扩大，颈内动脉栓塞后鼻咽癌手术切除范围可扩大至整个蝶窦基底底部及岩骨尖部（图14-1）。而斜坡受侵犯时，由于斜坡位置特殊，后方毗邻脑干及脑室，因此手术治疗时需权衡利弊：对于斜坡背面骨板未受侵犯者也可尝试手术切除；对于翼突受侵犯者，可以切除翼突结构及其毗邻肌肉，但术后可能导致患者张口或吞咽困难；对于鼻咽肿瘤侵犯鼻腔、鼻旁窦者，也采用手术切除，但鼻旁窦受侵犯者切除范围较广，尤其是侵犯颅底者，需做好妥善的颅底重建。

（3）rT$_4$期：当鼻咽肿瘤病灶为rT$_4$期时，往往具有以下特点，一是肿瘤病灶侵犯范围广，二是肿瘤病灶可侵及颅内及脑神经。对rT$_4$期鼻咽癌患者实施鼻内镜手术是非常困难的，但国内也有学者进行了探索，复旦大学附属眼耳鼻喉科医院鼻颅底外科团队将内镜下复发性鼻咽癌切除术分为4种类型：Ⅰ型适用于鼻咽和颅底中线病变，用于处理rT$_1$期和部分rT$_3$期复发性鼻咽癌；Ⅱ型在Ⅰ型基础上向外扩展至咽鼓管软骨段、咽旁间隙和岩斜区内侧，用于处理rT$_2$期复发性鼻咽癌；Ⅲ型在Ⅱ型基础上向外扩展至岩斜区外侧、颞下窝、中颅底、眼眶和眶上裂、海绵窦及脑神经，用于处理rT$_3$期（旁中线区）和rT$_4$期（颅外）复发性鼻咽癌；Ⅳ型用于处理侵犯颈内动脉和rT$_4$期（颅内）复发性鼻咽癌[25-27]。

复旦大学附属眼耳鼻喉科医院王德辉教授和余洪猛教授对于rT$_4$期鼻咽癌行鼻内镜手术治疗的研究发现，rT$_4$期鼻咽癌术后切缘阳性率为46.7%，2年OS为27.5%~36.8%[26, 28]，实现了rT$_4$期鼻咽癌的手术治疗。然而，对于颅内侵犯的肿瘤病灶，单纯鼻内镜手术技术难以做到根治性安全切除，需联合颅脑外科医生共同手术；对于颅外眼眶及眶上裂受侵犯的复发鼻咽癌，也需要在眼科医生的协助下进行[28]，手术难度高，创伤大，术后并发症多，只适合在少数外科综合能力强的医疗单位开展。此外，据报道，rT$_4$期鼻咽癌二程调强放疗3年OS为26.7%~33.9%[10, 21, 29]，5年OS为18.4%~30.2%[13, 21]，其疗效似乎不比手术治疗差。而且随着高效低毒的分子靶向药物治疗和质子重粒子放疗等先进放疗技术的不断涌现，rT$_4$期鼻咽癌是否需要手术治疗，仍然需要进一步探索和验证。

此外，面对鼻内镜手术无法根治切除的巨大肿瘤，鼻外入路手术也是解决以上难题的方法之一。2015年香港William Ignace Wei教授及其团队开展了一项颅外/颅内血管搭桥手术联合颌面入路治疗rT$_{3-4}$期鼻咽癌的研究[30]，研究共收入18位rT$_3$患者，14位rT$_4$患者，术后共13位（46.4%）患者切缘为阴性。中位随访42.6个月，5年总生存率和无病生存率分别为52.0%和54.2%。这一手术治疗方法给局部晚期复发鼻咽癌患者带来了新的希望，但是上颌骨摇门式手术在切除肿瘤的同时，需要暴露颅底鼻咽部区域，上颌骨需切断、外翻，软腭和硬腭必须分开（图14-2），创面非常大，面部会留下较大瘢痕，而且会导致严重的手术相关并发症，如软腭功能障碍、牙关紧闭、吞咽困难等。

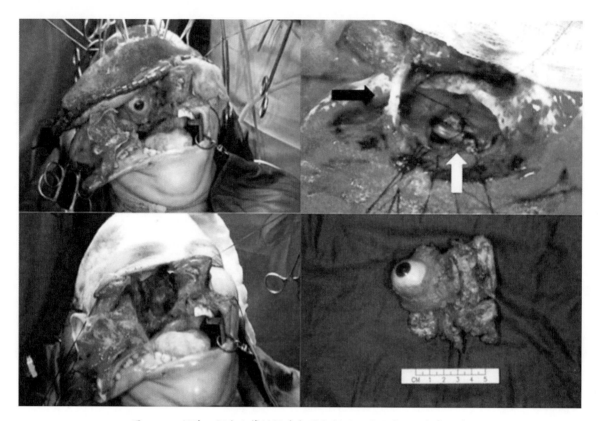

图 14-2　颅外 / 颅内血管搭桥手术联合颌面入路治疗 rT_4 期鼻咽癌

左上：鼻咽右侧壁肿瘤复发，侵犯眶尖并向颅内延伸。行颅面联合手术及眼眶剜除术。右上：从颅侧观察，可见功能正常的颅外/颅内搭桥（黑色箭头）和固有的颈内动脉（白色箭头），结扎此颈内动脉等待血栓形成。切除时将其与鼻咽肿瘤一并整块切除。左下：肿瘤切除后，术中冰冻切片检查切缘是否阴性。随后用微血管游离皮瓣重建颅底的巨大骨质缺损。右下：检查切除标本是否完整。

（王志强　陈明远）

三　手术禁忌证

经鼻内镜鼻咽切除术的禁忌证如下：

（1）远处转移者。

（2）心、肺等功能不佳不宜手术者。

（3）肿瘤范围或体积太大，估计在鼻内镜下无法彻底切除者。

通常，术前需要通过影像学（CT或MRI）和内镜检查了解鼻咽肿瘤的位置和大小，并结合病史（初治或复发）和肿瘤的组织学特点（腺癌、鳞癌或肉瘤），评估手术的可行性、手术切除范围和修复方法。鼻内入路难以直接暴露咽旁间隙内的颈内动脉，从而为咽旁间隙内肿物的切除埋下安全隐患。所以，合理选择手术适应证，避免咽旁间隙内的粗暴操作，对经鼻内镜鼻咽切除术的顺利实施至关重要。对于肿瘤病灶比较靠近颈内动脉、术中有可能误伤颈内动脉导致其破裂大出血的患者，鼻咽切除前需行BOT，评估误伤颈内动脉导致其破裂大出血造成偏瘫的概率，术中也可首先在颈部暴露患侧颈内动脉，并行颈内动脉悬吊，从而为手术误伤颈内动脉致破裂大出血的抢救赢得更多机会。

值得注意的是，关于肿瘤侵犯范围多大属于手术禁忌证，目前各方学者尚有争议。一般认为，为保证肿瘤的安全切缘，需将高危区域一并切除。最新前瞻性临床试验证实，对于肿瘤局限于鼻咽鼻腔，或有轻度咽旁间隙、蝶窦底壁侵犯的复发鼻咽癌，经鼻内镜手术可获得比挽救性调强放疗更好的生存预后，且治疗远期毒性反应率低，证实了手术在这一肿瘤侵犯范围内的有效性和安全性[31]。对于肿瘤广泛侵犯颅内、累及颈内动脉、累及海绵窦者，因不能保证安全切缘，故可能不适用经鼻内镜手术。目前也有学者探索使用经鼻内镜手术治疗rT$_{3-4}$期复发鼻咽癌并取得了一定的短期疗效，但仍缺乏前瞻性临床试验及循证医学证据支持。

第三节 手术操作流程

一 术前准备

（一）术者需考虑的问题

1. 是否应选择鼻内镜手术治疗

鼻内镜外科技术是一项综合技术，包括器械水平、术者技能和经验及健全的随访制度等，临床医生应对自身所处的环境有一个客观认识。这种认识的目的和重要性在于：在具体的病例手术适应证选择的问题上，在术者技术水平所能达到的范围内，既要充分发挥鼻内镜外科技术的优势，为患者解决病痛，又不能盲目选择自己力所不能及的手术，给患者带来不必要的痛苦。

2. 手术中可能出现的问题

尽管先进的手术技术和监视设备的辅助使鼻内镜外科技术得到普及，但手术的风险并未因此有明显下降，原因在于对手术风险的忽视和错误认识。术者除了对自身要有正确的认识外，更应对患者有全面充分的评估，对手术中可能出现的意外及应采取的措施有心理和物质上的准备，才能减少和避免可能出现的意外。

3. 手术风险及病情告知

（1）术中风险：①由于病灶接近颈内动脉，手术过程中可能损伤此动脉，导致大出血、休克甚至死亡。一旦出现颈内动脉破裂出血，术中需要紧急进行颈内动脉结扎术，而颈内动脉结扎后可能会引起同侧大脑缺血，从而导致偏瘫、偏盲和偏听等相关脑缺血症状，严重者可导致死亡。②手术过程中会损伤鼻腔黏膜，导致术后可能出现鼻炎、鼻窦炎、嗅觉下降和鼻甲粘连等症状。③手术过程中有损伤鼻中隔导致穿孔的风险。④损伤眶纸板可导致术后出现"熊猫眼"、复视等眼科症状。⑤损伤视神经管可导致视力下降，甚至失明。⑥损伤筛板可导致脑脊液漏和颅内感染等颅脑症状，需要进一步处理。⑦开放翼腭窝时可能损伤上颌神经导致面麻。⑧开放蝶窦时可能损伤海绵窦、视神经等，导致大出血、视力下降等症状。⑨切除斜坡或第一、二颈椎前弓等颅底骨质时，可能损伤脑干、脊髓等重要器官，导致严重的脑损伤症状，甚至死亡。⑩手术可能损伤后组脑神经导致相应的神经支配区域功能障碍，如吞咽困难、饮水呛咳、声嘶、视力障碍、复视等。⑪手术过程中肿瘤脱落细胞有种植他处的可能。⑫术中可能发现肿瘤范围超出术前影像学评估的范围，手术无法根治性切除，或者肿瘤靠近重要器官，术中需要临时调整或改变原手术方案，甚至中止手术。⑬术中可能需要进行气管切开术，而气管切开术又可能导致皮下气肿、伤口出血、气管脱落、肺部感染等并发症。

（2）术后风险：①鼻腔、鼻咽出血，甚至大出血。②伤口感染，愈合困难。③嗅觉减退，发音改变。④鼻腔填塞、颅底骨质暴露引起的头痛、鼻部不适。⑤术后应激性胃肠道反应，如腹胀、恶心、呕吐等。⑥黏膜瓣坏死（需重新修复）。

（3）疗效和预后：①复发鼻咽癌患者因曾行放疗，导致局部组织变性，血供不佳，因而可能出现手术创面愈合缓慢或感染，甚至迁延不愈形成颅底骨质坏死。②术后根据病理结果，可能需要再次手术，或者追加放疗、化疗等治疗。③肿瘤切除后仍有可能再次复发甚至发生全身其他部位的转移。

（二）术前技术准备

1. 阅读影像资料

术前MRI对于明确鼻咽肿瘤范围有着十分重要的参考价值，可以结合PET-CT对肿瘤拟切除范围做出充分评估。一般地，肿瘤位于侧壁、咽隐窝等位置时，建议加MRA以明确颈内动脉走行，避免因颈内动脉畸形等情况导致术中出血。

2. 术中可能出现问题的应急对策

要针对手术风险程度有计划地备血。复发鼻咽癌患者经历放疗后，颈部肌肉常见纤维化，部分患者可出现张口困难等问题，术前需请麻醉医师进行麻醉插管评估。有些患者张口尚可，但是可能存在颈项僵硬、会厌下沉等情况，插管不顺利的情况下，需要紧急气管切开。

3. 需要的手术器械和设备

鼻内镜手术设备包括监视系统、图像存储系统、视频转换器、硬性鼻内镜、强力冷光源等。鼻内镜手术器械如图14-3所示，从左至右依次为磨头和动力系统接头、动力系统手柄、标尺、长柄电刀头（2支）、压舌板、翘头息肉钳、直头活检钳、直头息肉钳、直吸头、弯吸头、带吸头的剥离子、剪刀、直钳、鼻窥。

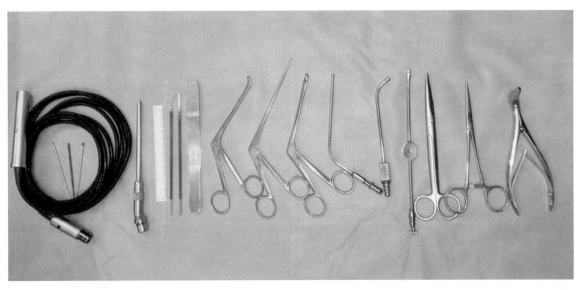

图 14-3 经鼻内镜鼻咽切除术手术器械

二 手术操作

经鼻内镜鼻咽切除术须在全麻下进行，在鼻内镜的引导下，通过双侧鼻腔将鼻咽肿瘤及其足够的安全边界连续、完整切除。病灶局限于鼻咽顶后壁、部分侧壁者，手术标识切缘时，前切缘应直达鼻中隔后柱前方1～2cm，上切缘可达后鼻孔上缘0.5～1cm，侧切缘和下切缘则根据肿瘤大小和位置个体化设计，其基本原则是保证0.5～1.0cm的安全边界。然后向后沿鼻咽穹窿骨质分离鼻腔后份和鼻咽顶壁。对于鼻咽侧壁有肿瘤者，只要肿瘤尚未侵及咽鼓管软骨或者咽口，均可保留咽鼓管咽口，以减少术后分泌性中耳炎的发生。在咽鼓管咽口后方、隆突背面切开黏膜后，沿着咽鼓管软骨向咽旁间隙分离，注意勿伤及颈内动脉，在完整分离鼻咽侧壁后，转向内侧，沿椎前肌肉与内侧切口汇合；下切缘通常于平软腭水平切断鼻咽后壁黏膜，完整游离整个鼻咽软组织后经鼻或者经口取出。肿瘤局限于鼻中隔者，距肿瘤外0.5～1.0cm处切除鼻中隔。肿瘤侵犯蝶窦基底部者，充分开放双侧蝶窦，在肿瘤外侧0.2～0.5cm处切除蝶窦底壁。肿瘤侵犯口咽者，还可通过口鼻联合入路进行手术切除。

手术后留取四周和肿瘤基底手术切缘标本送检，检测手术切除的范围是否足够。术后也可行鼻咽部MRI评估切除范围。对于根治性放疗后局部残留或者复发的患者，尽可能同期进行带血管蒂鼻中隔-鼻底黏骨膜瓣或中鼻甲黏骨膜瓣修复术，修复鼻咽创面，促进伤口愈合。

带血管蒂鼻中隔-鼻底黏骨膜瓣修复术的操作（图14-4）：电刀电凝标示黏膜瓣切口，沿鼻中隔一侧面后缘，经鼻底斜向右侧下鼻道，再向前至鼻阈后方0.5cm处经鼻底转向鼻中隔同侧面前端，之后沿中鼻甲水平分离，最后在蝶筛隐窝处下降至蝶窦开口水平或略高，保留后鼻孔与蝶窦开口之间黏膜，勿使之受损伤，作为黏骨膜瓣的带血管蒂（即保留鼻中隔后动脉血供），然后游离其余范围内整个一侧鼻中隔-鼻底黏骨膜瓣，保留鼻中隔后动脉血管蒂不离断，向后旋转鼻中隔–鼻底黏骨膜瓣其余部分，覆盖鼻咽创面。手术后每2～4周定期清理鼻腔和鼻咽分泌物，直至鼻腔和鼻咽创面完全上皮化。

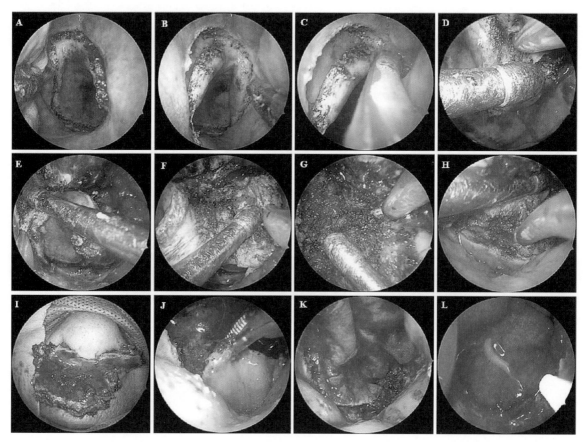

图14-4　经鼻内镜鼻咽切除＋带血管蒂鼻中隔–鼻底黏骨膜瓣修复术示意图

内镜探查肿瘤位于顶后壁，标识手术切口（A为右鼻腔视图，B为左鼻腔视图）；在鼻中隔后份切除鼻中隔后份黏膜作为前切缘（图C），切除鼻中隔后柱和犁骨，以提供更宽敞的手术空间；接着，沿鼻咽顶壁将鼻咽黏膜向后分离作为上切缘（图D）；在右侧，切开部分咽鼓管隆突，向咽旁间隙稍分离，切除鼻咽右侧壁（图E）；同右侧，切除鼻咽左隆突及左侧壁（图F）；然后，沿着斜坡继续向下分离鼻咽后壁黏膜（图G）；最后，平软腭水平切开鼻咽后壁黏膜，与鼻咽后壁切口汇合（图H）；完整切除整个鼻咽大体并经鼻取出（图I）；留取周围切缘组织送病理学检查（图J）；将带血管蒂鼻中隔–鼻底黏骨膜瓣向后旋转以覆盖鼻咽创面（图K）；最后，使用可吸收的纤维蛋白胶和明胶海绵来填塞鼻咽、鼻腔，以固定黏膜瓣和防止术后出血（图L）。

第四节　实　例　介　绍

患者诊断为鼻咽癌放疗后局部复发，分期为复发$T_2N_0M_0$ Ⅱ期（AJCC/UICC 2009分期），排除手术禁忌证后接受手术治疗。

（1）常规头颈部消毒铺巾后，在鼻内镜引导下，经过双侧鼻腔进行手术。探查可见鼻咽腔大致呈一个立方体形状，分为前、后、左、右、上、下六个切面，肿瘤位于右侧咽隐窝（图14-5）。

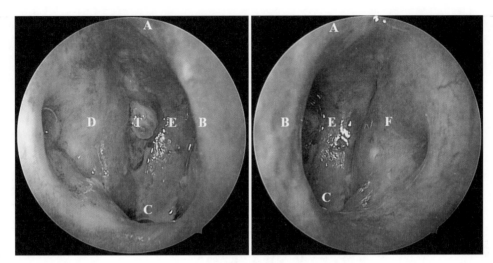

图 14-5　术前鼻咽探查

左：右侧鼻腔入路视图；右：左侧鼻腔入路视图。A. 鼻咽上切面；B. 鼻咽前切面；C. 鼻咽下切面；D. 鼻咽右切面；E. 鼻咽后切面；F. 鼻咽左切面；T. 肿瘤。

（2）手术切除前，在肿瘤外0.5~1cm处标识手术切口（图14-6）。手术计划沿着切口逐一切割分离这六个切面，像"包饺子"一样，利用周围正常组织包裹中央的肿瘤，将这个"立方体"整块切除。

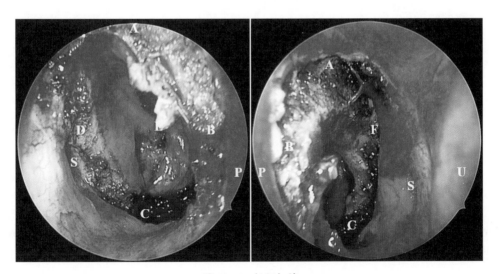

图 14-6　标识切缘

左：右侧鼻腔入路视图；右：左侧鼻腔入路视图。A. 鼻咽上切缘；B. 鼻咽前切缘；C. 鼻咽下切缘；D. 鼻咽右切缘；F. 鼻咽左切缘；P. 鼻中隔；S. 咽鼓管咽口；U. 下鼻甲。

（3）鼻咽前切面的主要解剖结构为鼻中隔。切开鼻中隔后份黏膜（图14-7左），暴露鼻中隔后柱骨质（图14-7右），使用微电钻将其打磨平整（图14-8），增大鼻咽操作空间，完成"立方体"前切面的游离。

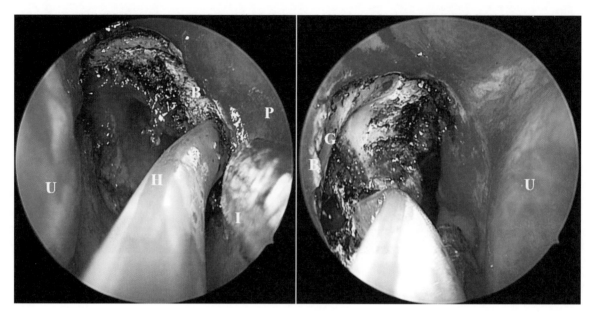

图 14-7　切除前切面

　　左：右侧鼻腔入路视图；右：左侧鼻腔入路视图。B. 鼻咽前切缘；G. 鼻中隔后柱骨质；H. 电刀；I. 直吸头；P. 鼻中隔；U. 右下鼻甲。

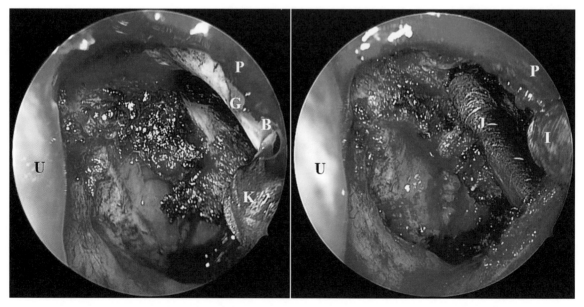

图 14-8　磨除鼻中隔后柱骨质

　　左：犁骨存在；右：磨除后犁骨消失。B. 鼻咽前切缘；G. 犁骨；I. 直吸头；J. 弯吸头；K. 微电钻磨头；P. 鼻中隔；U. 右下鼻甲。

（4）从后鼻孔上缘向后，沿鼻咽穹窿骨面分离，直至斜坡，完成鼻咽上切面的分离（图14-9）。

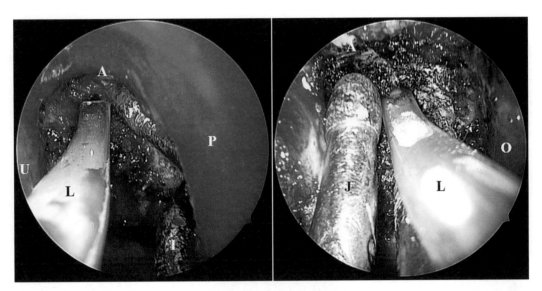

图 14-9　切除上切面

左：右侧鼻腔入路视图；右：左侧鼻腔入路视图。A. 鼻咽上切缘；I. 直吸头；J. 弯吸头；L. 电刀；O. 左隆突；P. 鼻中隔右侧面；U. 右下鼻甲。

（5）逐层切开左切缘的黏膜和椎前肌，直至斜坡骨面，完成鼻咽左切面的分离（图14-10左）。鼻咽黏膜血供丰富，为保障良好的视野，采用持续电凝进行软组织切割，做到"无血切除"。在右侧隆突背面切开黏膜后，向咽旁间隙分离，游离出鼻咽右侧壁，完成右切面的分离（图14-10右）。

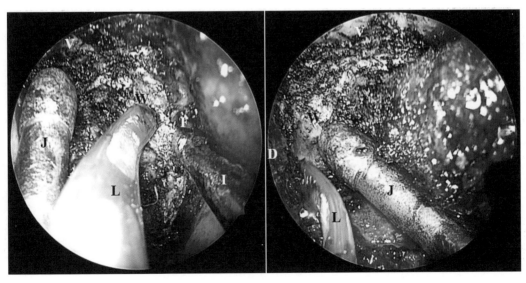

图 14-10　切除左切面（左）和右切面（右）

D. 鼻咽右切缘；F. 鼻咽左切缘；I. 直吸头；J. 弯吸头；L. 电刀；V. 斜坡骨质；W. 椎前肌。

（6）向下翻转、游离鼻咽顶后壁黏膜，沿着椎前筋膜或者椎前肌继续向下分离，完成后切面的分离（图14-11左）。平软腭水平，沿下切缘分层切开鼻咽黏膜和椎前肌，完成下切面的分离（图14-11右）。

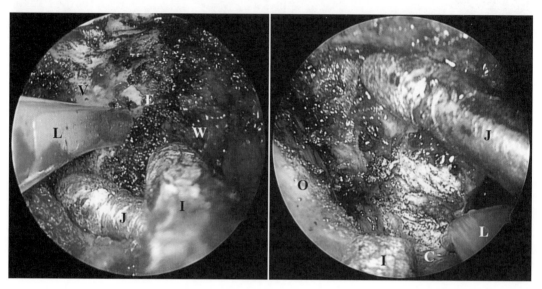

图14-11　切除后切面（左）和下切面（右）

C. 鼻咽下切缘；E. 鼻咽后切面；I. 直吸头；J. 弯吸头；L. 电刀；O. 右隆突；V. 斜坡骨质；W. 椎前肌。

（7）助手使用吸引器清除烟雾，并配合主刀医生，辅助牵拉，成为主刀医生的"第三只手"（图14-12），以突破鼻咽狭窄、操作困难的限制，向上与后切面汇合，游离出整个鼻咽大体。

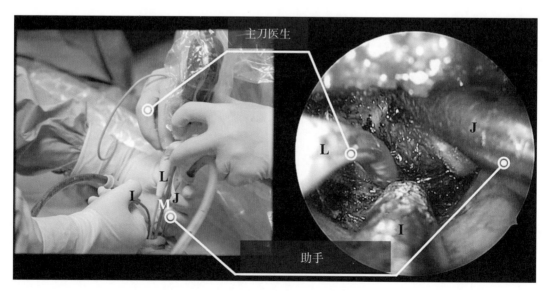

图14-12　"第三只手"操作图

主刀医生操作：内镜和电刀；助手操作：直吸头和弯吸头。I. 直吸头；J. 弯吸头；L. 电刀；M. 内镜。

（8）经鼻腔将大体标本取出后，可见肿瘤被包裹在大体标本的中央，周围有足够的安全切缘，达到了"包饺子"样整块切除的目标（图14-13）。

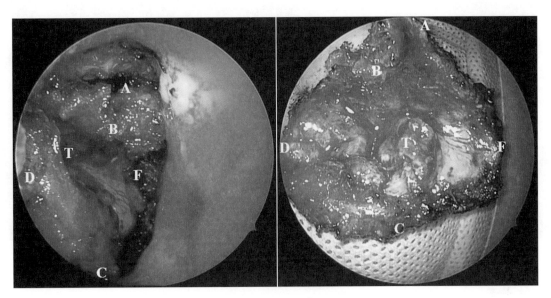

图 14-13　整块切除鼻咽大体

A. 鼻咽上切缘；B. 鼻咽前切缘；C. 鼻咽下切缘；D. 鼻咽右切缘；F. 鼻咽左切缘；T. 肿瘤。

（9）使用大量蒸馏水冲洗术腔，预防肿瘤种植（图14-14左）。钳取上、下、左、右、基底切缘送病理检查（图14-14右）。肿瘤切除之后，采用鼻中隔-鼻底黏骨膜瓣进行创面修复。在鼻阈后方0.5cm处标识和切开鼻腔黏膜（图14-15左），沿着下鼻道向后分离鼻底黏骨膜（图14-15右）。

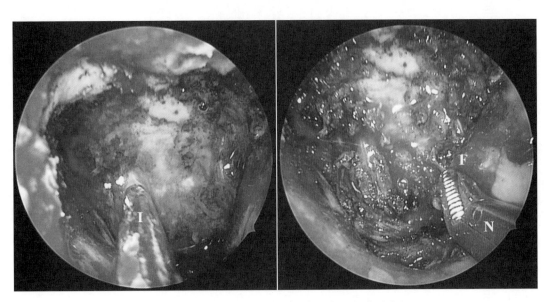

图 14-14　蒸馏水冲洗术腔（左）和留取切缘（右）

F. 鼻咽左切缘；I. 直吸头；N. 活检钳。

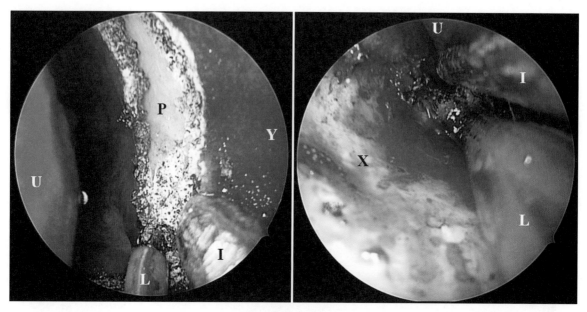

图 14-15　分离鼻中隔黏骨膜瓣（左）和鼻底黏骨膜（右）

I. 直吸头；L. 电刀；P. 鼻中隔骨面；U. 右下鼻甲；X. 右下鼻道骨质；Y. 右侧鼻阈。

　　（10）沿鼻背、鼻顶的方向分离鼻中隔黏骨膜（图14-16左），保留后鼻孔手术切缘与蝶窦开口之间的黏膜不受损伤，作为黏膜瓣的血管蒂，以确保鼻中隔后动脉不被离断（图14-16右）。

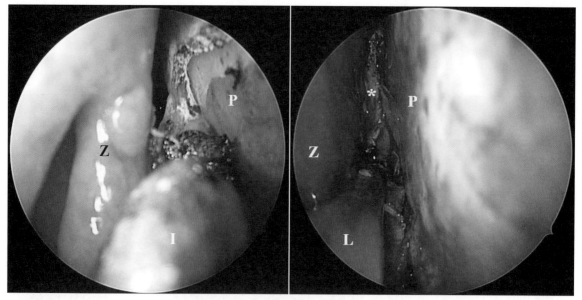

图 14-16　分离鼻顶黏骨膜瓣（左）和保留黏骨膜瓣蒂部（右）

I. 直吸头；L. 电刀；P. 鼻中隔右侧骨面；Z. 右中鼻甲；＊. 黏膜瓣蒂部。

　　（11）充分游离鼻中隔-鼻底黏骨膜瓣并向后旋转（图14-17左），轻柔平整地铺盖在鼻咽创面上（图14-17右）。

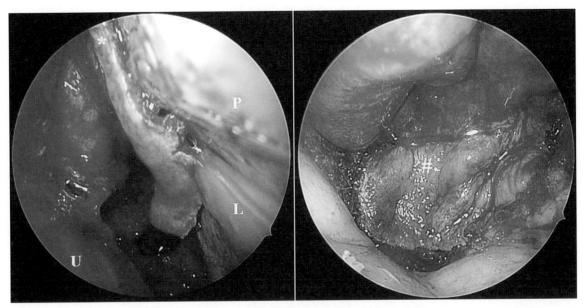

图 14-17　旋转黏骨膜瓣（左）并将其铺盖于鼻咽创面（右）

P. 鼻中隔右侧骨面；U. 右下鼻甲；L. 电刀；*. 黏膜瓣蒂部；#. 黏膜瓣。

（12）使用明胶海绵轻压黏膜瓣，使黏膜瓣紧贴于鼻咽创面，继续使用明胶海绵和生物胶分层固定、填塞鼻咽和鼻腔，防止术后出血（图14-18）。观察口咽无活动性出血后，顺利结束手术。

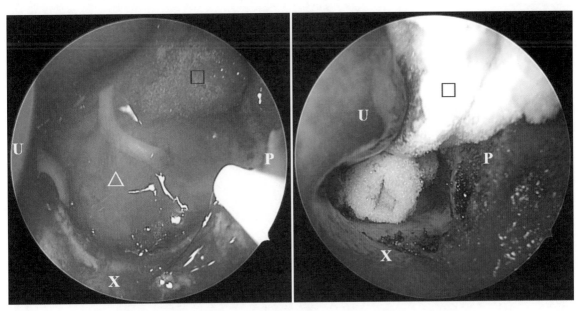

图 14-18　使用明胶海绵和生物胶分层固定、填塞鼻咽（左）和鼻腔（右）

P. 鼻中隔右侧骨面；U. 右下鼻甲；X. 鼻底骨质；△. 可吸收胶水；□. 明胶海绵。

第五节　多种鼻咽肿瘤的内镜手术操作

一　复发T₁期鼻咽癌

患者鼻咽癌放疗后鼻咽复发，肿瘤局限于鼻咽后壁，在肿瘤周围切开鼻咽黏膜，将肿瘤周围正常黏膜和鼻咽肿瘤整块切除。术前、术后及随访MRI显示切除干净，随访未见复发（图14-19至图14-22）。

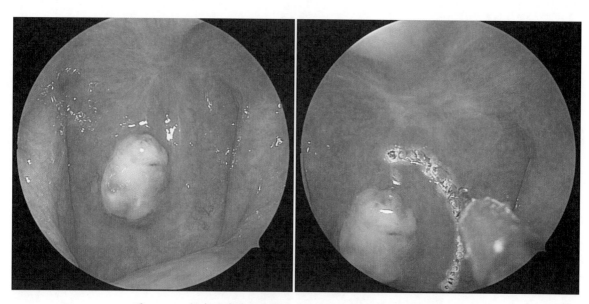

图 14-19　探查肿瘤位于后壁（左）和使用电凝标识切缘（右）

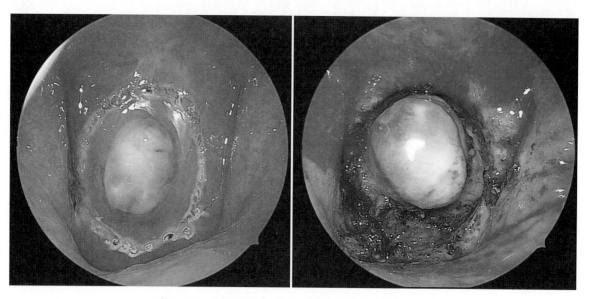

图 14-20　标识切缘（左）和完整切除肿瘤大体（右）

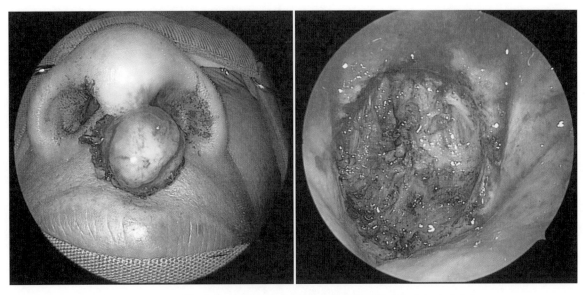

图 14-21　经鼻取出鼻咽大体（左）和肉眼观察鼻咽肿瘤彻底切除（右）

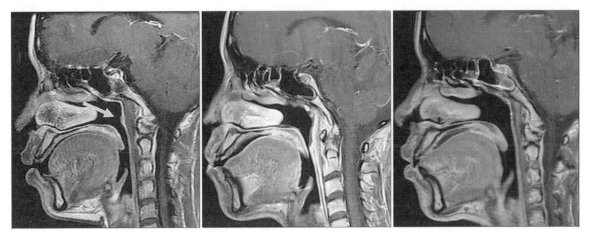

图 14-22　术前（左）、术后 3 天（中）和术后 1.5 年（右）MRI 对比

二　复发T₂期鼻咽癌

患者鼻咽癌放疗后鼻咽复发，肿瘤侵及鼻咽顶壁、左隐窝、左侧壁、左后鼻孔缘。切除范围前达鼻中隔后柱前约1.0cm，上达蝶窦前壁、底壁，右侧平隆突边缘切开鼻咽后壁黏膜，左侧切开蝶窦开口高度黏膜后向左下切开咽鼓管隆突，向左侧咽旁稍分离，沿着咽鼓管背面切出左隐窝后向中线分离，与右切口汇合后，向下分离鼻咽大体黏膜，直至平软腭水平离断黏膜，将整个鼻咽大体整块切除。肿瘤体积较大、切除范围较广时，可将鼻咽大体从口腔取出。术前术后MRI对比显示肿瘤区域切除干净（图14-23至图14-27）。

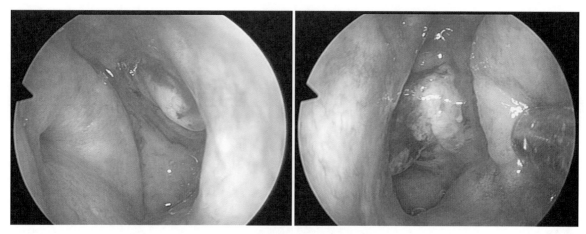

图 14-23　探查肿瘤位于鼻咽顶壁（左）并侵及左侧后鼻孔缘及左隐窝（右）

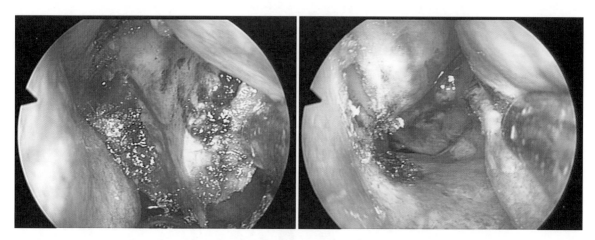

图 14-24　右侧后鼻孔切除范围（左）和左侧鼻中隔切除范围（右）

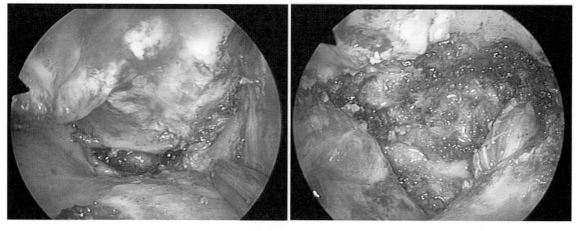

图 14-25　鼻咽切除范围（左）和切除鼻咽大体后的术野（右）

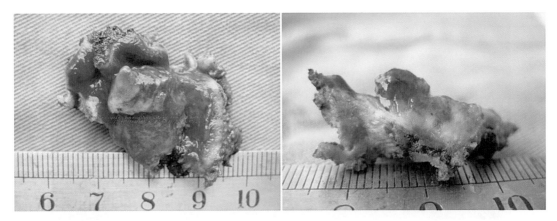

图 14-26　鼻咽大体（左）和剖面（右）

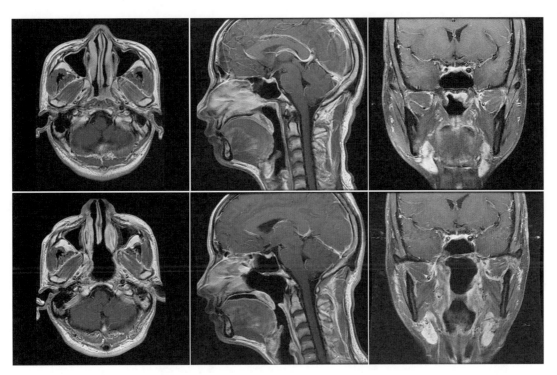

图 14-27　术前（上排）和术后（下排）MRI 对比

三　复发T₃期鼻咽癌

患者鼻咽癌放疗后鼻咽复发，内镜探查见鼻咽顶壁结节状肿物，结合术前MRI，考虑肿瘤侵犯蝶窦、鼻咽顶壁。切除范围前达鼻中隔后柱前约1.5cm，向上切开蝶窦前壁、底壁黏膜，使用磨头动力系统磨除蝶窦前壁、底壁骨质后，暴露蝶窦腔，可见肿瘤位于底壁，蝶窦后壁、侧壁黏膜未见受侵表现，将蝶窦肿瘤向下分离，两侧平隆突边缘向后切除鼻咽顶壁、部分后壁，向下达咽鼓管咽口下缘连线后离断黏膜，将鼻咽大体整块切除。术后MRI可见术前蝶窦及鼻咽顶壁范围内肿瘤消失，术后内镜显示蝶窦术腔黏膜生长良好（图14-28至图14-30）。

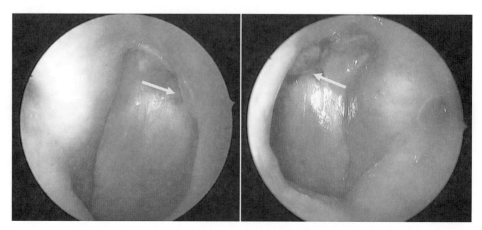

图 14-28　探查见肿瘤位于鼻咽顶壁

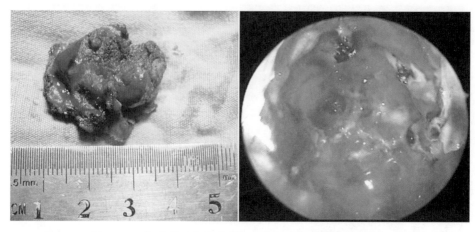

图 14-29　切除鼻咽大体（左）和术后 1 周内镜复查（右）

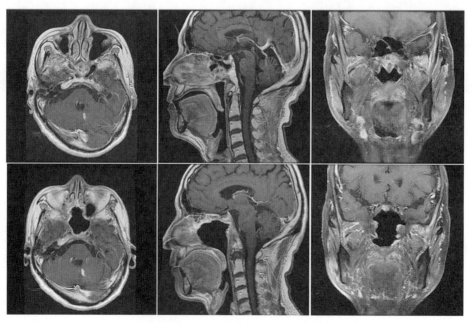

图 14-30　术前（上排）和术后（下排）MRI 对比

四　特殊类型鼻咽癌

1. 腺样囊性癌

见图14-31至图14-33。

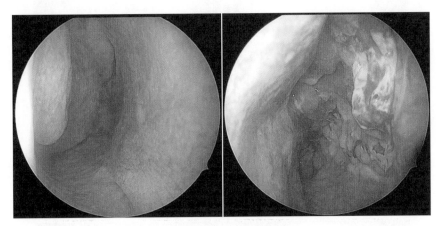

图 14-31　鼻腔探查见左侧鼻腔肿瘤（右）

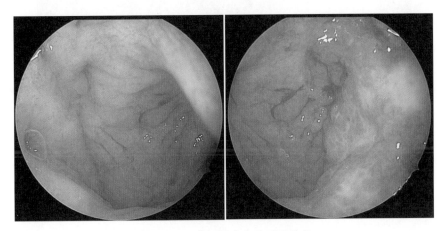

图 14-32　鼻咽探查未见明显肿物

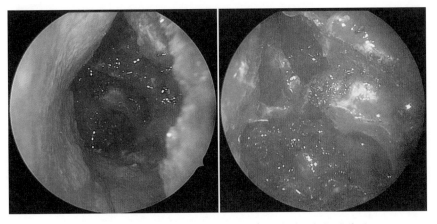

图 14-33　左侧鼻腔（左）和左侧后鼻孔缘（右）切除范围

2．鼻咽乳头状腺癌

见图14-34至图14-35。

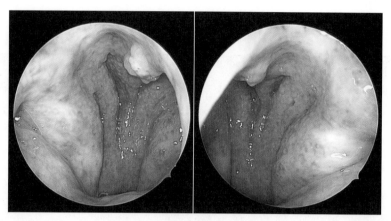

图 14-34　鼻咽顶壁见菜花状肿物

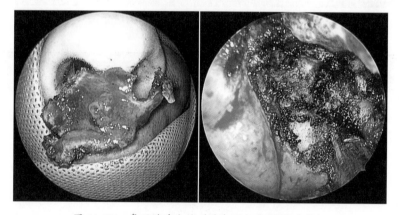

图 14-35　鼻咽肿瘤大体（左）及切除范围（右）

3．鼻咽部横纹肌肉瘤

见图14-36至图14-39。

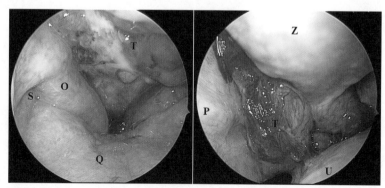

图 14-36　探查见肿瘤位于鼻咽顶后壁（左）且侵犯左侧鼻腔（右）

O. 隆突；P. 鼻中隔左侧面；Q. 软腭背面；S. 咽鼓管咽口；T. 肿瘤；U. 左下鼻甲；Z. 左中鼻甲。

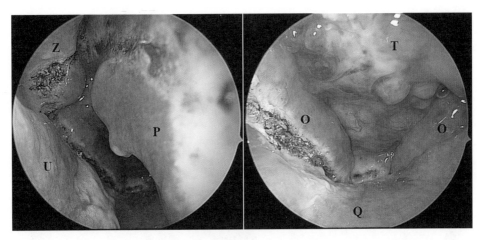

图 14-37 标识右侧鼻腔（左）和鼻咽切口（右）

O. 隆突；P. 鼻中隔右侧面；Q. 软腭背面；T. 肿瘤；U. 右下鼻甲；Z. 左中鼻甲。

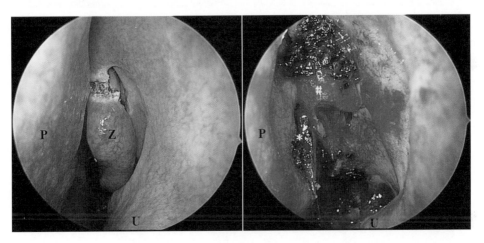

图 14-38 标识左侧鼻腔（左）和左中鼻甲及鼻腔肿瘤切除后内镜图（右）

P. 鼻中隔左侧面；U. 左下鼻甲；Z. 左中鼻甲；*. 切缘；#. 左中鼻甲残根。

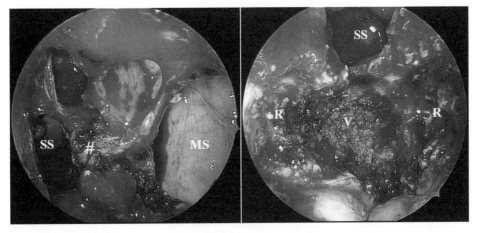

图 14-39 左侧鼻腔（左）和鼻咽（右）肿瘤切除后内镜图

V. 斜坡骨质；SS. 蝶窦；MS. 上颌窦；R. 咽隐窝；#. 翼突基底。

4. 鼻咽黏液表皮样癌

见图14-40至图14-43。

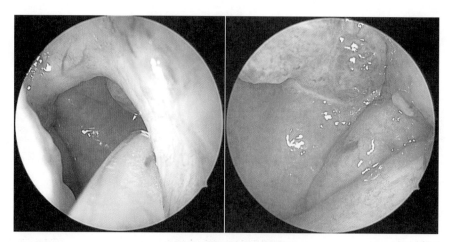

图 14-40　探查肿瘤位于鼻咽左顶后壁

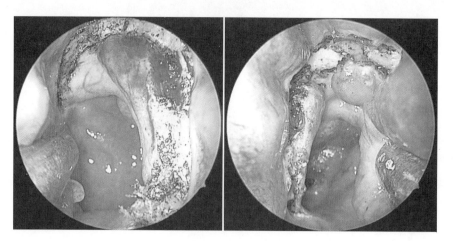

图 14-41　标识右侧鼻腔（左）和左侧鼻腔（右）切口

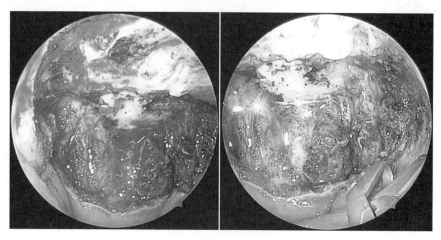

图 14-42　肿瘤切除后右侧鼻咽（左）和左侧鼻咽（右）内镜图

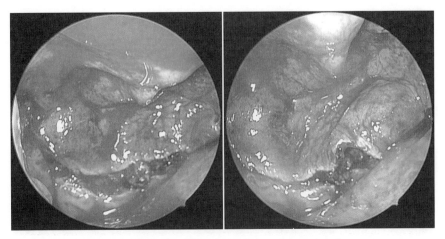

图 14-43 使用带血管蒂鼻中隔-鼻底黏骨膜瓣修复鼻咽创面

5. 鼻咽恶性黑色素瘤

见图14-44至图14-46。

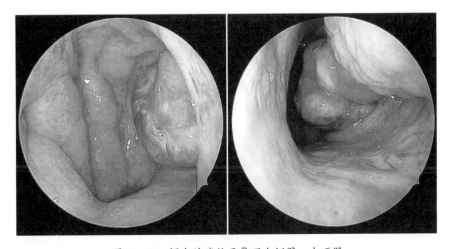

图 14-44 探查肿瘤位于鼻咽左侧壁、左顶壁

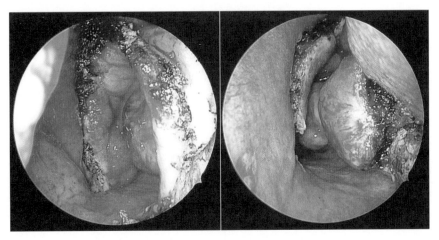

图 14-45 标识右侧（左）和左侧（右）鼻咽腔切口

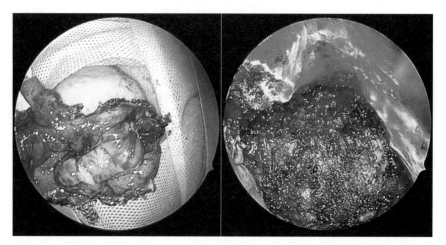

图 14-46　整块切除鼻咽大体（左）和鼻咽手术创面（右）内镜图

第六节　手术常见并发症及其处理

一　术中颈内动脉出血

颈内动脉出血后果相对危险，严重者可危及生命，故术前应行MRI、CT 1mm薄层扫描及三维重建、球囊闭塞试验（BOT）等检查，充分评估术中误伤的可能性和脑血管功能及代偿情况。对于鼻咽侧壁肿瘤的切除，术中要彻底止血，保持视野干净，切忌咽旁间隙内的粗暴操作。对于肿瘤病灶比较靠近颈内动脉、术中有可能误伤颈内动脉导致其破裂大出血的患者，术前可预先在颈部暴露患侧颈内动脉，并行颈内动脉悬吊，这样可为手术误伤颈内动脉致破裂大出血的抢救赢得更多机会。一旦发生颈内动脉破裂出血，应立即拉紧颈部血管吊带，快速鼻咽填塞，压迫出血点，然后请血管介入专家行血管栓塞或植入血管带膜支架止血等治疗。栓塞后应评估脑供血情况，有缺血缺氧、脑损伤等症状时，需请神经内科专家指导进一步的康复治疗。

二　术后出血

鼻内镜手术后鼻腔少量渗血是正常的，术后应注意：①观察鼻腔出血量，术后鼻前庭可放置棉球，防止血性分泌物流出，嘱患者及时吐出口腔血性分泌物，密切观察口咽有无活动性出血。②术后患者口吐的黑色胃内容物多为术中、术后咽下的血液，可不予处理，但需密切观察患者症状及血象等变化，以鉴别消化道出血等可能。③手术后嘱患者短期内不要用力打喷嚏、咳嗽等，以免影响鼻内填塞导致出血。④手术时如纱条填塞不充分，术后可引起渗血或出血，过早地拔除前后鼻孔填塞物也可能引起出血，拔除前应滴入石蜡油。中山大学附属肿瘤医院常用"免拔除鼻咽填塞"法，使用明胶海绵配合可吸收生物胶进行鼻咽鼻腔分层填塞，术后填塞物可自行吸收，无须进行填塞物拔除，从而可避免患者术后拔除填塞物的痛苦，也减少了拔除过程中鼻腔黏膜损伤造成出血的风险。⑤部分患者术后2~4周可出现鼻出血，多为鼻腔、鼻咽新生肉芽组织出血所致，要精准地找到出血点并予以电凝或压迫止血，注意要尽量避免大范围地填塞前后鼻孔，以免黏膜瓣受压坏死。

三 黏膜瓣坏死

带血管蒂黏膜瓣的常见坏死原因包括：①术中损伤鼻中隔后动脉，致黏膜瓣整体缺血坏死。一般建议黏膜瓣蒂部留取的面积稍宽些，以保证黏膜瓣的血供，然后在此基础上调整蒂部位置的高低以充分覆盖鼻咽创面。②鼻咽填塞物压迫黏膜瓣。手术结束时所用的鼻咽填塞物过多、过紧可压迫鼻咽黏膜瓣，这是黏膜瓣部分坏死较常见的原因。经鼻内镜鼻咽切除术后鼻咽填塞应以适形、固定、轻度压迫为原则，术中止血应尽量彻底，以利于黏膜瓣的充分生长。③二程放疗。二程放疗后鼻咽鼻腔黏膜血供明显变差，黏膜瓣坏死发生率显著高于一程放疗后的患者，在对二程放疗患者行带血管蒂鼻中隔-鼻底黏骨膜瓣修复术时，应尽量留足充分的蒂部黏膜，同时减少术中对黏骨膜瓣的损伤，术后可加用地塞米松、前列地尔等改善黏骨膜瓣的微循环血供。

四 鼻咽创面迁延不愈合

多因放疗所致，尤其多见于二程放疗后的患者，迁延不愈可形成颅底骨质坏死，其临床表现为鼻腔有恶臭、头痛、鼻出血等，如果不及时治疗，可能会导致颈内动脉破裂、脑膜炎等严重致死性并发症。其治疗手段有保守治疗和手术治疗两种。保守治疗包括抗感染、高压氧、鼻咽清理、鼻腔冲洗、予生长刺激因子等；手术治疗则是清除坏死骨和坏死组织以减轻或消除患者的临床症状，预防重大并发症，同时进行黏膜瓣或其他生物材料的修复。使用带血管蒂鼻黏骨膜瓣修复鼻咽创面、术后定期清理痂皮和护理伤口等可促进伤口愈合。

五 手术切缘阳性

留取的手术切缘若出现病理阳性，需要分析术中切除情况，对比手术前后影像，评估手术切除范围，如果存在再次手术的可能，可进行二次手术。如果是因紧靠颈内动脉等重要解剖结构而未能保证安全距离所导致的切缘阳性，可在术后增加放疗或化疗等治疗。

六　鼻甲粘连

常见于手术中操作粗暴，形成大面积黏膜裸露或严重擦伤的创面，或术后术腔局部处理不及时，对术后可形成较多封闭术腔的纤维素膜未及时清理所致。也有些患者的黏膜素质倾向于形成瘢痕，容易发生粘连。如果粘连范围不大，术后可于内镜下局麻后直接分离，并置明胶海绵隔离以防再次粘连。粘连范围广泛者需要全麻下行手术切除。

七　脑脊液鼻漏

多因行鼻中隔黏膜瓣修复术时，剥离黏膜瓣上缘位置太高以致损伤筛板所致，术中可见清亮液体流下。发现脑脊液鼻漏后，术中可切取大小适中的下鼻甲黏膜游离瓣修补漏口；若是术后发现脑脊液鼻漏，首先提倡保守处理，等待身体自然修复，患者保持头高位，避免咳嗽、打喷嚏、擤鼻和极度紧张等，同时给予缓泻剂，限制液量。保守治疗观察时间为2～6周，目的是减轻颅压。临床上对于是否使用广谱抗生素尚有不同意见，多数主张对有并发症和颅底骨折伴感染者使用抗生素，有主张使用激素和利尿剂者。对脑脊液压力增高者的有效处理是通过穿刺持续放液来降低脑脊液压力。如出现颅内出血、颅内积气、保守治疗无效的脑脊液鼻漏，则应考虑行手术治疗。脑脊液鼻漏最佳手术径路是颅外经鼻修复，内镜下找到漏口后，可采用自体黏膜瓣进行修复。一般术后常规应用可以透过血脑屏障的抗生素10～14天，半坐位卧床5～7天，低盐饮食，限制饮水量；高蛋白和高纤维饮食，避免便秘；避免用力擤鼻、打喷嚏、咳嗽。有颅内高压的患者，可静脉输入甘露醇降压。术后注意观察眼底视神经乳头变化和是否有头痛症状，防止高颅压引起脑积水或导致手术失败。填塞的明胶海绵可留置4周，4周后还未吸收者可内镜下取出。

八　分泌性中耳炎

手术切除咽鼓管咽口时容易引起咽鼓管功能障碍，致使术后出现分泌性中耳炎。其治疗除术后予以保守治疗之外，可行鼓膜穿刺抽液，严重者可行鼓膜切开置管。目前，有运用咽鼓管球囊扩张治疗慢性分泌性中耳炎的报道，其是否适用于鼻咽癌放疗手术后的分泌性中耳炎还有待进一步的研究。

九　鼻窦炎

经鼻内镜鼻咽切除术可能伤及上颌窦、蝶窦开口处黏膜引起窦口闭塞导致鼻窦炎。对于病情严重者可行鼻旁窦球囊扩张术扩张窦口并辅以激素治疗，也可内镜下行鼻旁窦开窗术。

十 伤口感染

对于伤口感染，若为继发性感染，可造成切口愈合不良，故手术前后应适当使用抗生素，以减少局部感染的机会。

十一 头痛

术后较持续的头痛常见于鼻咽切除后颅底骨质暴露，引起颅底骨质骨髓炎的病例。进行黏骨膜瓣修复后此问题基本可解决。

十二 呼吸困难

术后患者可出现软腭水肿、舌根后坠，鼻腔和鼻咽又被填塞，因而会出现呼吸困难，故术后应注意观察患者的呼吸情况，必要时行气管切开术。

十三 中耳感染

多因手术切除隆突或鼻咽填塞过久所致，故切除侧壁的患者，术前鼓膜置管、术后及时取出填塞物可以减少中耳炎的发生。

十四 嗅觉减退、发音改变

多因手术切及嗅区和鼻腔结构改变所致。部分患者术后可逐步恢复。

十五 颅内并发症

如肿瘤已破坏颅底骨质，或手术损伤颅底骨质、脑膜，可致颅内感染，但临床上较少见。

第七节　要点总结（"PASS"原则）

综上所述，我们将经鼻内镜鼻咽切除术要点总结为以下几方面（"PASS"原则）。

1. 病例选择（patient selection）

在进行手术之前，要对病灶进行充分的评估，不是所有大小的复发鼻咽癌都可进行手术切除，也不是所有的患者都适合行鼻内镜手术，手术相关的风险也应该在术前进行充分评估，包括术中出血风险、患者颈内动脉破裂出血后偏瘫或致死风险、肿瘤可否完整切除、安全距离是否能够得到充分保证等，这一系列问题都应作为病例选择的关键考虑点。

2. 手术路径（surgical approach）

选择合适的病例之后，需要设计合适的pSTV以保证肿瘤的彻底、有效切除，同时尽可能地减少对周围正常组织的损伤。制定pSTV的时候需要考虑肿瘤的性质、位置、大小、毗邻结构及患者的身体状况等多种因素。术中术者应该在内镜解剖引导下，严格按照pSTV的范围进行有效、完整的切除。充分、合理的pSTV可指导手术方案规划、术中手术切除和术后切除效果评估，是鼻内镜肿瘤切除手术疗效与安全的保障。

3. 术中技巧（surgical skill）

鼻内镜手术应避免粗暴操作，恰当的手术技巧能使得手术效率事半功倍，同时大幅度降低手术并发症的发生率。这些技巧包括：术前利用BOT进行手术出血风险评估；手术过程中，切除鼻中隔后柱以提供充分的手术操作空间；利用"第三只手"技术进行配合操作提高手术效率，减少误损伤；使用持续电凝进行切割达到"无出血切割"；采用"包饺子技术"用肿瘤周围正常组织黏膜包裹肿瘤以避免器械直接接触肿瘤，这符合肿瘤外科"无接触原则"并达到肿瘤的"整块切除"；使用带血管蒂黏骨膜瓣等对手术创面进行修复以避免创面迁延不愈合、颅底骨质坏死和出血；利用明胶海绵和可吸收胶水进行术腔填塞的"免拔除填塞"，以避免术后拔除填塞物时的痛苦和出血风险等。这一系列手术技巧的充分合理运用是手术顺利、安全进行的基础。

4. 术式标准化（standardization）

和一般的良性肿物切除及非肿瘤外科手术不同，肿瘤外科手术一般要求在切除肿瘤的同时保证足够的安全距离，以提高肿瘤局部控制率，减少微侵袭灶残留的可能。在经鼻内镜鼻咽切除术的效果评价中，我们也一般建议采用客观、有效的评价标准，包括以下4个方面。

（1）肉眼确认肿瘤切除干净。一般肿瘤医生都应具备肉眼辨别肿瘤和非肿瘤组织的能力，在手术切除时，在保证安全距离之外，应肉眼判断术野内是否还有肿瘤或疑似肿瘤组织残留。达到肉眼下肿瘤切除干净是手术有效的基本标准。

（2）手术切缘病理为阴性。在切除肿瘤大体之后，一般建议在手术创面四周及基底留取切缘送病理检查，这既是对手术切除范围的有效评价，也是评估术后是否需要进行后续其他治疗的重要参考。如果手术切缘为阳性，应根据肿瘤及切缘位置思考原因，并决定是否行二次手术或予以术后放疗等治疗。

（3）经术前术后影像对比确认肿瘤区域切除干净。一般建议术后1～2周内再次行MRI等影像检查，以客观评价肿瘤切除范围，同时评估黏骨膜瓣等的存活状态。在手术之前，术者可在术前影像上讨论并决定一个手术拟切除范围，这个范围一般要求在肿瘤之外的0.5～1.0cm，若靠近骨质或者颈内动脉方向，可将距离适当降至0.2～0.3cm。将术后影像上的术腔与术前计划切除范围进行对比，评估手术效果。

（4）术后长期随访无肿瘤进展。术后长期随访无肿瘤进展是最好的也是最有效的评定手术切除是否干净彻底的证据。所以术后进行有效的随访很重要。随着大量病例的累积，可以通过随访结果反向评估之前手术切除的有效性、安全性。

鼻内镜外科手术是治疗局限性复发鼻咽癌的一种微创、安全、有效的治疗手段。在运用该术式的过程中，如能充分把握"PASS"原则，那么鼻内镜外科手术将是局限性复发鼻咽癌患者首选的治疗方式。

（刘友平　陈明远）

【参考文献】

[1] YOSHIZAKI T，WAKISAKA N，MURONO S，et al. Endoscopic nasopharyngectomy for patients with recurrent nasopharyngeal carcinoma at the primary site[J]. Laryngoscope，2005，115（8）：1517-1519.

[2] CHEN M Y，XIANG G，WEN W P，et al. Salvage Surgical Operation via Endoscopic Transnasal Approach for Local Persistent or Recurrent Nasopharyngeal Carcinoma[J]. Chinese Journal of Cancer，2007，26（7）：673-678.

[3] CHEN M Y，HUA Y J，WAN X B，et al. A posteriorly pedicled middle turbinate mucoperiosteal flap resurfacing nasopharynx after endoscopic nasopharyngectomy for recurrent nasopharyngeal carcinoma[J]. Otolaryngol Head Neck Surg，2012，146（3）：409-411.

[4] CHEN M Y，WANG S L，ZHU Y L，et al. Use of a posterior pedicle nasal septum and floor mucoperiosteum flap to resurface the nasopharynx after endoscopic nasopharyngectomy for recurrent nasopharyngeal carcinoma[J]. Head Neck，2012，34（10）：1383-1388.

[5] 丁茜，陈明远. 局部复发鼻咽癌的外科挽救治疗[J]. 肿瘤防治研究，2020，47（4）：235-242.

[6] CHEN M Y，WEN W P，GUO X，et al. Endoscopic nasopharyngectomy for locally recurrent nasopharyngeal carcinoma[J]. Laryngoscope，2009，119（3）：516-522.

[7] LIU Q，SUN X C，YU H P，et al. Types of endoscopic transnasal nasopharyngectomy for nasopharyngeal carcinoma[J]. J Otolaryngol Ophthalmol Shandong Univ，2019，33（2）：39-45.

[8] LIU J，YU H P，SUN X C，et al. Salvage endoscopic nasopharyngectomy for local recurrent or residual nasopharyngeal carcinoma：a 10-year experience[J]. International journal of clinical oncology，2017，22（5）：834-842.

[9] WONG E H C，LIEW Y T，LOONG S P，et al. Five-year survival data on the role of endoscopic endonasal nasopharyngectomy in advanced recurrent rT3 and rT4 nasopharyngeal carcinoma[J]. The Annals of otology，rhinology，and laryngology，2020，129（3）：287-293.

[10] CHAN O S，SZE H C，LEE MC，et al. Reirradiation with intensity-modulated radiotherapy for locally recurrent T3 to T4 nasopharyngeal carcinoma[J]. Head Neck，2017，39（3）：533-540.

[11] NG W T，NGAN R K C，KWONG D L W，et al. Prospective，multicenter，phase 2 trial of induction chemotherapy followed by bio-chemoradiotherapy for locally advanced recurrent nasopharyngeal carcinoma[J]. Int J Radiat Oncol Biol Phys，2018，100（3）：630-638.

[12] ZOU X，HAN F，MA W J，et al. Salvage endoscopic nasopharyngectomy and intensity-modulated radiotherapy versus conventional radiotherapy in treating locally recurrent nasopharyngeal carcinoma[J]. Head Neck，2015，37（8）：1108-1115.

[13] TIAN Y M，HUANG W Z，YUAN X，et al. The challenge in treating locally recurrent T3-4 nasopharyngeal carcinoma：the survival benefit and severe late toxicities of re-irradiation with intensity-modulated radiotherapy[J]. Oncotarget，2017，8（26）：43450-43457.

[14] NA'ARA S，AMIT M，BILLAN S，et al. Outcome of patients undergoing salvage surgery for recurrent nasopharyngeal carcinoma：a meta-analysis[J]. Annals of Surgical Oncology，2014，21（9）：3056-3062.

[15] WEI W I，KWONG D L W. Current management strategy of nasopharyngeal carcinoma[J]. Clinical and Experimental Otorhinolaryngology，2010，3（1）：1-12.

[16] HAN F，ZHAO C，HUANG S M，et al. Long-term outcomes and prognostic factors of re-irradiation for locally recurrent nasopharyngeal carcinoma using intensity-modulated radiotherapy[J]. Clinical Oncology，2012，24（8）：569-576.

[17] YOU R，ZOU X，HUA Y J，et al. Salvage endoscopic nasopharyngectomy is superior to intensity-modulated radiation therapy for local recurrence of selected T1-T3 nasopharyngeal carcinoma—a case-matched comparison[J]. Radiotherapy and oncology，2015，115（3）：399-406.

[18] YOU R，ZOU X，WANG S L，et al. New surgical staging system for patients with recurrent nasopharyngeal carcinoma based on the AJCC/UICC rTNM classification system[J]. European journal of cancer（Oxford，England：1990），2015，51（13）：1771-1779.

[19] Committee of Nasopharyngeal Cancer of Chinese Anti-Cancer Association. Expert consensus on the treatment of recurrent nasopharyngeal carcinoma[J]. Chin J Radiat Oncol，2018，27（1）：16-22.

[20] COLEVAS A D，YOM S S，PFISTER D G，et al. NCCN guidelines insights：head and neck

cancers，version 1.2018[J]. J Natl Compr Canc Netw，2018，16（5）：479–490.

[21] HUA Y J，HAN F，LU L X，et al. Long–term treatment outcome of recurrent nasopharyngeal carcinoma treated with salvage intensity modulated radiotherapy[J]. Eur J Cancer，2012，48（18）：3422–3428.

[22] TIAN Y M，ZHAO C，GUO Y，et al. Effect of total dose and fraction size on survival of patients with locally recurrent nasopharyngeal carcinoma treated with intensity–modulated radiotherapy：a phase 2，single–center，randomized controlled trial[J]. Cancer，2014，120（22）：3502–3509.

[23] CHAN O S，SZE H C，LEE M C，et al. Reirradiation with intensity–modulated radiotherapy for locally recurrent T3 to T4 nasopharyngeal carcinoma[J]. Head Neck，2017，39（3）：533–540.

[24] LINSKEY M E，JUNGREIS C A，YONAS H，et al. Stroke risk after abrupt internal carotid artery sacrifice：accuracy of preoperative assessment with balloon test occlusion and stable xenon–enhanced CT[J]. AJNR Am J Neuroradiol，1994，15（5）：829–843.

[25] CHEN Y F，WANG Y F，WANG C P，et al. Magnetic resonance imaging following endoscopic nasopharyngectomy with a potassium–titanyl–phosphate（KTP）laser for early locally recurrent nasopharyngeal carcinoma[J]. Neuroradiology，2013，55（11）：1413–1421.

[26] 刘全，孙希才，于华鹏，等. 鼻内镜下鼻咽癌切除术的手术分型[J]. 山东大学耳鼻喉眼学报，2019，33（2）：39–45.

[27] 孙希才，刘娟，王欢，等. 内镜下复发性鼻咽癌71例切除及预后分析[J]. 中华耳鼻咽喉头颈外科杂志，2015，50（11）：890–895.

[28] 余洪猛，孙希才，宋小乐. 复发性鼻咽癌内镜手术治疗现状[J]. 中国现代神经疾病杂志，2019，19（4）：226–231.

[29] CHUA D T，SHAM J S，KWONG D L，et al. Locally recurrent nasopharyngeal carcinoma：treatment results for patients with computed tomography assessment[J]. Int J Radiat Oncol Biol Phys，1998，41（2）：379–386.

[30] CHAN J Y，WONG S T，CHAN R C，et al. Extracranial/intracranial vascular bypass and craniofacial resection：new hope for patients with locally advanced recurrent nasopharyngeal carcinoma[J]. Head Neck，2016，38（Suppl 1）：E1404–1412.

[31] LIU Y P，WEN Y H，TANG J，et al. Endoscopic surgery compared with intensity–modulated radiotherapy in resectable locally recurrent nasopharyngeal carcinoma：a multicentre，open–label，randomised，controlled，phase 3 trial[J]. The Lancet Oncology，2021，22（3）：381–390.

第十五章 ◇ 初治鼻咽癌的微创外科治疗

初治鼻咽癌首选放疗是不争的事实。然而，对初治鼻咽癌外科治疗的探索从未停止，尤其是近十年来鼻咽癌微创外科和早筛技术的迅猛发展，逐步改变了传统的一些治疗观点。

我国初治鼻咽癌的外科治疗发展史可大致分为传统外科辅助治疗、微创外科辅助治疗、早期鼻咽癌微创外科根治性治疗三个阶段。

第一节　传统外科辅助治疗

20世纪50年代之前，鼻咽癌的治疗实际上完全是放射治疗。但当时只有镭疗和深部X线治疗，加之影像学技术落后，放疗定位不精确，深部放疗剂量不足，因此患者放疗后容易复发，且并发症严重，5年治愈率约为15%[1]。50年代后期，我国引进了穿透能力更强、皮肤表面剂量更低的^{60}Co治疗机，5年生存率提高至45%左右。这一治疗结果仍不尽如人意，为了减少鼻咽癌的复发，提高生存率，耳鼻咽喉科医生提出了外科辅助治疗的新观点。魏能润等[2]认为在早期病例中联合手术，可以提高原发病灶的根治率，减少复发，并从五六十年代开始逐渐对初治鼻咽癌的手术放疗综合疗法进行探索。

初治鼻咽癌患者采用的手术入路主要是上腭U形切口硬腭开窗法。术者于上腭处做U形切口，翻开上腭黏骨膜后，于骨膜下分离直至软腭部分，为扩大视野，可视需要凿去鼻中隔后端和硬腭后缘，而后进入鼻咽腔，直视下切除原发癌灶。术后鼻咽腔内再用镭疗，颈部加用外照射治疗。腭入路优点在于操作简便，手术损伤较小，术后并发症少；缺点是术野狭小，仅适用于局限于鼻咽部中线附近软组织（如顶前壁和顶后壁）的病灶，且无法暴露颈内动脉，不适用于鼻咽侧壁尤其是伴有咽旁间隙侵犯的病灶，张口困难的患者亦不适用。为了保证手术切除的彻底性，避免不必要的损伤，耳鼻咽喉科医生强调必须严格把握手术适应证，主要包括：①鼻咽癌范围局限于鼻咽部；②未有颅底骨质破坏或脑神经症状；③无远处转移；④无颈部淋巴结转移，或颈部淋巴结肿块无广泛粘连和固定；⑤患者全身情况较好，能耐受大手术和术后放疗。然而当时的相关文章均无正式生存率的统计，因此无法评价手术联合放化疗的疗效是否优于单纯放疗或放化疗。

20世纪90年代以后，常规二维放疗辅以X线模拟定位机、CT诊断、低熔点铅挡块和面颈联合野等技术，使得靶区勾画准确性提高、深部照射剂量增加，疗效得到显著改善，然而放射毒性仍较严重。为此部分耳鼻咽喉科医生再次提出"手术辅助放疗进一步提高疗效，术后减量放疗减少放射毒性"的新观点[3-5]。

但这些研究存在着证据不充分的共性问题，且不以根治性切除为目的，违背了肿瘤外科学原则，未能科学证实术后减量放疗能给患者带来生存获益，反而使得患者在放化疗的不良反应基础上增添了开放式手术的创伤。屠规益教授[6-8]曾针对此现象连续发表了多篇文章以呼吁耳鼻咽喉科医生在没有循证医学证据的支持下，不可轻易开展"手术为主治疗鼻咽癌"的临床试验；若想证明外科辅助治疗的确有益于初治鼻咽癌患者，则需在充分理解肿瘤学知识的前提下，科学严谨地设计临床试验，并提供确切的统计学资料。洪明晃教授和郑亿庆教授[9]亦同时撰文评论：鼻咽癌所处的部位和病理类型及当时先进的放疗技术决定了手术治疗不占优势，外科辅助治疗并不能使初治鼻咽癌患者获益。

第二节　微创外科辅助治疗

目前ENPG已可以替代二程放疗，成为复发/残留鼻咽癌的首选方案，这一技术革命无疑给初治鼻咽癌的外科探索带来了新希望。同时，放疗技术的发展使得IMRT成为初治患者的首选治疗手段，它可以最大限度地提高靶区照射剂量、降低周围正常组织受照剂量，提高肿瘤局部控制率，减少晚期放射毒性，从而显著改善患者的生存质量。面对两大技术的碰撞，"在微创外科减少传统鼻外入路手术后遗症的前提下，术后减量放疗能否真正给初治患者带来生存收益"成为这一时期耳鼻咽喉科医生探索的新问题。

邱前辉等[10]报道了鼻内镜微创手术后放化疗治疗局部晚期鼻咽癌患者45例，5年OS为76.0%（Ⅲ期87.5%、Ⅳ期70.3%）。随后该团队再次报道了10例微创手术联合高强度化疗治疗的早期鼻咽癌患者（$T_{1\sim2}N_0M_0$，Ⅰ期8例、Ⅱ期2例），2年OS为100%，1例术后9个月淋巴结复发，随之接受了鼻咽及颈部放疗。1例10年后局部复发。术后所有患者均避免了口干、听力下降、吞咽困难等放疗并发症[11]。司勇峰等[12]比较了手术联合放化疗（N_1期同时行颈清扫术）与单纯放化疗治疗早期鼻咽癌患者的疗效（各组包含Ⅰ期25例、Ⅱ期39例），其中手术组和放化疗组的中位放疗剂量分别为60Gy和72Gy。结果显示：手术组的5年OS高于对照组（98.44% vs 84.21%，$P=0.007$），但两组无病生存率（DFS）无统计学差异；亚组分析显示联合手术仅给N_0期患者带来生存获益；手术组疼痛、口干、生理状态等生存质量评分均优于放化疗组（$P<0.05$）。赵丽娟等[13]采用微创手术初治35例Ⅰ~Ⅳ期鼻咽癌患者，除6例予减量放疗（60Gy）外，其余均术后补充放化疗。结果显示Ⅰ~Ⅱ期患者的1、2、3年OS均为87.50%，而Ⅲ+Ⅳ期患者分别为100.00%、100.00%和87.5%；减量放疗者术后口干等不良反应程度明显较轻。

以上研究结果初步提示：①术后减量放疗有可能提高患者的生存质量；②微创手术有可能

给无淋巴结转移的早期鼻咽癌患者带来生存获益。然而由于试验设计欠严谨，术后放化疗强度较大，联合手术治疗的优势未能充分体现，无法科学证实术后减量放疗比单纯放疗更有效。

我们认为鼻咽癌外科治疗的关键在于严格把握手术适应证：①微创手术在复发/残留鼻咽癌中的成功经验不能简单复制到初治患者身上。复发患者经过首程放疗后，鼻咽原发病灶与转移淋巴结之间的淋巴通道被放射线封闭，因此只需将鼻咽部、区域淋巴结等孤立病灶进行扩大切除就可达到根治目的，而初治鼻咽癌即使将原发病灶和颈部淋巴结根治切除，仍然始终存在淋巴管无法切除和淋巴结继发转移风险大等难题；另外，复发病灶对放疗不敏感，再程放疗效果不佳，且后遗症严重，而挽救手术能够直接切除放疗不敏感的病灶，但对于初治患者，调强放疗疗效好，后遗症较轻，因此在放化疗基础之上增加外科干预必要性不足。②虽然目前单纯内镜手术已可以治愈多种早期恶性肿瘤，如声门癌、食管癌、胃癌等，可以启发"微创外科治愈初治鼻咽癌"的新思路，但是需认识到上述肿瘤首选治疗方案即为手术，并非内镜外科兴起之后再开展的。③单纯内镜手术治疗早期肿瘤的目标均是"彻底治愈并减少治疗后遗症"，因此需严格选择病例以保证单纯微创手术就能彻底切除肿瘤，避免放化疗给患者带来额外痛苦；反之，若无法根治性切除，则很难取代原有的一线疗法，并取得同行的广泛认可。

第三节　早期鼻咽癌微创外科根治性治疗

由于临床上的确存在部分初治患者因无法接受放疗后遗症或身体情况、特殊疾病不允许而拒绝放疗的，比如幼儿、孕妇、空间幽闭症者等。对于这类患者，手术似乎是唯一可能的根治性选择。那么微创手术是否能够在一定程度上替代放疗？哪种患者能够最大程度获益？

近年有研究指出，体积较小的原位肿瘤和转移淋巴结的复发率及远处转移率更低[14-16]，如颈部淋巴结最小轴径<7mm时，颈部各分区淋巴结转移率低于8%[17]。这提示如果严格挑选鼻咽部肿瘤及咽后、颈部淋巴结小的极早期患者进行鼻咽微创手术，则术前存在超越鼻咽腔的微转移灶的风险将显著减少，术后一般无须放化疗或预防性颈清扫等辅助治疗便可能达到根治效果。且随着鼻咽癌早筛技术的发展，更多的早期患者被发现。季明芳等从825例鼻咽癌高风险健康人群中（VCA/IgA和EBNA1/IgA阳性）筛选出52例鼻咽癌患者，其中73%为早期患者[18]。Chan等从20 174例鼻咽癌筛查队列中发现了309例（1.5%）间隔4周的两份血浆EB病毒DNA均为阳性的鼻咽癌高危人群，并最终筛选出34例鼻咽癌患者，其中47%为Ⅰ期[19]。

以上研究为实现早期鼻咽癌的外科根治治疗提供了理论依据。2019年，中山大学肿瘤防治中心陈明远教授团队报道了10例经鼻内镜治疗的初治Ⅰ期鼻咽癌患者[20]（图15-1）。病例纳入标准严苛：①T_1期，且肿瘤最大直径≤1.5cm，以达到根治性切除并减少潜在局部复发、远处转移风险的目的。②经MRI和/或PET-CT检测咽后淋巴结和颈部淋巴结最短轴径分别不超过

0.4cm、0.6cm，淋巴结转移可能性极低。③肿瘤边缘距颈内动脉≥0.5cm，以减少术中误伤颈内动脉导致大出血的风险。

该研究同期搜集了329例IMRT治疗的初治Ⅰ期鼻咽癌患者。结果显示，经鼻内镜治疗的患者5年总生存率、无局部复发生存率、无区域复发生存率和无远处转移生存率与IMRT治疗患者相似（100% vs 99.1%，100% vs 97.7%，100% vs 99.0%，100% vs 97.4%，$P>0.05$）（图15-2）。此外，与IMRT相比，ENPG组的医疗费用减少，疼痛、吞咽、口干、唾液黏稠等多项生存质量评分得到显著改善，为少数拒绝放疗或者无法放疗的初治Ⅰ期鼻咽癌患者提供了一个安全有效的新选择。

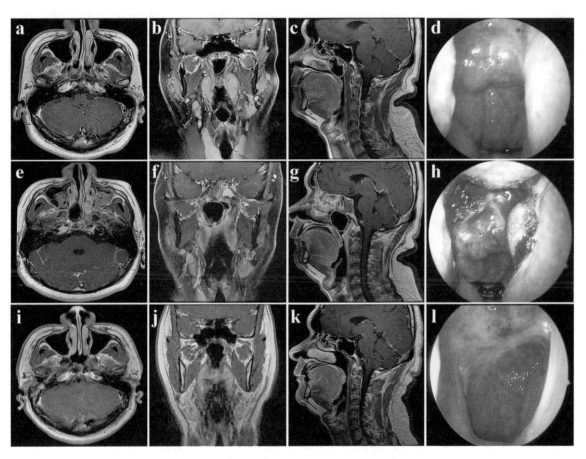

图 15-1　经鼻内镜鼻咽切除术治疗初治Ⅰ期鼻咽癌

　　a、b、c图为术前MRI图像，红圈为肿瘤区域，黄圈为拟切除区域；d图为术前内镜图，可见肿瘤位于右侧顶后壁。e、f、g图为术后1周内MRI图像，黄圈拟切除区域内组织切除彻底；h图为术中标识的肿瘤切除范围。i、j、k、l图为术后10年复查的MRI图像和内镜图，可见鼻咽创面再上皮化，未见肿瘤复发。

新加坡国立癌症中心Melvin教授[21]在该文的同期评述中认为，面对"初治鼻咽癌患者不可避免放射性损伤"这一临床问题，该研究旨在探讨在确保早期鼻咽癌患者生存率不降低的前提下，"颠覆性创新"地探究微创手术替代调强放疗的可能性，推动了鼻咽癌治疗的发展。初步

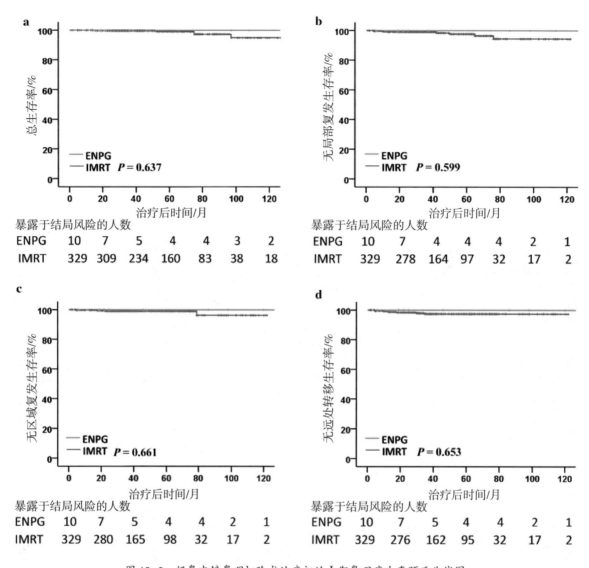

图15-2　经鼻内镜鼻咽切除术治疗初治Ⅰ期鼻咽癌生存预后曲线图

结果较为理想：手术组所有患者随访期间均未复发，未发生严重的术后并发症，且微创手术生存质量较高，初步成本效益分析表明优于调强放疗。然而此方案在临床应用中仍充满挑战，主要包括：①该研究样本量小，仍需不同研究单位进行更多临床试验来证实其普适性；②病例选择程序较烦琐，需用MRI和/或PET-CT检测患者淋巴结大小；③术中需广泛切除鼻咽部黏膜，与目前头颈部癌症靶区勾画原则不完全一致；④对于切缘阳性或局部/淋巴结复发的患者没有提供详细解决方案。

综上所述，微创外科治疗有望在初治鼻咽癌的治疗中发挥一定效果，但适用范围和指征尚不明确。目前，微创外科治疗在初治Ⅰ期鼻咽癌中展现出较好的疗效，但其有效性及安全性还需进一步的验证和探索。

（丁茜　陈明远）

【参考文献】

[1] 吴山，宓锡裕. 鼻咽癌的手术和放射治疗[J]. 中华耳鼻咽喉科杂志，1964，10（1）：9-10.

[2] 魏能润，潘祖章，王骏业. 鼻咽癌手术与放射综合治疗二例报告[J]. 中华耳鼻咽喉科杂志，1964，10（1）：14.

[3] 陶仲强，王培中，梁建平，等. 早期鼻咽癌手术摘除肿瘤后减量放疗可行性研究[J]. 广西医学，2001，23（2）：248.

[4] 司勇锋，王培中，陈世强，等. 手术在早期鼻咽癌综合治疗中的作用研究[J]. 中国肿瘤临床，2005（3）：42-45.

[5] 司勇锋，陶仲强，张政，等. 手术联合同期放化疗治疗早期鼻咽癌的前瞻性研究[J]. 临床耳鼻咽喉头颈外科杂志，2012，26（9）：422-425.

[6] 屠规益. 耳鼻咽喉科医师为何热衷于鼻咽癌外科治疗？ [J]. 耳鼻咽喉头颈外科，2001（5）：321.

[7] 屠规益. 以手术为主治疗鼻咽癌背离循证医学原则[J]. 循证医学，2002，2（4）：196-198.

[8] 屠规益. 过度治疗与循证头颈肿瘤学[J]. 肿瘤学杂志，2005，11（1）：5-8.

[9] 洪明晃，郑亿庆，崔念基. 评论[J]. 循证医学，2002，2（4）：198-199.

[10] 邱前辉，李娜，张秋航，等. 内镜手术治疗首诊局部晚期鼻咽癌的疗效分析[J]. 中华耳鼻咽喉头颈外科杂志，2017，52（5）：365-371.

[11] HUANG Y，QIU Q H. Endoscopic surgery for early-stage nasopharyngeal carcinoma：a justified initial option[J]. Acta oto-laryngologica，2017，137（11）：1194-1198.

[12] SI Y F，LAN G P，DENG Z X，et al. Influence of endoscopic sinus surgery on the quality of life of patients with early nasopharyngeal carcinoma and the analysis of prognosis-related factors[J]. Tumour biology：the journal of the International Society for Oncodevelopmental Biology and Medicine，2017，39（7）：1-9.

[13] 赵丽娟，姜彦，于龙刚，等. 鼻咽癌内镜手术治疗临床分析[J]. 山东大学耳鼻喉眼学报，2019，33（2）：51-56.

[14] CHEN F P，ZHOU G Q，QI Z Y，et al. Prognostic value of cervical nodal tumor volume in nasopharyngeal carcinoma：Analysis of 1230 patients with positive cervical nodal metastasis[J]. PloS one，2017，12（5）：e0176995.

[15] CHEN C，FEI Z，HUANG C，et al. Prognostic value of tumor burden in nasopharyngeal carcinoma[J]. Cancer Manag Res，2018，10：3169-3175.

[16] LI J Y，HUANG C L，LUO W J，et al. An integrated model of the gross tumor volume of cervical lymph nodes and pretreatment plasma Epstein-Barr virus DNA predicts survival of nasopharyngeal carcinoma in the intensity-modulated radiotherapy era：a big-data intelligence platform-based analysis[J]. Ther Adv Med Oncol，2019，11：1758835919877729.

[17] PENG H，CHEN L，TANG L L，et al. Significant value of（18）F-FDG-PET-CT in diagnosing small cervical lymph node metastases in patients with nasopharyngeal carcinoma treated with intensity-modulated radiotherapy[J]. Chin J Cancer，2017，36（1）：95-104.

[18] JI M F，HUANG Q H，YU X，et al. Evaluation of plasma Epstein-Barr virus DNA load to distinguish nasopharyngeal carcinoma patients from healthy high-risk populations in Southern China[J]. Cancer，2014，120（9）：1353-1360.

[19] CHAN K C A，WOO J K S，KING A，et al. Analysis of Plasma Epstein-Barr Virus DNA to Screen for Nasopharyngeal Cancer[J]. The New England journal of medicine，2017，377（6）：513-522.

[20] LIU Y P，LV X，ZOU X，et al. Minimally invasive surgery alone compared with intensity-modulated radiotherapy for primary stage I nasopharyngeal carcinoma[J]. Cancer communications （London，England），2019，39（1）：75.

[21] HUANG L，CHUA M L K. Surgery as an alternative to radiotherapy in early-stage nasopharyngeal carcinoma：innovation at the expense of uncertainty[J]. Cancer communications（London，England），2020，40（10022）：1-3.

第十六章 ◇ 鼻咽癌颈部淋巴结外科治疗

　　鼻咽癌以未分化癌和低分化鳞癌居多，易发生淋巴结转移。初治鼻咽癌患者60%～80%已出现颈部淋巴结转移，其中以咽后淋巴结（64.9%～76.6%）和Ⅱ区淋巴结（70.4%～84.3%）的转移最为常见[1-3]。一般将鼻咽癌根治放疗3个月后淋巴结尚未消失者称为淋巴结残留，而淋巴结完全消退后再出现淋巴结肿大或出现新的异常淋巴结者称为复发。鼻咽癌患者在放疗后5年内颈部淋巴结残留或复发的比例为3.7%～18%，而再程放疗的效果欠佳——残留或复发淋巴结多数对放化疗不敏感，并可引起严重的累积性放射性组织损伤和后遗症，如放射性脊髓病、放射性皮肤溃疡、头颈部软组织纤维化；化疗则难以彻底清除病灶。恰当的手术能控制残留或复发淋巴结，提高患者的生存率，并避免再程放疗的并发症，改善患者的生存质量。

第一节　鼻咽癌淋巴结转移概述

一　初治鼻咽癌淋巴结转移特征

　　2004年孙颖等[4]收集了2004年1月至2004年5月在中山大学肿瘤防治中心的初治鼻咽癌病例512例，并进行CT增强扫描，采用2003年RTOG[5]推荐的颈部淋巴结分区标准，收集分析其淋巴结数据。

　　该研究淋巴结转移的诊断标准参考Michiel及Lam[6-7]的研究：①横断面上淋巴结最小径≥10mm（Ⅱa区为11mm）。②中央坏死，或环形强化。③同一区域内≥3个的淋巴结呈簇状聚集。④包膜外侵犯（征象包括淋巴结边缘不规则强化，周围脂肪间隙部分或全部消失，淋巴结相互融合）。⑤咽后淋巴结最大径≥4mm，当咽后淋巴结肿大与咽旁直接侵犯不可区分时，计为咽旁侵犯，但若有明显的坏死或环形强化则计为有咽后淋巴结。分期标准参照临床检查及CT资料，咽后淋巴结归为T分期。

　　研究发现，521例病例中，328例（63.0%）诊断为有淋巴结转移。淋巴结阳性的病例中61.3%为单侧淋巴结转移，38.7%为双侧淋巴结转移。咽后淋巴结的发生率为64.1%，其中单侧占50.9%，双侧占49.1%。淋巴结阳性的病例中Ⅰ、Ⅱ、Ⅲ、Ⅳ、Ⅴ、Ⅵ区和咽后区的转移率分别为3.0%、97.9%、46.0%、9.5%、13.7%、0和74.4%。跳跃性转移率仅为4.6%～6.5%。25.3%的N_{1-3}期病例出现了推荐标准以外区域的侵犯。该研究得出结论：鼻咽癌的颈部淋巴结转移是由上而下循序性的，跳跃性转移发生率低，咽后淋巴结为鼻咽癌转移的首站淋巴结。咽后、Ⅱ区和Ⅲ区淋巴结最容易受累，Ⅰa区和Ⅵ区淋巴结从未受累。有部分阳性淋巴结超出了RTOG推荐用于N_0的颈部临床靶区（CTV）范围。

陈奇松等[1]总结了779例经病理证实的初治鼻咽癌患者的淋巴结转移情况。该研究采用MRI扫描，并根据影像学颈部淋巴结分区标准（RTOG 2006版N+为基础）确定淋巴结位置。研究发现，779例患者中有592例（76.0%）出现转移淋巴结，各区分布如下：Ⅰ区1例（0.2%），Ⅱa区384例（64.9%），Ⅱb区499例（84.3%），Ⅲ区184例（31.1%），Ⅳ区33例（5.6%），Ⅴa区67例（11.3%），Ⅴb区21例（3.5%），咽后区597例（76.6%）。各区转移淋巴结共1 479个，其中包膜外侵犯973个（65.8%），包膜外侵犯比例随淋巴结直径的增大而增大。各区淋巴结转移和T分期之间无明显相关性，跳跃性转移率为1.0%。可见，在鼻咽癌中，Ⅱ区淋巴结和咽后淋巴结的转移率最高，这两处的淋巴结为鼻咽癌前哨淋巴结。Ⅰ区淋巴结转移率极低。淋巴结包膜外侵犯比例与最大径正相关。淋巴结很少跳跃性转移，但是仍然存在。

2012年，吕君等[8]总结了1 298例经病理证实并行MRI检查的初治鼻咽癌患者的影像学资料，并根据RTOG（2006版）影像学颈部淋巴结分区标准确定了淋巴结的位置。分析结果显示，在1 298例患者中，有1 067例（82.2%）出现转移淋巴结，分布如下：Ⅰb区20例（1.5%），Ⅱa区604例（46.5%），Ⅱb区883例（68.0%），Ⅲ区330例（25.4%），Ⅳ区78例（6.0%），Ⅴa区162例（12.5%），Ⅴb区49例（3.8%），咽后区967例（74.5%），跳跃性转移9例（0.69%）。各区共检出转移淋巴结2 464个，其中包膜外侵犯1 589个（64.5%），包膜外侵犯比例随淋巴结直径的增大而增大。淋巴结转移与T分期之间无明确相关。

可见，鼻咽癌颈部淋巴结转移是有规律可循的，咽后区和Ⅱ区是最常见转移的区域，常见转移途径是从鼻咽→咽后淋巴结→Ⅱ区淋巴结或直接转移到Ⅱ区淋巴结，其次是从鼻咽→Ⅴ区淋巴结，由此提示要特别注意Ⅱ区和Ⅴ区。而且，鼻咽癌转移淋巴结多倾向于包膜外侵犯，偶可见跳跃性转移。

二 鼻咽癌淋巴结复发残留特征

2018年，陈明远等[9]梳理了从1984年1月至2014年2月于中山大学肿瘤防治中心诊断为颈部淋巴结残留或复发并接受颈清扫的鼻咽癌患者，总共获得590例，排除有局部复发或远处转移的病例219例，再排除没有行手术治疗的59例和数据不完整的18例，最终294例符合条件。

在这些病例中，230例（78.2%）为颈部淋巴结复发患者，剩下的64例（21.8%）为残留患者。173例（58.8%）患者接受了择区性颈清扫，121例（41.2%）患者接受了全颈清扫。所有病例的rN分期均按照UICC/AJCC（2002版）重新划定。

鼻咽癌放疗后残留/复发淋巴结的分布规律与初治时有所不同，以Ⅱ区最为多发，达到199例（67.7%），其余Ⅰ、Ⅲ、Ⅳ、Ⅴ区分布接近，分别为58例（19.7%）、67例（22.8%）、43

（14.6%）、55例（18.7%），左右颈部各区分布规律相近（表16-1）。

表16-1 鼻咽癌放疗后单纯颈部残留/复发淋巴结分布规律

位置	Ⅰ区 例数（比例）	Ⅱ区 例数（比例）	Ⅲ区 例数（比例）	Ⅳ区 例数（比例）	Ⅴ区 例数（比例）
左侧	22（7.5%）	95（32.3%）	30（10.2%）	23（7.8%）	30（10.2%）
右侧	30（10.2%）	85（28.9%）	28（9.5%）	14（4.8%）	22（7.5%）
双侧	6（2.0%）	19（6.5%）	9（3.1%）	6（2.0%）	3（1.0%）
总计	58（19.7%）	199（67.7%）	67（22.8%）	43（14.6%）	55（18.7%）

在淋巴结侵犯区域数量的分布上，198例（67.3%）侵犯1个颈部区域，占比最大，侵犯2、3、4、5个区域的例数占比依次为22.5%、8.8%、1.0%、0.4%，呈逐渐减少趋势（表16-2）。

表16-2 鼻咽癌颈部残留/复发淋巴结侵犯区域数

项目	淋巴结侵犯区域数					总计
	1	2	3	4	5	
例数	198	66	26	3	1	294
比例	67.3%	22.4%	8.8%	1.0%	0.3%	100%

可见，复发鼻咽癌淋巴结残留/复发多发生在Ⅱ区，其他区域发生概率相近，一般以侵犯1个颈部分区多见，侵犯3个以上区域者少见。此分布规律与初治时稍有不同，原因可能是：①患者复查较为频繁，阳性淋巴结被发现时分期较早；②初次根治性放疗损害了颈部淋巴管，从而削弱了肿瘤的继发转移或侵袭能力。

第二节 咽后及颈部淋巴结活检术

恶性肿瘤的治疗往往创伤较大，且具有一定的致残率。例如，乳腺癌患者做全乳切除的根治术后失去了整个乳房，直肠癌患者在迈尔斯手术（Miles术）后需要肠造瘘，骨肉瘤患者做截肢术后终身残疾，而放化疗远期有骨髓抑制、致癌等毒副作用。因此，肿瘤治疗前一定要有病理诊断，以免误诊误治，否则会给患者带来严重后果。同时，一些病理证据的支持对于疾病分期也有重要作用，常常会影响治疗。

肿瘤病理的获取方式包括以下几类：

（1）细针抽吸（fine-needle aspiration）：细针穿刺抽吸组织做细胞学检查是一种简单、安全的方法，广泛用于体表肿块的诊断。

（2）穿刺活检（core biopsy）：目前在临床上用得最多的是空芯针穿刺活检及真空辅助旋切活检。空芯针的内芯有凹槽，当内芯凹槽进入肿块组织后再推外针套，然后将内芯与针套一起取出，即可得小条状的组织做病理检查。穿刺活检在影像超声引导下操作的准确性会更高。穿刺得到的组织除了能做组织学检查外，尚可做相关免疫组化等多项检查。穿刺活检往往是浅表肿块如浅表淋巴结确诊的最佳选择。

（3）切取活检（incision biopsy）：当体表肿物较大时可做切取活检。活检的取材部位以肿瘤与正常组织交界处为佳。手术操作要轻柔，止血要彻底。在活检前应有相应的治疗准备，应缩短活检与治疗间隔时间。

（4）切除活检（excisional biopsy）：此法最常用于较小的肿块。手术要求完整切除肿块。一般地，做切除活检的切口必须在下一次手术能整块切除的范围内，对于后续需要进行放疗的病例，则应考虑予以一定的照射剂量，以避免切口种植的可能。

在鼻咽癌的病理活检中，鼻内镜活检是主要的诊断手段。淋巴结的病理确诊很重要，其不仅可引导放疗靶区的设置，也可影响诊断、治疗方向。比如，鼻咽癌多次活检阴性，而有咽后淋巴结肿大的患者，则需行咽后淋巴结活检以明确诊断；颈部跳跃性淋巴结肿大者，需要活检明确其病理来源，以排查合并第二种肿瘤的可能。由于活检难度不同，咽后淋巴结和颈部淋巴结的活检方式有所不同。

一 咽后淋巴结的活检

大量文献研究认为咽后淋巴结是鼻咽癌淋巴结转移的首站[1, 4]。据报道，咽后淋巴结转移的发生率可达63.6% ~ 76.6%[1, 4, 10]。单侧咽后淋巴结转移的发生率为50.9% ~ 84.4%，双侧咽后淋巴结转移的发生率为15.6% ~ 49.1%[4, 11-12]。

（一）咽后淋巴结的解剖位置

咽后淋巴结位于咽后间隙内，咽后间隙前界为咽缩肌，后界为椎前筋膜，两侧为颈动脉鞘，上起颅底，向下经食管后间隙与后纵隔相通。这些淋巴结分为两组：咽后外侧组和咽后内侧组。咽后外侧组淋巴结（Rouviere淋巴结）位于鼻咽后外侧，分布于口咽后外侧壁的第一至第三颈椎水平。正常情况下每侧有1 ~ 3个淋巴结。其中最大的淋巴结位于近颅底区域，在儿童期其直径一般为10 ~ 15mm，而在青年时期这些淋巴结在正常情况下一般直径为5 ~ 8mm，年长者一般直径为3 ~ 5mm。咽后内侧组淋巴结位于外侧组的下方，分为上、下两亚组。

咽后淋巴结有鼻咽、鼻窦、软腭、口咽、中耳、咽鼓管、颈段食管和甲状腺后方等区域的淋巴汇入，其流向为颈静脉链的上方（Ⅱ区）和颈后三角（Ⅴ区）。

（二）咽后淋巴结的影像

咽后淋巴结转移较难诊断主要是由于淋巴结的位置超出了体格检查和标准颈清扫术的范围。通过影像学技术对淋巴结的状态进行评价是可靠的，CT和MRI可以很灵敏地检测出咽后淋巴结的病变。MRI能够分辨小的淋巴结并可以将淋巴结与邻近的鼻咽肿瘤原发病灶辨别开来，因此在评价咽后淋巴结的状态方面MRI优于CT。当淋巴结表现为坏死或肿瘤包膜外扩散时应考虑为转移，而不考虑淋巴结的大小。咽后淋巴结转移相关的诊断标准如下。

（1）阳性咽后淋巴结诊断标准：①外侧组咽后淋巴结的最短轴径为4mm；②存在任何大小的内侧组咽后淋巴结；③任何大小的咽后淋巴结存在中心坏死。

（2）咽后淋巴结包膜外侵犯的诊断标准：淋巴结边缘不清，呈不规则强化，脂肪间隙部分或全部消失。

（3）咽后淋巴结坏死的诊断标准：MRI图像上淋巴结长T1和长T2信号改变，在T1加权像上呈低信号，在T2加权像上为高信号。

（4）咽后淋巴结液化的诊断标准：MRI图像上淋巴结中央可见边缘光滑的长T1和长T2信号，在T1加权像上呈低信号，T2加权像上呈高信号。接近纯水的信号。

（5）咽后淋巴结大部分液化的诊断标准：大于50%的面积出现液化。

（6）咽后淋巴结短径：指最大横截面的最大短径。

（三）内镜下鼻咽活检

对于颈内动脉内侧咽后淋巴结肿大，可考虑表面麻醉下经鼻内镜使用翘头活检钳从咽隐窝插入进行活检。该方法需要有一定的内镜操作经验，并要对鼻咽及咽旁结构有较好的认识。该方法有一定的风险，且有较大的局限性，所以并不常规推荐。

（四）超声引导下咽后淋巴结细针抽吸

中山大学肿瘤防治中心黎建军等[13]首先报道采用内镜超声引导下的细针抽吸（endoscopic ultrasoundguided fine needle aspiration，EUS-FNA）进行咽后淋巴结活检。该方法将EUS探头经鼻孔置入鼻咽，然后使用EUS扫描咽后间隙并在颈动脉鞘前定位咽后淋巴结，随后进行EUS-FNA（图16-1）。详细操作如下。

EUS探头经右鼻孔置入鼻咽部，扫描鼻咽部和咽后间隙，探查明确咽后淋巴结位置。EUS引导下采用专用的22号针头穿刺增大的咽后淋巴结，并在20mL吸入压力下取回。穿刺吸入动作在吸入压力关闭前重复30次，然后从患者体内移除针头。整个EUS-FNA过程至少重复3次，直至获得组织样本。获取的组织样本送病理检查，上清液用于液基薄层细胞学检查（TCT）。

（五）CT引导下咽后淋巴结穿刺活检

Su等[14]评估了使用CT引导下针吸咽后淋巴结组织取样的方法，该方法的缺点显而易见：操作困难、耗时；经下颌区的针吸路径相对较长；针吸经过一些重要结构，如颈动脉鞘，增加了手术风险；CT引导不能实时监测，需要频繁调整针的方向和深度，增加了严重不良反应的风险。因此，经下颌CT引导活检咽后淋巴结组织或咽后肿瘤已鲜有报道。

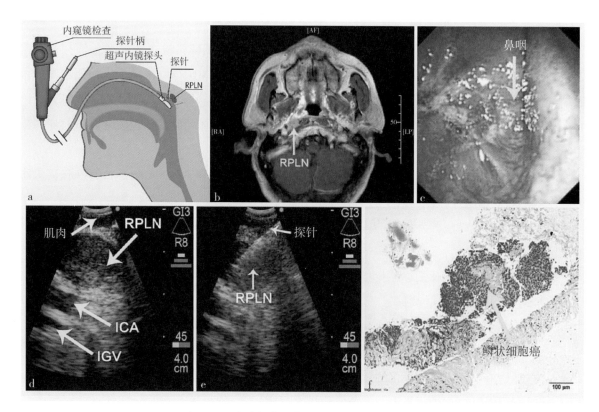

图 16-1　内镜超声引导下咽后淋巴结细针抽吸

　　a为操作示意图，经鼻腔置入超声内镜至鼻咽部，在超声引导下进针抽吸；b为该患者的MRI水平位鼻咽图像，提示右侧咽后淋巴结肿大；c为该患者鼻内镜下鼻咽图像，可见鼻咽未见明显肿物，患者之前多次活检均为阴性；d为探查咽后淋巴结时的超声图像；e为进针时的超声图像；f为细针抽吸后送病理检查的图像，病理提示为鳞状细胞癌。RPLN：咽后淋巴结；ICA：颈内动脉；IGV：颈内静脉。

二　颈部淋巴结的活检

　　鼻咽癌很容易出现颈部淋巴结转移，大部分患者也是因为颈部肿块来就诊继而发现鼻咽癌的。

（一）颈部肿块的鉴别

颈部肿块通常可分为炎症性病变、先天性病变和肿瘤三大类，常见的有以下几种。

1. 颈部淋巴结炎

急性颈部淋巴结炎因有发热、颈部淋巴结红肿热痛等感染症状而易与转移癌区别。慢性淋巴结炎很常见，多继发于头、面、颈部的炎症病灶。肿大的淋巴结常散发于颈侧区或颌下颏下区，多如绿豆至蚕豆大小，较扁平，硬度中等，表面光滑，可推动，有轻度压痛或无压痛。检查时应搜寻头、面、颈部有无原发的炎症病灶，这些病灶有的位于表浅而显露的部位，有的并不容易找到，有的已不存在。如能找到原发病灶，结合上述体征，诊断并不困难；如未能找到原发病灶，行EB病毒血清学检查、鼻咽检查及淋巴结穿刺可助鉴别。必要时也可行淋巴结活检。

2．颈部淋巴结结核

颈部淋巴结结核多见于青少年，可伴有其他组织的结核病灶，常伴发营养不良、低热、盗汗、血沉快等。颈深浅淋巴结常同时受累，有时以下颈部为主，肿大的淋巴结较软，直径1~2cm，可与周围组织粘连成块或互相融合，呈串珠状或结节融合状。急性期可有压痛，有时有触动或波动感，穿刺可吸出豆渣样干酪样坏死物质。最后可依据病理确诊。

3．颈动脉体瘤

颈动脉体瘤位于颈总动脉三角内，发展慢，常可听到血管杂音，也可有血管搏动感。肿块光滑，无明显浸润现象，只可左右移动，不能上下移动。少数肿块可压迫迷走神经或颈交感神经致相应的症状与体征。

4．颈部恶性淋巴瘤

颈部恶性淋巴瘤可发生于任何年龄，多见于青壮年男性。肿大的淋巴结可出现于一侧或双侧颈部、腋下、腹股沟等区域，纵隔淋巴结亦可见肿大。肿大的淋巴结质地较软，不相互融合。可伴有全身症状（发热、盗汗、体重减轻）。淋巴结活检病理检查可确诊。

5．颈部淋巴结转移癌

耳鼻咽喉与口腔恶性肿瘤常可发生颈部淋巴结转移，转移的淋巴结一般质地较硬，并可发生粘连、浸润、固定。颈部淋巴结转移大多发生于颈深上淋巴结和副神经链组的淋巴结。如有锁骨上区的淋巴结转移则应首先考虑来自胸腔、腹腔、盆腔的恶性肿瘤。对原发病灶不明的颈部淋巴结转移癌可根据淋巴引流的规律及原发癌的常见颈部转移部位寻找原发病灶。颈部淋巴结转移癌的病理诊断亦有助于提示原发病灶。国内随访结果表明，原发病灶不明的颈部淋巴结转移癌以鼻咽癌转移为最多。

（二）颈部肿块的诊断与活检

1．影像学诊断

和体检相比，CT或MRI对颈部淋巴结转移的诊断更有帮助，甚至必要时，可行PET-CT进行全身检查寻找原发病灶。影像学对于淋巴结转移的诊断虽然也有一定作用，但对1cm以下的颈部淋巴结不易确诊。

2．细针抽吸细胞学检查

细针抽吸肿块做细胞学检查具有操作简单安全、对患者创伤小、出报告快的优点。最重要的是其创伤不会给以后的治疗带来不良影响，所以应用得越来越多。该检查的诊断准确率在80%左右，其结果常受穿刺的部位及读片的细胞学医生的经验和水平的影响。临床医生必须清醒地对待细胞学报告结果。如细胞学报告为良性，而临床怀疑为恶性时应采取进一步的检查措施。

（1）操作步骤：①常规消毒，包括穿刺部位和术者双手的消毒。②一般部位穿刺宜尽量避免使用麻醉药，以尽可能地获得满意的细胞标本，如必须要用，每一部位不应超过2mL。③术者以左手拇指及示指固定肿块及其周围皮肤，右手持针，进针方向一般与体表垂直或呈45°角，由皮肤进针，再进入肿块或淋巴结内。操作时，应沿肿块长轴方向进针。进针深度以刺入肿块或淋巴结假想半径的1/3～2/3为度，应尽量避免刺入淋巴结髓质部及肿块中心，因这些部位易发生出血和坏死，造成穿刺取材失败。④左手固定针头及空针，右手将注射器芯向后牵拉至7～8mL刻度处，使注射器保持负压。为了吸取不同部位的细胞可抽出至皮下，再从另一方向穿入。待抽吸物充满注射器乳头时，迅速将针头拔出，压迫止血5～10min。⑤出针后取下针头，将筒芯后拉充气，再连接针头，然后将针头内标本推到清洁的玻片上，平放针头，轻轻地均匀地沿同一方向涂片，不可在同一部位来回搅拌，以免损伤细胞。涂片勿太厚。

（2）注意事项：①穿刺时应避开表面浅静脉和深部大血管，以免引起出血或血肿。抽出液中混有血液会使穿刺液被稀释，影响诊断。②锁骨上淋巴结穿刺时针头应与肩部平行或斜刺，不宜穿刺过深，以防刺破肺尖部胸膜而造成气胸。注意勿穿入骨组织内。③抽出液若为干酪样物质，应另做一张厚涂片做抗酸染色查找结核杆菌。④穿刺针头内偶尔可夹有微小组织，可取出送病理组织切片检查，以供对照观察。⑤由于吸取物小，因此仍有一定量的假阴性，即针吸细胞学检查阴性的病例不能完全排除恶性，该检查不能完全代替病理组织学诊断。

3. 颈部肿块穿刺活检

（1）操作流程：①根据体格检查及CT、B超显示的肿大淋巴结位置选择穿刺点和穿刺路径。②常规消毒欲穿刺的部位，术者左手拇指、示指及中指用75%的乙醇擦洗后，固定欲穿刺的淋巴结。③抽取2%的利多卡因1～2mL，在欲穿刺点的表面做局部浸润麻醉。④术者右手持穿刺针，将针头以垂直方向或45°方向刺入淋巴结中心，按下卡扣，针芯内套快速回缩。⑤拔出针头，推出内芯，使用棉签将内芯凹槽勾带出的组织放入标本盒，用福尔马林浸泡。⑥若组织量不够，可重复多次穿刺。⑦局部涂碘酊，用无菌纱布覆盖并按压片刻。⑧穿刺的组织样本送病理检查。⑨患者术后观察1h以上，无特殊不适可回家休息。

（2）注意事项：①淋巴结局部有明显炎症反应或即将溃烂者，不宜穿刺。有轻度炎症反应而必须穿刺者，可选择健康皮肤由侧面潜行进针，以防瘘管形成。②刺入淋巴结不宜过深，以免穿通淋巴结而损伤附近组织。③有出血性疾病、凝血功能障碍、不能配合的患者不宜进行此操作。

4. 切取或切除活检

如细针抽吸、穿刺活检肿块无结果，可进行肿块手术活检。

（1）操作步骤：①切口的位置原则上要选在距肿瘤生长最活跃部分最浅表的地方。切口不需过长，一般采用肢体纵轴方向的切口，3～5cm长即可。②切开皮肤后，不做广泛皮下剥离，以减少神经、血管的损伤。③切开皮肤后，分离筋膜，术野要层次清楚、干净，止血完善，结扎稳妥。选择最近的路线达到肿瘤表面。④切开肿瘤组织之前，应用干纱布块填塞和保护好肿瘤周围组织，以防切开的肿瘤出血及肿瘤细胞向周围种植。⑤显露肿瘤组织后，用锐利小刀切割足够用来做病理检查的小块肿瘤组织，操作要尽量轻柔，避免过重的挤压或钳夹，尽量勿使取下的瘤块污染周围的正常组织，以免肿瘤细胞扩散。取出的组织应立即放入盛标本的容器中。⑥取毕活检组织的术野，可用适量等渗盐溶液或抗肿瘤药物配制的稀释溶液冲洗干净，然后将切口缝合，可不放引流条。

（2）注意事项：①局部有皮肤病或肿瘤已破溃，切开活检很容易招致感染。此时活检不必另做切口，可自破溃部切取肿瘤组织送检。②肿瘤组织和瘤中流出的血液，要用干纱布隔离保护好，避免污染周围组织。③有出血性疾病、凝血功能障碍、不能配合的患者不宜进行此操作。

第三节　咽后淋巴结切除术

咽后淋巴结手术主要存在以下风险：病灶位置深，暴露困难；病灶紧邻颈内动脉，误伤颈内动脉可能造成致命性大出血；病灶毗邻后四对脑神经（迷走神经、副神经、舌下神经和舌咽神经），手术容易损伤这些脑神经引起不可逆损伤。

目前仅有2篇开放式手术治疗鼻咽癌放疗后咽后淋巴结复发的相关报道。我国香港的Jimmy Yu Wai Chan等[15]采用上颌骨外翻技术（maxillary swing operation）切除了82例患者的复发咽后淋巴结，MRI上显示咽后淋巴结平均直径为1.6cm。在切除的咽后淋巴结中，有87.8%存在活的癌细胞，显微镜下有包膜外侵犯的比例为30.6%。经过中位38个月的随访，5年肿瘤控制率和总体无疾病进展生存率分别为79.6%和59%。有4例患者术后出现神经损伤症状，1例患者术后出现颈内动脉迟发性血栓。同时，该手术入路需要离断上颌骨，手术创伤大，且影响容貌。

经颌下-咽旁入路无须离断上颌骨、下颌骨等组织器官，可更好地处理颈内动脉和脑神经等毗邻组织器官，并且可与颈清扫同步进行，有利于鼻咽部手术，是一种极具潜力的咽旁入路。但其仍然存在前述各种风险。陈明远等经过多年临床经验总结和学术钻研，建立了鼻内镜辅助下经颌下-咽旁入路咽后淋巴结切除术的一系列操作标准。该术式利用鼻内镜辅助暴露解决了咽后淋巴结位置深在、暴露困难的问题，并利用球囊闭塞试验（BOT）评估颈内动脉栓塞的影响，降低了颈内动脉破裂出血所致严重残疾甚至死亡的风险。

机器人辅助下咽后淋巴结切除术目前仅被报道用于非鼻咽癌的头颈鳞癌（如口咽癌、扁桃体癌、甲状腺癌等）患者[16-20]。该类癌症复发的咽后淋巴结位置较低，可以直接通过原发病灶切除术后的缺损进入；而对于鼻咽癌患者，咽后淋巴结位置更高，术野狭窄，经口入路存在诸多困难。然而经口入路的微创手术有其他术式无法比拟的优点，加之外科手术机器人更加精准、灵活，因此陈明远团队尝试在咽后淋巴结复发的鼻咽癌患者中开展了机器人辅助经口咽后淋巴结切除术，填补了当前空白，有望为此类患者提供更佳的手术方案选择。本节分别对该两类术式进行介绍。

一　鼻内镜辅助下经颌下-咽旁入路咽后淋巴结切除术

（一）适应证

单纯咽后淋巴结复发或者合并局部鼻咽复发。

（二）禁忌证

（1）肿瘤与周围组织界限不清，比如肿瘤已侵犯颈内动脉血管壁或颅底骨质。

（2）重度颈内动脉血管畸形伴BOT阳性。

（3）合并无法切除的复发原位病灶或区域淋巴结。

（4）出现远处转移。

（5）合并心、脑、肺等疾病而不能耐受手术。

（三）手术前准备

1. 完善影像检查，评估手术切除风险

术前根据MRI、CT、PET-CT分析手术切除中可能出现的情况，进行风险预防准备。

2. 颈内动脉的处理

颈内动脉出血后果相对危重，甚者可危及生命，故术前应行MRI、CT 1mm薄层扫描及三维重建、球囊闭塞试验（BOT）等检查，充分评估术中误伤颈内动脉的可能性和脑血管功能及代偿情况。术中要彻底止血，保持视野干净，切忌咽旁间隙内的粗暴操作。对于肿瘤病灶比较靠近颈内动脉、术中有可能误伤颈内动脉导致大出血的患者，可行颈内动脉悬吊，为手术误伤颈内动脉造成大出血赢得更多抢救时间。一旦发生颈内动脉破裂出血，应立即拉紧颈部血管吊带，快速填塞，压迫出血点，然后请血管介入专家行血管栓塞或植入血管带膜支架进行止血治疗。栓塞后应评估脑供血情况，有缺血缺氧导致脑损伤的症状时，需请神经内科专家指导进一步的康复治疗。

（四）手术操作

下面以一实例介绍手术操作。患者鼻咽癌放疗后左侧咽后淋巴结复发，术前MRI提示淋巴结位于左侧咽旁，颈内动脉内前方（图16-2）。

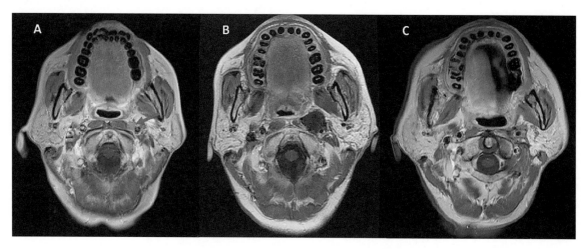

图16-2　咽后淋巴结切除术前、术后磁共振影像对比

A为术前磁共振图像，提示左侧咽后淋巴结复发（红色箭头所示）；B为术后1周磁共振图像，显示淋巴结切除干净；C为术后3年磁共振图像，提示未见咽后淋巴结复发。

（1）患者取仰卧位，垫肩，使其头后仰、左偏，气管插管全麻妥后，头颈部术野常规消毒、铺巾。

（2）自颏下距左下颌骨下缘约2cm至左下颌角做切口，至乳突下方约2cm，逐层切开皮肤、皮下组织，达颈阔肌深面（图16-3A）。于颈阔肌深面向下向外分离皮瓣，下至环状软骨水平，外至胸锁乳突肌前缘，暴露左颈Ⅰ、Ⅱ区。

（3）游离左胸锁乳突肌至肌肉后缘，自甲状软骨水平显露颈动脉鞘。纵行切开颈动脉鞘，清扫血管神经鞘内侧的淋巴脂肪组织，至二腹肌后腹水平，途中保护颈总动脉、颈内静脉及迷走神经等重要血管和神经，解剖副神经，清扫Ⅱ区淋巴脂肪组织。于颌下腺表面解剖面神经下颌缘支并仔细保护，解剖面动脉，距离下颌骨下缘2cm处钳夹切断之，断端双重结扎。在结扎端水平以下游离颌下腺，于二腹肌后腹深面解剖出面动静脉近心端，钳夹切断，断端缝扎。自内向外于口底肌表面清扫颌下区淋巴脂肪组织，沿途分离颌下腺导管，切断并结扎断端，保护舌下神经及舌神经，至此于二腹肌之上口底肌表面将浅面颌下腺及淋巴脂肪组织自下而上分离清扫至下颌骨下缘内侧，完成Ⅰb区清扫。

（4）切除左侧二腹肌后腹，借助鼻内镜的引导，经下颌骨下缘切口，向上充分分离颈内动静脉、迷走神经、副神经、舌咽神经及舌下神经（图16-3B），在颈总动脉分叉上方约2.5cm、颈内动脉与舌咽神经夹角上方找到复发的咽后淋巴结。在鼻内镜引导下，将该淋巴结完整切除（图16-3C和D）。

（5）创面予以大量生理盐水冲洗，彻底止血后，置引流胶管一条，从切口下端引出。缝合颈阔肌、皮下组织，固定胶管，缝合皮肤。

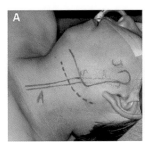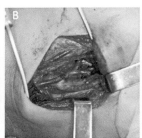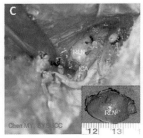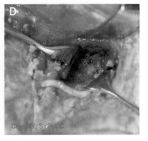

图16-3　鼻内镜辅助下经颌下－咽旁入路咽后淋巴结切除术流程

A. 标识切口；B. 暴露颈内动脉；C. 暴露咽后淋巴结并整块切除；D. 咽后淋巴结切除干净。

（五）手术效果分析

目前，陈明远团队报道了使用该术式治疗咽后淋巴结复发患者31例的效果，平均手术时间347.9min，手术出血107.7mL，术后住院8.7天。经过中位31个月的随访，2年无局部区域复发生存率、无远处转移生存率、无进展生存率和总生存率分别达到63.9%、95.2%、59.9%和83.3%，术后并发症最常见为吞咽困难，发生率达19.4%。

（刘友平　陈明远）

二　机器人辅助下经口咽后淋巴结切除术

（一）适应证

（1）单纯咽后淋巴结复发或者合并局部鼻咽复发。

（2）术前咽后淋巴结≤1.5cm（可在新辅助化疗后）。

（3）张口范围＞4cm。

（二）禁忌证

（1）肿瘤与周围组织界限不清，比如肿瘤已侵犯颈内动脉血管壁或颅底骨质。

（2）BOT阳性。

（3）合并无法切除的复发原位病灶或区域淋巴结。

（4）出现远处转移。

（5）合并心、脑、肺等疾病而不能耐受手术。

（三）手术前准备

术前根据头颈MRI、PET-CT进行诊断，并判断血管走行、肿瘤浸润情况，确定肿瘤的下缘以设计手术切口。

若咽后淋巴结较大，术前可执行2~3个疗程的化疗以缩小其体积，3周后再行手术。

颈内动脉出血后果相对危急，严重者可危及生命。故术前除通过MRI判断血管走行外，还需进行球囊闭塞试验（BOT），充分评估术中误伤颈内动脉的可能性和脑血管功能及代偿情况。对于肿瘤病灶比较靠近颈内动脉、术中有可能误伤颈内动脉导致其破裂大出血的患者，应加做颈内动脉栓塞术，1个月后再行手术。

（四）手术操作

（1）麻醉、消毒、铺巾：患者取仰卧位、垫肩，头后仰、左偏，气管插管全麻妥后，头颈部术野常规消毒、铺巾。

（2）机器人摆放：使用全边开口器撑开口腔暴露术野，机器人以面部正中线为轴向患者右侧约45°方向移动，于患者口腔正上方插入12mm套管，从该套管置入镜头，直视下放置其他套管，左、右侧为机器人2号操作臂、1号操作臂通道，给机器人的镜头臂及操作臂对接相应的穿刺套管，安装镜头，放置操作器械。

（3）咽后淋巴结切除：切口以腭帆游离缘水平为中点，距腭舌弓游离缘旁开约1cm，并通过MRI测量肿瘤下缘与腭帆水平的垂直距离来确定切口下缘（长度通常为4cm）。纵行切开颊黏膜、黏膜下层，经过翼突下颌缝、颊咽筋膜进入咽旁间隙。沿咽上缩肌外侧向下、向内解剖，找到头长肌或椎前筋膜，然后沿头长肌向外寻找翼内肌。咽后淋巴结通常位于两块肌肉之间，有时位于长头肌和颈动脉鞘之间，因此并非每次手术都需识别颈动脉鞘（图16-4）。同时，助手需触摸可疑肿瘤组织，并将触觉反馈给术者，判断目标组织是否异常。如果术中咽后淋巴结位置难以识别，则须在识别出翼内肌、切除咽旁脂肪组织之后，使用腔道B超术中探查定位

（图16-5）。在切除咽后淋巴结过程中，使用马里兰钳夹取组织，用单极电刀切开，病灶周围需保留0.2～0.5cm的正常组织，以确保肿瘤完整切除。分离淋巴结与颈动脉鞘周围组织时务必保持警惕。

标本取出后，在术野的切口四周夹取少量组织，与切除的肿瘤一起送病理检查。创面予以大量生理盐水冲洗，彻底止血后，缝合口咽创面数针。观察口咽无活动性出血，术毕。

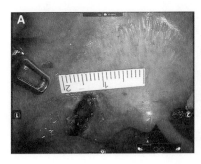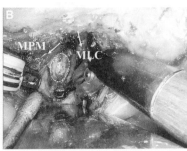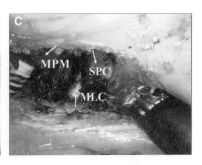

图 16-4　机器人辅助下经口咽后淋巴结切除术

A．手术切口；B．暴露咽后淋巴结；C．咽后淋巴结切除后。MLC：头长肌；MPM：翼内肌；SPC：咽上缩肌；圆圈指咽后淋巴结。

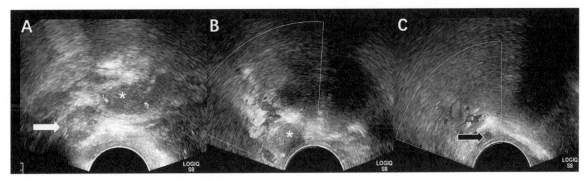

图 16-5　腔道 B 超术中探查定位

A．超声探查；B．移除咽旁间隙脂肪组织后；C．咽后淋巴结切除后。白色箭头指头长肌，黑色箭头指切除咽后淋巴结后的残腔，*指咽后淋巴结。

（五）手术效果分析

自2017年起，陈明远等已使用该术式治疗了10例咽后淋巴结复发的鼻咽癌患者并进行过现场直播教学（图16-6）。其中早期2例由于术中未找到咽后淋巴结而转为开放式手术，后期引入超声定位后，手术均顺利完成。平均手术操作时间为（297±120）min，术中出血量为（40±43）mL。中位随访16个月，仅1例患者出现颈部复发；手术并发症轻微，仅1例转开放式手术患者出现3级吞咽困难。

临床经验总结如下：①术前进行BOT和颈内动脉栓塞可显著降低术中大出血风险，增加术者信心；②对于咽后淋巴结体积较大者术前可行2～3个疗程的新辅助化疗，其在缩小肿瘤的同时也可佐证癌灶的存在；③术中超声可准确进行咽后淋巴结定位，增加手术成功率。

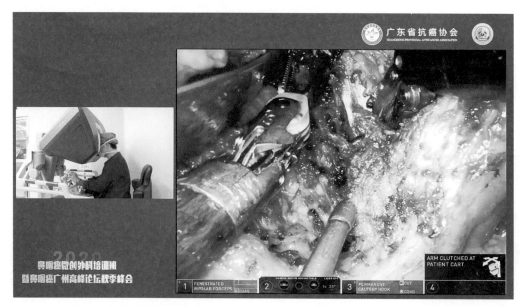

图 16-6　陈明远教授在鼻咽癌微创外科培训班暨鼻咽癌广州高峰论坛会议上现场直播机器人辅助下经口咽后淋巴结切除术

（丁茜　陈明远）

第四节　颈部淋巴结清扫术

2019版美国国立综合癌症网络（NCCN）指南指出，对于系统治疗或放射治疗后的颈部残留或复发的头颈部恶性肿瘤，如果肿瘤评估可切除，则优先推荐手术治疗，而颈部淋巴结清扫术则是其最主要的治疗方式。

按照清扫范围来划分，目前常见的颈部淋巴结清扫术可分为四类：根治性颈清扫术（radical neck dissection，RND）、改良性根治性颈清扫术（modified radical neck dissection，MRND）、择区性颈清扫术（selective neck dissection，SND）、扩大根治性颈清扫术（extended neck dissection，END）。RND、MRND又属于颈全清扫术（comprehensive neck dissection，CND），这是因为二者均需清扫病灶同侧所有颈部淋巴结群，而不论病灶的位置和大小。

一　根治性颈清扫术

根治性颈清扫术（RND）是其他颈清扫术的基础，也是既往多个肿瘤防治中心最常见的手术方式。适合淋巴结较大或融合、转移广泛，并部分侵犯或包绕肌肉、血管及神经等邻近组织的患者。该术式切除范围大，效果明确，但手术并发症较多。

（一）适应证

（1）颈部淋巴结分级较晚，即部分N_2和N_3病例。

（2）颈部淋巴结清扫后颈部复发，但仍可以进行挽救性手术者。

（3）颈部淋巴结转移癌经根治性放疗未控或复发者。

（二）禁忌证

（1）原发病灶不能大体切除干净或不能被控制。

（2）已有远处转移。

（3）颈部转移灶固定，不能肉眼下切净（如已向深部侵犯颈椎、椎旁肌肉或锁骨下血管）。

（4）全身情况太差，不能耐受全身麻醉和手术。

（三）切除范围

上界为下颌骨下缘，二腹肌后腹深面及乳突尖，下界为锁骨，后界为斜方肌前缘，前界从上向下依次为对侧二腹肌前腹、舌骨及胸骨舌骨肌外侧缘，浅面界限为颈阔肌深面，深面界限为椎前筋膜，将这个范围内的所有淋巴结（即第Ⅰ～Ⅴ区，或Ⅵ区）、脂肪结缔组织、胸锁乳突肌、肩胛舌骨肌、颈内静脉、副神经、颈丛（2、3、4颈神经）、颌下腺、腮腺尾部一并切除，只保留颈总动脉、颈内外动脉、迷走神经及舌下神经。

（四）手术切口

1. 设计切口的基本原则

（1）手术野暴露要充分。

（2）要保证分离后的颈部皮瓣的血供。颈上部分皮肤血供主要来自面动脉的颏下支和枕动脉的胸锁乳突支，颈下部分皮肤血供主要来自颈横动脉和肩胛上动脉。设计切口时要注意血供，尽量减少或避免术后颈部皮瓣坏死。

（3）要有利于颈总动脉的保护，颈部切口的垂直线或交角处要尽量离开颈总动脉走行，以保证即便术后皮瓣坏死也不会暴露颈总动脉。

（4）原发病灶如果同时手术，要整体考虑切口设计。

（5）要考虑肿瘤切除手术后整复手术的需要，如胸大肌肌皮瓣的应用。

（6）要考虑术前放疗情况，避免切口交叉在放射野。如手术区皮肤放疗后萎缩、变硬明显，则手术后皮瓣易坏死，颈总动脉易暴露及出血。应考虑切除变性的颈部皮肤，应用邻近或远处的健康肌皮瓣移植覆盖创面，代替原有皮肤。

（7）要符合外形美观的需要。垂直切口尽可能放在颈后。

2. 常用切口

（1）双Y切口。这一切口上下左右皮瓣翻开后手术野暴露好，适用于经典颈清扫手术，适合住院医师训练应用。缺点是切口垂直部分与三叉处刚好与颈总动脉走行一致，手术时要尽量把垂直切口向后移动一些。这一切口当前应用较少。

（2）7字（左侧）或反7字（右侧）切口。上端水平切口在舌骨上下，向后至下颌角下2cm

处弯向乳突。垂直切口从下颌角开始，与水平切口垂直，切向斜方肌，沿该肌前缘向下，至锁骨上5cm处，在锁骨中段切向胸壁约3cm。这一切口可形成大块皮瓣，有利于保护动脉，手术暴露也很好。

（3）水平双切口。这一切口外形较好，切口走行和皮纹一致，皮瓣血供好，适用于鼻咽癌挽救性颈清扫术和对外观要求高的患者，但术野暴露较差，只能应用于单纯颈清扫术，由有较多经验的外科医生操作。

（4）Slaughter切口。该切口改良了Martin切口，呈弧形。交叉处没有锐角。

（5）改良工字切口。将Slaughter垂直切口改良为S形，从而避免了在颈总动脉处造成切口交叉。

（6）Conley切口。这一切口自颌下起，呈一个弧形切口，直至锁骨下，再在上端加一个小的垂直于弧形的切口。其特点是皮瓣大，不易坏死。

（7）H切口。为双颈清扫术切口，暴露充分，皮瓣血供较好。

（五）手术步骤

（1）分离皮瓣：皮肤切开后，在颈阔肌下与颈深筋膜浅层间分离皮瓣，上界至乳突及下颌骨边缘，前至胸锁乳突肌前沿，后至斜方肌前沿，下缘到锁骨上。

（2）解剖并结扎颈内静脉下端：用电刀切断胸锁乳突肌胸骨及锁骨端，即可看到颈动脉鞘。纵行切开颈动脉鞘筋膜，钝性和锐性交替解剖颈内静脉，鉴别颈总动脉及迷走神经，妥善保护之。用大血管钳夹住静脉、切断，两端双重结扎。在左侧要注意避免伤及胸导管。

（3）分离锁骨上组织：用电刀切断锁骨上颈深筋膜，沿锁骨上向后分离锁骨上脂肪结缔组织，手术基底为椎前筋膜。由于颈外静脉在锁骨上附近注入颈内静脉或锁骨下静脉，因此要注意解剖颈外静脉，并分离切断。在前斜角肌表面找到颈横动脉及膈神经，膈神经由前斜角肌后上缘向前下斜行，看清后切断颈横动脉。用湿纱布在椎前筋膜表面向后钝性分离软组织，即可看到臂丛。臂丛成束，易于分清；但其后有时有一支神经单独走行，需注意保护。用电刀将颈后淋巴结及软组织依次与底部的前、中、后斜角肌，提肩胛肌，头夹肌等分离。

（4）颈后三角解剖：在锁骨上后三分之一与前三分之二交界处找到斜方肌附着处，确定为后界。沿斜方肌前缘向上解剖，切断、结扎肩胛舌骨肌下腹。在斜方肌前缘、距锁骨上两横指（约5cm）处找到脊副神经，切断神经及其附近的血管（颈横动静脉远心端）。此时，颈下端重要解剖已完成。可以将标本全面向上在椎前筋膜表面解剖。颈后三角处可用电刀沿斜方肌前将软组织在椎前筋膜以上分离。手术的基底可见提肩胛肌、头夹肌、头半棘肌等。这些肌肉通常覆盖在椎前筋膜下。

（5）解剖颈动脉鞘：沿胸锁乳突肌前缘切开筋膜，解剖分离颈动脉鞘。将颈内静脉与颈总动脉及迷走神经分开，使颈总动脉及迷走神经保留在原处，不要在颈总动脉及迷走神经后面解剖，以避免伤及交感神经。如颈总动脉后有肿大的淋巴结，解剖时要注意保护交感神经。将颈内静脉和胸锁乳突肌一起向上分离。在膈神经分出处以上切断各支颈丛感觉神经根。沿胸锁乳突肌前缘向上走行，切断并结扎甲状腺中静脉、甲状腺上静脉、面总静脉等，将颈内静脉与颈总动脉分离，保留动脉及其分支。

（6）解剖颌下区：在下颌骨边缘找到颌外动静脉。面神经下颌缘支在血管表面走行，将神经向上分离，切断并结扎颌外动静脉。将颌下腺与下颌骨分离，并向下牵引，同时拉开下颌舌骨肌。可在下颌骨深部看到舌神经及行走至颌下腺的副交感分支，切断此分支，游离颌下腺。可在前方找到颌下腺导管，其在舌神经下走向口底，尽可能靠口底切断并结扎该导管。这时可见舌下神经，但其上通常有一层筋膜。将颌下腺向后分离，在二腹肌后腹的前缘可看到面动脉，夹持、切断并结扎之。颌下解剖完成。

（7）处理颈内静脉上端：沿乳突尖部用电刀切断胸锁乳突肌，找到二腹肌后腹。用拉钩向上拉起二腹肌，即可暴露颈内静脉上端。在动静脉间找到舌下神经，保护好。切断、结扎绕过舌下神经向后走向的枕动脉，切断副神经。充分游离颈内静脉上端，确定迷走神经已和颈内静脉分离后，夹持颈内静脉，切断，双重结扎。颈部标本即完整取下。

最后置入引流管，术后负压吸引。颈阔肌及皮肤分层缝合（图16-7）。

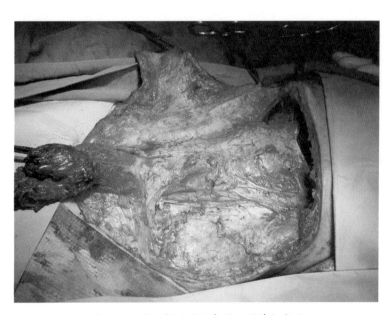

图 16-7 左颈根治性颈部淋巴结清扫术后

二 改良性根治性颈清扫术

由于颈部淋巴结残留/复发鼻咽癌患者不同区域淋巴结转移概率不同，因此在保证清扫彻底的前提下，可以适当缩小清扫范围，从而保留部分解剖结构和生理功能。改良性根治性颈清扫术（MRND）切除范围大致同RND，但可保留胸锁乳突肌、颈内静脉和副神经（三保留），也可进一步保留颈外静脉和肩胛舌骨肌（五保留）。术后患者的颈部外形和抬肩、转头功能等一般恢复较好，颜面部肿胀亦较轻。

（一）适应证

（1）淋巴结累及不超过2个区。

（2）活动淋巴结的最大直径小于3cm。

（3）颈部皮肤纤维化不明显。

（二）禁忌证

同RND。

（三）手术步骤

根据保留组织的不同，MRND可分为Ⅰ型（保留胸锁乳突肌、颈内静脉和副神经中的一个，多为副神经）、Ⅱ型、Ⅲ型（胸锁乳突肌、颈内静脉和副神经全保留）。一般认为，有条件则行Ⅲ型，条件不完善者以保留副神经为基本目的。但若副神经已被肿瘤包围或者侵犯，则应果断切除。

Ⅰ型的操作基本上与RND相似，不同之处在于MRND要保留副神经。首先在颈后三角找到斜方肌，在其前缘脂肪结缔组织内可找到副神经，用血管钳游离副神经向上到神经穿过胸锁乳突肌处。上方在二腹肌深面、颈内静脉上端附近找到副神经出颅端，向下游离，并切开胸锁乳突肌。上、下神经解剖汇合后保留全长。Ⅱ型临床应用较少，操作与Ⅲ型类似。下面以Ⅲ型（同时保留胸锁乳突肌、颈内静脉和副神经）为例加以叙述。

（1）设计切口：基本与根治性颈清扫术相同。切开皮肤及颈阔肌，翻起皮瓣，手术区暴露应包括同侧带状肌、颌下三角、胸锁乳突肌、腮腺尾部及颈后三角，直至斜方肌前缘。

（2）游离胸锁乳突肌前内侧：在胸锁乳突肌表面切断颈外静脉和颈丛分支。用手术刀或电刀沿胸锁乳突肌全长切开表面筋膜，用蚊式钳夹住胸锁乳突肌表面薄的筋膜，向前内侧牵引，将筋膜从肌肉表面锐性解剖开，到达胸锁乳突肌前缘。上端用电刀切开腮腺尾部，切断面神经颈支。切断、结扎面后静脉，在胸锁乳突肌前缘深处解剖达二腹肌。将肌肉向后方牵引，继续将筋膜与胸锁乳突肌内侧剥离，这时会遇到不少肌肉小穿支血管，可直接电凝或结扎。

（3）保留副神经：保留副神经是改良性根治性颈清扫术的最主要目的，因此要加倍小心寻找和保护副神经。用电刀切开腮腺尾部，切断面神经颈支。切断、结扎面后静脉，在胸锁乳突肌前缘深处解剖达二腹肌，用拉钩把二腹肌后腹向上拉，以便于二腹肌下淋巴结的清除。在胸锁乳突肌内侧筋膜的解剖过程中，可在其中上1/3部位找到副神经上段。副神经一般在进入胸锁乳突肌之前分为胸锁乳突肌支和斜方肌支，两支均应妥善保留，上端游离到二腹肌水平，至看到颈内静脉上端。在下端，可在颈后三角先找到斜方肌前缘，其在锁骨上两横指，即离锁骨5cm左右，在斜方肌前缘脂肪结缔组织内可找到副神经。用血管钳游离副神经，向上到神经穿过胸锁乳突肌时停止。在肌肉前后解剖神经汇合后即可全长保留。在斜方肌前缘寻找神经时要看清楚，在斜方肌肌肉表面向后走行的是锁骨上皮神经（感觉神经），走向斜方肌下的为副神经（运动神经）。

（4）锁骨上区解剖：沿锁骨上缘切开颈筋膜，切断锁骨上皮神经，分离、钳夹、切断、结扎颈外静脉下端，沿锁骨上缘逐层横行切开淋巴脂肪组织，切断、结扎肩胛舌骨肌下腹，直到椎前筋膜。注意不要损伤臂丛，该神经从前、中斜角肌之间钻出，沿中斜角肌表面向外下走行，容易辨认。

（5）颈后三角解剖：副神经游离后保护好，继续解剖，沿斜方肌前缘上行，在斜方肌前缘结扎颈横动静脉，将副神经周围脂肪结缔组织从神经下与深部椎前肌肉及椎前筋膜表面分开。从后向前到达胸锁乳突肌后缘，上方应暴露头夹肌和肩胛提肌上端。锐性解剖胸锁乳突肌表面后份筋膜，到达肌肉后缘与内侧剥离筋膜汇合，从而完全游离胸锁乳突肌，并在胸锁乳突肌与颈内静脉间解剖脊副神经上端。

（6）解剖颈动脉鞘：上提已游离的胸锁乳突肌和副神经，将颈后三角切除的软组织标本从肌肉下向颈前游离。切断颈丛2~4支，到达颈动脉鞘外侧。下端注意结扎淋巴管分支，上端注意找到舌下神经。清扫标本与颈动脉鞘大血管，用手术刀锐性分开，同时结扎颈内静脉各细小分支，内界到达带状肌外侧。

（7）颌下及颏下三角解剖：将颏下脂肪淋巴组织同二腹肌前腹、下颌舌骨肌解离（标本连于颌下）。于下颌骨切迹处解剖出面神经下颌缘支，在该处结扎面动静脉，将颌下腺与下颌骨内侧分离，沿二腹肌前后腹游离颌下腺下界，向前拉开下颌舌骨肌，找到并切断颌下神经节，切断颌下腺导管，将标本向后牵拉，在二腹肌后腹深面结扎面动脉近心端，标本与颈侧面的标本一同整块切除（图16-8）。

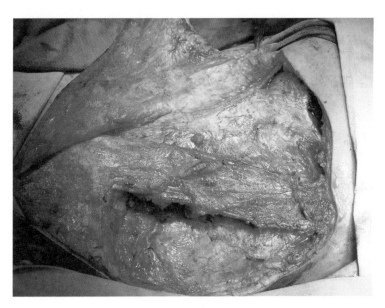

图16-8 左颈改良性根治性颈清扫术后（保留胸锁乳突肌）

三 择区性颈清扫术

陈明远等采用倾向性得分匹配出105对行择区性颈清扫术（SND）或CND的配对病例后，得出SND和CND在总生存率、无局部复发生存率、无区域复发生存率、无远处转移生存率等方面均无统计学差异的结论[9]。这进一步提示，SND的生存获益及局部控制效果不比CND差。

（一）适应证

（1）淋巴结只局限于一个区域，活动度好。

（2）淋巴结直径小于3cm。

（二）手术步骤

依据清扫的淋巴结位置不同，SND主要分为肩胛舌骨肌上清扫术、颈侧清扫术、颈前清扫术。

1. 肩胛舌骨肌上清扫术（supraomohyoid neck dissection）

适用于转移淋巴结位于Ⅰ区或Ⅱ区者。

（1）设计切口：一般可设计为舌骨水平或甲状软骨水平与颈部皮纹一致的弧形切口。切开后紧贴颈阔肌下方翻起切口皮瓣，注意避免损伤耳大神经、面神经下颌缘支及颈外静脉。暴露范围为同侧带状肌、下颌骨下缘、胸锁乳突肌上2/3、腮腺尾部。

（2）颌下及颏下三角清扫：将颏下脂肪淋巴组织同二腹肌前腹、下颌舌骨肌分离（标本连于颌下），在下颌骨切迹处解剖出面神经下颌缘支，在该处结扎面动静脉，将颌下腺与下颌骨内侧分离，沿二腹肌前后腹游离颌下腺下界，向前拉开下颌舌骨肌，将颌下腺向下拉，可以在下颌骨深处看见舌神经，找到并切断颌下神经节，切断颌下腺导管，将标本向后牵拉，在二腹肌后腹深面结扎面动脉近心端，标本与颈侧标本相连。

（3）解剖胸锁乳突肌：用蚊式钳夹住胸锁乳突肌表面薄的筋膜，向前内侧牵引，在与反方向牵引的肌肉形成一定张力下，用手术刀或电刀全程将筋膜从胸锁乳突肌表面及内侧锐性解剖开，可直接电凝止血或结扎肌肉内侧小穿支血管。下界为肩胛舌骨肌与颈内静脉交叉水平。

（4）解剖副神经：在胸锁乳突肌内侧中上1/3部位找到副神经上段。其在进入胸锁乳突肌之前一般分为胸锁乳突肌支和斜方肌支，均应妥善保留，仔细将副神经上段解剖至二腹肌水平，在副神经下面可见到颈内静脉上端。用两拉钩分别拉开胸锁乳突肌上端及二腹肌，切除副神经后上方的脂肪淋巴组织，从头夹肌和肩胛提肌表面分离脂肪淋巴组织后，于副神经下面将这团组织拉向前，到达颈动脉鞘。

（5）解剖椎前筋膜层：找到副神经后，筋膜的解剖继续延伸到胸锁乳突肌后缘，在此处向椎前筋膜表面垂直切开，将标本与深部肌肉表面解剖开。此时要注意解剖走向胸锁乳突肌后缘的颈丛分支，可借助止血钳的分离从颈丛分支解剖到颈丛根部，妥善保留。而走行于颈动脉鞘浅面的颈丛细小皮支只好切断。

（6）解剖颈动脉鞘：标本向内侧拉并保持一定张力，锐性解剖一直到颈动脉鞘，用手术刀将颈总动脉、迷走神经和颈内静脉与表面的筋膜和脂肪组织分离。颈内静脉的各个分支应紧靠发出点结扎。在颈总动脉分叉上方找到并保护好舌下神经，甲状腺上动脉和面总静脉通常可保留下来。解剖内界到达带状肌外侧，与颌下及颏下三角清扫标本整块切除。

2. 颈侧清扫术（lateral neck dissection）

适用于转移淋巴结位于第Ⅱ～Ⅳ区者。

（1）设计切口：做与颈部皮纹一致的弧形切口，从环状软骨水平到胸锁乳突肌后缘连线。

（2）暴露：全程切开皮肤及颈阔肌，紧贴颈阔肌下方翻起切口上份皮瓣，注意避免损伤耳大神经，找到并保护好面神经下颌缘支，保留颈外静脉。手术区暴露应包括同侧带状肌、颌下三角、胸锁乳突肌全长的前1/2、腮腺尾部。

（3）解剖胸锁乳突肌：用蚊式钳夹住胸锁乳突肌表面薄的筋膜，向前内侧牵引，用手术刀或电刀沿胸锁乳突肌全长切开此层筋膜，将筋膜从肌肉表面锐性解剖开，到达胸锁乳突肌前缘。先左手握一纱布块协助，而后换用拉钩将肌肉向后方牵引，与向相反方向牵引的筋膜形成一定张力，以利于继续将筋膜从胸锁乳突肌内侧剥离，这时会遇到不少肌肉小穿支血管，可直接电凝或结扎，但靠近颈内静脉的穿支血管，宜先钳夹后电凝，以避免损伤颈内静脉。

（4）解剖副神经：在解剖胸锁乳突肌内侧时，可在其中上1/3部位找到副神经上段。副神经一般在进入胸锁乳突肌之前分为胸锁乳突肌支和斜方肌支，两支均应妥善保留。清扫的上界为二腹肌水平，在保护好面神经下颌缘支的情况下，可用电刀切开腮腺下极，切断面神经颈支。结扎面后静脉，深层切开至二腹肌表面，将筋膜与后腹肌下缘分开，用拉钩把后腹肌拉向上，以便于二腹肌下淋巴结的清除。沿副神经走行，在血管钳的分离和保护下，切开其表面覆盖的组织，一直向上达二腹肌，副神经下面可见到颈内静脉上端，仔细将副神经锐性游离出来。用两个拉钩分别拉开胸锁乳突肌上端及二腹肌，可用电刀切除副神经后上方的淋巴脂肪组织，并将其从副神经下面拉向内侧，此时要注意保护副神经。后上方标本从头夹肌和肩胛提肌表面分离后向前达颈动脉鞘。枕动脉在此三角内，应予以结扎或电凝。

（5）解剖椎前筋膜层：副神经解剖完毕后，筋膜的解剖继续延伸到胸锁乳突肌后缘，术者通过颈部后方的皮肤触诊可感觉其后缘位置。这时，清扫的方向呈U形逆转，即平胸锁乳突肌内侧后缘处向椎前筋膜表面垂直切开，用止血钳将筋膜、脂肪和淋巴结向内侧牵引，用手术刀将标本从深部肌肉表面解剖开来，注意勿损伤副神经、臂丛、颈丛和膈神经。颈丛的解剖可借助止血钳的分离。颈丛发出的膈神经应予确认和保护。肩胛舌骨肌的上腹应解剖、游离并保留下来。

（6）解剖颈动脉鞘：标本向内侧拉并保持一定张力，锐性解剖一直延伸到颈动脉鞘，正常情况下，颈内静脉位于颈总动脉的外侧，由于清扫标本向前内侧拉的关系，颈内静脉几乎位于颈总动脉的前方。因此，首先见到的是颈总动脉，其次是迷走神经，最后才是颈内静脉。在保持标本牵拉张力的状况下，手术刀在血管和神经浅面轻轻划过时，其表面的筋膜和脂肪组织便会很容易地、清楚地分离开来，不易损伤血管和神经。颈内静脉的各个分支应紧靠发出点结扎。使用电刀解剖颈动脉鞘是十分危险的，有可能造成大血管的损伤。在颈总动脉分叉上方找到并保护好舌下神经，将淋巴脂肪组织从其表面分开。此时，清扫标本已完全与大血管锐性解剖开来，内界到达带状肌外侧。甲状腺上动脉和面总静脉通常可保留下来。沿胸骨舌骨肌外侧缘切开，即可完成颈侧清扫标本的切除（图16-9）。

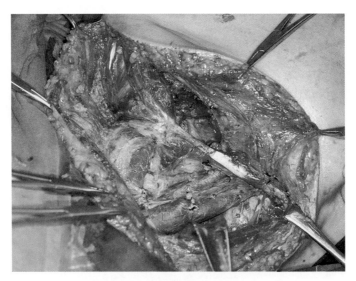

图 16-9　左上半颈择区性颈清扫术后

3. 颈前清扫术（anterior neck dissection）

颈前清扫术较少单独应用，一般用于Ⅵ区或中线淋巴结复发者。喉返神经通常保留，除非转移淋巴结已侵犯该神经。

（1）切断甲状腺血供：于胸骨上缘切断一侧带状肌，翻向上方。切断甲状腺峡部。牵拉带状肌及颈动脉鞘向外侧，寻找甲状腺上动静脉、甲状腺下动脉及中静脉，分别予以切断和结扎。

（2）解剖喉返神经：于气管食管沟找到喉返神经，暴露其颈部全长，以便于在清扫过程中对其进行保护，注意操作要轻柔，必要时可使用手术放大镜，以便于辨认甲状旁腺和喉返神经。

（3）清扫气管食管沟：将所有位于气管食管沟和颈总动脉之间的结缔脂肪组织切除，上界为甲状软骨，下界为胸骨切迹或无名动脉上方。前方实际上包括一部分前上纵隔淋巴结。

（4）清扫甲状腺周围及环甲膜淋巴结。

四　内镜下颈部淋巴结清扫术

随着内镜技术的发展，越来越多的肿瘤手术可以通过内镜来进行，这在保证手术效果的同时减少了手术创伤。据报道，目前内镜下颈部淋巴结清扫术主要运用于甲状腺癌等肿瘤转移淋巴结的手术切除，要求淋巴结肿瘤尚未突破包膜，同侧单发转移淋巴结<3cm。对于鼻咽癌颈部淋巴结残留或者复发的患者，内镜下颈部淋巴结清扫术的应用尚处于探索阶段，目前主要适用于择区性区域清扫。

（1）患者取截石位，术者立于患者两腿间。于双乳头连线中点做长约1cm的切口，用分离棒游离皮下间隙，穿刺1.0cm套管针（trocar），注入CO_2，压力维持在6~8mmHg，如果扩张不够，可适当增加压力，但不能超过12mmHg。置入腹腔镜，直视下于左乳晕上方做约0.5cm的切口，分离棒游离皮下间隙，穿刺0.5cm套管针，同法在右乳晕上方穿刺0.5cm套管针，游离胸骨前间隙、颈前间隙。

（2）用超声刀分离皮下疏松结缔组织，根据清扫范围游离至颈阔肌平面下，外侧至胸锁乳突肌外侧缘，上至二腹肌后腹等位置。常规清扫Ⅱ、Ⅲ、Ⅳ等区淋巴结，清扫方法如上述择区性颈清扫术，常规保留副神经、颈内静脉及胸锁乳突肌等重要结构。

（3）创面止血，若无活动性出血，纱布、器械无差错，则放置引流胶管1条，经切口引出体外。解除气腹，缝合切口，结束手术（图16-10）。

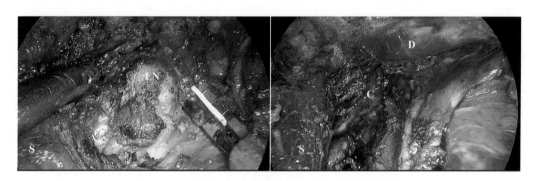

图 16-10　内镜下择区性颈清扫术

LN：淋巴结；S：胸锁乳突肌；C：术腔；D：二腹肌。

五　颈清扫术并发症的预防及处理

（一）出血

1. 术中及术后伤口出血

单极或双极电凝可用于直径小于1mm的血管止血，大于1mm的血管应结扎止血。在清扫Ⅴ区时可能出血较多，颈横动静脉及其分支应当逐一结扎，此外，沿斜方肌前缘切开的过程中容易出血，应注意。

术后伤口出血一般发生在手术当天，甚至在手术结束、包扎伤口时，原因可能是术后疼痛致血压升高，或躁动和呕吐致静脉压力增高，引起伤口内小血管断端的凝血块脱落或结扎线脱落，表现为颈部皮瓣浮起，切口渗血，血性引流液明显增加，如压迫气管可引起呼吸困难。发现伤口出血，应立即打开伤口，清除血块，尽量找到出血点进行止血，重新放置负压引流管。因此，术后应给予镇静止痛剂，使患者处于安静状态，以利于预防术后出血。

2. 颈内静脉损伤出血

钝性分离颈内静脉时可能损伤颈内静脉，体位和胸腔负压有可能造成静脉内空气栓塞，因此应立即用手指压迫破口，调节手术床呈头低脚高位，使用无损伤血管钳在破口的远近端分别钳夹阻断颈内静脉，然后用6-0至8-0的尼龙线修补。如破损发生在颈内静脉上端或下端，无法完全阻断颈内静脉，可在手指压迫和吸引器的协助下，找到破口后缝合或结扎，切忌在未看清破口情况下用血管钳盲目乱夹，以免进一步撕大破口。如果破损扩大到锁骨下静脉或无名静脉，应在手指压迫的同时切开胸骨或去除内侧锁骨，暴露出血部位后缝补，同时输血。预防措施是交替使用锐性和钝性方法解剖颈动脉鞘，显露颈内静脉，注意汇入颈内静脉下段的甲状腺中静脉和颈外静脉，应先将这些分支切断结扎，避免分离颈内静脉时撕破这些分支汇入颈内静脉的交角处。

3. 颈总动脉出血

可发生在术后一周内，常因手术后伤口感染或因术前放疗、伤口不好愈合而造成颈总动脉破裂出血。颈总动脉或颈内动脉出血结扎后会造成颅内供血不足，据统计，有1/3的患者结扎后出现偏瘫，因此应该极力避免这一并发症的发生。万一需要结扎，应维持患者血压，保证足够液体输入。

（二）颈部神经损伤

颈清扫术中神经损伤的主要原因是术者对解剖不熟悉，术者在几个关键部位应该在看到神经后保护好神经，再进行其他切割操作。

1. 迷走神经损伤

迷走神经损伤与处理颈内静脉有关。在分离结扎颈内静脉下端或上端时，如果没有把迷走神经与颈内静脉分开，下血管钳时就会将迷走神经和颈内静脉同时夹住切断。一侧迷走神经切断后可出现声音嘶哑、暂时性心率增快。避免的方法是在颈动脉鞘内分离颈内静脉，在结扎颈内静脉前，一定要看到迷走神经，把两者分开，再处理颈内静脉。

2. 膈神经损伤

膈神经来自颈丛3～5支，在外侧从前斜角肌表面向内走行，覆盖在椎前筋膜下。颈横动脉从甲状颈干分出后在膈神经表面向后横行。膈神经在颈清扫时损伤的原因主要是颈横动脉出血或胸导管破裂，在处理结扎血管或淋巴管时误伤。膈神经损伤可导致膈肌麻痹，胸部透视可见膈肌抬高和反常运动，一侧膈肌麻痹可以引起轻度的呼吸困难，双侧膈肌麻痹可导致严重的呼吸障碍。避免的办法在于先鉴别清楚膈神经（在前斜角肌表面，从外向内斜向走行），再处理血管。不要一见出血就用血管钳乱夹，这在颈部会误伤重要器官和组织。要用小蚊式钳处理，宁可出点血，不要伤神经。

3. 舌下神经损伤

舌下神经出颅后行走于颈内动脉外侧缘、颈内动脉与颈内静脉之间，绕颈外动脉表面前行至舌骨方向，在下颌舌骨肌和茎突舌骨肌之间进入口底。舌下神经的损伤部位多在其从颅底出来后跨过颈总动脉、弯向口底处。多数是因为颈内静脉上端分支出血，在未显露出舌下神经的情况下，盲目钳夹止血造成的。一侧舌下神经损伤可出现患侧半舌运动障碍，舌肌萎缩，加重口腔癌手术患者及喉部分切除患者的吞咽困难。预防方法是在结扎颈内静脉颅底段时，一定要在颈总动脉表面看到该神经，并将颈内静脉与该神经分开，然后用血管钳夹住颈内静脉并切断之。

4. 颈交感神经链损伤

交感神经紧贴颈动脉鞘后，通常不必在解剖时看见。在手术解剖颈动脉鞘时，只需将颈内静脉游离，颈总动脉不需要完全游离，紧贴颈总动脉外侧及迷走神经切开颈动脉鞘，不用扰动颈总动脉及迷走神经的背面，不要把迷走神经和颈总动脉向内侧翻转，以免暴露和损伤交感神经。该神经损伤后会出现霍纳（Horner）综合征，即出现上眼睑下垂、瞳孔缩小、眼球内陷和同侧面部无汗等征象。

5. 臂丛损伤

这一神经损伤罕见，但也有发生。主要是术者解剖时不小心进入前斜角肌筋膜，手术范围过深所致。该神经损伤可导致上肢运动障碍。用纱布将锁骨上脂肪结缔组织在椎前筋膜上向后推开，即可显露该神经，从而避免误伤。一旦切断该神经，应在显微镜下用10-0的缝合线吻合。

6. 副神经损伤

改良性根治性颈清扫术和择区性颈清扫术应当保留副神经。副神经损伤的主要原因是在Ⅴ区寻找副神经的过程中，将其与走向相同的颈丛混淆，从而误断副神经。预防的办法是沿斜方肌前缘浅面切开筋膜后，在锁骨上5cm左右、斜方肌前缘解剖出进入斜方肌深面的副神经，颈丛一般在斜方肌表面向后走行，此点可资鉴别。另外，应用神经刺激电极观察肩部收缩与否也可鉴别。副神经损伤的另一部位是在出胸锁乳突肌后缘处，这是颈分区清扫的后界，由于位置深在，容易将副神经与邻近脂肪结缔组织一同牵拉到胸锁乳突肌后缘内侧而切断。因此此处要加倍小心解剖，争取在看到副神经出胸锁乳突肌处后再清除脂肪结缔组织。最后，副神经一般在进入胸锁乳突肌之前分为胸锁乳突肌支和斜方肌支，两支均应妥善保留。

（三）颈部皮肤裂开或坏死

其主要是颈部皮瓣远端缺血造成的，尤其是根治性放疗后颈部皮肤血运降低，更容易发生皮瓣坏死，从而导致颈总动脉破裂出血。因此在进行颈清扫切口设计时，应选择宽蒂、远端无锐角的切口（如鼻咽癌颈部复发的挽救手术，可选用MacFee切口）。一旦发生皮肤坏死，应及时更换敷料，防止感染，待新鲜肉芽生长后游离植皮。

（四）颅内压升高和面部水肿

双侧颈清扫术如果均切除了颈内静脉，头颈部的静脉回流就会发生障碍，面部就会出现水肿，也可能发生脑水肿甚至失明。治疗方法主要是使用皮质激素或间断使用利尿药物。随着时间推移，水肿会有一定程度的改善。预防办法包括避免双侧同期进行颈清扫术，应分期进行，如果双侧颈内静脉均无法保留，建议尽量保留一侧或双侧颈外静脉，这样有助于改善水肿的症状。

（五）气胸

这一并发症少见。其原因主要是气体从颈部进入纵隔，当纵隔气体过多时可以经纵隔胸膜进入胸腔。另一少见原因是手术时在前斜角肌前缘或后缘解剖过深，直接损伤胸膜顶，从而造成气胸，此种情况主要出现在肺气肿患者或瘦弱患者身上，因为他们的壁层胸膜顶位置可上升到锁骨以上。气胸发生后，手术中麻醉师会提示血氧饱和度下降或呼吸规律改变，伤口冲洗时可见漏气。发现后可请麻醉师膨胀肺，以增加胸腔压力，排出胸内气体，同时缝合胸膜顶周围软组织。手术结束时如胸内气体仍多，可在第二前肋间做胸腔引流。

（六）乳糜漏

乳糜漏主要是胸导管损伤所致。胸导管损伤大多发生在左侧，少数在右侧，多因手术操作时淋巴管破裂所致。在胸导管附近操作时宜多结扎，如发现有清亮液体或乳白色液体溢出，要用4-0线结扎，有时不易结扎成功，可用小块肌肉（胸锁乳突肌或带状肌，1～1.5cm³）游离充填，周围用4-0至6-0单线缝紧。最后在关闭颈部伤口前请麻醉师加压通气，增大对纵隔的压力，再次检查有无乳糜液外漏。术后乳糜漏表现为颈部负压引流管和引流瓶内引流液呈乳白色，苏丹Ⅲ（Sudan Ⅲ）染色阳性。乳糜漏的处理应视具体情况而定，若乳糜液量每天少于500mL，属于早期乳糜漏，可采取保守治疗，内容包括反复负压引流（要避免负压引流管直接接触淋巴漏口）和局部加压，同时给予低脂饮食和补充因乳糜液外流所致的蛋白质、电解质丢失。如果引流量有逐日减少的趋势，则继续保守治疗直至痊愈。为了刺激瘘口处的肉芽组织增生及粘连，可于瘘口处皮下注射50%的高渗葡萄糖，每天20mL。如果引流量每天超过500mL，或经保守处理1周乳糜漏液未见减少，或反有增多，应入手术室打开伤口，进行胸导管结扎，最好应用局部转移肌瓣覆盖颈部胸导管损伤处。在极个别病例可发生乳糜胸，原因主要是颈部胸导管破损位置较低或颈部引流不畅，致外漏的乳糜液流入纵隔，穿破胸膜进入胸腔。临床表现为胸前压迫感、呼吸不畅、气粗、脉快；X线检查可发现胸腔积液，立即穿刺抽吸即可诊断。若漏口不太大，经反复胸穿抽吸，随着胸导管破口的愈合，乳糜胸可痊愈。若经胸穿抽吸不见好转，应开胸结扎胸导管。

综上所述，对于鼻咽癌放疗后颈部淋巴结残留或复发的患者，其手术清扫的范围大小需要根据肿瘤的具体情况而定，对于有包膜外侵犯、侵犯下半颈等高危因素的患者，清扫范围需要相对扩大，乃至进行全颈清扫。但是，不论是采用择区性颈清扫术，还是根治性颈清扫术和改良性根治性颈清扫术的全颈清扫，也不论是开放手术还是腔镜手术，在手术时最应该注意的是对肿瘤局部区域的根治性切除，保证切缘阴性，才能获得最佳的生存获益。

（刘友平　陈明远）

【参考文献】

[1] 陈奇松，林少俊，潘建基，等. 779例鼻咽癌颈部淋巴结转移规律分析[J]. 中国癌症杂志，2010，20（1）：50-54.

[2] HO F C，THAM I W，EARNEST A，et al. Patterns of regional lymph node metastasis of nasopharyngeal carcinoma：a meta-analysis of clinical evidence[J]. BMC Cancer，2012，12：98.

[3] 王孝深，胡超苏，应红梅，等. 基于MRI的3100例鼻咽癌淋巴结转移规律分析[J]. 中华放射肿瘤学杂志，2014，23（4）：331-335.

[4] SUN Y，MA J，LU T X，et al. [Regulation for distribution of metastatic cervical lymph nodes of 512 cases of nasopharyngeal carcinoma][J]. Ai zheng ＝ Aizheng ＝ Chinese journal of cancer，2004，23（11 Suppl）：1523-1527.

[5] GREGOIRE V，LEVENDAG P，ANG K K，et al. CT-based delineation of lymph node levels and related CTVs in the node-negative neck：DAHANCA，EORTC，GORTEC，NCIC，RTOG consensus guidelines[J]. Radiotherapy and oncology：journal of the European Society for Therapeutic Radiology and Oncology，2003，69（3）：227-236.

[6] VAN DEN BREKEL M W，STEL H V，CASTELIJNS J A，et al. Cervical lymph node metastasis：assessment of radiologic criteria[J]. Radiology，1990，177（2）：379-384.

[7] LAM W W，CHAN Y L，LEUNG S F，et al. Retropharyngeal lymphadenopathy in nasopharyngeal carcinoma[J]. Head & neck，1997，19（3）：176-181.

[8] LÜ J，WANG R，QING Y，et al. [Magnetic resonance imaging analysis of regional lymph node metastasis in 1 298 cases of nasopharyngeal carcinoma][J]. Lin chuang er bi yan hou tou jing wai ke za zhi ＝ Journal of clinical otorhinolaryngology，head，and neck surgery，2012，26（18）：769-772.

[9] LIU Y P，LI H，YOU R，et al. Surgery for isolated regional failure in nasopharyngeal carcinoma after radiation：Selective or comprehensive neck dissection[J]. Laryngoscope，2019，129（2）：387-395.

[10] LIU L Z，ZHANG G Y，XIE C M，et al. Magnetic resonance imaging of retropharyngeal lymph node metastasis in nasopharyngeal carcinoma：patterns of spread[J]. International journal of radiation oncology，biology，physics，2006，66（3）：721-730.

[11] 覃玉桃，张日光，阮林，等. 333例鼻咽癌咽后淋巴结转移特点的MRI分析[J]. 肿瘤防治研究，2013，40（9）：848-852.

[12] 麦海强，马骏，黄腾波，等. CT扫描对鼻咽癌N分期的作用[J]. 癌症，2000，19（9）：907-910.

[13] LI J J，HE L J，LUO G Y，et al. Fine-needle aspiration of a retropharyngeal lymph node guided by endoscopic ultrasonography[J]. Endoscopy，2015，47（Suppl 1 UCTN）：E449-450.

[14] SU Y，ZHAO C，LI W J，et al. CT-guided needle biopsy through mandibular area for the diagnosis of nasopharyngeal carcinoma in the parapharyngeal space[J]. Chinese Journal of Cancer，2010，29（8）：768-773.

[15] CHAN J Y，CHOW V L，WONG S T，et al. Surgical salvage for recurrent retropharyngeal lymph node metastasis in nasopharyngeal carcinoma[J]. Head & neck，2013，35（12）：1726-1731.

[16] MOORE E J, EBRAHIMI A, PRICE D L, et al. Retropharyngeal lymph node dissection in oropharyngeal cancer treated with transoral robotic surgery[J]. Laryngoscope, 2013, 123（7）: 1676-1681.

[17] TROOB S, GIVI B, HODGSON M, et al. Transoral robotic retropharyngeal node dissection in oropharyngeal squamous cell carcinoma: Patterns of metastasis and functional outcomes[J]. Head & Neck, 2017, 39（10）: 1969-1975.

[18] TSANG R K, WONG E W Y, CHAN J Y K. Transoral radical tonsillectomy and retropharyngeal lymph node dissection with a flexible next generation robotic surgical system[J]. Head & Neck, 2018, 40（6）: 1296-1298.

[19] PARK Y M, CHA D, KOH Y W, et al. Transoral Robotic Surgery with Transoral Retropharyngeal Lymph Node Dissection in Patients with Tonsillar Cancer: Anatomical Points, Surgical Techniques, and Clinical Usefulness[J]. J Craniofac Surg, 2019, 30（1）: 145-148.

[20] PETRUZZI G, ZOCCHI J, MORETTO S, et al. Transoral robotic retropharyngeal lymph node dissection in a recurrent head and neck carcinoma[J]. Head & Neck, 2019, 41（11）: 4051-4053.

第十七章 ◇ 转移鼻咽癌的治疗

第一节 转移鼻咽癌的全身治疗

鼻咽癌容易出现浸润性生长及早期转移，有5%～15%的初诊患者伴有远处转移[1-2]。即使随着影像技术的发展及调强放疗技术的推广，初治非转移鼻咽癌的局部控制有明显提高，5年局部控制率可达90%以上，但仍有20%的患者在治疗后出现远处转移[3]，这是鼻咽癌治疗失败的主要原因。

一 转移鼻咽癌的化学治疗

转移鼻咽癌的治疗以系统性全身化疗为主，治疗目标是提高生存质量，尽可能延长生存时间。NCCN指南推荐以顺铂为基础的联合化疗方案为转移鼻咽癌的一线标准治疗方案。Jin等[4]进行了更为深入的研究，最终得出结论，在博来霉素、5-氟尿嘧啶、铂类药物、紫杉醇类药物及吉西他滨组成的化疗方案中，顺铂联合5-氟尿嘧啶（PF）、紫杉醇联合顺铂（TP）及吉西他滨联合顺铂（GP）的双药方案与紫杉醇、顺铂联合5-氟尿嘧啶（TPF），博来霉素、顺铂联合5-氟尿嘧啶（BPF）的三药方案疗效一致，但副反应更小，因此对于初治转移鼻咽癌的治疗首选PF、TP、GP双药方案。既往的一线治疗标准为PF方案化疗，而张力教授团队研究证实GP方案在有效率、无进展生存（PFS）及总生存时间（OS）上均优于PF方案[5]，因此GP方案成为转移鼻咽癌的一线化疗方案。在一线方案治疗失败后可再换二线方案。

维持治疗是转移鼻咽癌的重要治疗手段。研究者发现氟尿嘧啶联合亚叶酸钙用于维持治疗有效率较高[6-7]，可获得较高的客观缓解率（ORR）（Leong：86%，Hong：94%）及中位生存时间（Leong：22个月，Hong：18.1±3.6个月）。卡培他滨及S-1等氟尿嘧啶类衍生物维持治疗的中位PFS为4.5个月，中位OS为10.8个月[8-9]，可作为替代选择。

二 转移鼻咽癌的靶向治疗

在鼻咽癌靶向治疗方面，目前应用较多的有西妥昔单抗、尼妥珠单抗、阿帕替尼、重组人血管内皮抑制素等。早在2005年，Chan等[10]就进行了化疗联合西妥昔单抗治疗复发/转移鼻咽癌的多中心Ⅱ期临床试验，以探究抗EGFR靶向药物西妥昔单抗的有效性及不良反应情况，最终符合入组标准的60例患者中，疾病进展（PD）23例（38.3%），部分缓解（PR）7例（11.7%），疾病稳定（SD）29例（48.3%）。在不良反应方面，11例（18.3%）出现治疗中断，其中5例（8.3%）由西妥昔单抗引起最普遍的副反应痤疮样皮疹。Zhao等[11]进行了尼妥珠单抗联合PF方案治疗放疗后转移鼻咽癌单臂多中心开放标签Ⅱ期临床研究，入组患者共计35例，其客观缓解率（ORR）及疾病控制率（DCR）分别为71.4%（25/35）及85.7%（30/35），主要3、4级不良反应为白细胞减少（62.9%），中位PFS为7.0个月（95%CI 5.8～8.2），中位OS为16.3个月（95%CI 11.4～21.3）。因此在对姑息化疗的方案选择中，可以考虑加入靶向治疗，然而其疗效尚需进一步研究证明。除抗EGFR靶向药物以外，抗血管生成药物正逐渐被接纳成为治疗后转移鼻咽癌治疗药物中的一员。有研究表明，抗血管生成药物与免疫治疗药物联用可通过多种途径增强机体对肿瘤的免疫反应，从而增强免疫治疗的疗效[12-13]。目前，中山大学肿瘤防治中心正在开展相关临床研究，探究抗血管生成药物与免疫治疗药物联合应用于转移鼻咽癌的疗效及不良反应。

三　转移鼻咽癌的生物免疫治疗

肿瘤的免疫治疗是当今肿瘤学领域研究的重点，免疫治疗在鼻咽癌的治疗应用中也日趋广泛，目前在鼻咽癌的免疫治疗药物中，以PD-1/PD-L1抗体或CTLA-4抗体的应用较多。2016年，有学者[14]发现，CTLA-4在绝大部分鼻咽癌患者（＞95%）中表达阳性，进一步研究后发现，肿瘤组织中CTLA-4高表达的患者较低表达者预后差，因此免疫治疗在鼻咽癌的治疗中具有较大潜力。目前，多地区已开展对转移鼻咽癌免疫治疗的相关临床研究，有研究已取得初步成果。在对KEYNOTE-028：帕博利珠单抗的研究中发现[15]，应用帕博利珠单抗治疗复发或转移鼻咽癌有效率较低，ORR仅为20.5%，1年总生存率为59%（95%CI 44.3%～78.5%），1年无进展生存率为19.3%（95%CI 10.1%～37.2%）。然而对于部分患者来说，肿瘤可以得到较好控制且长时间不进展，而这部分患者具有较高的PD-L1表达。因此，如何筛选免疫治疗的适宜患者，探究转移鼻咽癌免疫治疗的预测指标，将成为未来研究的重点方向。目前有学者认为[16]，现存的肿瘤突变负荷TMB、新抗原、IFN-γ、肿瘤免疫细胞浸润情况等可以作为预测免疫治疗效果的指标，但尚需进一步验证，未来多种治疗的联合预测可能具有更高的预测效率。同时，生物标志在鼻咽癌免疫治疗中的预测作用尚需进一步研究证明。

转移鼻咽癌的细胞生物治疗目前尚在研究中，针对EB病毒的特异性免疫细胞对转移鼻咽癌的治疗可能具有重要意义，有研究者通过对比鼻咽癌肝转移患者治疗前后PET-CT检查的图片发现，EBV-CTL治疗后的肝转移患者的转移灶代谢明显下降[17]。Chia等进行了进一步研究，共纳入38例复发转移鼻咽癌患者，其中35例接受化疗联合应用EBV-CTL，其1年、2年、3年总生存率分别为77.1%、62.9%、37.1%，1年无进展生存率为25.7%[18]。目前，中山大学肿瘤防治中心正在开展有关EBV-CTL的相关研究，其有效性尚需进一步研究证实。

第二节　转移鼻咽癌的局部治疗

一　转移鼻咽癌的原发病灶治疗

在系统姑息化疗基础上联合原发病灶放疗能够明显改善初治转移鼻咽癌的预后[19-20]，尤其是在转移量相对少的寡转移鼻咽癌中疗效更明显[21-22]。但由于回顾性的研究存在选择偏倚，因此最终结果有待进一步随机对照试验证实。中山大学肿瘤防治中心主持的一项多中心Ⅲ期随机对照试验首次证实了局部区域放疗在初治转移鼻咽癌患者中的作用[23]。该试验将化疗有效的初治转移患者分为化疗联合放疗组和单纯化疗组，化疗联合放疗组在6程PF方案化疗后接受局部区域高剂量的放疗（70Gy to GTVnx，60～66Gy to GTVnd，56～66Gy to PTV1，50～60Gy to PTV2），单纯化疗组在6程PF方案化疗后进行随访观察。化疗联合放疗组的2年总生存率显著高于单纯化疗组（76.4% vs 54.5%，HR＝0.42，95%CI 0.23～0.77，P＝0.004），无进展生存率也显著优于单纯化疗组（HR＝0.36，95%CI 0.23～0.57，P＜0.001），且两组毒副反应无显著差异（图17-1）[23]。

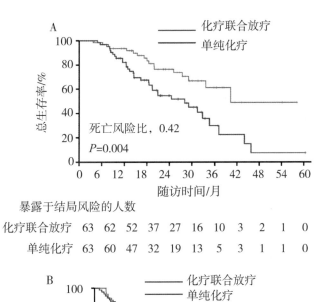

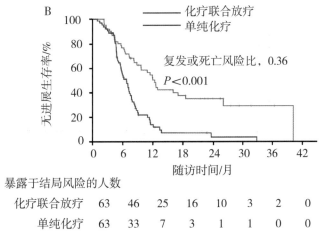

图 17-1　转移鼻咽癌患者化疗联合原发病灶放疗对比单纯化疗的生存预后分析

二　鼻咽癌转移灶的局部治疗

转移鼻咽癌根据转移灶的特点可分成多种情况，如单发转移、寡转移、多发转移等，它们的治疗方法及预后均不同，因此需要对不同类型转移灶分别处理。

寡转移的概念在1995年被首次提出，并于2011年做了更新修正。寡转移是介于局部侵犯和广泛转移之间的过渡状态，转移能力较弱，转移部位和数目有限，通常定义为5个以内的转移灶。这一概念在结直肠癌、肺癌等多种实体瘤诊疗中被证实。鼻咽癌寡转移的状态也已得到初步证实，但关于转移灶数量的规定尚不明确。2013年，陈明远等回顾性分析了中山大学肿瘤防治中心408例初治远处转移鼻咽癌患者，结果发现单发转移/单器官转移的预后明显优于多发转移/多器官转移，HR分别为1.6（95%CI 1.2~2.1）、1.7（95%CI 1.2~2.4），并且前者在局部区域（鼻咽+颈部）放疗中有生存获益（HR=0.4，95%CI 0.3~0.5）[19]。进一步通过回顾性分析对转移鼻咽癌患者进行分层发现，转移鼻咽癌患者可分成3组，非肝转移的寡转移M_{1a}期患者预后最好，非肝转移的多发转移M_{1b}期患者次之，肝转移M_{1c}期患者预后最差，3年总生存率分别为54.5%~72.8%、34.3%~41.6%、22.6%~23.6%。此外研究结果还显示，化疗联合局部区域的放疗可给M_{1a}期和M_{1b}期患者带来生存获益，但不能给M_{1c}期患者带来生存获益（图17-2）[20]。

此外，研究显示，≤5个转移灶的患者5年总生存率明显优于多发转移患者（34% vs 7%，$P<0.001$）。可以明确，单发转移或单器官转移的预后明显优于多发转移或多器官转移[24]（图17-2）。此外，多项研究显示联合转移灶的局部治疗能带来不同程度的生存获益，尤其是寡转移的患者[25-27]。寡转移鼻咽癌在原发病灶根治性治疗的基础上，如能积极处理转移病灶可很好地改善患者的预后，部分患者或能达到治愈[28]。

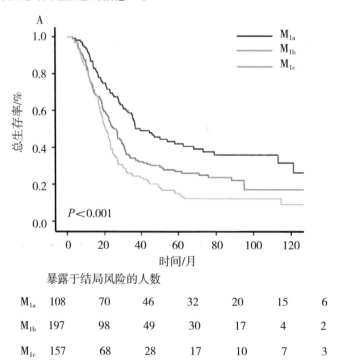

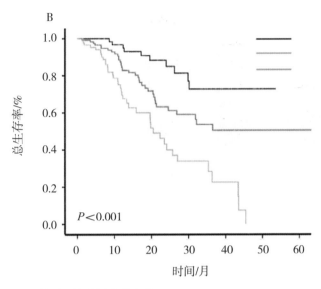

暴露于结局风险的人数

M_{1a}	65	57	33	18	9	1
M_{1b}	119	92	42	24	10	2
M_{1c}	88	49	19	8	4	

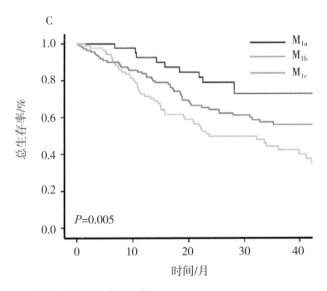

暴露于结局风险的人数

M_{1a}	43	39	30	20	15
M_{1b}	111	92	70	54	34
M_{1c}	89	67	45	30	17

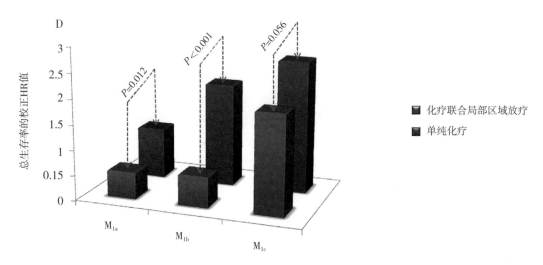

图 17-2　鼻咽癌 M_1 期患者治疗研究

鼻咽癌 M_1 期患者在训练组（A）、内部验证组（B）、外部验证组（C）中对OS的影响；D：化疗联合局部区域放疗对不同 M_1 期患者的影响。

多发转移灶数目繁多、分布广泛，治疗时难以对全部转移灶进行局部处理。这些患者的生存时间短，目前没有高级别证据证实积极处理能为其带来生存获益，可根据临床实际情况酌情处理。对于出现症状的部分患者推荐以姑息减症处理为主[20]。

总的来说，鼻咽癌寡转移在经过积极处理后能够获得良好的生存，对于初治的寡转移鼻咽癌，原发病灶的根治性放疗和转移灶的积极处理能够使患者的生存明显获益。对于初治多发转移的鼻咽癌患者，姑息性化疗是主要治疗方法，可联合原发病灶放疗，对于有症状的转移灶可对症姑息治疗。而治疗后的转移鼻咽癌，寡转移灶可考虑在化疗期间同步积极处理，多发转移的患者可对引起症状的转移灶行姑息性治疗（图17-3）[29]。

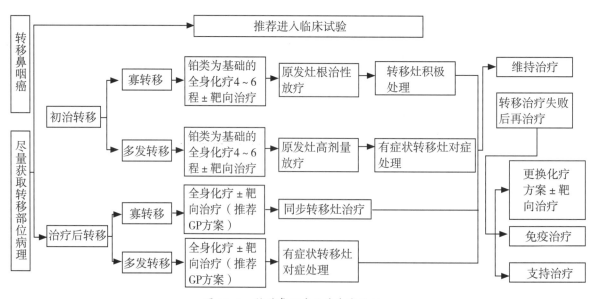

图 17-3　转移鼻咽癌治疗专家共识

目前在转移鼻咽癌中，寡转移鼻咽癌的预后最好。随着PET-CT、MRI等影像学检查技术及分子标志物等研究的进步，将会发现越来越多的鼻咽癌寡转移者。但关于寡转移鼻咽癌的治疗，仍然存在较多的问题尚未解决，如：①鼻咽癌寡转移状态的形成机制尚不清楚；②对于寡转移灶处理方法的选择和介入时机的选择尚无共识；③缺乏准确的分子标记物来筛选能够获得治愈的寡转移患者；④后续维持治疗的必要性和方法等尚无定论。这些都需要未来更多的前瞻性研究来提供答案。鼻咽癌最常见的远处转移器官是骨（53.35%）、肺（41.34%）、肝（29.72%），不同器官转移后的中位生存期存在差异。其中单纯肺、骨转移生存期较长，肝转移生存期最短，且治疗效果及预后最差（图17-4）[30]。对于数量较少的鼻咽寡转移病灶，在原发病灶进行根治性处理前提下，对转移灶采取包括手术、射频消融和放疗在内的多种局部处理手段积极处理也能取得很好的疗效。不同器官转移灶的治疗也有所不同，选择合适的方法处理转移灶对患者的生存期及生存质量非常重要。下面针对不同器官转移灶的外科干预治疗一一论述。

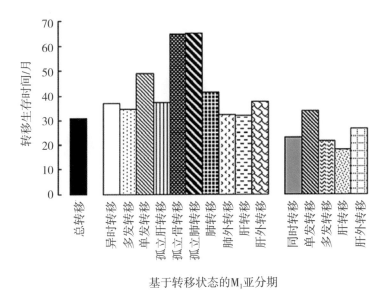

图 17-4　1 016 例转移鼻咽癌患者根据转移状态分层的生存情况

第三节　转移灶的局部外科治疗

一　肝转移灶的局部外科治疗

鼻咽癌肝转移的诊断通常依靠超声、CT、MRI等影像学检查，普通扫描可发现肝脏占位，增强造影可发现病灶周围的明显环状强化。病理诊断是金标准。此外，对鼻咽癌肝转移肿瘤组织中EB病毒的表达情况进行检测，可以确定肿瘤组织是否来源于鼻咽癌。

合并肝转移的鼻咽癌患者的预后在所有远处转移中最差。我国文献报道初治肝转移患者3年总生存率为14.1%[31]，中位生存时间为12～31.9个月[25, 32]。鼻咽癌是放疗中度敏感肿瘤，其转移灶可能分化更差，放疗会更敏感。对于年龄≤60岁、肝功能无明显异常、无腹腔积液的鼻咽癌肝转移患者，全身化疗联合肝脏放疗虽可提高局部控制率，但也只有少数患者可能获得长期生存。随着放疗技术如立体定向放疗的发展，肝转移瘤的放疗效果有了一定的提高，但仍需要其他更安全有效的方法对肝转移灶进行积极处理。目前对于肝转移灶的常见外科治疗方法包括经导管动脉化学栓塞、射频消融、微波消融、手术切除等。

（一）经导管动脉化学栓塞

经导管动脉化学栓塞（transhepatic arterial chemotherapy and embolization，TACE）已被证实对恶性肿瘤肝转移患者有一定的疗效。对鼻咽癌肝转移患者的肝脏局部病变行TACE治疗可提高局部化疗药物浓度，同时栓塞治疗能促进肝转移瘤缺血坏死。早在2002年我国已有文献报道：31例行TACE治疗的鼻咽癌肝转移患者，TACE辅助全身化疗（12例）的有效率为33.3%，单纯行TACE治疗的有效率为31.6%[33]。但也有学者认为，由于某些鼻咽癌肝转移病灶血供不丰富，因此单纯行肝动脉灌注化疗与行肝动脉灌注化疗联合栓塞治疗的临床疗效无统计学差异[34]。对鼻咽癌肝转移瘤肝内血供方式的研究提示，转移瘤很小时可完全由门静脉供血，随着肿瘤的增大，肝动脉供血加入；肝动脉主要供应肿瘤中央部分，门静脉供应肿瘤周围部分，当肝动脉血供栓塞阻断后，门静脉血供可明显增加。因此，采用肝动脉及门静脉双重插管化疗较单纯肝动脉栓塞化疗可能疗效更好[35]。总的来说，TACE对鼻咽癌肝转移有一定的疗效，特别是对于那些不可切除的肝转移患者，TACE可作为姑息性治疗手段之一，但其对患者生存预后的确切影响仍待进一步验证。

（二）消融术

射频消融的应用大大提高了原发性肝癌患者的治愈率与生存率。此外，射频消融联合化疗已成为结肠癌肝转移的标准治疗方法，并有根治的可能[36]。在鼻咽癌肝转移患者中，射频消融也被大量应用。2017年有文献报道，37例鼻咽癌肝转移患者接受了化疗联合射频消融治疗，其1年、3年、5年生存率分别为89.0%、41.3%、29.5%，均高于单纯化疗[37]。有研究对鼻咽癌肝转移患者分别行射频消融、介入栓塞、肝脏放疗等治疗后，经射频消融治疗的患者生存期达32个月，明显优于介入栓塞及肝脏放疗者[31]。

微波消融作为热消融的一种，近年来已经广泛应用于各种实体肿瘤，尤其是小肝癌，经皮微波消融的近、远期疗效可与外科肝切除相媲美。B超引导下微波消融治疗是直接将微波辐射电极插入肿瘤内，利用高温直接使细胞蛋白质凝固变性，当肿瘤组织局部温度达到有效治疗温度，如54℃（1min）或60℃（即刻）以上时，肿瘤会发生完全凝固性坏死。微波消融具有热效率高、场强分布广、凝固区组织坏死彻底等特点。灭活的肿瘤组织可产生热休克蛋白，刺激免疫系统，使局部和全身免疫功能增强，从而限制肿瘤细胞的扩散。研究证实微波消融治疗局限型鼻咽癌肝转移瘤具有创伤小、并发症少、恢复快等优点，可提高患者的PFS，是微创、安全、有效的治疗方法[38]。

（三）手术切除

目前对于局限性结直肠癌、神经内分泌癌及乳腺癌的肝转移，手术切除被认为是一种有效的、根治性的治疗手段。而对于鼻咽癌的肝转移，手术治疗尚在摸索阶段。关于手术适应证，国内有学者认为：鼻咽癌肝转移灶数目<3个、局限于1个肝叶特别是单发的肝转移灶，如无肝外转移且原发病灶已控制，无其他手术禁忌证，可行肝转移瘤切除手术[33]。回顾性研究显示，鼻咽癌肝转移患者经部分肝切除后均有不同程度的生存获益[39-40]。元云飞教授等对30例鼻咽癌肝转移患者进行对比研究，15例行肿瘤切除治疗，另15例可行手术但因患者拒绝而行介入栓塞治疗。手术组1年、3年、5年的生存率分别为85.7%、64.1%、40.2%，介入栓塞组的相应数据为53.5%、26.6%、20.0%，手术组患者的不良反应发生率较介入栓塞组低，手术治疗效果明显优于介入栓塞组。研究者建议手术方式以保证切缘无肿瘤残留的R0切除为主[26]，但该研究未比较手术切除与消融治疗的疗效差异。

总的来说，对于可切除的鼻咽癌肝转移病灶可选择手术切除或消融治疗这一类根治性治疗手段。对于不可切除的鼻咽癌肝转移病灶，可针对不同类型血供方式采用不同治疗方法以符合肿瘤的个体化治疗原则：富血供者可行介入栓塞化疗，乏血供者介入栓塞效果差，可行消融治疗。

二　鼻咽癌肺转移灶的局部外科治疗

肺是鼻咽癌远处转移最常见部位之一。除采用全身化疗外，局部治疗在肺转移的综合治疗中越来越受到重视。常见局部治疗手段有手术切除、微波消融和放射性粒子植入等。但由于肺部活动度大，易受到呼吸运动等因素的影响，因此对肺部的放疗技术要求极高；另外，正常肺组织对放疗的耐受剂量低，这就限制了有效治疗剂量的给予，也限制了肺部放疗的应用。

（一）手术切除

手术治疗作为肺转移瘤可选择的治疗手段其优势在于：①手术治疗可明确病理诊断，避免原发性肺癌患者因误诊而失去手术治疗的机会。②肺部转移瘤手术切除具有疗效确切、创伤小、恢复快、治疗周期短的特点。③手术还可对可疑淋巴结进行取样活检，评估淋巴结转移状况，而后对活检阳性的患者进行淋巴结清扫。目前，肺楔形切除或肺段切除仍是治疗鼻咽癌肺转移最常用的手术方式，能否彻底切除是公认的预后评估指标。

马骏教授等回顾性分析了23例鼻咽癌肺转移手术治疗的患者，结果显示其1年、2年、3年、5年生存率分别为95.7%、65.2%、56.5%、21.7%，中位生存时间为50.8个月，患者无瘤生存时间的长短与患者的生存率相关（$P=0.026$）；转移灶个数及直径大小、手术方式（开放或腔镜手术）、采用肺楔形/肺段切除术还是肺叶切除术、是否行肺门纵隔淋巴结清扫术及术后是否辅助放/化疗与患者的总体生存率均无统计学意义（$P>0.05$）。手术治疗后再次发生远处转移的患者占52.2%，其生存率明显较低（$P=0.014$）[41]。总之，只要可以完整切除，即使是双肺转移患者，也不应随意放弃手术。如能完全切除，则手术治疗是一种值得选择的治疗方式。

（二）消融术

经皮微波消融除应用于鼻咽癌肝转移的治疗外，还适用于肺转移。一项回顾性研究分析了98例鼻咽癌肺转移患者共168个病灶在经皮微波消融治疗1个月后的疗效评价，结果显示完全缓解50个，部分缓解44个，稳定44个，进展30个，有效率达82.1%。全部病例术后均未出现严重并发症。患者1年、2年、3年的总生存率分别为46.7%、28.3%、13.4%。患者转移灶最大直径大小及转移灶的多寡对患者的生存有显著影响[42]。该研究表明，微波消融作为一种局部物理靶向治疗手段，疗效肯定，可作为治疗鼻咽癌肺转移的安全有效方法。对因肺功能条件较差、年老体弱、手术切除有困难又不能耐受放疗和化疗的患者，微波消融是一种有效的选择。

此外，射频消融也是鼻咽癌肺转移患者可选择的治疗手段之一。赵明教授等回顾性分析了10例鼻咽癌肺转移患者共23个肺转移灶，结果提示射频消融与单纯化疗相比，可显著提高患者的生存时间（77.1个月 vs 32.4个月，$P=0.009$），并与手术组的预后相当[25]。

（三）放射性粒子植入

放疗是肺部恶性肿瘤的主要治疗手段之一，但由于传统的外照射放射野大、正常肺组织对放射线耐受量低，因此其应用受到一定限制。1986年，美国食品和药物管理局批准^{125}I和^{103}Pb粒子植入用于临床治疗，此后放射性粒子植入治疗很快就得到广泛应用和研究。^{125}I放射剂量随距离的增加而迅速下降，在杀伤肿瘤细胞的同时不损伤周围正常组织，这弥补了常规外照射的不足。利用计算机立体定位计划系统计算并制定放射性粒子植入策略，可实现高度适形、减少并发症、降低肿瘤残余率的目标。

鼻咽癌作为放疗敏感的肿瘤，可在CT引导下将放射性粒子按肿瘤大小、形态植入肿瘤内或受肿瘤浸润侵犯的组织中，通过微型放射源发出持续、短距离的放射线，使肿瘤组织遭受最大限度的放射损伤，而正常组织不损伤或仅有微小损伤，最终达到治疗目的。黄金华教授等[43]回顾性分析了19例鼻咽癌肺转移患者共42个病灶行^{125}I放射性粒子植入治疗的临床疗效，结果显示有效率可达到76.2%，1年生存率达57.9%，全部病例术后均无严重并发症。研究者提出^{125}I植入治疗的最佳适应证包括：①患者一般情况较好，预计生存期3个月以上；②肺转移瘤数目在4个以下；③无严重心脑血管疾病和出凝血功能障碍；④无其他内脏转移。

总之，放射性粒子植入是治疗肺部肿瘤的有效手段之一，对不能耐受大剂量放化疗或化疗效果不明显的患者可以选用放射性粒子植入。对于肿瘤体积较大，需植入较多粒子的病灶，亦可与其他介入治疗手段如射频消融相结合。经皮CT引导下放射性粒子植入可直观地了解粒子植入针的位置，保证粒子正确植入，并具有安全、微创、高效、治疗时间短和可重复治疗等优点，因而被认为是对鼻咽癌肺转移的一种较好的局部治疗方法，值得进一步研究。

综上所述，对于可完整切除的鼻咽癌肺转移患者可选择消融或手术治疗，不可耐受或不愿接受手术治疗的患者可考虑消融和放射性粒子植入治疗，它们能为患者带来一定的生存获益。

三 鼻咽癌骨转移灶的局部外科治疗

骨转移是鼻咽癌最常见的远处转移之一，仅综合治疗后发生远处转移的鼻咽癌患者中骨转移的发生率就高达75%[44-45]。骨转移的鼻咽癌患者多有溶骨性骨破坏，常导致截瘫、四肢功能障碍等严重影响患者生存质量的事件发生，治疗以放疗、化疗、靶向治疗、骨修复治疗及止痛治疗等综合治疗为主。

体外放疗起效慢且并发症发生率高；药物治疗易产生药物依赖，且随治疗时间的延长疗效逐渐降低，部分患者的疼痛控制也不佳；外科手术创伤大，仅适用于孤立转移灶的治疗。随着微创外科技术的发展，微创外科治疗以安全性高、止痛效果迅速而显著、术后并发症发生率低等特点，为鼻咽癌骨转移开拓了新的治疗前景。

（一）骨水泥成形术

经皮椎体成形术（percutaneous vertabroplasty，PVP）作为最常用的姑息性手术方式，能有效治疗脊柱转移瘤引起的疼痛和病理性骨折。其减缓疼痛的机制主要包括：①骨水泥聚合放热产生的热量及其本身的化学毒性可损毁沿椎体破裂孔进入椎体的感觉神经末梢及部分肿瘤细胞，从而缓解局部疼痛；②固化的骨水泥能够加固椎体，增加椎体的稳定性，减轻机械性疼痛。PVP能有效减轻脊柱转移患者73%～100%的疼痛度，并显著改善患者的生存质量[46-47]。

然而PVP存在多种风险，如渗漏、肺栓塞等并发症。PVP的骨水泥渗漏发生率由11%到76%不等，特别是在脊柱肿瘤患者的应用中，发生率明显高于良性病变如椎体血管瘤和骨质疏松性椎体压缩骨折，其原因可能与肿瘤造成椎体的骨皮质破坏及肿瘤丰富的血管及血运有关[48]。大多数情况下，少量骨水泥渗漏无严重不良后果，但椎管内渗漏可导致神经根痛、脊髓受压等较严重并发症。椎体转移瘤好发于椎体的后半部，可造成椎体后壁破损，骨水泥发生椎管内渗漏风险较其他骨折明显增高。除此之外，其他并发症还包括肋骨和椎体附件骨折、骨水泥植入综合征、感染、出血和穿刺部位血肿形成等[49]。

为了有效纠正由于椎体压缩造成的脊柱后凸畸形，减少骨水泥的渗漏，1998年美国学者将PVP发展为经皮穿刺椎体后凸成形术（percutaneous kyphoplasty，PKP），通过手术将球囊样装置置入椎体，球囊膨胀后可恢复椎体高度，撤除球囊后再注入骨水泥。PKP可以更大限度地恢复骨折椎体的高度，降低骨水泥注入时的压力，同时气囊膨胀可以压缩骨小梁而封闭骨水泥渗漏的潜在通道，明显降低骨水泥渗漏的发生率。Chen等[50]应用PKP治疗282例脊柱转移瘤患者，发现PKP不仅快速有效地减轻了患者的疼痛，恢复了脊柱后凸角度，还明显提高了患者术后的生存质量。尽管PKP与PVP在疼痛缓解的长期性及功能改善方面无差异，但PKP在防止骨水泥渗漏、短期内缓解疼痛及纠正脊柱后凸成角方面具有显著的优势[51-52]。

基于PVP和PKP的不足，临床上出现了一系列的椎体扩张器，它们均在一定程度上具备以下应用特点：①可以安全地置入椎体，无副损伤；②能有效复位椎体并能维持其生物力学性能；③符合适用人群的生理解剖特点；④内植物排斥反应小；⑤操作简单，学习曲线短。这些椎体扩张器主要包括Sky椎体扩张系统、Jack扩张器系统、Spine Jack系统等6种，各类扩张器又具有各自的设计特点，临床应用也有所差异。总的来说，PVP在经济性和操作性方面有一定的优势，但在并发症控制及脊柱后凸成角纠正方面表现欠佳。PKP在纠正脊柱后凸成角方面有优势，但在经济方面及并发症控制方面表现略差。各类扩张器能有效地减少骨水泥成形术的并发症，并能有效纠正脊柱后凸成角，在经济条件允许的情况下推荐选择适合的扩张器进行手术（表17-1，图17-5）[53]。

表17-1　各种骨水泥成形术的优点比较

比较项目	PVP	PKP	Jack	Spine Jack	Sky	Osseofix	Kiva	Vessel-X
经济性	++++	++	+++	+++	++	++	++	++
操作简单（手术时间短）	++++	+++	+++	++	++	++	++	++
并发症少	+	++	+++	+++	+++	++++	++++	++++
纠正后凸成角，高度恢复	+	+++	++++	++++	++++	+++	+++	+++

注：++++首选；+++较高推荐；++中等推荐；+最后推荐。

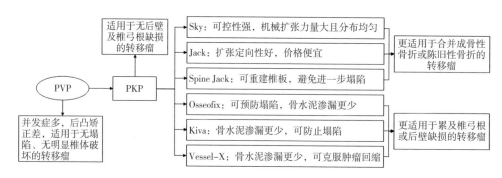

图17-5　各类骨水泥成形术的优点比较

（二）消融术

近年来，随着影像引导下经皮消融技术的不断发展，其在骨转移瘤治疗中的地位日益突显，包括基于热疗原理的消融技术（射频消融、微波消融、高强度聚焦超声和激光消融等）和基于冷冻原理的消融技术（冷冻消融）。

射频消融是目前研究最多的微创消融方法。射频消融治疗骨转移瘤可有效缓解疼痛，但射频消融术中及术后的早期止痛效果不理想，部分患者甚至会出现短暂的疼痛加剧，其机制可能与热消融引起的局部炎症有关。神经血管的热损伤是限制射频消融术应用的主要原因，Bornemann等[54]对尸体腰椎肿瘤模型进行射频消融，结果显示双极射频消融术后神经孔和硬膜外隙的最高温度明显低于单极射频消融（$P \leqslant 0.001$）。使用双极射频消融能有效避免肿瘤邻近神经组织的损伤，该结论是否适用于临床活体还需进一步探讨。Alemann等[55]对28例脊柱外骨转移患者行双极射频消融术，术后7天、1个月、6个月的视觉模拟评分均明显下降，患者均未出现术后并发症。但该研究缺乏单极射频消融做对照，所收集病例涉及的病变部位不全，因此治疗效果仍有待进一步确认。

冷冻消融是通过氩氦刀完成的，即利用氦气和氩气循环对病灶组织进行快速冷冻和复温，从而通过冷冻的破坏作用及肿瘤对低温的敏感性来治疗肿瘤。其破坏机制主要包括物理作用、化学作用、血管效应和抗肿瘤免疫反应等：冷冻过程中细胞膜内外产生渗透压差异，导致细胞膜破裂；细胞内冰晶形成，导致蛋白质变性，从而发生凝固性坏死；术区血液凝固、微循环停滞，导致细胞代谢被破坏。此外，细胞凋亡也可能在低温损伤中发挥了作用。冷冻消融在骨转移患者的癌痛管理中优势明显，其主要机制包括：①低温可破坏骨膜的局部感觉神经，抑制疼痛传递；②冷冻破坏了肿瘤细胞生长因子，抑制了破骨细胞的活性；③消融治疗后，肿瘤体积明显缩小，对感觉神经纤维的刺激减少[56]。冷冻消融与射频消融在骨转移瘤疼痛的缓解方面无明显差异，目前认为冷冻消融的缺点之一是手术时间较长，而射频消融无法在影像系统下观察到消融边缘，对于邻近关键结构的骨转移病灶可能会导致消融不全。Thacker等[57]对58例骨转移瘤患者行消融治疗，其中36例行冷冻消融治疗，22例行射频消融治疗，结果发现冷冻消融能显著减少患者止痛药使用剂量并缩短住院时间。除此之外，冷冻消融还具有如下优势：①冰是一种天然的麻醉剂，可使患者在局麻下进行手术，避免了全身麻醉带来的危险；②CT和MRI能够清晰地显示消融区，对消融过程进行实时监控，从而确保冰球完全覆盖病灶边缘，并观察到邻近重要组织结构的情况，保证手术的安全性和有效性；③由于骨转移瘤的阻抗水平高，射频对骨的穿透性较弱，而冰能深入骨中，因此冷冻在治疗硬化性骨转移瘤方面可能更具优势[58]。越来越多的国内外研究表明冷冻消融治疗骨转移瘤安全有效，对疼痛缓解和肿瘤局部控制疗效确切，能显著提高患者生存质量。随着冷冻消融技术与影像学技术的结合，经皮冷冻消融治疗恶性肿瘤骨转移将会更加广泛地应用于临床。

微波消融对骨转移瘤也有一定的疗效。Pusceddu等[59]对21例骨转移瘤患者行微波消融术，术后3个月的疼痛评分（简明疼痛评估量表）平均下降92%，72%的患者完全缓解，22%的患者部分缓解，仅1例（5%）患者疼痛控制不佳。由于微波消融升温速度快、消融范围大、准确度不高，因此在靠近神经等关键结构应用时安全性较低。Kastler等[60]对18例病灶靠近重要结构的骨转移瘤患者行微波消融术，他认为术中使用热电偶对关键组织温度进行实时监测可以有效避免消融区周围重要结构损伤，但其可行性需要大样本、多中心研究进一步明确。此外，微波消融术后骨显微硬度、延伸率、断裂功下降，骨组织脆性增加，因此单纯微波消融术后骨折发生率高，若联合PVP治疗可增强骨稳定性，起到优势互补的作用。尽管目前文献报道微波消融术是一种新型、安全、有效、耐受性好的骨转移瘤治疗手段，但其是否能代替药物成为缓解骨转移瘤患者疼痛的常规治疗方法仍需进一步探讨。

不可逆性电穿孔消融术是一种通过电极产生短时高压电脉冲，在靶细胞膜脂质双分子层上产生永久性纳米级别穿孔，诱导靶细胞凋亡的常温消融技术，故又称纳米刀。2012年，纳米刀获美国食品和药物管理局及欧盟认证批准应用于临床软组织消融。但目前纳米刀应用于骨转移瘤的治疗仍处于临床前研究阶段。文献报道纳米刀不破坏骨细胞外结构，能保留骨皮质的结构完整性，且术后骨再生迅速，因此在保护骨骼结构稳定方面可能优于其他消融术[61]，但该结论尚缺临床研究证实。纳米刀是否损伤骨转移瘤病灶周围神经结构也存在争议，一般认为纳米刀对神经组织的损害较小，仅表现为一过性水肿，较少出现神经结构和功能受损的现象[62]。然而Tam等[63]对20个猪模型行脊髓硬膜外隙右侧隐窝纳米刀消融术，电极距离脊髓（1.71±0.90）mm，距离神经根（8.47±3.44）mm，结果纳米刀消融术后32.2%的猪模型出现了神经根中度沃勒变性。因此纳米刀应用于椎体转移瘤时是否损伤脊髓及神经根尚有待进一步的动物实验研究及临床前瞻性研究证实。纳米刀消融术在人转移性骨肉瘤中已证实为有效的治疗手段[64]。相较于其他消融技术，纳米刀消融的优势为：①消融时间短，消融边界清晰，超声、CT、MRI等对其实时监控精度高；②不依赖温度消融，不受热岛效应影响，对血管周围组织消融更彻底；③对靶病灶周围血管、胆管、胰管等管道及神经纤维损伤较小，其机制是这些组织结构含有胶原及更多的结缔组织和弹性纤维，缺少细胞膜结构[65]。因此纳米刀消融术在骨转移瘤的治疗中有广阔的应用前景。

综上所述，对于骨转移瘤的消融治疗，对比射频消融和微波消融，冷冻消融是目前最安全、有效的手段之一，其在临床上的应用将更加广泛。在消融的基础上，联合骨水泥成形术可在一定程度上弥补消融术的不足，其在临床上的应用有待进一步验证。射频消融、冷冻消融等可作为骨转移瘤姑息性治疗的首要手段，而纳米刀消融有望成为骨转移瘤治疗的有效补充，但其安全性和有效性仍有待进一步验证。

（三）放射性粒子植入术

125I粒子植入术在缓解疼痛并控制骨转移瘤进展方面的作用已得到国内外研究的初步证实。Yao等[66]对24例患者共26个脊柱转移灶植入125I粒子，结果疼痛缓解率为91.7%，术后1年的肿瘤控制率和总生存率分别为40.2%、37.4%，中位生存时间为11个月，4例患者出现了压缩性骨折及截瘫，其中2例患者术前肿瘤体积较大。因此体积较大的肿瘤能否从该治疗中受益仍存在争议。Yang等[67]的研究表明，粒子植入联合PVP治疗骨转移瘤可有效缓解疼痛，稳定脊柱，改善患者的生存质量，减少脊柱骨转移患者截瘫的发生。125I粒子植入为骨转移瘤的治疗提供了新思路，但目前文献中关于放射性粒子植入治疗骨转移瘤的数据有限，尤其缺乏大样本随机对照研究。未来的研究应着眼于可能的术后并发症及其预防、植入粒子的最适剂量、利用计算机立体定位计划系统精确计算植入粒子的间距等。

（四）经动脉栓塞术

目前经动脉栓塞术（transarterial embolization，TAE）主要应用于富血供骨转移瘤的术前栓塞，可明显减少外科手术失血量，同时也较多地应用于以缓解患者疼痛等临床症状为目的的姑息性治疗。经动脉化疗栓塞术是在使用栓塞剂的同时增用化疗药，可明显延长疼痛缓解时间并增强肿瘤控制效果。Chen等[68]研究发现在治疗某些血供丰富且体积过大的脊柱转移瘤时，经动脉化疗栓塞术在减小瘤体体积、缓解局部神经压迫所致疼痛等方面的疗效超过了其他微创治疗手段。

TAE术后常见的并发症包括发热、局部疼痛等。其严重并发症为血栓形成、异位栓塞、截瘫等。为避免严重并发症的发生，应使用影像学手段对肿瘤的供血动脉及引流静脉做充分评估，栓塞前再次造影评估TAE风险。

TAE能使大部分肿瘤血管内皮细胞坏死，但同时会激发血管内皮生长因子表达增加，促进残癌组织血管新生，易残留活癌组织造成复发。因此，TAE与消融术联合使用可以使骨转移瘤消融得更彻底，减少复发率，同时减少血管的热沉效应对冷热消融的影响。

（五）联合治疗

随着近年来各个学科的发展与进步，国内外学者已逐渐认识到多学科联合是未来治疗骨转移瘤的主要方向之一。单纯的经皮椎体成形术难以解决脊髓和/或神经根压迫的问题，此外，术前判断责任节段、术中减少出血、术后加强稳定、术后及早康复都需要多学科共同配合。

PVP与放射性^{125}I粒子植入相联合治疗脊椎转移性肿瘤已取得较理想的临床疗效[69]。椎体成形术结合术中射频消融是近年来另一项联合技术：射频消融可通过高温使肿瘤组织凝固坏死，椎体病灶内形成的凝固空腔有利于骨水泥的填充，降低了骨水泥血管渗漏的风险，而骨水泥的应用又提高了患椎的稳定性，两种技术在治疗优势方面具有较为满意的协同效应[70]。但由于射频消融的高温易造成不可逆的神经损伤，因此对于椎体后壁或椎弓根皮质破坏的肿瘤患者应谨慎使用。PVP联合介入肿瘤摘除术是由经皮椎间盘摘除术联合PVP整合发展而来的，是一项能较为彻底地清除椎体转移瘤的微创手术。首先，与单独PVP比较，PVP联合介入肿瘤摘除术因术中摘除了肿瘤且无须高压下行骨水泥注射，降低了椎体内压力，所以可有效降低骨水泥外漏的风险；其次，由于尽可能多地摘除了患椎内的肿瘤组织，因此可向椎体内注入较多的骨水泥，从而可以有效地预防椎体塌陷，维持脊柱结构的稳定性；最后，由于脊柱转移性恶性肿瘤摘除得较为彻底，因此患者疼痛的缓解能够维持相对较长的时间[71]。

总体而言，科技的进步推动了医学的发展。随着脊柱外科微创理念的不断深入，脊柱外科手术微创化、可视化的不断突破，联合计算机程控技术和3D打印技术及其他微创技术共同治疗骨转移瘤是今后的发展方向。在未来医学的发展中，微创手术将进一步个体化、精准化、智能化，使患者在获益的同时，承受更小的精神及经济负担。

四 鼻咽癌其他转移灶的局部外科治疗

鼻咽癌除了骨、肺、肝的转移外，一些罕见部位的转移通常无症状表现，常常会被误诊为良性的病变。如果对这些病灶做出错误的诊断将对患者产生严重后果。因此，我们必须对这些罕见的转移部位有所了解，以便做出及时的诊断与治疗，改善患者的生存预后。据文献报道，一例鼻咽癌硬脑膜转移的患者在影像学上的表现与脑膜瘤相仿，及时行手术切除后患者2年后依然存活，因此及时正确的诊断治疗可大大改善患者的预后[72]。其他罕见的转移部位还有脾脏[73]、食管[74]、乳腺[75]和脑[76]等（图17-6至图17-8）。

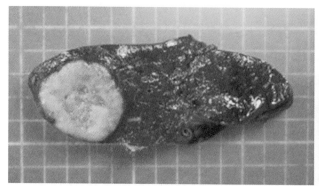
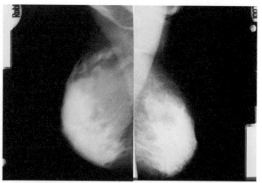

图 17-6　鼻咽癌脾脏转移及双侧乳腺转移

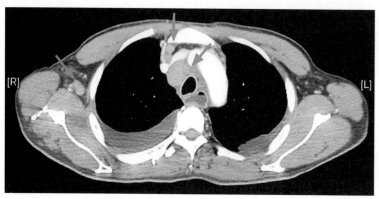
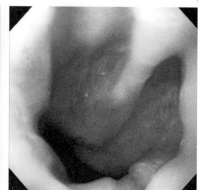

图 17-7　鼻咽癌食管转移

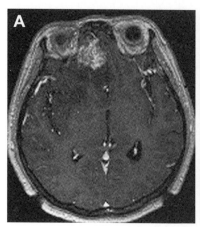
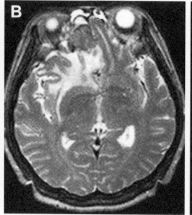
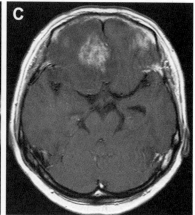

图 17-8　鼻咽癌脑转移

　　据现有文献报道，脾脏转移约占鼻咽癌患者的1%[73]。Piardi等[77]对28例孤立脾脏转移的患者进行了手术切除的疗效评估，作者认为在检出转移后尽快行手术切除会给患者带来生存获益。随着影像技术的发展（如PET-CT检查的应用）、鼻咽癌患者预后的改善，以及越来越密切的随访，罕见部位转移的检出率将越来越高，我们应该谨慎对待影像学上可疑阳性的病灶，一旦确诊，应采取积极措施以提高患者的生存预后。

（谢玉龙　陈明远）

【参考文献】

[1] TANG L Q，CHEN Q Y，FAN W，et al. Prospective study of tailoring whole-body dual-modality [^{18}F]fluorodeoxyglucose positron emission tomography/computed tomography with plasma Epstein-Barr virus DNA for detecting distant metastasis in endemic nasopharyngeal carcinoma at initial staging[J]. Journal of Clinical Oncology，2013，31（23）：2861-2869.

[2] 郭晔. 转移鼻咽癌的系统性治疗[J]. 中国癌症杂志，2011，12（12）：927-931.

[3] LI A C，XIAO W W，SHEN J Z，et al. Distant metastasis risk and patterns of nasopharyngeal carcinoma in the era of IMRT：long-term results and benefits of chemotherapy[J]. Oncotarget，2015，6（27）：24511-24521.

[4] JIN Y，SHI Y X，CAI X Y，et al. Comparison of five cisplatin-based regimens frequently used as the first-line protocols in metastatic nasopharyngeal carcinoma[J]. J Cancer Res Clin Oncol，2012，138（10）：1717-1725.

[5] ZHANG L，HUANG Y，HONG S D，et al. Gemcitabine plus cisplatin versus fluorouracil plus cisplatin in recurrent or metastatic nasopharyngeal carcinoma：a multicentre，randomised，open-label，phase 3 trial[J]. Lancet，2016，388（10054）：1883-1892.

[6] LEONG S S，WEE J，RAJAN S，et al. Triplet combination of gemcitabine，paclitaxel，and carboplatin followed by maintenance 5-fluorouracil and folinic acid in patients with metastatic nasopharyngeal carcinoma[J]. Cancer，2008，113（6）：1332-1337.

[7] HONG R L，SHEEN T S，KO J Y，et al. Induction with mitomycin C，doxorubicin，cisplatin and maintenance with weekly 5-fluorouracil，leucovorin for treatment of metastatic nasopharyngeal carcinoma：a phase Ⅱ study[J]. Br J Cancer，1999，80（12）：1962-1967.

[8] KIM H S，KIM H R，KIM G M，et al. The efficacy and toxicity of S-1 and cisplatin as first-line chemotherapy in recurrent or metastatic head and neck squamous cell carcinoma[J]. Cancer Chemother Pharmacol，2012，70（4）：539-546.

[9] YOU B，LE TOURNEAU C，CHEN E X，et al. A Phase Ⅱ trial of erlotinib as maintenance treatment after gemcitabine plus platinum-based chemotherapy in patients with recurrent and/or metastatic nasopharyngeal carcinoma[J]. Am Journal of Clinical Oncology，2012，35（3）：255-260.

[10] CHAN A T C, HSU M M, GOH B C, et al. Multicenter, phase Ⅱ study of cetuximab in combination with carboplatin in patients with recurrent or metastatic nasopharyngeal carcinoma[J]. Journal of Clinical Oncology, 2005, 23（15）: 3568-3576.

[11] ZHAO C, MIAO J, SHEN G, et al. Anti-epidermal growth factor receptor（EGFR）monoclonal antibody combined with cisplatin and 5-fluorouracil in patients with metastatic nasopharyngeal carcinoma after radical radiotherapy: a multicentre, open-label, phase Ⅱ clinical trial[J]. Ann Oncol, 2019, 30（4）: 637-643.

[12] ALLEN E, JABOUILLE A, RIVERA L B, et al. Combined antiangiogenic and anti-PD-L1 therapy stimulates tumor immunity through HEV formation[J]. Sci Transl Med, 2017, 9（385）: eaak9679.

[13] KATO Y, TABATA K, KIMURA T, et al. Lenvatinib plus anti-PD-1 antibody combination treatment activates CD8+ T cells through reduction of tumor-associated macrophage and activation of the interferon pathway[J]. PLoS One, 2019, 14（2）: e0212513.

[14] HUANG P Y, GUO S S, ZHANG Y, et al. Tumor CTLA-4 overexpression predicts poor survival in patients with nasopharyngeal carcinoma[J]. Oncotarget, 2016, 7（11）: 13060-13068.

[15] MA B. Antitumor activity of nivolumab in recurrent and metastatic nasopharyngeal carcinoma: an international, multicenter study of the mayo clinic phase 2 consortium（NCI-9742）[J]. Journal of Clinical Oncology, 2018, 36（14）: 1412-1418.

[16] LI X, SONG W H, SHAO C S, et al. Emerging predictors of the response to the blockade of immune checkpoints in cancer therapy[J]. Cell Mol Immunol, 2019, 16（1）: 28-39.

[17] COMOLI P, PEDRAZZOLI P, MACCARIO R, et al. Cell therapy of stage IV nasopharyngeal carcinoma with autologous Epstein-Barr virus-targeted cytotoxic T lymphocytes[J]. Journal of Clinical Oncology, 2005, 23（35）: 8942-8949.

[18] CHIA W K, TEO M, WANG W W, et al. Adoptive T-cell transfer and chemotherapy in the first-line treatment of metastatic and/or locally recurrent nasopharyngeal carcinoma[J]. Mol Ther, 2014, 22（1）: 132-139.

[19] CHEN M Y, JIANG R, GUO L, et al. Locoregional radiotherapy in patients with distant metastases of nasopharyngeal carcinoma at diagnosis[J]. Chin J Cancer, 2013, 32（11）: 604-613.

[20] ZOU X, YOU R, LIU H, et al. Establishment and validation of M1 stage subdivisions for de novo metastatic nasopharyngeal carcinoma to better predict prognosis and guide treatment[J]. Eur J Cancer, 2017, 77: 117-126.

[21] HU S X, HE X H, DONG M, et al. Systemic chemotherapy followed by locoregional definitive intensity-modulated radiation therapy yields prolonged survival in nasopharyngeal carcinoma patients with distant metastasis at initial diagnosis[J]. Med Oncol, 2015, 32（9）: 224.

[22] YIN Z, ZHANG X, WANG Y, et al. The combination of systemic therapy and locoregional

radiotherapy prolongs survival in newly diagnosed metastatic nasopharyngeal carcinoma patients[J]. Onco Targets Ther，2017，10：5677-5683.

[23] YOU R，LIU Y P，HUANG P Y，et al. Efficacy and safety of locoregional radiotherapy with chemotherapy vs chemotherapy alone in de novo metastatic nasopharyngeal carcinoma：a multicenter phase 3 randomized clinical trial[J]. JAMA Oncol，2020.

[24] TIAN Y H，ZOU W H，XIAO W W，et al. Oligometastases in AJCC stage IVc nasopharyngeal carcinoma：a subset with better overall survival[J]. Head & Neck，2016，38（8）：1152-1157.

[25] PAN C C，WU P H，YU J R，et al. Comparative survival analysis in patients with pulmonary metastases from nasopharyngeal carcinoma treated with radiofrequency ablation[J]. Eur J Radiol，2012，81（4）：e473-477.

[26] HUANG J，LI Q J，ZHENG Y，et al. Partial hepatectomy for liver metastases from nasopharyngeal carcinoma：a comparative study and review of the literature[J]. BMC Cancer，2014，14：818.

[27] SHEN L J，DONG J，LI S，et al. M1 stage subdivision and treatment outcome of patients with bone-only metastasis of nasopharyngeal carcinoma[J]. Oncologist，2015，20（3）：291-298.

[28] LI W，BAI Y T，WU M，et al. Combined CT-guided radiofrequency ablation with systemic chemotherapy improves the survival for nasopharyngeal carcinoma with oligometastasis in liver：propensity score matching analysis[J]. Oncotarget，2017，8（32）：52132-52141.

[29] 中国抗癌协会鼻咽癌专业委员会. 转移鼻咽癌治疗专家共识[J]. 中华放射肿瘤学杂志，2018，27（1）：23-28.

[30] PAN C C，LU J，YU J R，et al. Challenges in the modification of the M1 stage of the TNM staging system for nasopharyngeal carcinoma：a study of 1027 cases and review of the literature[J]. Exp Ther Med，2012，4（2）：334-338.

[31] TIAN Y M，ZENG L，WANG F H，et al. Prognostic factors in nasopharyngeal carcinoma with synchronous liver metastasis：a retrospective study for the management of treatment[J]. Radiat Oncol，2013，8：272.

[32] 卢秋霞，唐溢聪，魏伟宏. 鼻咽癌肝转移放射治疗的临床价值（附16例分析）[J]. 临床医学工程，2009，16（7）：58-59.

[33] 尤俊，林小军. 鼻咽癌肝转移治疗的探讨及疗效评价[J]. 中国肿瘤临床与康复，2002，9（1）：90-91.

[34] 郭彦君，周纯武，史仲华，等. 肝动脉化疗栓塞治疗鼻咽癌肝转移疗效观察[J]. 中国医学影像技术，2005，21（5）：738-741.

[35] 王向明，古云林，练英妮. HDCF/5-Fu、DDP联合方案治疗晚期鼻咽癌的近期疗效分析[J]. 实用癌症杂志，1998，13（3）：213-214.

[36] GWAK J H，OH B Y，LEE R A，et al. Clinical applications of radio-frequency ablation in liver

metastasis of colorectal cancer[J]. J Korean Soc Coloproctol，2011，27（4）：202–210.

[37] LI W，BAI Y T，WU M，et al. Combined CT-guided radiofrequency ablation with systemic chemotherapy improves the survival for nasopharyngeal carcinoma with oligometastasis in liver：propensity score matching analysis[J]. Oncotarget，2017，8（32）：52132–52141.

[38] 唐田，古善智，李国文，等. 经皮微波消融治疗鼻咽癌局限肝转移的疗效分析[J]. 中国癌症杂志，2016，26（11）：943–946.

[39] WEI W I，SHAM J S. Nasopharyngeal carcinoma[J]. Lancet，2005，365（9476）：2041–2054.

[40] GOERE D，ELIAS D. Resection of liver metastases from non-colorectal non-endocrine primary tumours[J]. Eur J Surg Oncol，2008，34（3）：281–288.

[41] 马骏，温浙盛，林鹏，等. 23例鼻咽癌肺转移瘤手术治疗效果的影响因素分析[J]. 中国肿瘤临床，2010，37（14）：804–807.

[42] 伍红良，刘芳贤，王文华，等. CT引导下微波凝固术治疗鼻咽癌肺转移[J]. 实用医学杂志，2017，33（2）：173–177.

[43] 黄金华，顾仰葵，张亮，等. 鼻咽癌肺转移瘤^{125}I放射性粒子植入疗效分析[J]. 国际肿瘤学杂志，2006，33（3）：233–235.

[44] RAZAK A R，SIU L L，LIU F F，et al. Nasopharyngeal carcinoma：the next challenges[J]. Eur J Cancer，2010，46（11）：1967–1978.

[45] 陈炬辉，宗井凤，吴君心，等. 根治性放疗后远处转移鼻咽癌患者的预后分析[J]. 中华肿瘤杂志，2015，37（3）：216–221.

[46] MIKAMI Y，NUMAGUCHI Y，KOBAYASHI N，et al. Therapeutic effects of percutaneous vertebroplasty for vertebral metastases[J]. Jpn J Radiol，2011，29（3）：202–206.

[47] TRUMM C G，JAKOBS T F，STAHL R，et al. CT fluoroscopy-guided vertebral augmentation with a radiofrequency-induced，high-viscosity bone cement（StabiliT®）：technical results and polymethylmethacrylate leakages in 25 patients[J]. Skeletal Radiol，2013，42（1）：113–120.

[48] YANG H L，LIU H，WANG S H，et al. Review of percutaneous kyphoplasty in China[J]. Spine（Phila Pa 1976），2016，41（Suppl 19）：B52–B58.

[49] EE G W W，LEI J，GUO C M，et al. Comparison of clinical outcomes and radiographic measurements in 4 different treatment modalities for osteoporotic compression fractures：retrospective analysis[J]. J Spinal Disord Tech，2015，28（6）：E328–335.

[50] CHEN F，XIA Y H，CAO W Z，et al. Percutaneous kyphoplasty for the treatment of spinal metastases[J]. Oncol Lett，2016，11（3）：1799–1806.

[51] VOGL T J，PFLUGMACHER R，HIERHOLZER J，et al. Cement directed kyphoplasty reduces cement leakage as compared with vertebroplasty：results of a controlled，randomized trial[J]. Spine（Phila Pa 1976），2013，38（20）：1730–1736.

[52] DOHM M，BLACK C M，DACRE A，et al. A randomized trial comparing balloon kyphoplasty and vertebroplasty for vertebral compression fractures due to osteoporosis[J]. AJNR Am J Neuroradiol，2014，35（12）：2227-2236.

[53] 郭旭，王丽国，郭启，等. 脊柱转移瘤的微创骨水泥成形术治疗进展[J]. 中华实验外科杂志，2019，36（2）：393-396.

[54] BORNEMANN R，PFLUGMACHER R，FREY S P，et al. Temperature distribution during radiofrequency ablation of spinal metastases in a human cadaver model：comparison of three electrodes[J]. Technol Health Care，2016，24（5）：647-653.

[55] ALEMANN G，KASTLER A，BARBE D A，et al. Treatment of painful extraspinal bone metastases with percutaneous bipolar radiofrequency under local anesthesia：feasibility and efficacy in twenty-eight cases[J]. J Palliat Med，2014，17（8）：947-952.

[56] NAZARIO J，TAM A L. Ablation of bone metastases[J]. Surg Oncol Clin N Am，2011，20（2）：355-368，ix.

[57] THACKER P G，CALLSTROM M R，CURRY T B，et al. Palliation of painful metastatic disease involving bone with imaging-guided treatment：comparison of patients'immediate response to radiofrequency ablation and cryoablation[J]. AJR Am J Roentgenol，2011，197（2）：510-515.

[58] 刘川，雷丽程，朱丽，等. 影像引导经皮冷冻消融术治疗肿瘤应用进展[J]. 中国介入影像与治疗学，2018，15（3）：175-178.

[59] PUSCEDDU C，SOTGIA B，FELE R M，et al. Treatment of bone metastases with microwave thermal ablation[J]. J Vasc Interv Radiol，2013，24（2）：229-233.

[60] KASTLER A，ALNASSAN H，AUBRY S，et al. Microwave thermal ablation of spinal metastatic bone tumors[J]. J Vasc Interv Radiol，2014，25（9）：1470-1475.

[61] SONG Y，ZHENG J J，YAN M W，et al. The effect of irreversible electroporation on the femur：experimental study in a rabbit model[J]. Sci Rep，2015，5：18187.

[62] TSCHON M，et al. Feasibility of electroporation in bone and in the surrounding clinically relevant structures：a preclinical investigation[J]. Technol Cancer Res Treat，2016，15（6）：737-748.

[63] TAM A L，FIGUEIRA T A，GAGEA M，et al. Irreversible electroporation in the epidural space of the porcine spine：effects on adjacent structures[J]. Radiology，2016，281（3）：763-771.

[64] HARRIS J C，CHEN A，MACIAS V，et al. Irreversible electroporation as an effective technique for ablating human metastatic osteosarcoma[J]. J Pediatr Hematol Oncol，2016，38（3）：182-186.

[65] VROOMEN L G P H，PETRE E N，CORNELIS F H，et al. Irreversible electroporation and thermal ablation of tumors in the liver，lung，kidney and bone：what are the differences?[J]. Diagn Interv Imaging，2017，98（9）：609-617.

[66] YAO L H，CAO Q Q，WANG J J，et al. CT-Guided ^{125}I seed interstitial brachytherapy as a salvage

treatment for recurrent spinal metastases after external beam radiotherapy[J]. Biomed Res Int, 2016, 2016: 8265907.

[67] YANG Z Z, TAN S, ZHAO R L, et al. Clinical investigations on the spinal osteoblastic metastasis treated by combination of percutaneous vertebroplasty and ^{125}I seeds implantation versus radiotherapy[J]. Cancer Biother Radiopharm, 2013, 28 (1): 58-64.

[68] CHEN Y, YAN Z P, WANG J H, et al. Transarterial chemoembolization for pain relief in patients with hypervascular painful metastatic spinal tumors refractory to percutaneous vertebroplasty[J]. J Cancer Res Clin Oncol, 2013, 139 (8): 1343-1348.

[69] LU C W, SHAO J, WU Y G, et al. Which combination treatment is better for spinal metastasis: percutaneous vertebroplasty with radiofrequency ablation, ^{125}I seed, zoledronic acid, or radiotherapy? [J]. Am J Ther, 2019, 26 (1): e38-e44.

[70] PEZESHKI P S, DAVIDSON S, MURPHY K, et al. Comparison of the effect of two different bone-targeted radiofrequency ablation (RFA) systems alone and in combination with percutaneous vertebroplasty (PVP) on the biomechanical stability of the metastatic spine[J]. Eur Spine J, 2016, 25 (12): 3990-3996.

[71] LI Y, GU Y F, SUN Z K, et al. Comparison of percutaneous vertebroplasty with and without interventional tumour removal for malignant vertebral compression fractures with symptoms of neurological compression[J]. Eur Radiol, 2013, 23 (10): 2754-2763.

[72] KUO C L, HO D M, HO C Y. Dural metastasis of nasopharyngeal carcinoma: rare, but worth considering[J]. Singapore Med J, 2014, 55 (5): e82-84.

[73] GENOVA P, BRUNETTI F, BEQUIGNON E, et al. Solitary splenic metastasis from nasopharyngeal carcinoma: a case report and systematic review of the literature[J]. World J Surg Oncol, 2016, 14 (1): 184.

[74] YANG S Y, CHIEN C Y. Nasopharyngeal carcinoma with esophageal metastasis presenting with progressive dysphagia[J]. Endoscopy, 2013, 45 (Suppl 2 UCTN): E120-121.

[75] VAISHNAV K U, PANDHI S, SHAH T S, et al. Nasopharynx carcinoma: a rare primary for bilateral breast metastasis[J]. BMJ Case Rep, 2015, 53 (1): 9.

[76] PARK S H, YOON S Y, PARK K S, et al. Brain metastasis from nasopharyngeal carcinoma treated with stereotactic radiosurgery[J]. World Neurosurg, 2019, 126: 160-163.

[77] PIARDI T, D'ADDA F, GIAMPAOLI F, et al. Solitary metachronous splenic metastases: an evaluation of surgical treatment[J]. J Exp Clin Cancer Res, 1999, 18 (4): 575-578.

第十八章 ◇ 鼻咽癌放疗并发症的处理

第一节 鼻 咽 坏 死

鼻咽癌放疗后鼻咽坏死（postradiation nasopharyngeal necrosis，PRNN）是鼻咽组织（包括鼻咽黏膜、头长肌、咽旁脂肪组织及颅底骨质等）在接受根治性放疗后一定时间内组织受损、崩解、脱离的病理过程，常导致剧烈头疼、鼻恶臭、肺部感染、反复鼻出血甚至大出血等症状，是鼻咽癌放疗后最严重的并发症之一，严重影响患者的生存质量[1]。目前治疗鼻咽坏死的手段较多，然而治疗仍然充满了挑战，本节将进行详细介绍。

■ 一 鼻咽坏死概述

（一）病因

放疗是PRNN的主要原因。鼻咽坏死与放疗的剂量、方式及疗程密切相关。局部感染亦可增加坏死的可能。放疗可导致组织出现局部低供氧，微循环血液供应减少，细胞凋亡，进而出现组织崩解，发生坏死。该病发生率约为1.1%，多发于32～73岁，男女比例为（2.6～4.1）∶1，常常发生于鼻咽癌慢性期（放疗结束3个月以后），颈内动脉暴露是其独立预后因素——当颈内动脉暴露在坏死腔中时，死亡率会上升到69.2%～72.7%。

（二）部位

坏死部位由放疗高剂量区的位置而定。病变早期常发生黏膜层坏死，中期则发生肌层、肌腱坏死，晚期会发生颅底骨质坏死。

（三）病理

苏木精-伊红染色（HE染色）后的大体形态见图18-1，表现为坏死征象，显微镜下无任何细胞结构[2]。

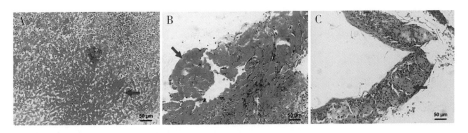

图 18-1 PRNN 病理特征图

A、B、C分别来源于3例PRNN患者。HE染色后，可见许多无细胞结构的红色物质（蓝色箭头所指部位）。

（四）临床表现

（1）鼻腔恶臭：鼻咽软组织腐烂引起异味所致，据一项目前最大样本的回顾性研究显示，该症状发生率约为68.1%。

（2）顽固性头痛：颅底骨质坏死所致，该症状发生率约为81.9%，疼痛程度根据疼痛数字评分量表（numeric rating scales，NRS评分）评估，其中位值为10（范围：6~10）。

（3）鼻衄：鼻咽黏膜小血管破裂所致，若坏死侵犯至颈动脉鞘区，可导致鼻咽大出血，发生率为26.1%~60.8%。

（4）吸入性肺炎：坏死组织误吸入肺部所致，该症状发生率约为4.8%。

（5）颅内感染：坏死组织突破硬脑膜，侵犯颅内所致，该症状发生率为2.2%~12.5%。

（五）影像学特点

MRI检查（平扫+增强）相较于CT检查具有更好的软组织及颅底骨质破坏分辨率，因此鼻咽坏死首选MRI检查，诊断标准为：早期坏死常常表现为鼻咽黏膜线的中断，中期坏死表现为软组织缺损，两者在T1增强影像上均显示为低信号，颅底骨质坏死常常表现为骨质破坏，在T1增强影像上显示为低信号（箭头所指）（图18-2）。

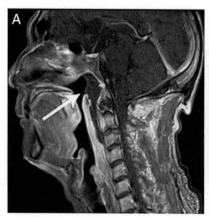
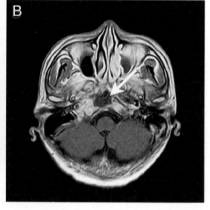

图 18-2　鼻咽坏死影像学表现

A显示坏死位于顶后壁，黏膜线发生中断，T1增强序列显示为低信号；B显示斜坡、岩尖骨质破坏，T1增强序列显示为低信号。

（六）诊断标准

（1）有鼻咽部放射治疗病史。

（2）有鼻臭、头痛症状，可伴有鼻衄、吸入性肺炎、颅内感染等症状。

（3）电子鼻咽镜下可见鼻咽部组织变性坏死，有脓性分泌物，溃疡形成，严重者可伴有骨组织暴露甚至坏死，经病理检查后证实有坏死组织（图18-3）。

（4）增强MRI可见鼻咽黏膜线中断，可伴有颅底骨质坏死，符合影像学诊断标准。

（5）多次活检后病理学排除肿瘤复发。

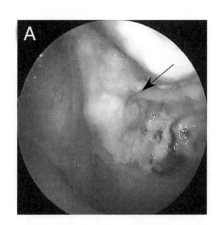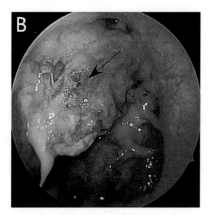

图 18-3　鼻咽坏死内镜图像

A显示鼻咽烂棉絮样的坏死组织位于顶后壁；B显示斜坡骨质坏死。

（七）分期系统

鼻咽坏死暂时没有明确的临床分型标准，Sumitsawan等根据放疗迟发并发症评分标准将鼻咽坏死分为4度：轻、中、重度及颅底骨坏死。华贻军等建议将鼻咽放疗后坏死分为3个阶段：第一阶段，病变局限于鼻咽浅表组织，鼻咽局部黏膜呈灰白色变性，可有轻度头痛，鼻臭不明显，此期可称为鼻咽坏死前期；第二阶段，鼻咽各壁深层组织如黏膜下组织、肌肉、脂肪、筋膜等软组织坏死，此阶段头痛、鼻臭症状均明显，此期为软组织坏死期，临床上以这一阶段患者较为多见；第三阶段，颅底骨质坏死，可伴有骨髓炎，临床表现为顽固性头痛，鼻臭十分明显，此期可称为骨坏死期。杨琦等通过Cox回归模型明确了影响患者生存、预后的独立因素，根据独立预后因素建立了一个新的风险分期系统，将鼻咽坏死分为3组：低危组（没有颈内动脉暴露，也没有再程放疗病史），中危组（有颈内动脉暴露但没有再程放疗病史，或有再程放疗病史但没有颈内动脉暴露），高危组（既有颈内动脉暴露又有再程放疗病史）。该分期系统预测值较好，曲线下面积（AUC值）为0.638。

（八）鉴别诊断

（1）鼻咽复发合并坏死：可引起头痛、鼻衄等临床症状，电子鼻内镜及MRI表现为典型的坏死征象，大部分患者可通过表面活检诊断为肿瘤复发。然而，研究显示，对于活检阴性的患者，仍有28%左右术后深部组织病理活检诊断为肿瘤复发。

（2）蝶腭动脉出血：临床症状主要表现为鼻衄，无头痛、鼻臭，电子鼻内镜下未见坏死征象，可见蝶腭动脉出血。

（3）鼻咽炎性肉芽肿：可引起鼻衄表现，电子鼻内镜下可见边界清楚的结节状病灶，病理诊断可予以鉴别。

二　治疗方法

鼻咽癌放疗后鼻咽坏死的相关研究非常少，关于其最佳治疗方案，目前仍无明确定论。在以往的临床治疗中，主要是保守内科治疗：高压氧治疗、每天鼻腔冲洗（具体方法为用2%的过氧化氢每次5~10mL冲洗，然后使用生理盐水洗净伤口）、抗炎治疗及营养支持等，适用于病变较早期，坏死仅侵犯黏膜层的患者。但保守治疗疗效有限，大部分患者预后较差，因此目前不被推荐，医院条件不足时才会使用。随着经鼻内镜微创外科在鼻咽癌治疗中的应用，内镜下清创术已得到广泛认可。

（一）经鼻内镜鼻咽坏死清创术

1. 适应证

（1）有鼻咽癌放疗病史，MRI提示有鼻咽坏死的影像学表现，无颅底骨质坏死。

（2）术前经病理学检查诊断为组织坏死。

2. 禁忌证

（1）颈内动脉暴露在坏死腔中，且球囊闭塞试验（BOT）阳性，介入科医生认为患者不适合栓塞颈内动脉。

（2）患者同时患有严重精神性疾病。

（3）患者同时患有严重的心、脑、肺、肾疾病，身体条件不能耐受手术。

3. 手术步骤

（1）患者取仰卧位，头部稍偏向右侧约10°，用1%的利多卡因行表面麻醉。

（2）用3%的麻黄素收缩鼻甲，在0°镜下经下鼻道或中鼻道进镜，用活检钳清除坏死组织，直至暴露正常组织的新鲜创面，当0°镜下难以看见坏死灶时可以换用30°镜或者90°镜。每1~2周行鼻咽局部清创术1次。

（3）术后局部每天用2%的过氧化氢浸泡5~10min，生理盐水冲洗干净后，再交替应用康复新、表皮生长因子滴鼻，最后用薄荷油或清鱼肝油保护鼻咽新鲜创面，每天3~4次。

4. 手术要点及技巧

在手术前，要结合患者的MRI片，了解坏死灶侵犯的范围和走向，尤其要注意咽旁大血管。若鼻中隔偏曲、鼻腔狭窄，需转为全麻手术。手术时要谨慎小心操作，必须在内镜可见的范围内进行操作。清除坏死组织时不要强行牵拉，尤其是坏死灶向咽旁扩展、紧邻颈内动脉时，以防引起颈内动脉破裂大出血。术前用碘伏消毒鼻前庭后，先用活检钳钳取坏死组织做细菌培养和药物敏感试验，术后根据药物敏感试验结果选用敏感抗生素。

（二）经鼻内镜清创联合带血管蒂鼻腔黏骨膜瓣修复术

1. 适应证

（1）有鼻咽癌放疗病史，MRI提示有鼻咽坏死的影像学表现。

（2）术前经病理学检查诊断为组织坏死。

（3）坏死范围不超过蝶骨大翼。

2．禁忌证

（1）全身检查发现远处转移。

（2）当颈内动脉暴露在坏死腔中时，且球囊闭塞试验阳性，介入科医生认为患者不适合栓塞颈内动脉。

（3）患者同时患有严重精神性疾病。

（4）患者同时患有严重的心、脑、肺、肾疾病，身体条件不能耐受手术。

3．术前准备

除常规检查外，还需完善鼻内镜、鼻咽+颈部增强MRI（无法进行MRI检查的患者使用增强CT代替）、病理组织活检、药物敏感试验等。对于坏死腔接近（≤0.5cm）颈内动脉的患者，术前需完善BOT以评估大脑血供代偿情况。如果颈内动脉暴露在坏死腔中，在BOT试验阴性的情况下，予以栓塞颈内动脉。

4．手术步骤

（1）患者取仰卧位，头部稍偏向右侧约10°。气管内吸入全麻。

（2）经鼻内镜鼻咽清创术：通过使用盐酸肾上腺素棉片（浓度0.1%）收缩双侧鼻腔黏膜，充分暴露鼻咽，在鼻内镜的引导下，用美敦力XPS3000吸割系统彻底清除鼻咽坏死软组织，直至露出新鲜的创面（图18-4 A、B和图18-5 A、B）。对于那些坚韧的、吸割系统难以切割的组织，可用带长电刀头的电刀切除。彻底清除坏死软组织后，假如颅底骨质显示有坏死，可用高速微电钻磨除坏死骨质，直至露出新鲜的、洁白的骨质。部分坏死组织大体、上下左右及基底切缘、任何肉眼可疑为肿瘤的组织均需送术后病理学检查。

（3）带血管蒂鼻底-鼻中隔黏骨膜瓣修复术：黏膜瓣常常选择病灶同侧，沿鼻中隔患侧面后缘，经鼻底斜向下鼻道，再向前至鼻阈后方0.5cm处经鼻底转向鼻中隔前端，之后向上分离至中鼻甲水平，再向后下降至蝶窦开口水平或略高，保留后鼻孔与蝶窦开口之间的黏膜不受损伤，作为黏骨膜瓣的带血管蒂（即保留鼻中隔后动脉血供），然后游离其余范围内整个鼻底-鼻中隔黏骨膜瓣，向后旋转覆盖鼻咽创面。当坏死面积太大，鼻底-鼻中隔黏骨膜瓣不足以覆盖创面时，可将同侧下鼻甲黏膜也分离出来。当双侧咽旁发生坏死时，双侧的黏骨膜瓣可同时分离以便扩大覆盖面积。假如一侧黏骨膜瓣术后因缺血发生坏死，可予以对侧黏骨膜瓣作为补救措施修复坏死创面。假如做了双侧黏骨膜瓣修复术，则鼻中隔骨质需去除。完成修复术后，使用可吸收明胶海绵轻压黏骨膜瓣和鼻腔新鲜创面，然后取14号导尿管，将其球囊放至鼻咽部并充水膨胀，以防止明胶海绵掉落至口咽部（图18-4至图18-6）。

5．手术要点及技巧

若鼻中隔偏曲引起一侧鼻腔狭窄，可先予以带血管蒂鼻腔黏骨膜瓣修复术，然后完成鼻中隔矫形术；若下鼻甲肥大引起鼻腔狭窄，可切除部分下鼻甲，扩大鼻腔空间，但应尽量保留少许下鼻甲残端，以尽量减少空鼻综合征的发生。其余同单纯清创术。

6. 术后护理及疗效评价

术后选用敏感的抗生素抗炎治疗5～7天，并在1周内复查鼻咽部增强MRI，以评估黏骨膜瓣血供情况，当黏骨膜瓣血供较差时（MRI未见明显强化的黏膜线），拔出填塞的导尿管，加用改善微循环的药物。术后每2～4周复查一次电子鼻咽内镜，清理术后伤口的分泌物及痂皮，以营造干净的创面，复查直至黏骨膜瓣与术后创面融为一体（图18-4 D和图18-5 C）。

上皮化愈合（re-epithelialization）是治疗鼻咽坏死的主要观察指标，即MRI下显示黏膜线完整，鼻内镜下未见坏死软组织。此外需要收集患者术前和术后3个月以内的NRS，用数字0～10代替文字来表示疼痛的程度：0表示无痛，1～3表示轻度疼痛（疼痛不影响睡眠），4～6表示中度疼痛，7～9表示中度疼痛（不能入睡或睡眠中痛醒），10表示剧痛。

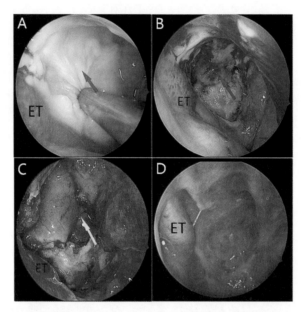

图18-4　经鼻内镜鼻咽坏死清创联合带血管蒂鼻腔黏骨膜瓣修复术内镜图

A. 鼻咽腔完全暴露后，清除鼻咽脓性分泌物，观察鼻咽顶后壁的坏死灶（红色箭头所示）；B. 内镜下根治性切除后，暴露颅底（蓝色箭头所示）和正常组织；C. 在同侧鼻腔，皮瓣（黄色箭头所示）重新覆盖鼻咽缺损；D. 术后8周，带血管蒂鼻中隔-鼻底黏骨膜瓣完全修复鼻咽黏膜。ET：咽鼓管。

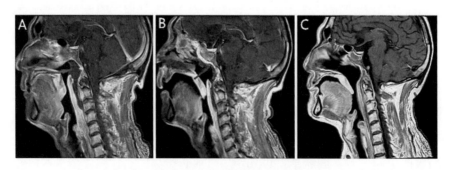

图18-5　经鼻内镜鼻咽坏死清创联合带血管蒂鼻腔黏骨膜瓣修复术术前、术后MRI

A. 术前MRI显示放疗后坏死灶（红色箭头所示）位于鼻咽顶后壁和口咽后壁；B. 鼻内镜下鼻咽切除术后，皮瓣（蓝色箭头所示）重新覆盖缺损，术后2周血供良好；C. 术后8周，皮瓣完全覆盖鼻咽黏膜。

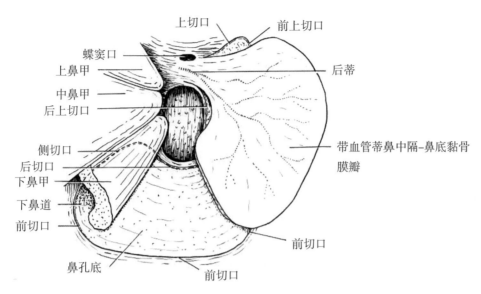

图 18-6 带血管蒂鼻腔黏骨膜瓣修复术示意图

三 内镜下清创术研究进展

内镜下的反复清创是目前鼻咽坏死最主要的治疗手段。通过内镜下反复清创，100%的患者头痛和鼻臭症状可得到不同程度的缓解，但鼻咽黏膜完全上皮化者仅有25%，能被治愈者仅有13.4%~28.6%。

反复清创治疗失败的原因主要有两点：①清创不彻底；②清创后的新鲜创面不能有效上皮化。我们认为前者是由于操作多在局麻下进行，因此，患者在清醒状态下容易受外界环境影响，配合度欠佳，导致术者操作受限，仅能进行简单操作，无法做到根治性清创；后者是因为放疗导致鼻咽黏膜愈合能力明显减弱。如何更为彻底地清创和有效地促进伤口的上皮化是治愈鼻咽坏死的关键。

由于鼻内镜技术在复发鼻咽癌中的成功应用，考虑到鼻咽坏死的手术方式同复发鼻咽癌基本相似，因此类似的手术方式可以将鼻咽坏死病灶根治性清创。特别是对颈内动脉进行围手术期的处理后（BOT和颈内动脉栓塞），术中致命性大出血的风险已基本解决，此举能进一步促进术者进行广泛的坏死清创。如何有效促进坏死伤口上皮化是下一步需要解决的问题。挽救性手术联合带蒂皮瓣是有效手段，然而常规皮瓣尺寸太大，并不能顺利填塞修复鼻咽伤口。陈明远等在复发鼻咽癌鼻咽切除术中，创新地设计了鼻腔内带蒂皮瓣，其能有效促进伤口愈合。之后经验证，该黏骨膜瓣（鼻底-鼻中隔黏骨膜瓣）在鼻咽坏死的Ⅲ类切口中依然能有效修复坏死创面，上皮化愈合率高达72.3%。该技术也是治愈鼻咽坏死的影响因素和总生存时间的独立预后因素。

浅表组织的病理活检并不能准确反映鼻咽坏死是否合并肿瘤复发，若不能及时发现肿瘤复发会造成漏诊、错诊，从而导致不适当的治疗。此外，术后病理结果是上皮化的显著预后因素，也是总生存时间的独立预后因素，这更加提示我们需要在临床工作中多加留意肿瘤复发。然而，目前还没有一种较为敏感且特异的方法能有效鉴别鼻咽坏死是癌性溃疡还是放射性溃疡，即使是 PET-CT，放射性溃疡刺激周围组织引起的炎性反应也会导致其葡萄糖摄取量增高，SUV高于正常值，这将引起诊断上的困难。但上述新术式能作为一种鉴别手段，不仅可以治疗鼻咽坏死，有效缓解坏死引起的临床症状，还可以提供更深层组织用于病理检查。因此，当患者发生鼻咽坏死，但不明确是否合并肿瘤复发时，我们可考虑采取该术式，在缓解症状的同时，明确诊断。

综上所述，经鼻内镜鼻咽坏死清创联合带血管蒂鼻腔黏骨膜瓣修复术可作为鼻咽坏死的首选治疗方法。

（邹雄）

第二节　鼻咽出血

鼻出血（epistaxis）是鼻科临床常见病，同时也是许多疾病的临床症状之一，因此，引起鼻出血的原因十分复杂。鼻出血本身是耳鼻喉科急症之一，治疗的基本原则是迅速查找出血部位，快速、有效地终止鼻内出血。

长期以来沿用的传统治疗方法为鼻腔填塞止血，该方法止血效果并不理想，且会引起一些合并症，尤其是对伴有高血压和冠心病的患者来说。临床上治疗顽固性鼻出血通常采用前后鼻孔填塞、动脉结扎和栓塞术等。其中数字减影血管造影术（digital substraction angiography，DSA）可以明确动脉畸形或动脉瘤造成的鼻出血的病变部位，随后采用栓塞有效终止出血，但DSA操作较复杂，风险较大，适应证需严格掌握。

近年来鼻内镜手术技术在临床上的广泛应用，使鼻出血的诊断和治疗水平显著提高。鼻内镜的照明、放大和观察作用，可准确地探明鼻内出血的部位和局部情况，可以在内镜直视下通过微填塞、激光、微波、高频电凝刀等手段进行止血。

鼻出血的部位依据出现频率由大到小依次为鼻中隔黎氏区、下鼻道后下部、鼻中隔后下部、蝶窦前壁、其他部位（如坏死侵犯的颈动脉鞘区）。

■　鼻内镜下止血

鼻内镜下止血的优势在于：易明确鼻腔各部位的活动出血点，尤其是鼻腔后部出血点；直视观察下可精确操作，简便易行，止血准确和迅速，止血效果较好；损伤和痛苦小，可避免不必要的前鼻孔或后鼻孔填塞；尤其适用于高血压、血管疾病及血液病等患者的鼻出血治疗。

1. 适应证

适用于鼻腔、鼻咽各处可明确出血部位的动脉或静脉出血。

2. 手术方法

（1）鼻内镜下鼻腔微填塞：利用鼻内镜可直接观察、照明清晰和定位准确的特点，在明确出血部位之后，用凡士林油纱进行局部的微填塞，效率较高，同时患者痛苦明显减轻，尤其是对于鼻腔后部的出血。

（2）鼻内镜下高频电凝止血术：鼻内镜下激光碳化和封闭鼻腔、鼻咽出血部位的方法越来越多地被应用于临床。

（3）鼻内镜下微波凝固止血：微波是一种高频电磁波，可使组织在瞬间达到高温，产生变形凝固，起到止血的作用，微波探头可直接接触出血部位，止血迅速。

二 前后鼻孔填塞术

1. 适应证

（1）经鼻腔堵塞后，仍有血自后鼻孔不断流下，出血不能控制。

（2）鼻咽大出血。

2. 手术方法

将导尿管自需堵塞侧前鼻孔插入，至口咽部用血管钳将其拉出口外，另一端仍留在前鼻孔外，把后鼻孔纱球的两根固定线缚于导尿管上；左手将导尿管向外抽，将纱球固定线引出前鼻孔，并继续外拉，嘱患者张口，助手用压舌板压住舌面，术者右手持血管钳（或用示指）顺势将纱球经口咽送入鼻咽部，使之妥帖固定于后鼻孔；行鼻腔填塞；鼻孔前放一小卷纱布，将后鼻孔纱球的两根固定线打活结固定于其上，纱球后部的引线从口腔引出，用胶布固定于面颊部。

三 颈内动脉栓塞术

BOT试验是目前应用最广泛的、用于评价脑组织对动脉闭塞的耐受性的试验。对于病灶接近颈内动脉的患者，必须完善BOT检查；如果缺乏BOT试验结果，一旦发生颈内动脉破裂出血，紧急栓塞存在较大的不确定性，容易导致脑血管事件。在BOT结果阴性的情况下，栓塞颈内动脉预测脑血管事件发生的准确率在95%左右。对于鼻咽坏死的患者，特别是颈内动脉暴露在坏死腔中的患者，该检查更为重要：若不栓塞颈内动脉，约70%的患者会突发鼻咽大出血；当进行BOT试验后，对阴性患者实施颈内动脉栓塞术后，绝大多数患者不会发生脑血管事件，同时也避免了颈内动脉破裂出血。

1. 适应证

鼻咽大出血，考虑为颈内动脉破裂所致。

2. 手术方法

详见本章第七节"鼻咽癌相关血管病变的综合解决方案"。

注意事项：在出血剧烈、难以找到出血部位的情况下，或无法实施电凝、微波止血等止血措施的情况下，应在充分麻醉的同时，应用肾上腺素棉片收缩控制活动性出血，并清理鼻腔内积血，再根据出血方式和常见部位及可能的原因寻找出血部位。

四 "CTPI" 止血法

"CTPI"止血法是陈明远团队根据多年临床经验总结出的一套鼻咽大出血抢救方法，尤其适用于鼻咽坏死伴高危颈内动脉破裂出血的患者（图18-7）。"CTPI"止血法包括颈总动脉压迫（C）、紧急气管切开（T）、鼻咽填塞（P）和血管介入（I）几个部分。

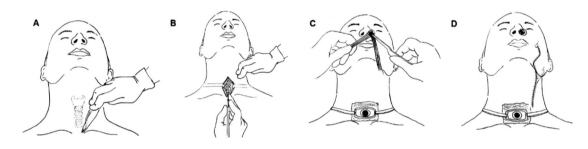

图 18-7　"CTPI"止血法示意图

A. 颈总动脉压迫；B. 紧急气管切开；C. 鼻咽填塞；D. 血管介入。

（1）颈总动脉压迫（C）：压迫时，可根据患者病史或者止血效果判别患侧。压迫位置为患侧胸锁乳突肌内侧缘平环状软骨水平，触及颈内动脉搏动后，由此处向深部颈椎（第六颈椎）横突方向压迫，以鼻咽出血速度明显缓解为有效。此后过程中，维持压迫状态直至鼻咽填塞止血完成，如时间较长，则需约15min停止压迫1次，以减少大脑缺血和广泛血栓形成的可能。

（2）紧急气管切开（T）：在颈总动脉压迫的同时，进行紧急气管切开术。局麻后，自甲状软骨下缘至接近胸骨上窝处，沿颈前正中线切开皮肤和皮下组织。用血管钳沿中线分离胸骨舌骨肌及胸骨甲状肌，暴露甲状腺峡部，若峡部过宽，可在其下缘稍加分离，用小钩将峡部向上牵引，必要时也可将峡部夹持切断、缝扎，以便暴露气管。在分离过程中，两个拉钩用力应均匀，使手术视野始终保持在中线，并经常以手指探查环状软骨及气管，检查其是否保持在正中位置。确定气管后，一般于第2～4气管环处，用尖刀片自下向上挑开2个气管环，刀尖勿插入过深，以免刺伤气管后壁和食管前壁，引起气管食管瘘。以弯钳或气管切口扩张器撑开气管切口，插入大小适合、带有管芯的气管套管，插入外管后，立即取出管芯，放入内管，打涨球囊，吸净分泌物及进入气管内的血液。缝针固定气管套管于皮肤上。

（3）鼻咽填塞（P）：直视或者在内镜引导下，经鼻腔填入凡士林纱条或碘仿纱条至鼻咽、鼻腔以局部压迫止血。

（4）血管介入（I）：在前述紧急止血处理之后，需送患者行血管介入造影进一步明确出血位置，以彻底有效止血。造影发现大出血血管位置后，可行介入栓塞或带膜支架处理。

在出现上述紧急大出血时，患者常伴有休克等情况，甚至出现心脏骤停。因此，尽早开放静脉通道、及时予以抗休克治疗、输血，以及准备除颤、心肺复苏等处理也是鼻咽大出血抢救过程的重要部分。

五 技术优势对比

（1）鼻内镜下鼻腔、鼻咽止血术：易于明确鼻腔各部位活动出血点，尤其是鼻腔后部的出血点；直视观察下操作精确，简便易行，止血准确而迅速，止血效果较好；损伤和痛苦小，可避免不必要的前鼻孔或后鼻孔填塞，尤其适用于高血压、血管疾病及血液病患者鼻出血的治疗。

（2）颈内动脉栓塞术：BOT试验阳性率为8.7%～38.1%，波动范围较大，提示大脑血供代偿存在个体差异。在完善BOT试验的情况下，紧急栓塞颈内动脉的不确定性会明显降低，在BOT结果阴性的情况下，栓塞颈内动脉预测脑血管事件发生的准确率高达92%～98%。研究显示，在BOT阴性的情况下，栓塞颈内动脉，其阴性事件发生率为93.3%。对于鼻咽坏死的患者，特别是颈内动脉暴露在坏死腔中的患者，该检查更为重要，在BOT阴性的情况下，如不栓塞颈内动脉，则有69.2%～72.7%的概率突发鼻咽大出血，而栓塞颈内动脉，则有92%～98%的概率避免脑血管事件的发生，还可以预防颈内动脉破裂出血。在笔者进行栓塞的30例患者中，27例患者没有发生突然的鼻咽大出血，因此，栓塞颈内动脉能有效降低鼻咽大出血的概率。

（3）"CTPI"止血法。回顾性分析195例鼻咽出血患者病历时发现，对于鼻咽坏死侵及颈内动脉导致大出血的患者中，90.1%抢救止血成功的病例都采用了"CTPI"止血法，而在抢救止血失败的病例中，"CTPI"止血法成功运用比例仅为29.4%，这显著提示该止血法与抢救止血成功存在关联性。

（刘友平　陈明远）

第三节 鼻窦炎

慢性鼻窦炎（chronic rhinosinusitis，CRS）是鼻咽癌放疗前及放疗后常见的并发症，肿瘤相关慢性鼻窦炎的发生率与肿瘤侵及部位密切相关，其发生率达40%以上，而放疗后慢性鼻窦炎的发生率与肿瘤侵及部位、放射剂量、放疗技术、放疗时间等有关，其发生率达90%以上。在各组鼻窦中，上颌窦发病率最高，筛窦排第二位，蝶窦少见，额窦炎的发生率最低[3]。有关研究通过放疗前后动态CT检查发现，放疗后12个月放射性鼻窦炎（radiation nasosinusitis，RNS）发病率最高，放疗后18个月放射性鼻窦炎处于恢复期和静止期，可见放射性鼻窦炎与放疗后时间关系密切（图18-8）。

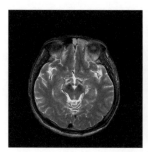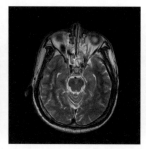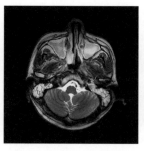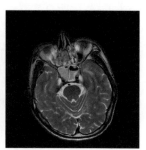

图 18-8 鼻窦炎 MRI 表现

从左到右依次为：额窦炎、筛窦炎、上颌窦炎和蝶窦炎。

一 放射性鼻窦炎简介

1. 病因及发病机制

肿瘤相关慢性鼻窦炎主要与肿瘤侵及部位相关，肿瘤侵及鼻旁窦及其窦口，可导致鼻窦黏膜急性充血性炎症反应，分泌物增多，鼻窦引流受阻，从而导致放疗前肿瘤相关的慢性鼻窦炎。

放疗后慢性鼻窦炎即放射性鼻窦炎，为放射线损伤鼻窦黏膜导致的一系列炎症反应。放射线导致黏膜炎症与溃疡的发生率在75Gy时为25%～50%，放射线导致骨骼坏死或硬化的发生率在100Gy时为25%～50%，骨骼组织较同体积的软组织能吸收更多的放射线[4]。而放射线在机体组织中的衰减时间一般为6个月左右，这是发生放射性鼻窦炎的根本原因和时段规律。

放射性鼻窦炎发病机制：①窦内因素。早期由于放射线作用引发窦腔与鼻窦黏膜急性充血性炎性反应，甚至黏膜肿胀、分泌物增多影响引流；后期由于窦壁骨质受放射线作用变性硬化，致窦内黏膜缺血变性坏死，窦腔黏膜纤毛运动清除功能受损，引起坏死物、渗出物潴留，从而引发鼻窦炎。②窦外因素。放疗后鼻腔黏膜发生急性炎症反应，黏膜充血水肿，甚至纤维蛋白渗出，导致鼻腔粘连，鼻窦窦口黏膜阻塞，鼻窦引流受阻；鼻窦窦口鼻道复合体狭窄或阻塞，鼻腔黏膜水肿粘连，肉芽组织生长阻碍窦口引流。

2. 临床表现

（1）主要症状：鼻塞，流黏性或黏脓性鼻涕。

（2）次要症状：头面部胀痛，嗅觉减退或丧失。

（3）影像学表现：鼻咽或窦腔占位性病灶。CT检查见鼻窦腔内高密度影或黏膜增厚。MR检查见鼻窦腔内T1像低密度影，T2像高密度影。常被误诊为鼻咽癌放疗未控或残存或复发。纤维电子鼻咽镜和鼻内镜检查可见鼻腔黏膜干燥、充血，表面附有脓痂，鼻甲水肿或鼻腔粘连，窦口黏膜水肿，窦口鼻塞，鼻甲肿大等，部分患者有脓样涕流经鼻咽部及咽后壁。

二　治疗方法

（一）鼻腔冲洗

由于鼻黏膜的不可逆损伤，放疗后的鼻窦炎是一个连续而持久的过程，黏膜的纤毛输送功能不能短时间内恢复，脓液、脓涕、坏死物、渗出物及反流的食物残渣仍需较长时间借助外力的作用才能彻底清洗。因此，鼻腔冲洗尤为重要（图18-9）。

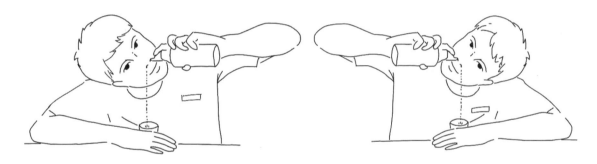

图 18-9　鼻腔冲洗示意图

鼻腔冲洗是借助某种装置将冲洗液送入鼻腔，促进鼻腔/鼻窦内分泌物的排出，减轻鼻黏膜炎症反应以改善黏膜水肿，清洁鼻腔内的鼻涕/鼻痂及过敏原的常用方法，俗称"洗鼻"。冲洗时间从放疗期间开始至放疗后1～2年，直至放射性鼻窦炎处于静止期为止。冲洗频率建议每天1～2次，个别鼻涕及鼻痂较多者，可每天冲洗3次。鼻咽癌患者放疗后早期进行鼻腔盐水冲洗对于清除鼻腔结痂和防止粘连具有良好的效果。鼻腔盐水冲洗可以改善患者的症状和生存质量，其作用在于清除鼻腔、鼻窦黏液，增强纤毛活动，破坏和清除各种抗原、生物膜及炎性介质，保护鼻窦黏膜。鼻腔冲洗方法主要有盥洗法（高容量低压力）和喷雾法（低容量高压力），前者可能更容易使盐水通过窦口进入上颌窦和额隐窝，但究竟哪一种冲洗方法的疗效更确切尚无充分证据。临床应用上，对于成人放射性鼻窦炎推荐盥洗法，儿童行鼻腔冲洗推荐喷雾法，尤其是低龄儿童不宜使用盥洗法，以免发生呛水、耳痛等不良反应。

目前，临床常用的冲洗液为生理盐水。一项Cochrane综述表明，使用2%的高渗盐水行鼻腔盥洗（150mL，每天1次，共3～6个月）对成人慢性鼻窦炎患者生存质量的改善明显优于安慰剂[5]。另有研究显示，术后应用2.3%的缓冲高渗海水行鼻腔喷雾（每天6次，共3周）对改善黏液纤毛清除功能和减轻术后黏膜充血也有帮助[6]。此外，用甲硝唑、地塞米松、糜蛋白酶注射液行鼻咽部浸泡以治疗放射性鼻窦炎，在减少鼻腔脓涕、消除呼气恶臭、清理鼻咽部痂皮方面也可取得满意疗效。总体而言，采用等渗或高渗盐水进行鼻腔冲洗均可有效改善症状，两者之间并无显著差异，需要注意的是当盐水浓度超过2.7%时[7]，可引起鼻腔局部疼痛、出血和不适。

鼻腔冲洗步骤：①将洗鼻用的温生理盐水（35～38℃）注入鼻腔冲洗器中。②冲洗时，取坐位，头向前倾斜45°。③将冲洗器上的喷头堵严一侧鼻孔，张开嘴，用嘴呼吸，使水流入鼻腔而由对侧鼻孔流出。同法冲洗另一侧。④在换洗另一侧鼻腔前，可轻轻擤鼻，将鼻内脏物排出。⑤如果两侧鼻腔在洗过一次后仍有脏物流出，则可重复洗2～4次，直到洗净为止。

鼻腔冲洗需要注意：①洗鼻完毕后，用清水把鼻腔冲洗器清洗干净，风干备用，以免病菌滋生而在下次洗鼻时进入鼻腔。鼻腔冲洗器属于个人用品，不能交叉使用，以防交叉感染。②上呼吸道急性炎症及中耳急性感染患者不宜冲洗。③冬天鼻腔干燥的患者，不可过于频繁地洗鼻，以免因过多冲洗而冲走鼻腔内的黏液，使鼻腔干燥症状加重，增加鼻出血的风险。④鼻腔冲洗时要先冲洗鼻塞严重的一侧，再冲洗对侧，否则，冲洗液可因一侧鼻腔阻塞严重而灌入咽鼓管引起中耳感染。⑤冲洗时压力不可过大或做吞咽动作，也不可说话，以免引起呛咳或将污水挤入咽鼓管引起中耳感染；冲洗过程中如耳朵出现耳闷或其他不适，应停止冲洗并报告医生，及时处理。⑥洗鼻后会有盐水慢慢流出的现象，这是正常现象，不用担心。洗鼻后建议温和地擤尽多余的盐水，切勿用力擤鼻涕（容易造成液体流往咽鼓管而造成耳朵不舒服）。

（二）药物治疗

1. 鼻用糖皮质激素

临床推荐鼻用糖皮质激素作为慢性鼻窦炎的一线首选治疗药物，疗程不少于12周[8]。除鼻喷雾剂外，鼻用滴剂滴鼻、鼻腔冲洗和雾化吸入等其他糖皮质激素局部给药方式也有在临床应用的文献报道。鼻用糖皮质激素的安全性和耐受性良好，局部不良反应包括鼻出血、鼻中隔穿孔、鼻干、鼻烧灼感和刺激感等，但发生率很低。目前尚无证据支持鼻用糖皮质激素有增加白内障、青光眼和升高眼内压的风险。对合并哮喘的患者联合应用鼻喷雾剂和吸入性糖皮质激素未见全身不良反应[9]。除此之外，鼻腔局部应用血管收缩剂和油性滴剂滴鼻，有助于鼻黏膜消肿并可防止鼻腔粘连，常用的药物有1%的呋喃西啉麻黄素滴鼻剂、复方薄荷油滴鼻剂等。

2. 抗菌药

放射性鼻窦炎的发病与微生物感染有一定关系，但细菌不是放射性鼻窦炎发病的唯一和关键因素，因此治疗应以抗炎为主，抗感染治疗应严格掌握适应证。抗生素应用应当以细菌培养药敏试验作为指导，如果暂时无药敏结果或者条件不允许，可考虑使用以抗革兰氏阳性（G^+）球菌为主的抗菌药，辅以口服维生素K_4、西替利嗪、地氯雷他定、泼尼松等，以消除因盥洗所致的黏膜充血、水肿及刺激性过敏反应。全身可应用免疫调节剂，以提高机体抵抗力。临床上还可用一些黏液溶解促排剂和增强纤毛活性的药物，以利于脓涕的排出。

3. 抗组胺药及抗白三烯药物

变态反应在慢性鼻窦炎的发病中起一定作用，且是鼻窦炎难治的一个重要相关因素。组胺和白三烯是Ⅰ型变态反应的主要炎性介质，临床上将第二代口服抗组胺药、鼻用抗组胺药和白三烯受体拮抗剂作为伴有变应性鼻窦炎的慢性鼻窦炎的一线治疗药物。

4. 黏液溶解促排剂

影响呼吸道黏液性质和促进分泌物清除的药物统称为黏液活性药物，根据其潜在的作用机制可以分为祛痰剂、黏液调节剂、黏液溶解剂和黏液促动剂。应用于慢性鼻窦炎治疗的主要是黏液溶解剂和黏液促动剂，国内通常将这两类药物统称为黏液溶解促排剂。黏液溶解剂主要是调节黏液浓度至正常范围并降低其黏滞度的一类药物，而黏液促动剂主要是提高黏膜纤毛清除率或刺激咳嗽反射的药物。这类药物总体安全性和耐受性良好，不良反应轻微，偶有胃肠道不适及过敏反应。

（三）手术治疗

放射性鼻窦炎药物治疗无效后，内镜鼻窦手术（endoscopic sinus surgery，ESS）就成为首选的外科治疗手段。手术的主要目的是切除鼻腔、鼻窦内的不可逆病变，重建鼻腔、鼻窦通气引流，促使黏膜炎症消退，促进黏膜腺体和纤毛清除功能的恢复。

1. 适应证

（1）影响窦口鼻道复合体或各鼻窦引流的明显解剖学异常。

（2）影响窦口鼻道复合体或各鼻窦引流的鼻息肉。

（3）经过不少于12周的规范化药物治疗后，症状改善不满意。

（4）出现颅、眶等处的并发症。

2. 手术方式

内镜鼻窦手术是围绕窦口鼻道复合体进行的，强调在修正鼻腔异常结构和清除病变的基础上完整保留鼻窦黏膜。应遵循的手术原则包括：①手术入路尽可能选择自然通道；②功能性理念要贯穿手术的整个过程，即在彻底清除不可逆病变的基础上尽可能保护正常结构，核心是对黏膜的保护，减少鼻窦骨面的裸露；③手术中尽可能使用咬切钳和吸切器，以减少对黏膜的撕扯。

（1）上颌窦开放术：包括经中鼻道上颌窦自然口开放术、下鼻道上颌窦开窗术和中鼻道下鼻道联合开放术。钩突、筛泡前下壁和下鼻甲上缘为定位上颌窦的解剖参考标志。通常开放窦口为原来的2倍，如果要切除上颌窦内的病灶，可以适当扩大开窗范围。应注意对窦口区域黏膜的保护，尽量避免对窦口的环形切除，减少瘢痕狭窄；中鼻道开窗时，应将自然口和副孔或原开窗口融合，以免形成黏液循环，引起上颌窦炎症迁延。

（2）筛窦开放术：包括部分筛窦开放术和全组筛窦开放术。要注意对纸样板、中鼻甲根部附着部、前颅底、蝶骨平台、视神经管及筛前和筛后动脉的辨识与保护，以免造成手术并发症。

（3）蝶窦开放术：可以经前后筛、中鼻甲基板、鼻中隔和鼻腔（蝶窦自然口）四种入路进入蝶窦。提倡经中鼻道，以上鼻甲或最上鼻甲为标志定位并经蝶窦自然口扩大和开放蝶窦。如存在Onodi气房，则可将其作为定位蝶窦的解剖参考标志，蝶窦口通常在其内下方。推荐使用咬骨钳或环形咬钳开放蝶窦前壁。

（4）额窦开放术：常规以钩突或鼻丘气房为参考标志定位和开放额窦。当钩突附着于纸样板时，在钩突与中鼻甲之间定位并开放额窦；当钩突附着于颅底、中鼻甲根部或上部分叉时，应在钩突外侧（即钩突和纸样板之间）进入额窦。推荐在45°或70°内镜下操作。手术中尽可能保护额窦引流通道的黏膜，减少或避免造成术后瘢痕狭窄。Draf Ⅱb型和Draf Ⅲ型额窦手术（经鼻改良Lothrop手术）需要磨除部分上颌骨额突和额鼻嵴，分别获得单侧扩大的额窦开口或双侧融合的中线额窦引流通道。手术需使用高速电钻。术后裸露骨面可以用游离或带蒂黏膜瓣修复。

（5）影像导航：鼻腔、鼻窦与眼眶及颅底毗邻，在解剖变异导致位置判定失误、术中因出血较多难以辨认解剖标志、重复性手术导致原有解剖结构破坏等情况下，都有可能发生较为严重的并发症。影像导航系统有助于提高手术安全性，降低手术并发症风险，并增加术者自信心。

（6）导管引导下鼻窦球囊扩张术：该技术通过扩张自然窦口，促进鼻窦通气引流，可达到缓解鼻窦炎的目的，但不适用于筛窦手术。目前在欧美国家该技术主要在日间手术使用，也可应用于复杂鼻窦炎手术中额窦和蝶窦口的扩张开放，其已成为内镜鼻窦手术的一项辅助技术。

3. 填塞物的选择

手术结束时，术腔宜使用止血效果好、可吸收、生物相容性和保湿功能好、能促进上皮愈合的填塞材料。临床常用的填塞材料包括以下几种。

（1）不可降解材料：如凡士林纱条、碘仿纱条及膨胀海绵等，需填塞后24～48h取出。

（2）可降解材料：主要为高分子生物聚合材料，如纤维素止血材料。

（3）生物活性材料：主要为透明质酸类凝胶，具有止血、抗炎、促进上皮再生与修复功能。

（四）综合治疗

内镜鼻窦手术只是慢性鼻窦炎整体治疗中的一部分，手术不能切除或改变鼻窦黏膜的炎症本质，持续的术腔护理和综合药物治疗才有可能促进鼻窦黏膜形态与功能的逐渐恢复。对于内镜鼻窦手术后的患者，应该制订像慢性病管理一样的术后管理策略，包括定期进行症状和生存质量评估、术腔鼻内镜检查的形态学评估、伴发疾病状况的评估及对应的药物和局部处理方案，即所谓个体化治疗。

1. 药物治疗

与前述药物治疗原则和内容基本相同，可参照。

2. 局部处理

术后鼻窦黏膜的恢复有其自身规律，可分为3个阶段：术腔清洁阶段、黏膜转归竞争阶段和上皮化阶段[10]，与国外学者提出的炎性反应期、肉芽期、上皮化重塑期相对应。一般来说处理原则和方法为：①术后早期（2～4周）主要针对窦腔积聚的黏液、假膜、结痂或残留填塞物进行清洁处理；②对于形成阻塞的囊泡，采用外科手段进行清理；③若有中鼻甲外移或与鼻腔外侧壁的粘连，应及时折断中鼻甲后使用明胶海绵或膨胀海绵等材料隔断；④术腔黏膜基本上皮化后，孤立的新生息肉或囊泡如无阻塞，可用药观察；⑤若窦腔黏膜（特别是额隐窝）发生局部水肿或息肉再生，可使用局部放置含糖皮质激素的明胶海绵、糖皮质激素稀释液局部盥洗或在窦腔放置糖皮质激素药物缓释支架等方式进行处理；⑥对于窦腔大范围息肉样增生，鼻用、口服糖皮质激素或大环内酯类药物治疗效果不佳者，可以使用切割器予以清除；⑦对窦口挛缩狭窄或闭塞者，简单的机械性扩张通常无效，应采用瘢痕切除的方式重新开放窦口。

鼻咽癌放疗后放射性鼻窦炎等鼻部并发症的研究较为热门，但由于鼻黏膜的不可逆损伤，黏膜纤毛的输送功能明显降低，放射性鼻窦炎等鼻部并发症的发病率居高不下，治疗效果依然不理想。因此对鼻咽癌放疗后鼻部并发症的研究依然有较大空间并有很多问题等待突破解决，包括加强耳鼻喉科与放疗科之间的合作、动态观察纤毛输送功能的变化等，寻求如何在放疗中保护鼻黏膜或者促进鼻黏膜修复等问题亟待进一步研究。

第四节　分泌性中耳炎

鼻咽癌患者放射性耳部损伤中，分泌性中耳炎（secretory otitis media，SOM）的发生率可达52.9%[14]，是鼻咽癌患者放疗前后最常见的耳部并发症，也是患者耳部失聪的主要原因。分泌性中耳炎是以鼓室积液和传导性耳聋为主要特征的中耳非化脓性炎性疾病，若不及时医治可引起化脓性中耳炎、粘连性中耳炎。本病的其他名称很多，主要是根据其在疾病发展的不同阶段积液性质的不同而命名的，如卡他性中耳炎、中耳积液、渗出性中耳炎、浆液性中耳炎、黏液性中耳炎等。目前，国际上的推荐名称为积液性中耳炎，由于历史原因及使用习惯，国内多称之为分泌性中耳炎。

一　鼻咽癌相关分泌性中耳炎简介

（一）病因及发病机制

1. 鼻咽癌放疗前并发分泌性中耳炎的机制

鼻咽癌引起分泌性中耳炎主要是由于肿瘤生长部位多位于鼻咽侧壁、咽隐窝处，毗邻甚至占据咽鼓管及咽口的位置，容易引起机械性阻塞，进而引发分泌性中耳炎。其具体机制比较复杂，可分为以下几种情况。

（1）肿瘤直接压迫咽鼓管咽口，甚至侵犯咽鼓管，直接导致咽鼓管部分或完全阻塞，中耳腔内的空气被吸收，形成负压导致中耳黏膜内毛细血管的通透性增加，液体漏入鼓室形成积液，引起中耳分泌物无法排到鼻咽部而蓄积在鼓室及咽鼓管内。

（2）肿瘤侵犯腭帆张肌、腭帆提肌或相应的神经而致其麻痹，使其协调、支配功能减弱或丧失，导致咽鼓管无法主动开放，引起分泌性中耳炎。

（3）肿瘤侵犯咽鼓管软骨，导致其弹性下降，鼓室负压时，软骨段管壁塌陷，从而引起管腔狭窄或闭锁。

（4）肿瘤通过咽鼓管侵犯鼓室，破坏鼓室黏膜的纤毛，纤毛摆动功能丧失，鼓室蓄液，病原体及分泌物无法及时向鼻咽部排出，形成分泌性中耳炎。

（5）鼻咽部肿瘤引起鼻后呼吸道狭窄，甚至侵犯后鼻孔、鼻腔后段引起鼻塞症状，患者吞咽及用力吸鼻时鼻咽部高负压导致中耳腔内高负压，引起咽鼓管逆流，导致中耳外来物及细菌等排出障碍。

（6）鼻咽癌组织堵塞鼻咽部，气流主要流经下鼻道，鼻阈和鼻咽部存在高速气流，主要以湍流为主，易引起细菌停留并逆行导致咽鼓管感染、纤维化，促进中耳负压形成。

（7）鼻咽癌组织较长时间堵塞鼻咽部、癌细胞脱落入血形成癌栓等均可导致局部静脉、淋巴回流障碍，引起黏膜肿胀、咽鼓管阻塞。

（8）鼻咽癌组织生长过快致局部缺血坏死，细菌繁殖，渗出液增多；鼻咽部隐藏的大量病原体可以通过咽鼓管逆行感染中耳；细菌分泌的蛋白溶酶可破坏黏膜上皮细胞，引起肿胀、阻塞，还可诱发变态反应，过多分泌的黏液造成咽鼓管排出功能障碍，形成分泌性中耳炎。

2. 鼻咽癌放疗后并发分泌性中耳炎的机制

许多研究表明，放射性损伤是鼻咽癌放疗后分泌性中耳炎最直接、最根本的病因。放疗时中耳咽鼓管处于高剂量区，放疗后分泌性中耳炎患病率与中耳腔的放射剂量有关。放射剂量>40Gy时黏膜就会受到损伤，而咽鼓管峡部放射剂量>52Gy、中耳腔放射剂量>46Gy时，分泌性中耳炎患病率明显升高，即使放疗已结束，射线导致的中耳黏膜损伤仍会持续加重，放疗后6个月时达高峰[12]。因此，放疗导致的中耳功能障碍主要与放疗损伤咽鼓管功能有关。

放疗可造成中耳各软骨包括咽鼓管软骨放射性损伤，使咽鼓管失去原来的弹性，开放不良。鼻咽癌放射剂量>70Gy时咽鼓管的动力功能和通畅功能会明显被破坏[13]；放疗可损伤中耳血管和咽鼓管的淋巴内皮细胞，导致组织液渗出增多，淋巴回流障碍；放疗可损伤咽鼓管黏膜纤毛，使其黏液运输功能受影响，分泌物排出障碍；放疗可直接损伤鼻咽部周围肌肉组织及神经，致腭帆张肌或其支配神经麻痹，甚至萎缩，咽鼓管主动开放障碍。有研究者认为，放疗可能造成腭帆张肌神经脱髓鞘和轴突缺失，从而引起放疗后鼻咽癌患者听力进一步下降；放疗可以损伤中耳黏膜，造成局部及全身抵抗力下降，诱发听小骨感染、坏死，从而引起中耳功能障碍；放疗会造成咽鼓管表面活性物质（如卵磷脂、多糖、蛋白质）缺乏，咽鼓管腔内表面张力增高，咽鼓管腔主动开放困难，中耳负压增高，形成中耳积液。

此外，放疗还可导致乳突气化不良。中耳气体交换取决于轴膜表面积，乳突气化好，轴膜表面积大，气体交换功能就正常。乳突腔可缓冲中耳气压，若气房小，压力缓冲能力差，则鼓室内膜易损，而鼓室内膜损伤可以引起积液。乳突气化不良与发生分泌性中耳炎的危险性呈正相关[14]。

（二）临床表现

分泌性中耳炎的主要临床表现如下。

（1）听力下降。听力下降可随体位变化而变化，压迫耳屏或头位改变时，听力可有所改善。中耳积液黏稠时，听力不会因为头位的变动而改变。

（2）耳痛。急性分泌性中耳炎可有轻微耳痛，慢性分泌性中耳炎多在继发感染时出现耳痛。

（3）耳内闷胀感或闭塞感。

（4）耳鸣。可为间歇性，当头部运动、打呵欠或擤鼻时可闻及气过水声。少数分泌性中耳炎患者还可出现耳内流水，但是持续时间较短。

（5）耳镜检查可见：①在急性期鼓膜周边有放射状血管纹。②鼓膜紧张部内陷，表现为光锥缩短、变形或消失。③锤骨柄向后、上方移位。④锤骨短突外突明显。⑤鼓室积液时鼓膜失去正常光泽，呈淡黄、橙红或琥珀色。⑥慢性患者鼓膜呈乳白色或灰蓝色，不透明。⑦若分泌物为浆液性，且未充满鼓室，可透过鼓膜见到液平面，为凹面向上的弧形线，透过鼓膜有时可见到气泡，咽鼓管吹张后气泡增多；若鼓室内积液多，则鼓膜外突、活动度受限。

二 治疗方法

目前临床上还未有针对鼻咽癌放疗后并发分泌性中耳炎的治疗指南。分泌性中耳炎主要有两种治疗手段，分别是药物治疗和手术治疗。

（一）药物治疗

1. 抗生素

放疗后患者全身和局部防御力下降，鼓室及咽鼓管黏膜水肿、坏死，上皮脱落形成痂皮。分泌物增加，可堵塞咽鼓管，造成鼓室积液，细菌感染后细菌内毒素及其激活的补体引起组胺、白细胞介素等生物活性物质释放，导致中耳黏膜毛细血管通透性增高，进一步使中耳积液蓄积，从而引起化脓性中耳炎。目前常见的致病菌有肺炎链球菌、流感嗜血杆菌、金黄色葡萄球菌、溶血性链球菌及卡他布兰汉球菌等，故可使用足量有效的抗生素治疗，常用的有青霉素、头孢类及大环内酯类。抗生素对于中耳积液的消退有一定的积极作用，有助于减少分泌性中耳炎的发生。不过目前多通过临床经验选用抗生素，缺乏明确的选用标准。也有学者[15]认为抗生素治疗分泌性中耳炎的效果并不理想，而且考虑到耐药性问题，并不建议将抗生素治疗作为分泌性中耳炎常规治疗的手段。

2. 全身应用激素

糖皮质激素类药物具有抗炎消肿、抗免疫的作用，经口服或鼓膜注射给药后，能有效减轻咽鼓管和中耳的炎症反应。有学者采用泼尼松龙和阿莫西林联合治疗2周后，研究组的中耳积液消失率要显著高于对照组[16]。但是长期疗效还缺乏相应的研究数据。加上糖皮质激素的不良反应较多，因此不建议长期应用。

3. 抗组胺药

抗组胺药也可应用于分泌性中耳炎的治疗。抗组胺药能调节中耳积液的分泌，减少炎性介质的释放，减轻咽鼓管和鼓室的黏膜水肿症状，还能通过选择性地拮抗H_1、H_2受体，降低中耳血管的通透性，减少积液的渗出和潴留，促进咽鼓管功能的恢复，提高听力水平。周霓等[17]采用地氯雷他定联合地塞米松鼓室内注射治疗分泌性中耳炎，有效率高达97%，远高于对照组地塞米松单独治疗的83%。

4. 其他药物治疗

有学者[18]将表面活性物质应用于分泌性中耳炎的治疗，其认为表面活性物质可作为黏液促排剂，提高咽鼓管表面活性物质的浓度，降低咽鼓管的表面张力，从而提高咽鼓管的开放能力，还能加速黏膜纤毛的运输，促进黏液排出，起到保护听力的作用。不过表面活性物质的研究尚不成熟，缺乏安慰剂对照研究的深入比较。

（二）手术及局部治疗

随着耳内镜、鼻内镜等技术的应用和普及，临床上越来越重视手术和局部治疗。

1. 局部清理和使用激素药治疗

鼻咽癌放疗后鼻窦炎的发生率增高，并可发生鼻咽部瘢痕增生、咽鼓管咽口狭窄粘连、后鼻孔狭窄或闭锁等。鼻窦炎与分泌性中耳炎关系密切。放疗时及放疗后冲洗鼻腔、鼻咽部可减少鼻窦炎及分泌性中耳炎的发生。有研究显示，对鼻咽癌放疗后产生的分泌性中耳炎，鼻腔、鼻咽部清理+鼓膜穿刺抽液+鼓室给药优于单纯鼓室置管引流，有效率提高了24%，且治疗后并发症显著减少[19]。

2. 电子鼻咽喉镜或鼻内镜下咽鼓管注药

在电子鼻咽喉镜或鼻内镜引导下经口或经鼻将导管插入咽鼓管口注入药物，药物经咽鼓管进入鼓室，可抗炎消肿，减少鼓室渗出液，促进鼓室内积液排出，恢复鼓室内外压力。电子鼻咽喉镜或鼻内镜下咽鼓管注药不但能对咽鼓管进行疏通，解除咽鼓管阻塞，改善咽鼓管功能，而且不用穿刺药物便能进入鼓室，从而抑制变态反应，减轻炎症反应，减轻咽鼓管黏膜水肿，降低鼓室的负压状态，减少鼓室内液体的渗出，提高疗效，降低并发症的发生率。目前，单纯咽鼓管注药已很少使用，多采用咽鼓管咽口球囊扩张加局部给药的方式治疗。

3. 咽鼓管球囊扩张术

咽鼓管的主要生理功能是平衡中耳与鼻咽部之间的压力。咽鼓管内存在表面活性物质，可以降低表面张力，维持管腔正常开放，这对维持咽鼓管正常功能是必不可少的。分泌性中耳炎发生后咽鼓管分泌物增多，而表面活性物质减少，长时间的咽鼓管肿胀会影响表面活性物质的分泌。咽鼓管球囊扩张可使表面活性物质重新分布于黏膜表面，恢复咽鼓管功能。研究发现咽鼓管球囊扩张术（图18-10）治疗分泌性中耳炎的有效率可达90%[20]。但是，应用此方法进行治疗时，需注意以下几个方面：给药之前必须保证视野的清晰度，降低鼻腔、鼻咽部黏膜损伤的发生率；需使用吸引器将鼻咽部、鼻腔分泌物吸净；不能强行将咽鼓管导管插入。

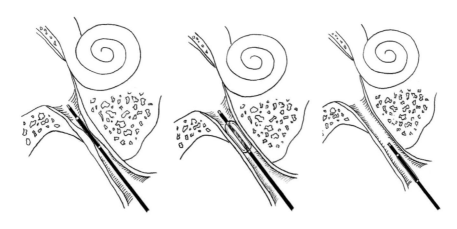

图 18-10　咽鼓管球囊扩张术示意图

4. 乳突手术

对于放疗后伴发中耳乳突炎的患者，可行乳突改良根治术或上鼓室凿开术，充分开放鼓窦、乳突气房，清除积液，去除咽鼓管口的肉芽。手术以乳突高度轮廓化为要求，要清除全部气房及其黏膜，形成独立的、与乳突无关的空腔。对于反复发作、长期迁延、经治疗无效的分泌性中耳炎，乳突切除术可改善乳突、鼓窦、鼓室和咽鼓管的通气引流，减少分泌性中耳炎的复发，术后未见听力下降，95%的患者出现不同程度的听力提高[21]。

5. 耳内镜下行鼓膜穿刺抽液、鼓膜切开排液和鼓膜置管

耳内镜下鼓膜置管和鼓膜穿刺抽液是治疗鼻咽癌患者放疗后并发分泌性中耳炎最主要的两种方法，但也存在一定争议。鼓膜穿刺抽液（或切开）（图18-11）可有效缓解患者耳闷、耳鸣症状，并可加用糜蛋白酶冲洗，但好转时间仅可维持5～30天。而耳内镜下置入鼓膜通气管后鼓

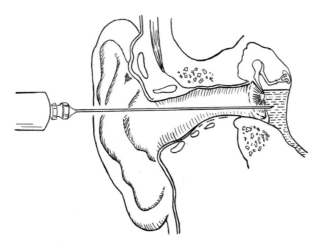

图 18-11　鼓膜穿刺抽液示意图

室负压和积液得以清除，咽鼓管两端压力平衡，有利于其功能的恢复。文献报道，放疗后行鼓膜置管可以明显改善患者听力，减轻耳鸣、耳闷、头痛等症状，鼓膜置管的总有效率达80%以上[22]。虽然鼓膜置管的有效率很高，但鼓膜置管本身即可能损害鼓膜的功能，或者对其功能带来不利影响，而且通常情况下需要有3～6个月的留置通气管的时间，时间较长的可能需要1年之久，护理不当甚至可能加重中耳的感染。

6. 鼓膜激光打孔及鼓膜部分切除术

激光、等离子鼓膜造孔术是近几年流行的一种手术方法，其具有微创、安全、简单、疗效好的特点。手术原理是人为造成一个长期鼓膜穿孔，作用较耳内镜下鼓膜置管更持久有效，且并发症较少，复发率低。

总之，上述每一种治疗方法均有其优势与劣势，应该循序渐进地治疗放疗后分泌性中耳炎。首先接受鼓膜穿刺抽液，如果疗效不理想再使用其他方法，如放置鼓膜通气管并加强护理，以减少并发症的发生。

分泌性中耳炎有多种发病机制，各种机制可单一存在也可并存，而与鼻咽癌及放射性损伤相关的分泌性中耳炎病情更为复杂、严重。放疗前存在分泌性中耳炎的患者，放疗后分泌性中耳炎长期存在的发生率是放疗前无分泌性中耳炎患者的6.7倍[23]，且放疗前合并分泌性中耳炎、鼻咽肿瘤侵犯侧壁与鼻咽癌放疗后分泌性中耳炎长期存在高度相关，这说明放疗前有分泌性中耳炎的鼻咽癌患者，放疗后极易长期并发分泌性中耳炎。合并感染、乳突气化不良等的分泌性中耳炎预后更差。对与鼻咽癌有关的分泌性中耳炎应采取更加成熟、准确的治疗措施，提高患者的生存质量；同时还应遵循早干预、寻找更佳的药物加手术的综合治疗的思路进一步展开相关研究。

（王志强　陈明远）

第五节　放射性脑损伤

放射性脑损伤是鼻咽癌放疗后最严重的后遗症之一[24]。放射性脑损伤的平均发生率约为2%[25]，中位潜伏期1～2年[26]。再程放疗后放射性脑损伤的发生率增高，可达30%[27]。

一　放射性脑损伤简介

（一）脑组织的特点

根据正常组织对电离辐射的不同反应性，可将正常组织分为早反应组织和晚反应组织。早反应组织的特点是细胞更新快，辐射损伤很快表现出来，其 α/β 比值较高，损伤后细胞通过活跃增殖以修复组织损伤。而晚反应组织的特点是细胞增殖慢，损伤很晚才表现出来，其 α/β 比值较低。脑组织属于晚反应组织，其 α/β 比值约为4.2，大脑组织局部照射后5年内发生严重放射性损伤的概率为5%（TD5/5）和50%（TD50/5）的总照射剂量分别为70Gy和80Gy。

（二）相关影响因素

1. 放射源

目前放疗使用的放射源主要有三类：①放射性核素释放的 α、β、γ 射线；②电子加速器产生的不同能量的X射线和电子束；③放射治疗装置产生的质子束、中子束、负 π 介子束，以及其他重粒子束。由于各种放射源具有不同的组织分布剂量特点和生物学效应，因此对不同部位、不同性质、不同大小的肿瘤采取不同的放射源所造成的放射性脑损伤的程度及其潜伏期有一定的差异。

2. 放射剂量

放射性脑损伤的发病率与放疗的总剂量、单次照射的剂量关系非常密切。对于分次剂量<2.5Gy、等效生物剂量达120Gy和150Gy的放射方式来说，放射性坏死的发生率分别为5%和10%。

3. 分割方式

体外放疗的分割方式主要有常规分割放疗、大分割放疗、超分割放疗、加速放疗、加速超分割放疗。Lee等分析了1 008例接受4种不同分割方式的根治性放疗的鼻咽癌患者10年后放射性颞叶损伤的发生率，其中总剂量50.4Gy、单次剂量4.2Gy组发生率为18.6%，总剂量45.6Gy、单次剂量3.8Gy组发生率为4.8%，总剂量60Gy、单次剂量2.8Gy组发生率为4.6%[28]。这说明放射性脑损伤的发生率与放疗的总剂量及单次剂量呈正相关关系，单次剂量越大，放射性脑损伤的发生概率越大。

4. 放射野

精确放疗，如三维适形调强放疗（IMRT），与常规放疗相比，可以减少脑组织的照射剂量，减少放射性脑损伤的发生率。Chau等报道$T_{3\sim4}$期鼻咽癌患者使用IMRT比二维放疗（2DRT）的局部控制率高，右侧颞叶50%受照体积的平均剂量从36.4Gy降至26.8Gy，放射性脑损伤的发生率从11.7%减少至3.4%[29]。

5. 个体的放射敏感性

临床上常见到放射野及放射剂量相同或接近的患者出现放射性脑损伤与否及病情的严重程度存在较大差异。这就提示，除放射剂量及放射野等放疗因素外，个体对放射的敏感性也会影响放射性脑损伤的发生。

6. 其他影响因素

脑动脉硬化、高血压、糖尿病、高龄、吸烟、血氧浓度低、营养状况差、自身免疫状态差、合并化疗等均会影响脑组织对放射损伤的耐受性，降低组织放射性损伤的阈值。

（三）发病机制

关于放射性脑损伤的发病机制尚无定论，目前主要有3个学说。

1. 神经细胞损伤学说

（1）电离辐射的直接损伤。放射线（X线、γ线、带电或不带电粒子）照射脑组织后，受照射组织的细胞原子会被射线电离激发从而启动细胞损伤，这些损伤主要包括损伤细胞核使DNA双链断裂，破坏机体的有机酸、蛋白质和酶等，以及直接破坏细胞膜系统的分子结构。

（2）放射后的自由基损伤。自由基主要通过损伤细胞内的大分子物质而导致细胞损伤和坏死。此外自由基还对线粒体、DNA、修复酶、转录蛋白等信号肽有调解作用，可造成细胞凋亡。自由基对细胞的损伤主要包括脂质过氧化损伤、DNA分子损伤、蛋白质和酶分子失活、死亡基因程序被活性氧（ROS）激活等。

2. 血管损伤学说

神经细胞周围是血管网状结构。放射性损伤主要造成血管壁变性、增厚，血管腔变窄，血管内弹力板遭破坏、内膜纤维变性，血管腔内血栓形成、闭塞，血脑屏障紊乱，脑的白质因缺血、缺氧而坏死及广泛脱髓鞘。白质发生放射性坏死较灰质常见，而白质和灰质辐射敏感性的差别可能在于两者血管数量上的差别，白质内血管分布稀少，而灰质却有丰富的血管系统保护其免受辐射延迟性损伤。放射性脑损伤的表现特征为延迟性坏死及脱髓鞘作用，这可能与遭辐射的小血管会经历缓慢变性的发展过程有关。

3. 免疫及炎症损伤学说

放射线作用于神经细胞，会使神经细胞的蛋白质或类脂质发生结构改变，从而使其具有了新的抗原性，导致自身免疫反应，引起水肿、脱髓鞘或坏死。受照射的神经胶质细胞也会释放抗原如各种细胞因子，导致过敏反应，加重脑损伤。

二 临床特点

（一）临床表现

放射性脑损伤的病理改变中常见局部坏死、弥漫性白质损伤、萎缩和微血管病变，一般发生于大于50Gy的常规剂量照射后。脑组织的放射性反应与损伤可分为急性期、早迟发反应期及晚迟发反应期，各期有相应的临床表现。

1. 急性期

常发生于放疗过程中或照射后数天至1个月，表现为头痛、恶心、呕吐、记忆力减退等症状，严重者可迅速转为意识障碍、定向障碍、共济失调，部分可在数日内出现昏迷。急性脑损伤多数为可逆性过程，停止照射后经脱水、激素治疗症状可减轻或消失。

2. 早迟发反应期

常发生于照射后1个月至6个月，表现为嗜睡、恶心、呕吐、易怒、记忆力减退等，也可表现为一过性、自限性的疲劳感或局部神经系统症状的恶化。

3．晚迟发反应期

症状多出现于照射结束后6个月到7年。按病变的范围可分为局限性脑坏死和弥漫性白质损伤。局限性脑坏死的症状和体征取决于照射部位，常表现为一侧运动、感觉和/或神经反射障碍、失语、癫痫、意识障碍和精神异常等；弥漫性白质损伤可出现精神症状，包括人格改变、记忆力减退、精神错乱、注意力降低、学习困难、痴呆等，严重时可致死。鼻咽癌放射野接近颞叶，故颞叶放射性坏死较常见，这类患者常表现为癫痫发作。Lee等报道在102例放射性脑损伤中，颞叶癫痫占31.4%，癫痫大发作占6.9%。

（二）影像学表现

影像学检查是放射性脑损伤目前主要的临床诊断方法。

1．CT

早期无阳性表现，典型者表现为白质内均匀的"指状"分布低密度灶，边缘较模糊，伴有水肿和不同程度的占位效应，部分两侧不对称性病变或单侧病变可因脑室受压，中线向健侧或病变程度较轻侧移位，增强扫描无强化或轻微周边强化。晚期CT表现为圆形或椭圆形、边界较为光整的低密度区，此时占位效应多不明显，甚至可以出现脑实质萎缩、中线向患侧移位等表现，增强扫描没有强化或轻度强化[30]。

2．MRI

早期MRI表现为损伤组织的T1WI低信号、T2WI高信号（图18-12）。晚期病变会出现液化坏死，故T1WI信号更低、T2WI信号更高，与脑脊液相仿。由于血管损伤可导致血脑屏障通透性增加，顺磁性对比剂（Gd-DTPA）增强扫描时可见受损区强化，强化后的病灶形态多样，可呈花环样、泥沙样，在强化病灶内可有散在低信号无强化区，为出现坏死的中央区。

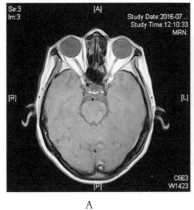 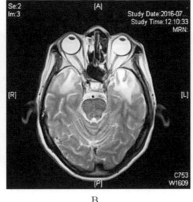 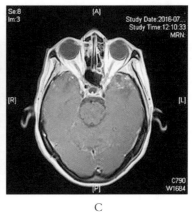

| A | B | C |

图 18-12 放射性颞叶损伤 MRI 表现

A．T1WI序列上见双侧颞叶低信号灶，边缘不清；B．T2WI序列上双侧颞叶呈不均匀高信号；C．增强后双侧颞叶呈不规则强化，其内可见不强化的低信号灶。

3. PET

PET是在分子水平上反映病变组织的生化变化和代谢状态，恶性肿瘤为高代谢率组织，而几乎所有的放射性脑损伤早期患者均会出现损伤区的代谢减低，因此可据此辨别放射性脑损伤与肿瘤复发。

三 诊断

放射性脑损伤的诊断主要依靠病史、临床表现和典型影像学表现，最终确诊靠病理诊断。但脑组织取病理组织风险大，故影像学为主要的诊断方法。MRI能清晰显示脑组织解剖结构，准确显示病变部位，检测的敏感性高于CT，且不受颅底骨质伪影干扰，故诊断首选MRI检查。

放射性脑损伤的诊断需符合下列标准：①排除肿瘤复发；②脑组织受到较高剂量的照射；③有超过6个月的潜伏期（绝大多数）；④脑损伤的临床表现与受照射部位的功能障碍基本吻合。

四 治疗方法

（一）药物治疗

1. 急性反应期

此期的主要病理改变为细胞毒性脑水肿和血管源性脑水肿。主要治疗方法是脱水改善脑水肿和对症支持治疗，治疗后症状多可缓解。常用的脱水药物有甘露醇、甘油果糖、呋塞米（速尿）及糖皮质激素。其中糖皮质激素可抗炎、减轻脑水肿、减少细胞因子的释放、抑制免疫反应，因此可获得较好的效果。但使用时应注意其副作用，需联用胃黏膜保护剂，并适当控制高血糖。

2. 早迟发反应期

此期一般发生在放疗后1～6个月，由于较大的血管发生迟发性反应，小动脉硬化变性，管腔狭窄或血栓形成，因此细胞毒性和血管源性脑水肿进一步加重，临床表现仍主要为脑水肿所致的颅内压增高，治疗仍以脱水改善脑水肿及对症治疗为主。

3. 晚迟发反应期

此期主要临床表现为脑水肿所致的颅内压增高和坏死脑组织所致的定位症状或体征。由于此时脑组织已出现坏死，因此与急性期和早迟发反应期相比，此期药物脱水效果不佳，应同时联用脑保护剂（如奥拉西坦、胞磷胆碱、神经节苷脂）、抗血小板药（如氢氯吡格雷、阿司匹林）、改善微循环药物、自由基清除剂（如超氧化物歧化酶、维生素E、依达拉奉）、免疫抑制剂（如环孢素A、硫唑嘌呤）等进行治疗。

此外，除皮质激素外，贝伐珠单抗应用于放射性脑损伤的有效率也较高。贝伐珠单抗是一种人源化抗-VEGFR单克隆抗体，可抑制内皮细胞增殖和新生血管形成，放射性脑损伤的发生机制与VEGF相关，越来越多的临床研究支持贝伐珠单抗是治疗放射性脑坏死（CRN）的有效药物。但贝伐珠单抗最佳治疗剂量和给药间隔仍有待进一步研究。VEGF与内皮细胞结合可促进血管新生，但同时也可加重血脑屏障破坏，引起血管内容物向外渗出引起水肿，甚至坏死。而贝伐珠单抗通过与VEGF结合可竞争性抑制后者与内皮细胞表面受体的结合，减少内皮细胞增殖和新生血管形成，降低血管通透性，从而改善血脑屏障损伤，减轻此类水肿渗出。国内外研究提示贝伐珠单抗治疗放射性脑坏死安全有效：Anderson癌症中心Ⅱ期临床研究及Levin等的前瞻性研究也发现贝伐珠单抗治疗放射性脑坏死安全有效，并可减少激素的使用[31]；唐亚梅教授开展的国际首个贝伐珠单抗与激素治疗的头对头临床研究结果显示，激素治疗的有效率为30%，贝伐珠单抗治疗的有效率可达到69%，尽管在长期随访的过程中发现部分患者在用药后再发水肿，但总体而言贝伐珠单抗的疗效比较确定，也是较理想的[32]。

（二）手术治疗

经过积极的内科治疗后，症状无改善呈进行性加重者可采取手术治疗。

1. 治疗机制

放射性脑损伤外科治疗改善脑水肿、减轻颅高压的机制主要有以下两个方面。

（1）手术通过清除颅内坏死病灶、吸取囊腔内液或去骨瓣等方式增加物理空间从而改善原有的颅内高压，降低了发生致死性脑疝的风险。

（2）放射性脑损伤的发生机制中，除射线对脑组织的直接损伤外，血管改变是放射性脑损伤的基础。放射引起微血管内皮变性、增厚，微血栓形成，血管闭塞，组织缺血、坏死，由于病灶及邻近组织血液循环差，因此静脉用药效果欠佳。同时病变区域内坏死组织分解产生的胺类介质和血管活性肽异常升高，使毛细血管通透性进一步增高，加重了血-脑屏障功能损害和血管功能失调。这类物质由于血液循环差不能被代谢吸收，因此形成恶性循环，使得脑水肿加重，颅内压进一步升高。手术通过清除坏死脑组织，清除局部促进脑水肿发生的物质，从而改善脑水肿、减轻颅内压。

2. 适应证

符合以下条件者可考虑手术治疗。

（1）进行性恶化的颅内压增高表现，神经功能障碍进行性加重，影像学出现明显的中线位移表现（>1cm）。

（2）颅内压增高继发脑疝经保守治疗无效。

（3）放射性脑损伤合并出血。

（4）继发脑脓肿。

3. 常用术式

具体术式包括穿刺抽吸囊液、囊液分流术、开颅坏死组织清除术等。手术入路以近坏死区并能避开功能区为首选。因鼻咽癌放疗后脑坏死多发生在两颞部或额部，故多采用颞部马蹄形入路或翼点入路，术后行去骨瓣减压，以缓解颅内高压。手术时注意寻找并切除干净具有分泌功能的强化结节灶，应尽量避免损伤病灶周围的正常脑组织。术中应行冰冻病理检查以明确诊断，因为CT及MRI不易区别肿瘤转移与脑坏死。如为转移瘤需将肿瘤彻底切除；如为放射性脑坏死，应尽量在坏死区内行坏死脑组织清除并避免损伤周围正常脑组织[33]。术后的并发症主要包括颅内血肿、皮下积液及脑神经损伤等。

（林美　陈明远）

第六节　吞 咽 障 碍

放疗产生的后组脑神经损伤、颈部肌肉纤维化、颞颌关节功能障碍、放射性龋齿，以及舌肌、咽缩肌萎缩等是吞咽障碍的主要原因。随着时间的推移，这些症状会进行性加重。

鼻咽癌患者放疗后出现的吞咽困难常常会导致食物或水、口腔分泌物等误入气管、肺部，引起窒息、吸入性肺炎等；而且因为进食困难、进食量减少等原因，机体所需的能量、液体、营养元素等得不到满足，患者会出现消瘦、体重下降、水电解质紊乱等症状，造成患者营养不良、免疫力下降，严重影响其生存质量[23]。

对于吞咽障碍康复治疗效果不佳，且出现重度营养不良、反复发作性吸入性肺炎的患者，可采用颈部食管造瘘术、胃造瘘术及环咽肌切开术三种术式治疗，以改善患者生存质量。同时对患者进行规范、有效的营养治疗也具有重要意义。

一　颈部食管造瘘术

颈部食管造瘘术可显著降低患者造瘘口肉芽组织生长和感染的发生。造瘘口在颈部，仅是在颈侧留一个隐蔽的小孔，保留了胃肠的功能，在不进食的情况下可将胃管拔出，拔后不影响患者的日常生活、运动和工作。此外，此术造瘘口稳定，无二次手术的风险，不用长期伤口换药[34]。

（一）术前注意事项

常规禁饮禁食6~8h；术前颈部手术区域皮肤评估，排除颈部皮肤感染及皮损；利用成功病例现身说法或给患者传阅有关图片资料，做好术前心理护理，增强患者信心[35]。

（二）手术方式

全麻或颈丛麻醉。在胸锁关节至环状软骨水平的胸锁乳突肌前缘做斜行切口，分离皮下组织，切断并结扎甲状腺中静脉，解剖并保护喉返神经，分离颈段食管2~3cm，如食管入口闭锁，可将闭锁下方食管横断，与颈部切口皮肤缝合；如食管无闭锁，可将该段食管拉向切口，纵行切开食管约2cm，将两侧黏膜缘分别与切口皮肤缝合，形成2cm×0.5cm的食管瘘口。术后，吞咽障碍患者可从该瘘口插入胃管管饲，作为胃肠营养的通道代替咽喉的作用[34]。

（三）护理方法

在护理前，家属需观察造瘘口位置及外观；使用局部标尺对造瘘口进行测量并拍照；观察造瘘口渗出液，包括渗出液的量、颜色、气味；另外，也应注意手术部位的疼痛及压痛感，包括疼痛强度、位置、发作时间和持续时间。

接受颈部食管造瘘术的患者自我护理能力高于接受胃造瘘术的患者。这是因为：食管颈部造瘘是在食管与颈部皮肤的端侧吻合，最大限度地保留了食管和部分口咽的生理功能，不影响口咽唾液的吞咽；平时颈部不需戴管，仅在进食时将胃管插入食管，推注流质即可，进食后即可将管拔除。故而只需在患者出院前教会患者自我护理方法，大部分患者都能自我执行，具体步骤如下[34]。

（1）嘱患者准备一面镜子，让患者对着镜子看护士示范插胃管的过程，插入深度约30cm。

（2）让患者对着镜子自行插胃管，注入食物，进食后即可将管拔除并清洗干净，放于干净容器内以备下次使用。

（3）告知患者注意事项：①可根据需要增加管饲的量及次数，每次管饲量最多不超过200mL，每次管饲完毕60min内不宜躺下或弯腰，以免引起食物反流。②注意食物营养合理搭配，可用豆浆机将米饭、青菜、胡萝卜、去皮骨或刺的肉类适量加水搅拌煮成糊状，管饲物不宜太稀。③造瘘口周围皮肤需进行日常护理，在洗澡、洗脸时需注意防止水污染瘘口周围皮肤。若造瘘口出现明显红肿、渗出物，需立即就医进行换药处理。每餐管饲前、后用凉开水局部清洁造瘘口周围皮肤以防感染。④无须经口进食。⑤每天需要定时行咀嚼运动和漱口[35]。

二 胃造瘘术

原为晚期食管癌患者姑息治疗的一种手术方法，胃造瘘术可改善食管癌患者吞咽障碍的情况，鼻咽癌放疗后严重吞咽困难的患者也可考虑使用胃造瘘术，从而改善营养不良，达到提高患者生存质量的目的[36]。胃造瘘术保留了胃肠道功能，使得食物可以在胃肠道内被吸收，保证了患者的胃肠道营养供给，且相对满足了患者免疫功能的需要[37]。

（一）常见的胃造瘘术

目前常见的胃造瘘术有传统胃造瘘术、经皮内镜胃造瘘术和超细鼻胃镜辅助胃造瘘术。

1. 传统胃造瘘术

由于传统胃造瘘术创伤较大，且对患者腹壁的刺激相对较大，患者术后恢复时间较长，术后感染概率较大，因此现在较少采用，而多采用经皮内镜胃造瘘术。

方法：硬膜外麻醉，患者取平卧位。在其右上腹直肌做一切口，切口长6~8cm，分离皮下组织，逐层进入腹腔探查，造瘘口位置选择在幽门切迹以左及胃大、小弯之间的胃前壁，用4号丝线做2~3层同心荷包缝合。最内层直径1.5cm，各层间距1cm，胃切口与插入导管直径相对应，用F20~24号橡胶导管置入胃腔5~6cm，橡胶导管前端设两个可防堵管的侧孔。由内层逐一收紧荷包后，再沿橡胶导管顺长轴缝几针将肌层间断缝合，使胃壁肌层内翻，形成一长3~5cm的潜行隧道包埋导管，橡胶导管经腹直肌外缘、肋缘引出。将胃体固定于腹膜，检查无误后再逐层关闭腹腔。在导管与周围皮肤预置丝线固定，以防滑脱，外束腹带保护。橡胶导管外露20~25cm，导管外口需要加盖保护，保持清洁[37-38]。

术后3天需要管饲流质。每次管饲流质前后均需用100mL温开水冲净管腔，以防堵管。

2. 经皮内镜胃造瘘术

经皮内镜胃造瘘术（PEG）可以重建胃肠道营养通路，且手术伤口较小，危险性较传统胃造瘘术小，且安全易行、疗效确切，手术并发症少，不需特殊设备及技术支持，费用相对低廉，患者容易接受。但是，常规的经皮内镜胃造瘘术在有些情况下会受到限制，如食管上段或咽喉部狭窄，或者因各种原因导致的张口困难等。另外，经皮内镜胃造瘘术过程较长，会给患者造成较大痛苦。临床上采用超细鼻胃镜代替常规胃镜进行胃造瘘可弥补此不足。

方法：患者取平卧位，局麻。穿刺点位于左肋缘下5cm左右（胃前壁近胃角处），胃镜插入胃腔，先用胃镜检查十二指肠降部、球部及胃体、胃底，观察黏膜情况及有无溃疡和肿物，随后胃镜镜头朝向腹壁，手指按压腹壁，或注气使胃充分膨胀以使胃壁与腹壁紧密接触。确认局部无大血管后再使用利多卡因局麻，穿透腹壁至胃腔，在造瘘口切开皮肤约0.5cm；将套管针刺入胃腔，拔除针芯，使导丝进入胃腔，通过胃镜活检孔放入套圈器，使用套圈器抓住导丝、胃镜并一起由活检孔退出体外；连接导丝与胃造瘘管，从腹壁牵引导丝使胃造瘘管经口腔、食管进入胃腔，再次插入胃镜至胃内观察造瘘管情况，并在胃镜下确认造瘘管蘑菇头与胃壁接触紧密，且无过度压迫后，腹壁局部消毒固定胃造瘘管，并使造瘘管外固定垫片与腹壁保持轻度紧张状态，将Y形管接通造瘘管口，生理盐水冲洗造瘘管使其通畅，造瘘口用无菌纱块包扎固定[37]。

术后常规胃肠减压，给予抗生素，密切关注患者生命体征，管饲前后用生理盐水冲洗管腔。

3. 超细鼻胃镜辅助胃造瘘术

超细鼻胃镜辅助胃造瘘术是在经皮内镜胃造瘘术的基础上进行的。

方法：先用2%的麻黄素收缩鼻腔鼻甲，随后用1%的丁卡因在鼻黏膜表面进行麻醉，咽部黏膜常规表面麻醉。暂不对患者使用镇痛及镇静剂。使患者平卧于胃镜检查床上，上身及头部抬高15°，监测患者血压、脉搏和血氧饱和度并保持气道通畅。随后用胃镜注气使胃腔充分膨胀，然后关闭室内灯光观察腹壁透光情况，并指压腹壁观察胃壁受压情况，以判断拟造瘘部位。若患者营养状况好，且腹壁不透光，可仅根据腹壁指压情况来确定造瘘部位。

造瘘前，需进行常规消毒、铺巾，并用1%的利多卡因进行局部腹壁全层麻醉，进一步垂直进针穿透腹壁观察有无针内气泡。在用穿刺针进行腹壁—胃壁穿刺前，先在胃造瘘的穿刺部位上、下各1.0~2.0cm处用鲋田式胃壁固定器将胃壁和腹壁用0或2号手术缝合丝线进行固定。之后，用带鞘套的穿刺针进行穿刺，待鞘套到达胃腔后退出穿刺针，从鞘套内插入15F胃造瘘管。将胃造瘘管球囊注入3.0mL注射用水后，拔除并剥离外鞘套，在内镜的监视下，在造瘘管球囊紧密接触胃壁后进行腹壁局部消毒并固定胃造瘘管。

胃造瘘术前后均使用抗生素预防感染，造瘘术24h后喂食，术后1周拆除胃壁固定缝线[39]。

（二）胃造瘘术的护理

一般护理：术后需注意绝对卧床休息24h，严密监测患者体温、脉搏、呼吸、血压及神志情况，严密观察患者有无剧烈胸腹疼痛、腹胀、呕血、黑便现象及伤口局部有无渗血、渗液情况，有无红肿热痛。

术后饮食护理[40]：①术后需禁食禁水24h，术后24h可经胃造瘘管注入温开水约50mL，观察胃造瘘管是否通畅，造瘘口有无渗液。②连续观察2天后改予管饲流质饮食，先给予50mL流质饮食，每天2次，后按照个体差异予以流质饮食，每次250mL以下，每天4次，以维持患者一般营养。

喂食过程中需注意：①推注食物前停止翻身、拍背等动作，患者取60°坐卧位（有反流则取90°坐位）。若出现咳嗽、呕吐症状，需暂缓喂食。②加热食物至37℃左右，以手背内侧试温为宜，食物应均匀，避免颗粒过大堵管。③打开夹子，回抽管道残留食物，若残留量达到50mL以上，则推迟管饲时间；管道内残留量大于100mL时暂停当次喂食。④用温开水30mL冲管，注入量每次不超过200mL，间隔时间不低于2h，速度不宜过快。⑤喂食时一边注射一边摇匀食物，以免沉淀堵管，若有药物需充分磨碎。⑥喂食完毕，用温开水30mL冲管，夹管，保持导管通畅。⑦喂食完毕后30~60min内取60°坐位，不能躺下，以减少食物反流。

每天要观察造瘘口周围皮肤情况，换药并清洁造瘘口。注意造瘘管内固定盘片、胃壁与腹壁接触的松紧度，避免过紧致腹部皮肤及胃黏膜坏死。

（三）胃造瘘术并发症的处理

部分患者在胃造瘘术后会出现并发症，如胃造瘘管周围感染、气腹、造瘘口周围蜂窝织炎、结肠或肝脏损伤、窒息、吸入性肺炎、坏死性筋膜炎、胃腹腔瘘、胃肠溃疡、造瘘管移位造成空肠穿孔、肉芽组织过长、腹壁窦道长期存在、造瘘管蘑菇头移入胃壁内致其填塞、蘑菇头脱落造成小肠梗阻等。其中最常见的是造瘘口感染、造瘘口肉芽组织增生、脱管、堵管、腹泻。

1. 造瘘口感染

营养液外渗残留在造瘘口周围，造成细菌在造瘘口繁殖可引起造瘘口周围皮肤感染。而置管时间过长，固定的蘑菇帽变形、松软，腹压增高会导致营养液外渗。患者沐浴时保护不当也是引起造瘘口感染的重要原因。应告诫患者在沐浴时避免淋湿造瘘口，尽可能保持造瘘口的清洁干燥，并请医生定期检查腹部情况，避免感染的发生。一旦出现造瘘口周围感染，造瘘口周围出现红肿、疼痛或有脓性分泌物，应立刻就医，由医生进行常规处理：使用2%的过氧化氢清洗，再用0.9%的氯化钠溶液清洗，然后涂氧化锌软膏保护，或者给予10%的氯化钠溶液局部湿敷，并且在必要的情况下使用抗感染药治疗。

2. 造瘘口肉芽组织增生

此情况主要与胃内容物从造瘘口渗出并长期刺激造瘘口有关。有效应对方式为每天早、中、晚用10%的氯化钠溶液清洗局部，以预防肉芽组织生长所引起的局部出血。患者在出现造瘘口肉芽组织增生后应立刻就医，由医生及时处理。

3. 脱管

并发吞咽困难易使鼻咽癌放疗后的患者情志抑郁，常出现因情绪焦虑、烦躁而自行拔管的情况，或患者造瘘管保管不慎，使用时间过长，导致造瘘管水囊破裂，或者翻身时不慎拉脱，也会造成脱管。对于情绪焦虑烦躁的患者可以用腹带固定、包扎；此外，给患者翻身时动作要轻柔。若患者使用的是一次性水囊胃造瘘管，最好每隔3~4个月更换一次，患者家属平时若发现管道变软、有异常味道、水囊破裂等情况应及时到医院更换。此外，患者出院时家中应备置1条一次性带气囊的无菌导尿管。一旦发生脱管，家属应立即停止对患者喂食，并使患者保持半卧位，然后用安尔碘或75%的乙醇消毒造瘘口外周，缓慢插入一次性无菌导尿管，插入深度为13~15cm，再用注射器注入10~15mL气体将气囊充气，固定导尿管后，立即将患者送到门诊就诊。

4. 堵管

食物的颗粒过大、输注速度过慢造成食物黏附管腔，以及药物与食物配伍不当都可以引起堵管。对此，患者家属可以采用如下方法应对：①把患者的管饲食物尽可能做精细，喂食之前将所有食物均用搅拌机搅碎调匀；②在喂药时药片要研碎溶解后注入，给药后用30~50mL温开水冲洗管道1次，患者家属平时要尽量避免将药片与营养液混在一起。如阻塞的造瘘管冲洗后无法再通，则需重新置管。

5. 腹泻

营养液的配制及存放不当、温度过低、乳酸和脂肪过多、营养液渗透压过高，以及长期大量使用广谱抗生素造成肠道菌群失调均可引起腹泻。因此，家属应注意：在营养液配制过程中尽量选用易消化、易吸收的食物，营养液的成分要合理搭配；防止食物污染，容器和灌注器每天要煮沸灭菌后使用；发生腹泻时要及时寻找原因并处理。

（四）几种造瘘术式的比较

颈部食管造瘘术的优点：仅在颈部开一个小口，是食管与颈部皮肤的端侧吻合，伤口较小；尽可能地保留了食管和部分口咽的生理功能，不影响口咽唾液的吞咽；平时颈部不需戴管，仅在进食时将胃管插入食管，推注流质即可，进食后即可将管拔除[35]；造瘘口稳定，无二次手术风险，不用伤口换药。与之相比，传统胃造瘘术有以下问题：破坏了胃的完整性，腹部停留了胃饲管；造瘘口不稳定，患者在日常生活、运动和工作时，如没有妥善固定好导管，就会发生导管扭曲、折叠、脱出，从而引发感染；沐浴时如不注意瘘口保护，容易发生感染；伤口每天需换药2次，有时胃内容物从造瘘口渗出、导管对组织刺激或摩擦等也会造成伤口感染；造瘘管如使用时间较长，则容易因老化而断裂，存在二次手术的风险，需到医院更换新导管[41]。但由于鼻咽癌放疗后患者颈部纤维化较重，因此在进行颈部食管造瘘术操作时要小心仔细。

用普通胃镜和超细鼻胃镜行胃造瘘术时，操作时间基本相同，但用超细鼻胃镜仍有一定优势。第一，由于超细鼻胃镜的外径前端最粗处只有5.1mm，因此减轻了内镜插入对患者的刺激，提高了舒适性，患者可较好地耐受造瘘过程。此改进较为重要，因为需要做经皮内镜胃造瘘术的患者大多是营养不良或罹患心、肺疾病的老年人，实施镇痛或者镇静有一定风险。因此，使用超细鼻胃镜辅助胃造瘘比使用普通胃镜更为安全。第二，超细鼻胃镜是通过鼻腔插入，因此对鼻咽癌放疗后出现张口困难的患者特别适用[42]。

三 环咽肌切开术

环咽肌起止于双侧的环状软骨弓，横越食管上端后壁，无中缝线，其下面纤维与食管上段环行纤维混杂在一起，由迷走神经支配。交感神经兴奋时环咽肌收缩，副交感神经兴奋时环咽肌弛缓。环咽肌在食管入口可产生$20 \sim 60 cmH_2O$的食管静止压，其在咽缩肌收缩时弛缓，使咽下的食物能下行进入食管。当迷走神经病变或出现障碍时，环咽肌将失去弛缓能力。

由于鼻咽癌可侵犯后组脑神经，且鼻咽癌放射野范围包括鼻咽部及颈部，故鼻咽癌放疗后可并发环咽肌失弛缓症。环咽肌失弛缓症的主要症状是吞咽困难，呈进行性发展者最多，也有突发性的，多伴有营养不良的情况，还可伴有声音嘶哑、言语障碍、进食呛咳，甚至出现吸入性肺炎。

环咽肌切开术是鼻咽癌放疗后出现环咽肌失弛缓症的一种重要治疗方法。适用于具有完整的吞咽反射、食团能顺利通过口咽部、已明确有环咽肌功能障碍且无胃食管反流的患者。

（一）手术方式

到目前为止，环咽肌切开术有以下几种[43]。

（1）Kaplan氏术式：沿一侧胸锁乳突肌前缘切开皮肤及颈阔肌，分离胸舌骨肌，暴露甲状腺并将之拉向内侧，同时将颈总动脉拉向外侧。暴露环状软骨后板外缘，沿斜行的咽下缩肌下方找出约2cm宽的横行肌纤维即为环咽肌，用弯刀将环咽肌束切断，不可损伤黏膜，缝合创口，手术完成，通常不用引流。此术式可消除环咽肌对食物下咽的阻抗，使食物因重力而顺利咽下。

（2）Calealerra氏术式：方法基本同上，只是先在食管内插入一胶皮扩张管，撑起颈部食管，并在手术显微镜下准确切断环咽肌纤维，不伤及黏膜。

（3）棚桥氏术式：该术式在切开环咽肌的同时，再切断胸骨舌骨肌和胸骨甲状肌。这样能使喉容易向上移动，使甲状软骨向舌骨接近，增大食管入口，使吞咽功能得到更大的改进。具体操作时可采用左侧胸锁乳突肌前缘入路，暴露环咽肌后外侧横行肌束约2cm长，纵行切除该段环咽肌，在切除的环咽肌下缘向下延伸3cm，切断食管环行肌纤维，显露食管黏膜，沿黏膜下向两侧分离约1/3圆周，使显露的食管黏膜充分突入切口内[44]。再切除长约2cm的环咽肌段，使黏膜突入切口内，以加大环咽肌的环形直径，且可防止切断的环咽肌断端再接合后产生瘢痕挛缩造成再狭窄。而向下切断食管环形肌层，可使环咽肌下部与食管混合的环形肌层解除失弛缓，恢复食管体部推动性蠕动功能，即解除环咽肌失弛缓症的多发性神经肌肉功能性障碍。

（4）内镜下CO_2激光环咽肌切开术：手术中应先经口将Weerda憩室镜或标准的Dedo-Pilling喉镜放置于环后喉咽并到达环咽肌，以便暴露环咽肌；然后，将喉头悬吊，暴露出环咽肌以进行手术。在某些病例中，环咽肌强烈收缩，导致食管入口管腔不能张开或无法在直视下暴露激光。在这种情况下，进行环咽肌切开术之前，应使用0°内镜或可弯性食管镜，在直视下将Savary-Gilliard扩张器导丝或未膨胀的控制性径向内镜（CRE）球囊导管穿过食管，然后进行扩张以打开并看清楚食管入口，再放置憩室镜或喉镜以使环咽肌暴露效果达到最佳。最后使用CO_2激光瞄准线从后正中位置来层层分割环咽肌，直至咽部与颈部食管齐平。偶尔环咽肌和甲咽肌连接处被激光切割时会有轻微的出血现象，可通过烧凝吸引术来控制[45]。需要注意的是：为了避免潜在的皮下气肿和食管瘘并发症，不要对颊咽筋膜进行激光切割，而是在近环咽肌层切开后，将环咽肌区域的CRE球囊导管扩张至18～20mm[46]。

（二）护理方法[45]

术后当天给予患者清流质饮食；术后第一天的早晨给予患者软质饮食，若该饮食可以接受，可持续食用软质饮食1～2周。如果发现患者呼吸具有捻发音或X线检查发现食管外出现气体，则不能经口饮食，直至问题解决。

此外，应当关注吞咽困难患者的心理疏导和社会功能护理。吞咽困难会给患者带来极大的心理负担，吞咽困难人群是最容易患抑郁症的高危人群之一。多数吞咽困难患者在吃饭时有恐慌感，而长时间的抑郁和鼻饲营养又会加重患者吞咽困难的症状，这种严重的恶性循环会影响患者的生存质量，对其社会功能同样会产生较大的影响，患者的社交活动会因此减少，一些患者会失去自己的工作。在吞咽困难患者身心受到重创的同时，其日常生活也被打乱，这对患者的预后是十分不利的。而社会支持作为一种环境因素，可以有效地缓冲患者的情绪问题和社会带来的应激压。

《中国卒中吞咽障碍与营养管理手册》中提到：应该建立健全吞咽困难的团队管理，建立一支包括语言治疗师或专业人员、临床医师、护士、物理治疗师、作业治疗师、放射科医师、营养师、社会工作者、心理治疗师、口腔科医师、家属或照顾者、厨师等组成的吞咽困难管理团队，着重减轻患者的心理负担，致力于恢复患者的社会功能[47]。

（彭桂原）

第七节　鼻咽癌相关血管病变的综合解决方案

大多数鼻咽癌对放疗具有中度敏感性，调强放疗为首选的放疗方案[48-50]，其治疗过程中可能面临血管相关并发症（图18-13）的出现，如头颈部血管狭窄、放射性组织坏死、脑神经损伤、颈总动脉破裂出血、脑卒中等[51]。

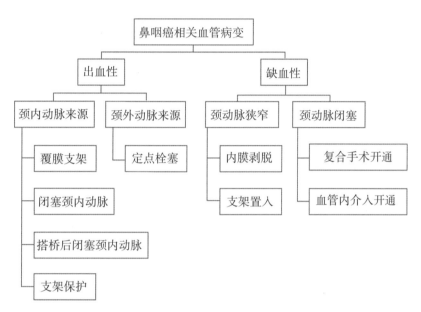

图18-13　鼻咽癌相关血管病变及其处理方式

■ 一　出血性病变（鼻及鼻咽出血）

鼻咽癌导致的鼻及鼻咽出血主要来自颈外动脉系统或颈内动脉系统，有学者称之为颈动脉爆裂综合征（carotid blowout syndrome，CBS）[52]。CBS是一种由于肿瘤侵袭或放射损伤引起颈动脉损伤，进而导致大量鼻出血和鼻咽出血的急症。据报道，CBS在头颈部肿瘤患者中的患病率为3.9%，死亡率为40%[53]。血管造影是诊断CBS的金标准，其中颈内动脉（ICA）破裂占43.6%，颈外动脉（ECA）破裂占23.4%，颈总动脉（CCA）破裂占11.7%[54]。

（一）颈外动脉来源的出血

颈外动脉对鼻腔的供血见图18-14。

颈外动脉系统出血以蝶腭动脉、腭大动脉、筛前动脉、筛后动脉形成的假性动脉瘤破裂出血最为常见（图18-15）。检查过程中务必找到出血点，进行定点栓塞（图18-16），但需要考虑到靶血管有潜在危险吻合（图18-17）的存在，切忌找不到出血点就直接闭塞主干。

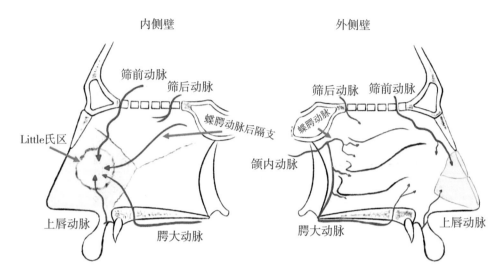

图 18-14　颈外动脉对鼻腔的供血

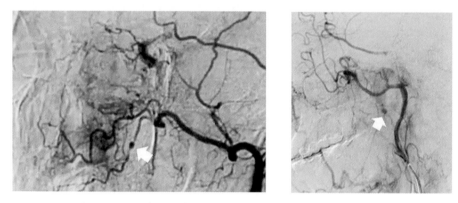

图 18-15　颈外动脉造影提示假性动脉瘤形成（白色短箭头）

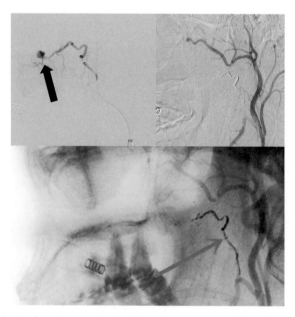

图 18-16　颈外动脉来源的假性动脉瘤（黑色箭头）外科胶栓塞（紫色箭头）前后对比

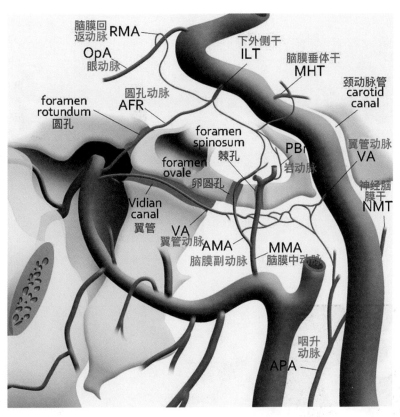

图 18-17　颈外动脉系统 - 颈内动脉系统存在的潜在吻合

（二）颈内动脉来源的出血

颈内动脉的出血亦以假性动脉瘤（图18-18）破裂出血多见，多发生于颈内动脉岩骨段（图18-19）。此种情况多危急，随时有口鼻大出血危及生命的可能。其原因包括：肿瘤或坏死组织侵犯了血管壁，放疗对血管滋养血管造成了缺血损伤，病变区域手术损伤了颈内动脉。其治疗方法包括覆膜支架置入（图18-20）、永久颈内动脉闭塞、颅内外血管搭桥后的颈内动脉闭塞和姑息性支架置入保护。

1. 鼻咽癌损伤颈内动脉的ASITN/SIR分级评估及栓塞

通过对基于数字减影血管造影（DSA）的美国介入和治疗神经放射学学会/介入放射学学会（ASITN/SIR）侧支循环分级（表18-1，图18-21）进行的血管内治疗策略研究发现，可以通过该方法简化BOT流程[56]。

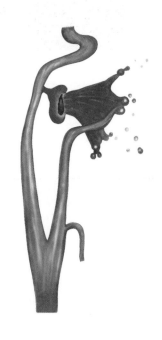

图 18-18　颈内动脉假性动脉
瘤出血示意图

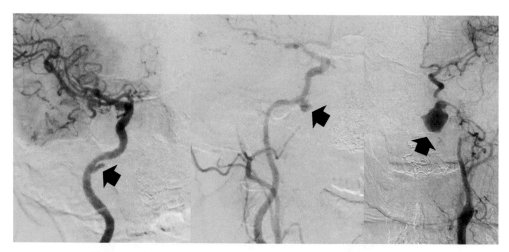

图 18-19　脑血管造影提示颈内动脉岩骨段假性动脉瘤形成（黑色短箭头）

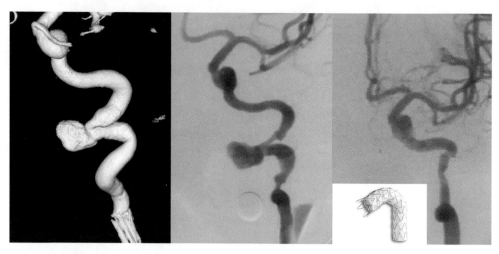

图 18-20　脑血管造影提示左侧颈内动脉岩骨段假性动脉瘤形成（鼻内镜手术治疗后鼻腔出
血），置入覆膜支架治疗

表18-1　基于数字减影血管造影的ASITN/SIR侧支循环分级

分级	血管造影表现
0级	缺血区无侧支循环形成（无）
1级	缓慢的侧支血流到缺血周边区域，伴持续的灌注缺陷（不完全，慢）
2级	快速的侧支血流到缺血周边区域，缺血区内有部分血流灌注（不完全，快）
3级	静脉晚期可见缺血区有缓慢但完全的侧支循环血液充盈（完全，慢）
4级	侧支循环快速而完全地充盈缺血区域（完全，快）

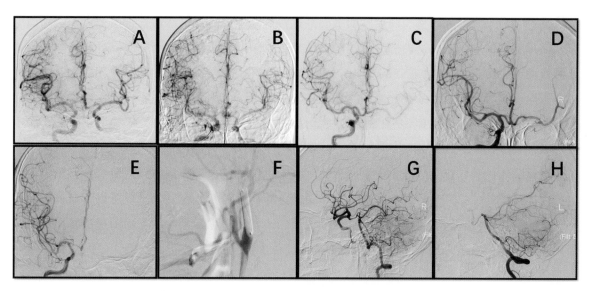

图 18-21　不同病变的血管造影所见

A~E分别为ASITN/SIR 4~0级血管造影所见；F为球囊临时阻断颈内动脉所见；G为椎动脉造影显示，通过后交通动脉供应患侧大脑中动脉；H为椎动脉造影显示，未通过后交通动脉供应患侧大脑中动脉。

对于ASITN/SIR代偿4级及有明显后交通动脉代偿的ASITN/SIR 3级患者可以直接闭塞患侧颈内动脉（$P=0.026$），术后予以抗凝及扩容治疗；未有代偿的患者建议行颅内外血管搭桥后再闭塞患侧颈内动脉。

2. 球囊闭塞试验及加强试验

球囊闭塞试验（BOT）是目前应用最广泛的、用于评价脑组织对动脉闭塞耐受性的临床试验[57-59]。对于鼻咽癌病灶接近颈内动脉的患者，必须完善BOT检查；如果缺乏BOT试验结果，一旦发生颈内动脉破裂出血，届时行紧急栓塞存在较大的不确定性，容易导致缺血性脑血管事件。在BOT结果阴性的情况下，实际栓塞颈内动脉后未发生缺血性脑血管事件的准确率在90%左右。对于鼻咽坏死的患者，特别是颈内动脉暴露在坏死腔中的患者，该检查更为重要：若不进行患侧颈内动脉的栓塞，则约有70%的患者会发生致命性鼻咽大出血，俗称颈动脉爆裂综合征（CBS）；当通过BOT试验后，再实施颈内动脉腔内栓塞术，绝大多数患者不会发生脑血管事件，同时避免了颈内动脉的破裂出血。然而颈内动脉腔内栓塞仅能预防颈内动脉破裂导致的口鼻大出血，无法阻止鼻咽坏死进一步发展，在栓塞治疗结束后仍需对鼻咽坏死进行下一步治疗。

（1）适应证：①颈动脉爆裂综合征；②肿瘤浸润颈内动脉；③局部坏死组织毗邻颈内动脉；④手术损伤颈内动脉。

（2）手术方法：

正常血压下的球囊闭塞试验：所有患者均在局麻下进行脑血管造影，排除明显脑动脉狭窄、闭塞，以及动脉瘤、动静脉畸形等出血性病变。全身肝素化，造影导管造影，先行颈动脉压迫试验（Matas test）[57]和Allcock试验[58-59]，分析大脑动脉环（Willis环）形态，可初步判定代偿情况；为进一步增加闭塞颈内动脉的准确性，将封堵球囊或封堵球囊导管送至目标颈内动脉颅外段拟手术区域并充盈，模拟阻断颈内动脉血流，予以造影确定血流阻断。可通过球囊导管监测残端压（stump pressure，SP），作为进一步评估侧支代偿的指标；同时每2min查看患者意识、言语、视力及四肢活动情况，如出现意识改变、言语不清、患侧视物模糊、四肢活动障碍等神经功能损伤表现或者患者不能耐受则中止试验，判定为BOT试验阳性。如患者通过正常血压下的球囊闭塞试验，15min后进行强化降压试验[59]。

强化降压试验：在继续球囊闭塞试验的基础上，使用硝普钠控制性降低血压（将收缩压降至基础血压的70% ~ 80%），同时每2min观察患者的神经功能表现，如出现意识改变、言语不清、患侧视物模糊、四肢活动障碍等神经功能损伤表现或者患者不能耐受则中止试验，判定为强化降压试验阳性。如患者可耐受，则维持15min，结束前再次造影证实患侧颈内动脉闭塞完全，然后释放球囊复查血管造影，明确血流恢复后结束检查，判定为球囊闭塞试验阴性。

3. 永久性颈内动脉栓塞术

（1）选择标准：鼻咽部MRI显示颈内动脉暴露在坏死腔中；ASITN/SIR分级评估通过，BOT试验（包括加强试验）结果为阴性。

（2）排除标准：患者无法进行血管内治疗或检查；ASITN/SIR分级评估不通过；BOT试验（包括加强试验）结果为阳性。

（3）栓塞过程：评估通过后，将导引导管（或球囊导引导管）送至患侧颈内动脉，微导丝与微导管配合，超选进入颈内动脉，并达病变节段以远（根据MRI评估），通过微导管（可在球囊导管充盈阻断血流的状态下进行）将3D弹簧圈填塞入颈内动脉病变远心端，确认位置及形态无误后解脱弹簧圈，然后同法送入多枚弹簧圈，彻底栓塞整个颈内动脉颅外段（必须覆盖到病变所在节段的近心端），随后将导引导管退至颈总动脉，造影明确患侧颈内动脉颅外段闭塞情况，若整个颈内动脉颅外段均未显影，证实栓塞成功，结束手术（图18-22）。

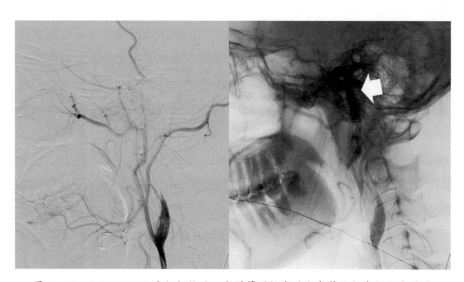

图 18-22　ASITIN/SIR 分级评估后一期弹簧圈栓塞（白色箭头）患侧颈内动脉

4. 颅内外搭桥后行患侧颈内动脉栓塞

根据患者ASITN/SIR评分，对于ASITN/SIR代偿3级的患者，选择性进行颞浅动脉–大脑中动脉M4段单搭桥；对于ASITN/SIR代偿2级的患者，行颞浅动脉–大脑中动脉双搭桥；对于ASITN/SIR代偿0～1级的患者首选高流量搭桥（颈总动脉–桡动脉或大隐静脉–大脑中动脉M2段）（图18-23）。搭桥后均进行患侧颈内动脉的一期栓塞。

颞浅动脉与大脑中动脉吻合是颅内低流量搭桥术中最经典的手术。通路较短，不易发生血栓、闭塞。

对于高流量搭桥推荐桡动脉作为移植血管。以桡动脉为移植血管者，需要术前评估艾伦（ALLEN）试验，并进行前臂的DSA造影，评估桡动脉、尺动脉血流速度及直径。取桡动脉范围自腕管达肱动脉发出处，缝扎桡侧返动脉；如需要的移植血管较长，则需要取大隐静脉为移植血管，需自脚踝内侧达膝关节下内侧。移植血管取下后，用10U/mL的肝素盐水冲洗管腔，保持血管通畅，并用浸泡过罂粟碱的湿棉片覆盖移植血管。

在开颅手术部位与颈部切口之间的耳前区建立皮下隧道。在此过程中，必须注意不要损伤面神经。注意要确保移植物在通过隧道之前没有扭结或扭曲。显微镜下进行吻合，通过移植血管，将大脑中动脉M2段与颈外动脉或颈总动脉吻合。

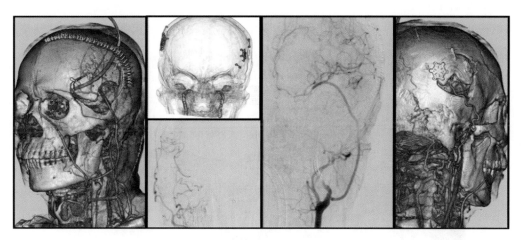

图 18-23　颅内外搭桥后行颈内动脉栓塞

双侧颈内动脉受侵犯的鼻咽癌患者，根据ASITN/SIR评估，先行右侧双支颞浅动脉–大脑中动脉搭桥+右侧颈内动脉栓塞术，1个月后行左侧颈总动脉–桡动脉–大脑中动脉高流量搭桥+左侧颈内动脉栓塞，最终完成鼻咽部清创手术。

5. 姑息性支架置入

某些患者因基础状态较差，无法进行颈内动脉血管内栓塞治疗，同时又不能耐受全麻进行搭桥手术，这时可以考虑姑息性支架置入（图18-24），以保护颈内动脉，待患者身体状态允许后再次评估栓塞及搭桥风险。

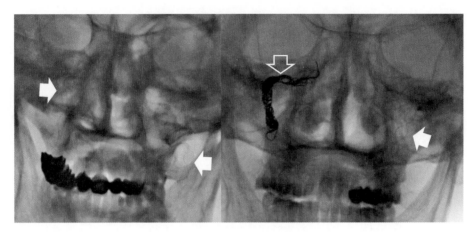

图 18-24　姑息性支架置入

左：双侧颈内动脉受侵犯的鼻咽癌患者，姑息性双侧颈内动脉支架置入术（白色箭头）；右：双侧颈内动脉受侵犯的鼻咽癌患者，右侧颈内动脉弹簧圈栓塞术（白色空心箭头）及姑息性左侧颈内动脉支架置入术（白色箭头）。

二　缺血性病变（缺血性脑卒中）

（一）颈动脉狭窄

鼻咽癌患者的颈动脉狭窄混杂有动脉粥样硬化及放射损伤等，可通过颈总动脉超声、颈部血管高分辨率MRI确定其相应的治疗方案，如CAS或CEA（图18-25）。

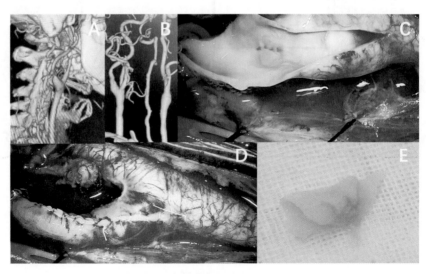

图 18-25　鼻咽癌患者的颈动脉狭窄

A、B，术前、术后CTA情况；C、D，CEA术中血管内膜情况及缝合后颈总动脉状态；E，苍白的颈总动脉斑块。

（二）颈动脉闭塞

鼻咽癌患者颈动脉闭塞往往见于放射性血管损伤持续进展缓慢而成，大多为慢性闭塞，对于在进行抗凝和抗血小板治疗的症状性颈动脉闭塞患者，选择合适的手术时机、采取恰当的干

预措施（介入开通或复合手术开通），对减少因颈动脉闭塞导致的脑血管事件有着重要的意义
（图18-26）。

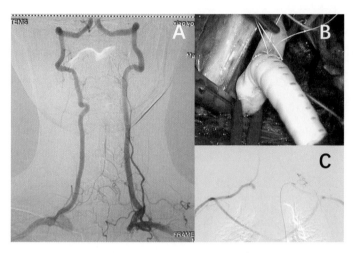

图18-26　手术开通闭塞血管

　　A. 鼻咽癌患者放化疗后，头臂干闭塞合并椎动脉盗血；B. 多次尝试介入开通均不成功，随后予以腋动脉
搭桥术；C. 术中造影提示搭桥血管通畅，盗血消失。

（陈锦华）

【参考文献】

[1] 华贻军，陈明远，洪明晃，等. 内镜下鼻咽清创术治疗鼻咽癌放疗后鼻咽坏死20例近期疗效
[J]. 癌症，2008（7）：729-733.

[2] YU Y H，XIA W X，SHI J L，et al . A model to predict the risk of lethal nasopharyngeal necrosis
after re-irradiation with intensity-modulated radiotherapy in nasopharyngeal carcinoma patients[J].
Chin J Cancer，2016，35（1）：59-67.

[3] KAMEL R，AL-BADAWY S，KHAIRY A，et al. Nasal and paranasal sinus changes after
radiotherapy for nasopharyngeal carcinoma[J]. Acta Otolaryngol，2004，124（4）：532-535.

[4] 王宗烨，徐维邦，宋淑军. 电离辐射对骨与软骨的损伤[J]. 中华放射医学与防护杂志，1996
（3）：208-210.

[5] CHONG L Y，HEAD K，HOPKINS C，et al. Saline irrigation for chronic rhinosinusitis[J]. Cochrane
Database Syst Rev，2016，4（4）：1-59.

[6] WANG C S，LOU H F，WANG X D，et al. Effect of budesonide transnasal nebulization in patients with
eosinophilic chronic rhinosinusitis with nasal polyps[J]. J Allergy Clin Immunol，2015，135（4）：922-929.

[7] BENSCH G W. Safety of intranasal corticosteroids[J]. Ann Allergy Asthma Immunol，2016，117（6）：601-605.

[8] 邓泽义，唐安洲. 鼻咽癌放疗后继发慢性鼻-鼻窦炎的细菌学检测[J]. 中华耳鼻咽喉头颈外科杂志，2009，44（6）：509-511.

[9] 许庚，李源，谢民强. 功能性内窥镜鼻窦手术后术腔黏膜转归阶段的划分及处理原则[J]. 中华耳鼻咽喉科杂志，1999，34（5）：302.

[10] HSIN C H, TSENG H C, LIN H P, et al. Post-irradiation otitis media, rhinosinusitis, and their interrelationship in nasopharyngeal carcinoma patients treated by IMRT[J]. Eur Arch Otorhinolaryngol，2016，273（2）：471-477.

[11] ONDREY F G, GREIG J R, HERSCHER L. Radiation dose to otologic structures during head and neck cancer radiation therapy[J]. Laryngoscope，2000，110（2 Pt 1）：217-221.

[12] YOUNG Y H, SHEEN T S. Preservation of tubal function in patients with nasopharyngeal carcinoma, post-irradiation[J]. Acta Otolaryngol，1998，118（2）：280-283.

[13] 何政，兰梅香，黄妍雯，等. 乳突分型与分泌性中耳炎预后的关系[J]. 实用临床医学，2006，7（7）：104，106.

[14] 钮燕，吕操，杨晓红，等. 疏风解毒胶囊联合抗生素治疗青少年分泌性中耳炎的疗效观察[J]. 中国中医急症，2018，27（8）：1453-1455.

[15] 闫宏岭，田佳新，李凤伟，等. 激素药物雾化吸入辅助治疗儿童分泌性中耳炎[J]. 中国耳鼻咽喉头颈外科杂志，2010，17（5）：273-274.

[16] 宋艳秋. 阿奇霉素治疗儿童慢性分泌性中耳炎的疗效及安全性研究[J]. 大家健康（中旬版），2017，11（8）：131.

[17] 周霓，李玲波，林琳. 地氯雷他定联合地塞米松鼓室内注射治疗分泌性中耳炎的效果观察[J]. 当代医学，2016，22（16）：125-126.

[18] 申琪，丁玲，严道南. 分泌性中耳炎咽鼓管表面活性物质研究进展[J]. 光明中医，2011，26（9）：1947-1948，1941.

[19] 周毅波，于锋. 鼻咽癌放疗后分泌性中耳炎的治疗方法[J]. 实用医学杂志，2013，29（4）：554-556.

[20] 梁茂金，张志钢，许耀东，等. 咽鼓管球囊扩张术治疗慢性分泌性中耳炎的疗效分析[J]. 中国医学文摘-耳鼻咽喉科学，2015（6）：315-318，323.

[21] 张永胜，肖大江，吴四海，等. 乳突切除术治疗分泌性中耳炎[J]. 临床耳鼻咽喉头颈外科杂志，2014，28（13）：939-941.

[22] 邓建华. 鼓膜置管术治疗鼻咽癌放疗后分泌性中耳炎40例效果观察[J]. 交通医学，2014（1）：85-85，88.

[23] LOW W K, FONG K W. Long-term post-irradiation middle ear effusion in nasopharyngeal

carcinoma[J]. Auris Nasus Larynx，1998，25（3）：319-321.

[24] MCDOWELL L J，ROCK KATHY，XU WEI，et al. Long-term late toxicity，quality of life，and emotional distress in patients with nasopharyngeal carcinoma treated with intensity modulated radiation therapy[J]. Int J Radiat Oncol Biol Phys，2018，102（2）：340-352.

[25] 田野，郭志荣，祝梅芳. 中国大陆地区鼻咽癌放疗后放射性脑病的系统评价[J]. 中华肿瘤杂志，2002，24（5）：59-61.

[26] 刘雅洁，蔡伟明. 鼻咽癌放疗后放射性脑损伤研究进展[J]. 中华放射医学与防护杂志，2001，21（1）：67-68.

[27] LIU S，LU T X，ZHAO C，et al. Temporal lobe injury after re-irradiation of locally recurrent nasopharyngeal carcinoma using intensity modulated radiotherapy：clinical characteristics and prognostic factors[J]. J Neurooncol，2014，119（2）：421-428.

[28] LEE A W M，FOO W，CHAPPELL R，et al. Effect of time，dose，and fractionation on temporal lobe necrosis following radiotherapy for nasopharyngeal carcinoma[J]. Int J Radiat Oncol Biol Phys，1998，40（1）：35-42.

[29] CHAU R M C，TEO P M L，KAM M K M，et al. Dosimetric comparison between 2-dimensional radiation therapy and intensity modulated radiation therapy in treatment of advanced T-stage nasopharyngeal carcinoma：to treat less or more in the planning organ-at-risk volume of the brainstem and spinal cord[J]. Med Dosim，2007，32（4）：263-270.

[30] 林曰增，张雪林. 鼻咽癌放射治疗后放射性脑损伤的影像学表现[J]. 中华放射学杂志，2003，37（6）：34-39.

[31] ALFOTIH G T A，ZHENG M G，CAI W Q，et al. Surgical techniques in radiation induced temporal lobe necrosis in nasopharyngeal carcinoma patients[J]. Neurol Neurochir Pol，2016，50（3）：172-179.

[32] 唐亚梅，李子晨，容小明，等. 贝伐珠单抗治疗放射性脑损伤的疗效研究[C]// 中华医学会神经病学分会第七届全国中青年神经病学学术大会论文汇编，2014.

[33] 周何强，徐华，罗文政. 鼻咽癌放疗后晚期重症放射性脑损伤的手术治疗[J]. 实用癌症杂志，2009，24（4）：417.

[34] 肖健香，李娟，谭玲梅，等. 食管颈部造瘘术在鼻咽癌放疗后吞咽困难患者中的应用[J]. 现代临床护理，2011，10（6）：57-58.

[35] 谭玲梅，许玉霞. 颈段食道颈部造瘘胃管注食对鼻咽癌放疗后严重吞咽困难患者生活质量影响[J]. 当代医学，2013，19（30）：129-130.

[36] 王丽萍，王锦辉，王锦萍，等. 经皮内镜下胃造瘘和空肠造瘘术临床应用[J]. 新医学，2013，44（1）：27-30.

[37] 谭文凯. PEG与常规手术胃造瘘的疗效及术后造瘘口感染发生率比较[J]. 泰山医学院学报，

2016，8（37）：911-912.

[38] 蔡开琳，沈黎明. 腹腔镜下胃造瘘术[J]. 肿瘤代谢与营养电子杂志，2017，4（1）：26-29.

[39] 陈学清，冯灼彬，钟亮玉，等. 超细鼻胃镜辅助胃造瘘[J]. 南方医科大学学报，2009，29（1）：121-123.

[40] 江志伟，汪志明，李国立，等. 经皮内镜下胃/空肠造口术并发症的预防与治疗[J]. 肠外与肠内营养，2004，11（2）：77-79.

[41] 顾君娣. 经皮内镜下胃造瘘术患者的护理[J]. 中国实用护理杂志，2010，26（5A）：22-23.

[42] TREVISANI L，CIFALA V，SARTORI S，et al. Unsedated ultrathin upper endoscopy is better than conventional endoscopy in routine outpatient gastroenterology practic：A randomized trail[J]. World J Gastroenterol，2007，13（6）：906-911.

[43] 王国平，蔡钺侯. 环咽肌手术治疗环咽肌失弛缓症[J]. 国外医学（耳鼻咽喉科学分册），1985（5）：266-267.

[44] 田秀芬，赵建闯，吕明栓，等. 原发性环咽肌失迟缓症的诊断与治疗[J]. 临床耳鼻咽喉头颈外科杂志，2010，9（24）：403-405.

[45] SILVER N，GAL T J. 内镜下CO_2激光环咽肌切开术的适应证[J]. 中国医学文摘（耳鼻咽喉科学），2016，31（1）：21-24.

[46] 邹敏，席淑新，曾长娟，等. 鼻咽癌放疗后吞咽困难患者的生存质量及护理研究进展[J]. 护理学杂志，2013，18（28）：93-96.

[47] 中国卒中吞咽障碍与营养管理共识专家组. 中国卒中吞咽障碍与营养管理手册[J]. 中国卒中杂志，2019，11（14）：1153-1169.

[48] KAM M K，WONG F C，KWONG D L，et al. Current controversies in radiotherapy for nasopharyngeal carcinoma（NPC）[J]. Oral Oncol，2014，50（10）：907-912.

[49] TANG L L，GUO R，ZHOU G Q，et al. Prognostic value and staging classification of retropharyngeal lymph node metastasis in nasopharyngeal carcinoma patients treated with intensity-modulated radiotherapy[J]. PLoS One，2014，9（10）：e108375. DOI：10.1371/journal.pone.0108375.

[50] TIAN Y M，GUAN Y，XIAO W W，et al. Long-term survival and late complications in intensity-modulated radiotherapy of locally recurrent T1 to T2 nasopharyngeal carcinoma[J]. Head & Neck，2016，38（2）：225-231.

[51] BORSANY S J. Rupture of the carotids following radical neck surgery in irradiated patients[J]. Ear Nose Throat J，1962，41：531-533.

[52] CITARDI M J，CHALOUPKA J C，SON Y H，et al. Management of carotid artery rupture by monitored endovascular therapeutic occlusion（1988-1994）[J]. Laryngoscope，1995，105：1086-1092.

[53] LU H J，CHEN K W，CHEN M H，et al. Predisposing factors，management，and prognostic evaluation of acute carotid blowout syndrome[J]. J Vasc Surg，2013，58（5）：1226-1235.

[54] 赵洲洋, 黄理金, 陈锦华, 等. 鼻咽癌损伤颈内动脉的ASITN/SIR分级评估与栓塞策略[J]. 中华耳鼻咽喉头颈外科杂志, 2020, 55 (7): 671-676.

[55] MATAS R. Testing the efficiency of the collateral circulation as preliminary to the occlusion of the great surgical arteries[J]. Ann Surg, 1911, 53: 1-43.

[56] PELZ D M, VIÑUELA F, FOX A J, et al. Vertebrobasilar occlusion therapy of giant aneurysms. Significance of angiographic morphology of the posterior communicating arteries[J]. J Neurosurg, 1984, 60 (3): 560-565.

[57] DRAKE C G. Ligation of the vertebral (unilateral or bilateral) or basilar artery in the treatment of large intracranial aneurysms[J]. J Neurosurg, 1975, 43 (3): 255-274.

[58] MATHIS J M, BARR J D, JUNGREIS C A, et al. Temporary balloon test occlusion of the internal carotid artery: experience in 500 cases[J]. AJNR Am J Neuroradiol, 1995, 16 (4): 749-754.

[59] STANDARD S C, AHUJA A, GUTERMAN L R, et al. Balloon test occlusion of the internal carotid artery with hypotensive challenge[J]. AJNR Am J Neuroradiol, 1995, 16 (7): 1453-1458.

第十九章 ◇ 鼻咽癌患者的护理及康复

第一节　概　　述

　　鼻咽癌是好发于我国南方的头颈部恶性肿瘤，随着三维适形调强放疗的广泛使用，鼻咽癌患者的治愈率呈逐年上升趋势，但相应伴随的放疗后遗症如鼻咽坏死、分泌性中耳炎等影响生活质量的问题也日益凸显。随着鼻内镜技术的稳定运用及微创外科学的迅速发展，放疗后鼻咽坏死、鼻窦炎、分泌性中耳炎、局限性残留、局部复发等均能通过外科的介入获得较好的治疗效果。与传统的保守治疗方式相比，微创外科手术治疗具有创伤小、痛苦小、预后好等明显的优点，更容易为患者所接受。

　　围绕手术患者以整体护理为中心，开展鼻咽癌微创外科手术后的综合护理，可以帮助患者早日康复，提高患者的生存质量。护理模式的改变，也对现如今的护理工作提出了更高的要求，为患者提供心理、生理、延续护理等全方位的服务，不仅需要提高理论水平和临床技能，还要有"以患者为中心"的理念认识。

　　本章以鼻咽癌微创外科的护理为主要内容，并从鼻咽癌治疗常见的不良反应、营养支持及康复等方面进行简明扼要的阐述。

第二节　围手术期护理

一　手术前患者的护理

（一）术前评估

（1）评估患者一般状态、既往史、现病史、皮肤状况、药物应用情况及过敏史、手术史、遗传病史和子女婚育史等。

（2）评估患者既往是否有高血压、糖尿病、心脏病等，体内是否有金属置入物、支架、起搏器等，初步判断其手术耐受性，亦可转至介入、麻醉等专科进行术前评估，重点评估是否接受过放疗、有无明显后遗症等。鼻咽癌手术患者大多伴有不同程度的张口受限、颈部活动受限、面麻、颈部肌肉纤维化、听力受损等[1]，需要进行专科评估（如吞咽专科），记录专科护理单并提前进行相应的干预措施，为术中麻醉气管插管、CVC留置部位的选择等提供依据。

（3）心理状态评估、营养状态评估，女性需评估月经期（月经来潮时需避免手术，另行安排）。

（4）确认手术医嘱，排除手术禁忌证，查看验血结果和影像资料等。

（5）有过敏史的患者需询问相关过敏原及过敏程度，术中止血材料常使用明胶海绵，若患者存在明胶过敏，需重点提醒手术医生使用其他填塞材料，如凡士林纱条、球囊等。

（二）术前常规准备

（1）饮食和休息指导。交代患者术前1～2天开始摄入营养丰富、易消化的食物。严格要求术前禁食、禁水8～12h。张口受限的患者麻醉置管的难度较大，而且需严格保证胃排空，避免围手术期间发生反流、误吸等。要创造安静舒适的环境，促进患者睡眠，必要时遵嘱给予镇静药。

（2）术前适当训练。鼻咽癌患者术后通常需要进行鼻腔填塞[2]，因此无法正常经鼻呼吸，需要提前告知并指导患者进行张口呼吸。大部分鼻咽癌患者本身就存在放疗后口干等问题，加之手术后鼻腔堵塞，经口呼吸后口腔更易干燥，因此应提前教导患者学会使用棉签湿润口腔，缓解口干，也可用湿润过的纱布覆盖口唇，避免因呼吸运动导致水分丢失过快，麻醉清醒后可通过漱口等方式缓解口干（麻醉清醒后仍需禁食、禁水6h以上，嘱患者漱口时切勿吞咽入喉，以防止呕吐及误吸的发生）。要教会患者自行调整卧位和床上翻身，以适应术后麻醉清醒期制动的不适感。

（3）指导患者应对术后常见问题，例如，如何观察鼻腔分泌物的颜色、性质和量，鼻塞发生及持续的时间，留置导尿管期间的尿液观察和感觉表达等。

（4）做好血型交叉配血、术中备血的工作。确定患者手术方式后根据术式进行手术用血的申请，手术难度大、患者血型特殊或有凝血障碍等都应相对增加备血量，以备不时之需。鼻内镜手术虽大多为微创手术，但如果合并咽旁手术，则有引起颈内动脉大出血的风险，因此备血量一定要充分，术前存在贫血、低蛋白血症、电解质紊乱的患者应提前纠正。

（5）加强病情观察和生命体征监测。有高血压、糖尿病、冠心病的患者手术前和手术当日禁水不禁药，应照常服用日常治疗药量（但需注意尽可能舌下含服，不能含服的，尽量一两口水量送服，禁止术前大量饮水），晨起时、服药前后需进行体征测量，发现异常及时报告手术医生给予对症处理或暂停手术。

（6）协助完成术前相关检查，做好血型、传染病、止凝血项目、血象计数等检查并记录交接。

（7）嘱患者行术前准备，包括剪鼻毛、剃胡须，颈部手术则需按手术部位进行备皮（上自耳廓上方5cm，下至乳头水平，两侧至斜方肌边缘）、理发、剪指甲、沐浴更衣，去除首饰、指甲油、化妆品、眼镜及活动性假牙等。

（8）消化道的准备。成人择期手术前8～12h开始禁食、禁水，正常胃排空时长为4～6h，鼻咽癌患者术前紧张忧虑的情绪可导致胃排空减慢，若晚餐进食了油炸和脂肪类食物应相应延长禁食时间，以保障胃排空，防止呕吐引发窒息和吸入性肺炎。

（9）送患者手术前再次观察患者生命体征，女性评估有无月经来潮，备好手术病历及各种影像资料，随同患者与手术室接诊人员双人核对。

（10）鼻咽癌患者若发生鼻出血等十分紧迫的情况时必须争分夺秒地进行紧急手术，此时患者的术前准备应以"迅速"为原则，"准确"为前提，尽可能保障手术期的安全，需要在最短的时间内进行必要的准备后立即手术，包括：①相应急症处理，如抗休克、开放静脉通道、吸氧、止血、监测生命体征等；②明确手术部位，行必要的急症影像检查、血液检查，请相关科室紧急会诊，通知血库配血；③备皮（时间不允许可不备），通知手术室准备急诊手术，医护协作进行术前谈话、签字，查看检验结果，准备好后送患者进手术室（同行医护人员应在转运车床上备好吸氧、抢救、止血用品等，以保障转运过程的安全）。

（三）全麻术前准备及健康指导

1. 全麻术前准备

（1）查看医嘱，确定全麻的方式，根据医嘱做好药物过敏试验及皮肤准备。

（2）向患者讲解麻醉药物的毒副反应，术后清醒恢复期阶段可能出现的不适感、术后麻药代谢所需时长，提醒鼻部手术患者在麻醉复苏期间张口呼吸。

（3）常规准备手术床单位，备吸痰器、吸痰管、吸引装置、吸氧用物、手电筒、棉签、棉球、弯盘、心电监护仪。

（4）高血压、糖尿病患者术前遵医嘱使用降压、降糖药物，并监测血压及血糖的变化情况，术前嘱患者看麻醉专科门诊。

2. 健康指导

（1）告知患者手术方式、所需时长、术前准备与术中配合的注意事项及手术室布局，获取手术相关知识，理解术前准备的必要性。

（2）告知患者麻醉的方式和相关知识，使其掌握术前准备的具体内容，理解麻醉前的创伤性操作，例如留置导尿管、CVC穿刺的配合等。

（3）嘱患者加强营养，注意休息，适当活动，戒烟、酒，早晚刷牙，保持口腔清洁，注意保暖，预防上呼吸道感染。

（四）鼻咽癌患者术前护理要点

（1）心理护理：鼻咽癌患者均经过一程或二程放疗，对疾病预后非常担心，容易产生焦虑、烦躁不安的情绪。同时因经历过放疗、化疗，患者身心疲惫，经济负担加重，对再治疗持怀疑的态度。尤其是鼻咽坏死患者大多伴有呼气恶臭[3]，有些家属不愿靠近，故意避开，患者容易感到孤独无助。针对患者不同的心理状态，护理人员应同情、关心患者，耐心与患者及家属沟通，告知患者及家属手术的注意事项和疗效：鼻内镜手术是缓解症状、减轻痛苦最理想的选择，具有创伤小、恢复快的优点，平均3~5天即可出院。可向患者介绍成功病例，或请成功病例现身说法，以解除患者的思想负担；同时做好患者家属的工作，让其尽可能多陪伴患者，经济上尽可能予以支持，鼓励患者树立再治疗的信心，使其积极配合治疗。睡前可予安定口服，以缓解患者术前的紧张焦虑状态。

（2）口腔护理及鼻腔冲洗：由于鼻咽癌患者均经历了放疗，而放疗会损伤黏膜、皮肤及腺体等正常组织，造成口腔及鼻腔黏膜干燥，唾液分泌减少、杀菌能力减弱，导致进食时食物容易积存在口腔、鼻腔内，术后继发感染及创面不易愈合，因此加强口腔、鼻腔清洁对预防术后感染是非常必要的[4]，术前应评估患者的鼻咽腔卫生状况、鼻咽腔黏膜的动态情况，以及患者的接受能力和自我护理能力。做口腔护理时，每天用抑菌漱口液或淡盐水漱口4～5次，早晚各护理1次。术前加强鼻腔冲洗，早晚各1次。通过冲洗，可以去除存积的细菌、脓性物质和食物残渣等，减少因为细菌定植造成的术后伤口感染。

（3）指导患者应对咳嗽、打喷嚏：由于术后需用明胶海绵填塞鼻腔压迫止血，患者经鼻呼吸受阻，鼻黏膜出现水肿，而在咳嗽、打喷嚏及大力擤鼻涕时填塞物容易松动脱落，若将明胶海绵喷出，易引起鼻咽出血甚至影响黏膜瓣的愈合及生长，因此在术前要教患者在咳嗽和打喷嚏时张口深呼吸，或用舌尖抵上腭，以避免强烈的气流冲击将鼻腔内的填塞物冲出，引发出血。若打喷嚏多，可遵医嘱口服氯雷他定，喷布地奈德鼻喷雾剂，必要时行抗过敏治疗。要告知患者想打喷嚏是正常的，并嘱其在术前多加练习，避免意外发生。

二 手术后患者的护理

（一）术后评估

交接手术患者时需了解手术方式和麻醉情况。

（1）了解手术过程及术中出血、输血和补液情况，以及监测的术中尿量、引流管的留置情况等，以判断手术创伤对机体的影响。

（2）评估患者回到病房时的神志及生命体征，查看伤口部位及敷料包扎情况，查看鼻腔分泌物的颜色、性质、量，以及鼻腔填塞方式。

（3）查看患者所置管道的种类、数量、部位及有无管道标识，注意观察引流液的颜色、温度、性质和量，观察尿液的量和色泽并妥善固定导尿管。

（4）了解患者术后肢体感觉恢复的情况和四肢活动度，皮肤的色泽和温度。鼻内镜术后患者四肢可正常活动、翻身，切忌大力晃动头颈部以免造成头晕、出血等症状。

（5）了解患者术后有无切口疼痛、渗血，恶心呕吐，腹胀呃逆，尿潴留等不适，观察和评估患者各类症状的不适程度。

（6）患者术后出血评估的重点：由于术后患者会进行鼻腔填塞止血，因此有时候血液不是从鼻孔流出的，而是沿咽后壁流下的，尤其是在麻醉复苏之前，患者会不由自主地在吞咽时将这些血液吞下，呈现一个没有外渗鼻出血的假象。所以需要定期让患者张口，观察评估咽后壁有无活动性渗血的情况。如果患者张口受限，可指导患者将口腔分泌物吐出来，仔细观察为新鲜血液还是陈旧性血液残留，根据血液的颜色、性质和量来判断是否为活动性的伤口渗血[5]。

（7）评估患者呕吐和呕血的情况：术后患者常因误咽血液到胃，刺激胃黏膜而导致呕吐，所以术后常规应用止呕药及保护胃黏膜药十分重要。发生呕吐时要查看呕吐物性状并记录呕吐次数，可在评估后通知医生对症处理。但更关键的是，由于鼻咽癌患者放疗之后咽部敏感性变差，咽反射迟钝，因此需严密预防误吸，以防发生严重的术后并发症。

（二）鼻咽癌患者术后护理要点

（1）观察有无活动性出血：行鼻咽切除+黏膜瓣修复术的患者术中黏膜瓣修复后，需用明胶海绵卷曲压迫创面，并用球囊加以固定（或应用生物胶从两侧注入固定）防止海绵掉落口咽。所以鼻咽癌患者术后除常规观察生命体征外，还要严密观察鼻腔及口腔内有无血性分泌物流出，观察患者有无频繁的吞咽动作，如患者自诉有液体自咽部流下，要指导其吐出，以免咽下引起胃部不适、恶心、呕吐，并估计出血量，观察血的颜色。如血液是鲜红色则应考虑为活动性出血，及时通知医生，随时做好配合止血的准备。术后患者应去枕平卧6h，可在病床上平行翻身，动作需轻柔，避免大力搬动（摇动）头颈部，以免出血。

（2）呼吸道的护理：患者术后平卧时，头偏向一侧，禁食，以防呕吐引起窒息。全身麻醉清醒6h后取半坐卧位，以利于呼吸、引流，减轻鼻痛和额部胀痛。出现口干时，可用棉签蘸取温水湿润口腔。出现呕吐时勿惊慌，将患者头缓慢偏向一侧，放置垃圾袋，待患者呕吐后用纸巾擦拭口唇，处理呕吐物即可。可以帮助患者漱口，以免气味残留引发二次呕吐，漱口也有助于清除陈旧血迹，方便观察有无活动性出血。术后6h患者可坐起及饮水（温水为宜，避免过烫），由于麻醉过后胃肠功能尚未恢复，因此12h后方能进食（先进食半流质食物），次日方可进食普食（嘱患者由稀软食物过渡到普食，以适应口腔功能受限和胃肠道功能的恢复）；饮水、进食时应取坐位，以免呛咳引起活动性出血。由于术中经口气管内插管拔管后，可能引起气管黏膜损伤、喉头水肿，因此术后即可开始用盐酸氨溴索+普米克令舒氧气雾化吸入，每天2次，以减轻咽喉肿痛，利于痰液咳出。

（3）鼻腔鼻咽填塞的护理：术后患者由于鼻腔填塞止血，存在鼻腔异物感、疼痛、肿胀、鼻塞等不适。因手术过程需暴露手术部位，所以患者术后颈部有强烈不适感（类似落枕的症状）。护理人员应向患者交代病情并安慰患者，重点观察患者的呼吸情况，有无呕吐、大力呛咳等情况，嘱患者切勿自行拔除填塞物，尽可能避免剧烈咳嗽和打喷嚏造成止血填塞物脱落滑出；严禁擤鼻、堵鼻，天气干燥时，可用清鱼肝油或复方薄荷油滴鼻，每日3~4次，以保护鼻腔黏膜。为保证黏膜瓣良好生长，可在鼻腔恢复通气后，用重组人表皮生长因子外用溶液每天滴鼻1次。嘱患者若术后有不明物体脱落、咳出切勿惊慌，观察有无活动性出血，一般止血材料可在72h后自行吸收或脱落[6]。术后禁止鼻腔冲洗，目的是防止把修补好的黏膜瓣冲翻，维持黏膜瓣稳定的生长环境。

（4）眼部的护理：注意观察患者眼眶周围有无瘀血肿胀、结膜有无充血、眼球有无突出、视力有无变化等，术后常规予氯霉素眼药水滴眼抗炎，2~3滴/次，每天3次。鼻部手术常易导致眼部发生以下特殊变化，需重点观察：①熊猫眼征。手术损害了眶纸板，导致血液流到眼眶内，出现熊猫眼[6]。②由于鼻腔填塞后鼻泪管发生堵塞，术后容易溢泪。需告知患者此属正常现象，不必惊慌和担忧。③部分患者鼻泪管过于通畅，鼻腔血液易反流到眼部，造成血泪，需告知患者不必过于惊慌，并通知医生检查鼻部是否有活动性出血。④如果球结膜充血并伴有眼球运动障碍、视力障碍，则提示有眶内受累的可能，通知医生处理。

（5）口腔的护理：术后患者双侧鼻腔填塞需经口呼吸，失去鼻黏膜对空气的加温、加湿作用，且手术患者均是经历过一程甚至二程放疗的，因此咽喉干痛剧烈。此时可使用双层生理盐水湿纱布盖在患者口腔上进行湿化，以缓解症状，并给予口腔护理，每天2次，给予抑菌漱口液或缓解口干的含漱液进行4~5min的含漱以缓解口干，每天3~4次，还可预防患者出现口臭或感染等情况。

（6）术后疼痛的护理：术后疼痛与伤口加压填塞、术中手术体位的影响有关，一般术后1~3天有头面部肿胀、眼睑水肿、前额局部胀痛、发热等症状。可术后给予面罩吸氧，患者清醒后即取半卧位或抬高床头15°~30°，以减轻患者头部充血，减轻水肿及疼痛，同时可避免鼻腔分泌物流到咽后壁引起刺激性呛咳、呕吐。术后48h内鼻额部持续冷敷[7]能够降低毛细血管的通透性，抑制组织肿胀，降低神经末梢的敏感性，可有效地减轻疼痛及预防伤口出血，48h后予以热敷，可促进局部血液循环和组织肿胀的吸收，加速黏膜组织的修复。遵医嘱全身使用抗生素3~5天，观察有无脑脊液鼻漏、耳漏，预防颅内感染。部分患者术后疼痛症状明显，可遵医嘱予口服止痛药缓解疼痛，指导患者规律使用止痛药并观察止痛效果及用药后有无不良反应。

（7）术后饮食指导：手术后第1天开始予以营养丰富、易消化、易吞咽的半流质饮食，此种饮食还能起到清洁口腔、湿润咽喉的作用。术后填塞物取出前给予温或凉的半流质饮食，避免热刺激导致血管扩张、出血，填塞物取出后改为软食，以免用力咀嚼引起咽疼痛，注意少食多餐，忌辛辣刺激性食物。进食速度不宜过快，鼓励患者多吃蔬菜水果，保证摄入量，以满足机体需要。

部分患者术前即已发生吞咽困难，或者特殊术式导致术后吞咽困难，例如经颈入路咽后淋巴结切除术术中需要插胃管，术后需要临时甚至长期鼻饲饮食代替经口进食，这类患者需要留置肠内营养管来维持机体需求，术后的饮食指导应按照胃肠营养管的护理来进行。

（三）术后随访

完成手术仅为治疗的开始，术后的随访和综合治疗是必不可少的重要环节。术后要定期复查、预防术后鼻腔粘连或黏膜瓣坏死，须重视定期对术后复查患者鼻腔进行检查清理，最初3个月内，每2周1次，直至伤口完全愈合；之后则每3个月1次，并进行长时间的随访，以及时发现可能发生的病情反复或者细菌感染。在伤口愈合之前，坚持用重组人表皮生长因子外用溶液、氯霉素眼药水、康复新液依次滴鼻，每次2~3滴，每日4次，带抗生素出院的患者需遵医嘱使用药物。鼻咽伤口脓性分泌物多且稠的患者，可以使用过氧化氢（双氧水）滴鼻，以帮助去除分泌物。

鼻咽癌外科发展的趋势是从生物医学模式向生物-心理-社会医学模式逐渐转变，鼻咽癌术后患者的生存率不再是评判疗效的唯一指标，应结合治疗结束后患者的生活质量来衡量治疗效果。鼻咽癌手术的围手术期护理与术后并发症的发生、发展及患者的生活质量密切相关，应突出护理重点，密切观察术后并发症的出现时间。

不同手术方式的术后随访重点如下。

（1）鼻窦炎手术后：鼻咽癌放疗并发鼻窦炎的概率比较高[7]，鼻窦炎手术的基本要点是在彻底清除病变的基础上，尽可能地保留鼻腔及鼻窦的功能，术后随访重点是评估鼻腔黏膜生长情况、鼻腔功能、嗅觉的情况[8]，以及鼻塞、脓涕、头痛等症状有无改善。放疗过程会导致鼻咽癌患者部分鼻黏膜发生不可逆性损伤，且有的患者黏液纤毛系统恢复能力很差，易导致鼻腔黏膜未能上皮化，随访时发现此类情况可返院行鼻内镜检查。

（2）鼻咽癌复发手术后：随访观察有无吞咽障碍、发音困难、张口受限加剧等并发症出现。鼻咽癌复发手术后主要的并发症为分泌性中耳炎，其与手术切除咽鼓管软骨有关，但听力损失较轻，鼓膜置管后可好转，不过仍需定期进行听力学检查。

（3）鼻咽癌坏死手术后：随访重点是患者的鼻塞、头痛、鼻衄及鼻腔易臭等症状的改善情况，若出现黄色的棉絮状物质，鼻腔有臭的味道，提示有再次坏死的可能，需通知患者及时返院检查。行黏膜瓣修复的患者还应注意有无鼻腔出血的问题。

第三节　气管切开术的护理

一　气管切开术术后护理

（1）生命体征观察。观察患者术后麻醉状态的基本生命体征，包括体温、脉搏、血压、呼吸、血氧饱和度等，待患者清醒后应持续观察。术后1～2天内，有发生出血的可能，通过观察各项生命体征及颈部敷料的渗血情况可判断术后有无活动性大出血、气管周围有无皮下气胸等。时刻注意患者的呼吸状况，并时常检查套管系带的松紧度，以免患者发生窒息。

（2）体位与活动护理。术后当日应取去枕平卧位，术后6h床头抬高20°～30°。患者能动时，取半卧位，严禁颈过伸位，以减轻颈部皮肤的张力，减少术区出血，利于咳嗽排痰，保持呼吸道通畅，提高组织供氧情况。术后返回病房后，鼓励患者活动双下肢，协助患者翻身拍背，1次/2h。根据患者耐受程度，鼓励患者尽早下床活动，以预防肺部并发症及压疮；术后颈部活动时，注意头颈部与躯干在轴线位置，禁止头部左右摆动，以减少气管套管与气管内壁的摩擦，因摩擦严重时会造成出血。

（3）气管切开护理。①吸氧：气管套管内持续吸氧3～6L/min。②气道湿化：气道充分湿化能够增加吸入气体的湿度，使气道黏膜湿化。良好的湿化能促进痰液的稀释和排出[9]，减少痰痂的形成，达到消肿、抗炎及预防喉头水肿的目的，湿化时予氨溴索注射液2mL+普米克令舒5mg雾化吸入，每天两次，每次20min左右。

（4）气管切口护理。常规在气管套管口覆盖两层无菌生理盐水纱布，干后更换，痰多时及时更换，保持切口干燥清洁，严密观察手术区有无大量渗血，医生在处理切口时，护理人员应积极配合。

（5）吸痰护理。吸痰时严格执行无菌操作，口鼻气管分别使用吸痰管，一次一换。要选择合适的吸痰管（临床发现使用16号乳胶尿管吸痰可减轻患者不适感），其外径不得超过气管套管内径的1/2，吸痰前后给予高浓度吸氧2min，每次吸痰时间应少于15s，再次吸痰应间隔3~5min，以减少肺不张、缺氧和对气道黏膜的损伤。保持患者呼吸道通畅，掌握吸痰指征：患者咳嗽有痰鸣音、听诊有痰鸣音存在、呼吸急促时，应及时吸痰。

（6）气管套管护理。气管套管护理是预防气管和肺部感染的主要措施。要妥善固定导管，松紧度适宜，应以能放入一根手指为准，打死结，并保持气管通气良好，如发生脱管，立即用血管钳撑开气管切开处插入套管，同时予氧气吸入。气管内套管每6h消毒1次，内套管脱离时间不应超过20min，若患者痰液黏稠，可增加消毒的次数。

二 气管切开术并发症的观察和处理办法

1. 早期并发症

密切观察早期并发症，如皮下气肿、出血、感染、意外脱管和气道梗阻等情况。

（1）皮下气肿，最为常见，轻者仅限于颈部伤口周围，重者可累及颌面部、胸背部等，一般可在24h内停止发展，1周左右自行吸收，但严重者需立即拆除伤口缝线，方便气体排出。

（2）出血，术后出血较为常见，多因术中止血不彻底、操作损伤所致。术后伤口及套管内有少量出血为正常现象，若观察到有新鲜血液渗出或自套管内咳出，应立即报告医生，查找出血原因并应用止血药物协助止血。

（3）意外脱管，是常见并发症之一，多因气管套带固定不牢固同时患者频繁刺激性咳嗽或躁动所致，如患者突然出现烦躁、呼吸困难、口唇发绀等情况，常是脱管造成的，应立即通知医生重新消毒安放套管或做好重置套管的准备。

2. 迟发性并发症

密切观察迟发性并发症，如气管食管瘘、气胸、纵隔气肿、声门狭窄、拔管困难、皮肤气管瘘等情况。

（1）气管食管瘘，较为少见。切开气管软骨时切入过深，穿入气管后壁，损伤食管是致气管食管瘘的常见原因。轻者可用碘仿纱条填塞，重者则需进行择期手术修补。

（2）气胸及纵隔气肿，是非常严重的并发症，多因手术时切破胸膜或使用机械通气设备所致，轻者无明显症状，重者可引起窒息。主要表现为呼吸困难、脉搏加快、胸部刺痛等，发现后立即通知医生进行处理，少量气体可自行吸收，纵隔气肿较为严重时可行胸膜腔穿刺抽出气体。

三　气管切开的康复及居家护理

对于需要维持气管造口的患者，要对其进行自护的健康教育，以防止出院后护理过程中出现并发症和意外事件。

（1）内套管的护理：教导患者取出、清洗、消毒和放置内套管的方法，以及敷料的更换、气管内滴药法等，最为重要的是发生意外脱管时的紧急处理措施和方法。

（2）心理指导：自我形象的改变和无法正常发声交流会使患者产生自卑的心理，而情绪消沉会给生活造成影响，因此应指导家属在生活上给予患者更多关爱，发现异常应耐心疏导，使之树立与疾病斗争的信心。

（3）指导患者观察自己的病情：如咽部有无异物感，是否出现吞咽困难及疼痛等不适，如有发现及时返院就诊，早发现、早处理，有利于疾病的治疗。

（4）饮食指导：指导患者日常多饮水，以湿润呼吸道。应戒烟酒、浓茶、咖啡及辛辣刺激性食物和饮料。进食时宜取坐位或半卧位，头稍前倾，吞咽前做深呼吸然后屏气将食物吞咽下去，食量应由少到多，由稀到稠，防止误吸。

第四节　头颈部手术的护理

一　颈部手术相关护理

（一）术后观察

（1）观察患者意识状态，呼吸道是否通畅，生命体征的变化，颈部伤口情况（敷料有无渗液），颈部引流管的位置、是否通畅，引流液的颜色（需重点观察有无出血、乳糜瘘）、性质、量及皮肤受压情况。

（2）保持患者呼吸道通畅，术后24h必须严密观察患者的呼吸情况及颈部伤口有无血肿、皮下气肿，及时清理呼吸道分泌物，必要时给氧。

（3）观察患者有无疼痛、发热、恶心呕吐、腹胀、尿潴留，以及声嘶、不能发声等术后反应，有情况及时报告医生，对症处理。

（二）术后护理

（1）病情观察。监测患者生命体征，观察神志、呼吸状态及伤口情况，保持呼吸道通畅。

（2）嘱患者采取适当卧位，颈部下垫小枕以防强制性手术体位引起的颈部不适，床头可抬高15°～30°或取半坐卧位，预防患者跌倒及坠床。

（3）引流管及伤口护理。每日记录引流液的量和颜色，及时更换引流瓶，引流液每小时超过100mL应及时报告医生。

（4）预防感染，保持伤口敷料干洁，防止尿路感染等，按医嘱使用抗生素。

二 口咽手术相关护理

（一）术后观察

（1）伤口观察。由于口咽手术伤口隐蔽，需每班进行观察，查看血运情况。对于联合皮瓣修补术者，需观察皮瓣生长情况及供皮区局部伤口情况，观察口咽部伤口白膜的颜色和覆盖面积，监测体温的变化，预防感染。

（2）出血的观察。观察唾液的性状，患者有无频繁的吞咽动作，伤口是否渗血、出血，尤其是在术后24h内及术后1周伤口白膜脱落期间。

（3）营养状况观察。术后疼痛、张口受限、进食困难、厌食等原因可导致患者饮食减少，营养不良发生率极高。通常术前应进行营养筛查，为防止术后营养不良影响伤口愈合及机体恢复，应提前留置胃肠营养管，评估为进食困难、长期无法经口进食的患者可行胃造瘘术。

（二）术后护理

（1）口腔护理，用1.5%的过氧化氢擦洗口腔伤口，彻底清除血痂，再用生理盐水清洗口腔创面，最后用抑菌漱口液漱口，防止口腔感染。

（2）术后需严密观察手术创伤所致的水肿、血肿、舌后坠等情况，监测水肿程度，保证有效氧气吸入，及时清理分泌物。

（3）术中合并气管切开的患者需同时做好气管切开的护理，并注意保持呼吸道通畅。

（4）口咽手术患者术后有不同程度的外形、语言、进食、社交功能改变等问题，特别是会出现进食和语言功能障碍，护理人员应体贴关心患者，指导家属合理调配饮食，鼓励患者积极参与康复过程。

（5）由于口咽部手术后口腔功能受限，术后进食时间因手术部位而定，为防止口腔感染，保证伤口顺利恢复，可留置胃肠营养管进行鼻饲或提前行胃造瘘术。

（6）胃造瘘的护理。胃造瘘是经腹部皮肤穿刺放置胃造瘘管，直接给予肠内营养支持，造瘘管直接将营养物质送达胃肠道，营养支持是提升患者营养状态和生活质量的方式[10]。

术后注意事项：①观察造瘘管有无堵塞、滑脱、移位，伤口无菌方纱覆盖处是否暴露，伤口有无出血、渗液、红肿、硬块、过敏等发生。②术后第一天可予半卧位，以防止胃液渗入腹腔，同时给予营养、止血、抗炎等支持。③术后24h可给予造瘘要素饮食，先全流质后半流质，浓度应由低到高，速度宜慢，待患者适应后调整为快慢适宜，喂食前后注意用温开水冲洗造瘘管，同时判断造瘘管的通畅性并预防堵管。④喂食期间患者应取坐位或半坐卧位，以防止食物反流、误吸及呕吐等，每次注入量不能超过250mL，以防止急性胃扩张而造成反流，引起吸入性肺炎，注意腹部指征，观察患者有无腹痛、腹胀等。

（三）术后随访

（1）术后1周避免剧烈运动、剧烈咳嗽及情绪过于激动，以免发生出血，告知患者有出血及发热时应及时就诊，术后1个月需返院复查。

（2）保持口腔清洁，保证利于伤口愈合的环境，严防感染，避免过早进行张口运动。可适当锻炼身体。

（3）保持室内空气流通、清新，勿接待过多访客，以防止呼吸道感染。

（4）在伤口愈合前无法发声交流的情况下可与家属约定通过书面、手势等进行沟通。

三　头颈部术后功能康复要点

（1）术后患者存在语言不清、张口及进食困难等情况，需待口内创面初步愈合，再逐渐进行张口、进食训练。

（2）在康复期，患者可口含话梅或口香糖等练习舌的搅拌和吞咽功能。

（3）颈淋巴结清扫术的患者，术后伤口愈合后应开始肩关节和颈部的功能锻炼，以减少肩部肌肉萎缩，减轻不适症状，但术后短期内禁止剧烈运动。

（4）患者术后2周可行舌部运动。指导患者舌头在口腔内及牙齿外上下、左右来回转动。术后1个月开始语言训练，同时加强肩部和上肢的功能锻炼[11]。

（5）嗅觉、味觉咽部感知功能的康复。①触觉刺激：用手指、棉签、压舌板等刺激患者面颊部内外、唇周、舌部等，以增加器官的敏感度。②咽部冷刺激和空吞咽训练：用冰冻棉棒蘸取少量水，轻轻刺激患者软腭、舌根和咽后壁，嘱患者做空吞咽的动作，此法可强化吞咽反射。③其他治疗方法：针灸和电刺激治疗需转介康复专科（注：任何康复训练及治疗方式、时长都应以患者身体耐受情况具体拟定，切不可急于求成、盲目追求效果而忽视患者身体耐受度）。

（6）听力损伤需要查明原因，进行对症治疗。如若是分泌性中耳炎导致的，需扩张咽鼓管，教会患者自行鼓气，或配合咽鼓管吹张术治疗；严重者需要进行鼓膜穿刺甚至鼓膜置管，置管后，嘱患者严防患耳进水，不能游泳，洗澡之前用棉球将外耳道填塞住，严防感染；如不出现感染，鼓膜穿孔大部分可以自行愈合。内耳、听神经和听觉中枢受伤导致的听力损伤，其康复措施是待听力稳定后，通过配戴助听器或植入人工耳蜗补偿已经损失的听力。

（7）注意休息，劳逸结合，不宜过度操劳，可适度参与室外活动，如散步、打太极拳等，保持愉快的心情有利于身体康复。

第五节 鼻咽大出血的护理

鼻咽出血为放疗期间最常见的急症，肿瘤溃烂、坏死、脱落，或放疗中黏膜充血、水肿，放疗后黏膜萎缩等都可导致鼻咽出血[12]。鼻咽大出血常见于小部分晚期肿瘤和肿瘤复发及鼻咽坏死的患者。鼻咽黏膜溃疡伴坏死、感染，局部修复能力差，溃疡面经久不愈，坏死累及血管，极易导致大出血，几分钟内可失血1 000～2 000mL，来势凶猛，严重威胁患者的生命，因此护理人员需要谨慎对待鼻内镜手术患者，将预防工作做在前面，严密观察，提高护理质量。

一 鼻咽大出血的配合抢救

鼻咽大出血时，需迅速通知医生并配合紧急抢救，迅速准备好抢救物品，如弯盘、开口器、舌钳、金属压舌板、吸痰机（包括大胶管、圆盘、钳、大导管）、手套、后鼻孔填塞包（内有中号导尿管3条、金属压舌板、枪状镊、扁桃体止血钳、纱布块若干、鼻窥、凡士林后鼻孔塞子）和气管切开包、氧气、消毒敷料，如鼻腔棉塞子、凡士林纱条、碘仿纱条（布）、纱布块等，立刻开展止血抢救处理。

（1）判断鼻咽出血程度，帮助压迫双侧颈外动脉，并安抚患者，缓解其紧张情绪，嘱其放松配合止血。

（2）保持呼吸道通畅，协助患者取头侧后仰位，吐出口腔内积血；立即接负压吸引，清理口鼻腔积血，防止窒息。

（3）快速建立静脉通道，注射止血药物（可静脉滴注止血药物加肌内注射等），以减少出血量，清醒患者可注射镇静药物，进行配血、用药、输液扩容等抗休克处理。

（4）发现呼吸道有血块堵塞时，应立即用开口器撑开口腔，用手指抠出血块。

（5）后鼻孔填塞后，用手电筒检查咽腭弓有无血液流出、患者有无反复吞咽等动作，如有提示继续出血可能。

（6）观察患者生命体征，予吸氧、心电监测，检查口腔有无血液残留、眼睛有无红肿、耳朵有无液体流出，以判断止血效果。

（7）检查塞子或固定粗丝线的胶布有无松脱，若发现松脱通知医生及时重新固定，以保障止血效果。

后鼻孔填塞操作方法：患者取坐位、半坐卧位或平卧位，用两条中号导尿管从两侧鼻孔插入鼻咽部，再从口腔取出管端，将后鼻孔塞以丝线系在管端，扎紧后将导尿管从鼻腔抽回，使塞子进入口腔，再用右手中指将塞子送入，在悬雍垂处将塞子先下压后再向上托；另一只手牵引导尿管，使塞子固定于后鼻孔。同法做前鼻孔填塞，最后将塞子的线端固定在前鼻孔纱布块上。塞子和油纱条一般只能停留24～48h，如仍未止血，必须更换塞子。为防止感染，需静脉滴注抗生素。

二　鼻咽大出血的观察及护理要点

对鼻咽癌患者必须密切进行动态观察，熟悉病灶位置、病变程度，尤其是对菜花型及有出血先兆和凝血机制差、鼻咽坏死等患者。发生鼻咽大出血时除了紧急止血进行填塞处理外，还需对症处理出血原因。鼻咽癌患者出血的高危因素包括：①高血压、血小板低、凝血功能障碍等；②鼻咽黏膜糜烂、坏死或血管破裂等；③出血部位在鼻腔、鼻咽部或是咽旁颈内动脉等。

出血风险度的评估：区分鼻咽肿瘤渗血与颈内动脉破裂出血，对于颈内动脉破裂出血，必须结扎颈内动脉，或者介入止血。颈内动脉大出血还需在止血处理后行气管切开术，严防误吸、窒息的风险。不同大出血的止血方式决定了护理观察的重点，也决定了患者的预后，因此需根据出血病因针对性处理并严密护理，积极改善患者预后。

鼻腔和鼻咽腔填塞后的护理：①密切观察患者鼻咽部是否有活动性出血，观察患者的面色、甲床、皮肤情况；②患者暂禁食，加强口腔护理，使用抑菌漱口液或淡盐水，每天4次；③注意呼吸情况，取半坐卧位，鼻咽填塞后嘱患者张口呼吸，可用生理盐水纱布盖在口上，使吸入的空气湿润；④鼻泪管受压者，遵医嘱使用0.25%的氯霉素眼药水滴眼，每天4次，保护眼睛，全身加用抗生素，预防感染；⑤叮嘱患者切勿自行拔除固定塞子的绳子和胶布，避免进食过热的食物，以防止出血，进食前后漱口保持口腔清洁；⑥48~72h后方可拔除鼻咽腔填塞物，期间若伴随抗生素治疗且经观察发现病情需要，可适当延长填塞时长，做好护理观察和抗感染处理。拔塞子前做好再出血的急救准备，若拔除过程中再次发生出血可再次进行填塞处理，条件不充分时应在手术室进行拔除。

第六节　常见治疗不良反应及其护理应对

一　恶心、呕吐及其护理应对

恶心、呕吐是患者治疗期间最常见的副反应，极大地影响了患者对治疗的信心，指导患者合理应对恶心、呕吐，减轻症状、缓解不适感，可增进其治疗的信心。

（1）评估患者呕吐的原因。化疗药物、阿片类药物、放疗等均易导致呕吐，可将评估情况告知管床医生，遵嘱使用止吐药等。

（2）使用止吐药后，告知患者应卧床休息30min以上才可起床，注意止吐药迟发副作用便秘、腹胀的应对方法。

（3）保持患者的舒适感。可嘱其穿着宽松衣物，被服宜轻软，恶心、呕吐发生时采取舒适体位，勿平躺，可半卧或床头抬高，头偏向一侧，床旁备好垃圾袋，以便呕吐时使用。及时清理呕吐物，注意漱口保持口腔清洁，以防口腔异味再次引发反胃。鼓励患者做深呼吸，适当环形按摩腹部。

（4）保持舒适的环境。定时通风，消除室内异味，减少味道的刺激，可常备柠檬，嘱患者有恶心感时闻下柠檬。

（5）注意观察病情变化。如患者出现喷射性呕吐、持续性呕吐，不能排除脑部病变或肠梗阻等情况时，应及时报告医生，对症处理。

二 口腔炎、口干及其护理应对

口腔炎常见于诱导化疗使用大剂量氟尿嘧啶后，可发生剧烈口腔疼痛、水肿、充血等。放疗亦会导致更严重的口腔黏膜反应、唾液腺功能损害，患者口腔功能受限，影响患者进食状态和生活质量。

（1）评估口腔情况：口腔治疗前可根据患者症状行细菌培养或咽拭子检查。

（2）症状处理：针对口腔创面进行局部治疗，使用药物如复方维生素B_{12}、重组人表皮生长因子外用溶液喷涂口腔，应用局麻药物普鲁卡因含漱、双氯芬酸钠喷雾剂喷涂止痛，出现剧烈疼痛时给予止痛药。症状明显期可使用水滤红外线照射口腔，每天2次，每次20min，以缓解炎性症状。如果口腔干燥可多饮水，或使用双糖口干缓解含漱液进行漱口。

（3）口腔清洁：保持口腔清洁，用软毛牙刷刷牙，每天早晚饭前后需漱口，使用抑菌漱口液或自配淡盐水漱口（将一茶匙盐溶于一杯温水，漱口时鼓腮含半分钟，勿吞下）。

（4）饮食指导：给予高热量、高维生素、无刺激性的软食或流质饮食，必要时遵嘱静脉补充营养和水分。可指导患者使用双氯芬酸钠喷雾剂喷涂，镇痛后用清水漱口再进食。预防性口服维生素可推迟口腔炎的发生，缩短伤口愈合时间，帮助患者完成治疗。

三 腹泻、便秘及其护理应对

腹泻和便秘是鼻咽癌患者很常见的症状。由于患者在治疗期间的副反应多易引起强烈不适，导致患者心理紧张、焦虑，这些因素也会加重便秘的症状。正确指导患者应对腹泻、便秘，有利于鼻咽癌本身的治疗。

（1）患者腹泻时：①注意观察大便的次数和性质，必要时留取标本送检，若出现便血需警惕，予以严密观察；②保持会阴部清洁，便后冲洗，禁止大力擦拭，以免次数频繁损伤肛门皮肤；③指导患者进食少渣、低纤维的食物，避免豆制品等产气食物，腹泻减退后恢复正常饮食；④腹泻初期不严重时可补充糖盐温开水，遵医嘱服用止泻剂，腹泻严重时易导致脱水，需对症治疗纠正病因。

（2）患者便秘时：①指导患者进行腹部按摩（可环形按摩腹部，顺序为：右下腹→右上腹

→左上腹→左下腹→右下腹，并重复）；②嘱患者多吃蔬菜、水果（香蕉、火龙果等），多饮水，可清晨空腹饮蜂蜜水，增加饮水量，避免饮用碳酸饮料；③遵医嘱指导患者使用乳果糖、开塞露等药物缓解便秘症状；④嘱患者注意劳逸结合，在机体舒适可以耐受的情况下适当下床活动，定时如厕，促进排便等。

四　其他常见化疗不良反应及其应对

大多数化疗患者常见的不良反应还包括：①骨髓抑制，化疗药可抑制骨髓的造血能力，导致白细胞、红细胞及血小板的数量减少，患者会出现贫血、免疫力下降、易感染、易出血等；②神经毒性，大剂量的顺铂可导致四肢末梢神经受损，患者易出现双手或双足麻木、感觉减弱或丧失；③肝、肾、心脏毒性；④脱发，紫杉醇类药物易引起患者脱发。

（一）骨髓抑制

（1）贫血者，定期查验血常规，检测血红蛋白、红细胞和血细胞比容，纠正病因，予升血药物口服，注射促红素，输注红细胞等。

（2）监测白细胞和粒细胞计数，限制探视人数及次数，给予粒细胞刺激因子等升白药物对症处理，注意预防感染，必要时给予抗生素。

（3）血小板减少时应注意观察有无出血倾向，予白介素-11等升血小板药物治疗，注射后应指导患者局部压迫5min以上以防皮下出血，保持大便通畅，防止痔疮出血，禁服阿司匹林，必要时予申请血小板输注。

（二）神经毒性

（1）严密观察神经毒性症状的发生，避免接触冷水，戴手套等防止肢体受伤，遵嘱对症处理肠麻痹等症状。

（2）应用大剂量顺铂后，如发生指（趾）端麻木、腱反射减弱或消失、感觉异常等应警惕，并告知医生。一般指（趾）端麻木可不停药。

（3）严密观察，如患者出现末梢感觉消失则停药，停药后末梢感觉可慢慢恢复，需要1～2个月甚至更长时间，此时需要做好患者的心理护理。

（三）肝、肾、心脏毒性

（1）肾脏毒性：为大剂量顺铂常见毒性反应，为预防肾损伤，化疗前遵医嘱水化碱化尿液、利尿，化疗前后监测生化指标，指导患者化疗期间多喝水，至少保证尿量2 000mL以上，注意观察尿液的颜色及性质，发现异常立即报告医生，给予对症处理。

（2）肝脏毒性：询问患者肝病史，在化疗前、中、后，定期做肝功能检查，肝功能重度异常应停止化疗。化疗期间患者出现乏力、食欲缺乏、黄疸等表现时，应警惕肝功能异常，及时通知医生，予护肝药等治疗，做好药物宣教。

（3）心脏毒性：以预防为主，限制心脏毒性化疗药物的累积剂量，输注心脏毒性药物时可延长输注时间以降低毒性，嘱患者少盐饮食，多卧床休息，发生心肌病时遵医嘱使用强心、利尿等药物。

（四）脱发

（1）化疗后并不是每一个患者都会发生脱发，脱发的程度也不尽相同，应告知患者脱发是暂时的，可以复长，不必因形象问题造成心理负担。

（2）脱发后头皮较为敏感，应禁止使用化学用品、香皂或洗发水，用温水清洗即可。

（3）脱发时，每日起床应及时将床上及枕头上的落发处理干净，以减少对患者的刺激。

（4）指导患者选择合适的假发、帽子、头巾等。

五 放疗患者健康教育及护理要点

鼻咽癌患者开始放疗后会出现不同程度的身体不适，常见不良反应包括全身反应和局部反应，总结如下。

（一）口干、味觉改变

患者在放疗期间会出现不同程度的口干及味觉改变症状，嘱患者多饮水、清淡饮食。通过咀嚼动作刺激唾液腺，防止腺体萎缩，从而使唾液分泌增加。亦可开具双糖口干缓解含漱液指导患者使用，告知患者口干会持续较长时间，味觉在放疗结束后会逐渐恢复。

（二）放射性皮炎

放射性皮炎是放疗过程中最常见的副反应之一，当放射剂量达30~40Gy时，会出现不同程度的反应[13]，常表现为疼痛、瘙痒、红斑、脱屑、溃疡、出血等，严重时应暂停放疗。日常局部皮肤护理可使用复方维生素B_{12}、重组人表皮生长因子外用溶液及医用放射皮肤保护剂喷涂皮肤，以缓解不良反应。要做好用药宣教。若出现湿性脱皮或红肿溃疡呈感染状，应清洗暴露创面，局部用药后用美皮康妥善固定，或使用水滤红外线对症治疗，必要时需请造口师会诊协助处理创面，减轻患者痛苦。

（三）放射性腮腺炎

腮腺是高度敏感的器官，部分患者在治疗当天即感觉放射侧腮腺区肿胀、疼痛、局部压痛、张口受限，出现唾液黏稠、口腔干燥等。护士应做好健康教育，告知患者此为正常反应，放疗3天左右症状可缓解。若出现疼痛，可予止痛药处理。如出现发热等情况，应告知医生，评估后选择相应抗生素治疗。

（四）鼻塞、鼻腔干燥、耳鸣等

嘱患者多饮水，每天冲洗鼻咽2~3次，鼻腔干燥者可予鱼肝油滴鼻，若有少量出血可予呋麻滴鼻液滴鼻，每次1~2滴，但使用不能超过7天，以免造成鼻黏膜损伤。

第七节　疼　痛　护　理

近年来，有关疼痛治疗的药物和措施已经广泛应用于临床。疼痛给患者带来了身体痛苦和精神折磨，除了影响生活质量外，还明显影响着疾病的预后。向疼痛说不，做好患者疼痛评估和管理已刻不容缓。

一　疼痛的常用评估方法及分类

疼痛的评估方式包括自我报告法、行为观察法和生理指标评估法等。鉴于临床工作中的实际经验，对于具有自我报告疼痛能力的患者，自我报告法是疼痛评估的金标准。

可使用疼痛程度评估量表等量化标准来评估患者疼痛的主观感受程度。常用方法为：数字分级法（number rating scale，NRS）、面部表情疼痛评分量表法、主诉疼痛程度分级法（verbal rating scale，VRS）和视觉模拟评分法（visual analogue scale，VAS）[14]。

癌痛包括肿瘤本身因素（如肿瘤的压迫、浸润）、抗肿瘤治疗相关性因素（如手术、穿刺操作、放疗及某些药物等对组织造成的损伤）及肿瘤患者本身存在的一些基础疾病、肿瘤并发症等非肿瘤因素所致的疼痛。鼻咽癌患者由于鼻咽部特殊的解剖结构，患者常因肿瘤压迫颅底神经导致剧烈头痛，因此做好鼻咽癌患者的疼痛评估及护理工作、缓解患者疼痛症状有助于提高患者的治疗效果。

患者入院时医护人员评估疼痛情况需明确以下九大内容：①疼痛的类型和性质；②疼痛史（如起病时间、持续时间、过程等，尽可能详尽）；③疼痛强度（疼痛评分，运用NRS、VAS评分等，填写专科评估单）；④疼痛的部位，有无牵涉痛、放射痛；⑤疼痛发作、加重或缓解的相关因素；⑥目前应用的止痛药物、效果、有无不良反应等情况；⑦既往曾采取的镇痛方法、疗效、不良反应等；⑧重要的社会心理因素（如患者精神压力、家属及其他人员的支持、精神疾病史、滥用镇痛药物的危险因素及治疗不足的危险因素等）；⑨其他与疼痛相关的问题（如疼痛对患者的意义、社会文化和内心表达的影响，精神和宗教信仰等）。

疼痛可按照疼痛的时长、病因、病理类型及疼痛性质进行分类。通常临床上为了快速而准确地获取鼻咽癌患者的疼痛信息，护理人员较为常见的评估和交流方式是让患者表达疼痛性质的具体描述，如刀割样疼痛、烧灼痛、绞痛、放射痛、刺痛、射穿样疼痛等，同时配合使用疼痛评估量表。放疗期间引起的神经性损伤常导致鼻咽癌患者出现神经病理性疼痛，表现为电击样疼痛、烧灼样疼痛、麻刺感、蚁行感等，并伴有感觉超敏、感觉过敏或感觉异常。因此，放疗期间应全程进行疼痛评估。

二 中晚期癌痛的应对及护理要点

中晚期鼻咽癌患者疼痛期间，应教会家属及患者自我评估：①当疼痛开始时，请告知护士；②如果疼痛不能缓解，请告知护士；③担心任何疼痛干预措施的疑似副作用时，请告知护士；④任何有关疼痛管理的问题请咨询医护人员。

疼痛治疗以药物治疗为主，分为三阶梯镇痛法：第一阶梯，使用非阿片类；第二阶梯，使用弱阿片类；第三阶梯，使用强阿片类。临床上鼻咽癌中晚期疼痛常需要第二、三阶梯的用药[15]，做好临床观察护理、正确指导用药至关重要，需要明确药物使用原则及不良反应。

（1）注意给药时间：疼痛发作前给药。

（2）及时评估：给药20~30min后评估。

（3）疼痛原因未明确时禁止使用药物镇痛。

（4）护理操作安排在药物显效时间内。

（5）熟悉药物不良反应：阿片类的不良反应包括便秘、恶心、呕吐、嗜睡、瘙痒、头晕、尿潴留、谵妄、认知障碍、呼吸抑制等。

应警惕药物过量，避免引发过度镇静，避免镇痛药与镇静药同时使用。服药期间应多喝水、多进食富含维生素的食物，适当增加活动。

三 对癌痛患者的人文关怀

护士应熟悉临床镇痛方法的应用和镇痛治疗的基本过程，做到动作准确、熟练、轻柔，避免粗暴，尽量减少疼痛的刺激，运用非药物方法镇痛：①提供舒适安静的住院环境。医护人员对话或处置时的动作要轻，保持病房清洁，以利于患者休息。②指导患者睡前用热水泡脚并进行睡前放松训练，放慢呼吸、加深呼吸，想象着呼吸的起伏就像海上的波浪，放任情绪自由来去。③熟悉冷敷、热敷、按摩、针灸等物理镇痛方法。

与患者相处过程中要坦诚，针对实际问题与患者进行讨论，随时为患者的咨询提供正确的指导，做好疾病的健康知识宣教；结合患者的特点，开展形式多样的关怀活动，使患者增强战胜疾病的信心，及时发现患者的情绪变化，改善其生活质量。

第八节　营养支持的护理

鼻咽癌患者一般采用放疗，治疗期间副反应大，由于咽干疼痛、无法进食，营养不良的风险很高，有必要进行营养干预，普食和肠内营养相结合。当患者胃肠功能存在，但不能或不愿进食时应考虑通过各种途径给予肠内营养支持，帮助患者顺利完成治疗。早干预患者早受益，并且有必要取得营养师的支持。

一　治疗期间饮食建议

（1）合理安排化疗当天饮食时间。化疗用药当天可将早餐提前、晚餐推后，避免在反应时间进餐，总原则为"少食多餐、宜清淡、忌油腻、戒辛辣刺激"。若出现较严重的恶心、呕吐等消化道反应可请主管医生评估后开具对症药物。

（2）恶心、呕吐反应严重时，建议晨起时和活动前进食水分较少、温和无刺激的食物（如面包或饼干等较干的食物），化疗的同时不宜进食，避免同时摄入冷、热食物而刺激胃黏膜。发生恶心、呕吐时及时清理呕吐物并漱口。食用酸味、咸味较强的食物可减轻症状（已发生味觉改变者除外），避免食用太甜、太油腻的食物而加重胃肠道的负担。

（3）食欲缺乏时建议少食多餐，摄入高热量、高蛋白食物，或尝试用各种温和的调味料，经常变化烹调方式与形态，注意色香味的结合以促进食欲。用餐前做适当的活动或食用开胃、易消化的食物，放松心情，适当运动。如仍无法改善，可告知主管医生，适当给予增进食欲的药物或补充适量的维生素等。

（4）对于糖尿病患者，治疗期间应定期监测血糖，保障其治疗期间的营养摄入，必要时可以减量进食，动态观察血糖的变化，并结合专科医生的建议进行药物控制及调理。

（5）其他副反应的饮食建议：①便秘者应适当多饮水，可做腹部按摩帮助胃肠蠕动（护士进行正确的顺时针腹部按摩法的健康教育），多食粗纤维食物如蔬果类，发生腹泻时则应少食此类食物，忌生冷、辛辣等刺激性食物。②血象异常时，除遵医嘱服用补气养血的药物外，还可配以补气养血的膳食，要坚持自主饮食。③肾功能异常时，除需要加大饮水量保持尿路通畅外，还可以遵医嘱服用对症药物，并忌食、少食嘌呤成分高的食物，切记叮嘱家属勿煲制"老火汤"，汤水熬制不宜超过1h。④发热时，患者身体相对虚弱，抵抗力下降，代谢快，建议给予蛋白质丰富、高热量、富含维生素、易消化的食物，及时补充水分防止脱水。

（6）鼻咽癌患者进食时还应注意以下7点：①根据不同的饮食习惯，除个人嗜好外，尽量多吃有利于治疗、能提供营养的食物。②不要盲目忌口，强调全面营养。③饭前轻微活动5～10min，以增加食欲。④进食时，环境要舒适愉快，尽可能与他人同进餐。⑤少量多餐，经常改换食谱，充分利用食物外形、色泽及调料来增加食欲。⑥进食一些抗癌食物，如香菇、大蒜、胡萝卜、海产品、无花果等。⑦戒烟酒，忌食辛辣、油腻、刺激性食物及含致癌物的食物。

二 营养支持的途径及营养不良的危害

1. 营养支持的途径

营养支持的途径主要包括肠外营养和肠内营养。

（1）肠外营养（parenteral nutrition，PN）是从静脉内供给营养作为手术前后及危重症患者的营养支持。全部营养从肠外供给称全肠外营养（total parenteral nutrition，TPN）。肠外营养支持的供给方式为静脉营养（以静脉为主要途径供给营养的方式，一般首选中心静脉），也包含肌肉、皮下、腹腔等途径供给，临床以静脉营养支持较为常见。在鼻咽癌患者中，处理放化疗引起的各类急性副反应（如急性口腔炎、电解质紊乱等）时，通常使用肠外营养支持。

（2）肠内营养（enteral nutrition，EN）供给方式包括胃肠营养管置入和胃、肠造口术，是胃肠道功能存在情况下优先选用的补给方式，可通过口服或管饲来提供机体代谢所需的营养物质和其他各种营养素。一般是为一些口腔症状极为严重无法经口进食、恶病质的患者提供的另一供给途径。部分鼻咽癌患者术前即已发生吞咽困难，导致难以进食，或采用特殊术式导致术后吞咽困难暂时无法进食，或术后需要临时甚至长期鼻饲饮食代替经口进食，这类患者需要进行肠内营养支持治疗。

2. 营养不良的危害

鼻咽癌患者治疗期间出现营养不良多是由于蛋白质及能量消耗过多且摄入不足造成的。营养良好对肿瘤患者来说尤为重要，鼻咽癌患者放疗后除口腔与鼻咽组织局部损伤及治疗副作用外，同时也会消耗体力、能量及营养素，进而发展为进行性体重下降，反过来影响患者体质与放疗效果，有资料显示放疗后患者普遍存在能量和营养素摄入不足、体重下降、贫血、低蛋白和免疫力下降等潜在性营养不足问题。因此，为了改善鼻咽癌患者营养状况，应根据患者病情及吞咽状况，配以清淡、少油、易于消化的厚流质饮食，少量多餐，供给高热量、高蛋白、富含维生素的饮食，以纠正营养不良，力求达到平衡膳食，避免因膳食摄入不足而导致恶病质的发生。

三 肠内营养制剂的选择及应用原则

肠内营养制剂是一组以各种营养素为基础，适应人体胃肠道功能需求的人工合成制品。虽然种类繁多，但其营养素的组成成分大致相同，均含蛋白质类、脂肪类、糖类、维生素类、无机盐类、强化营养素类。

随着临床营养学的深入发展，提供给鼻咽癌患者的营养制剂种类不断增加、组成成分不断改进，现提倡的多学科合作也使营养师参与到治疗过程中，为患者提供个体化的营养方案，但临床使用者及医护人员仍应科学、合理地应用营养制剂[16]，对其适应证、禁忌证及应用原则应充分了解。

1．适应证及禁忌证

（1）适应证：肠内营养制剂通常应用于胃肠道功能正常患者，或伴有部分胃肠功能受损者或意识障碍者。适用于鼻咽癌患者的常见情况为治疗副反应导致进食困难。

（2）禁忌证：完全性机械性肠梗阻，胃肠道出血，严重腹腔感染，休克状态，持续性肠麻痹，短肠综合征，高流量空肠瘘，持续性呕吐，顽固性腹泻，重度吸收不良，重度炎性肠病。

2．应用注意事项

（1）根据患者不同年龄段选择适宜的营养制剂。

（2）对肿瘤患者、糖尿病患者应分别采用疾病特异型肠内营养制剂。

（3）根据患者是否存在蛋白质营养不良、蛋白质能量营养不良、混合型营养不良、微量营养素缺乏等营养状况选择不同的营养制剂。

（4）评估患者胃肠道功能与供给量的耐受程度，遵循肠内营养素递增与递减的供给方法。

（5）对于乳糖不耐受者，给予无乳糖或玉米淀粉水解物的糖类制剂。对其他糖类不耐受者，给予葡萄糖或低聚糖型制剂。

3．动态调整原则

实施肠内营养治疗时，患者的配方不是固定的。肠内营养制剂的应用也不是单纯地增加或补充营养素，而是根据患者的营养状况、疾病状态、代谢情况及胃肠道功能等进行个体化物质代谢动态调整。临床应用中常常是肠内与肠外营养联合应用，其中各种营养素的供给应根据患者机体的需要量及其他治疗途径提供的营养素总量而确定，保持整体治疗的一致性，以促进体内代谢平衡。

四　胃肠营养管道的观察及护理

鼻咽癌患者胃肠功能正常，但肿瘤及放疗引起的口腔炎造成的进食疼痛、吞咽困难导致其进食量减少，无法满足机体需要，这时需要鼻饲或者胃造瘘进行喂食，帮助患者跨过黏膜炎症区域，直接将营养物质送达胃内[17]，有效避免进食疼痛，减少痛苦并保证营养供给。

1．鼻饲喂食注意事项

（1）体位：患者应保持坐位或者半卧位，避免营养液反流，鼻饲后可稍事活动。

（2）温度：营养液不可过凉或者过热，以38～40℃为宜。

（3）速度：由慢到快，以患者能够耐受为宜，切忌过快或一次性过量注入，以防引发呕吐或反流。

（4）浓度：营养液由稀到稠，每次以200～300mL为宜，每次鼻饲间隔时间为2h左右。

2．防止营养管道堵塞

（1）将配制好的营养液过滤成无渣液体再进行灌注，以免堵塞导管。

（2）每次喂食前后用甘油注射器抽取50mL左右温水冲洗营养管道。使用营养袋泵入期间，同样方法冲洗营养管道，并且每6h做1次回抽和冲管。

3．防止导管脱出

（1）妥善固定导管，防止非计划性拔管。交代患者日常保护好导管，翻身或活动时避免使导管扭曲、折叠、受压或扯出。

（2）注意观察导管是否有松动、脱出，及时报告管床护士进行更换和处理。

4．防止误吸

（1）误吸时，患者表现为呛咳，咳出营养液样物质，憋气，呼吸急促。怀疑有误吸时应立即停止输注，现场实施急救措施。

（2）为防止误吸，鼻饲过程应禁止躺卧，避免反流，避免夜间输注。鼻饲导管位置不可上下移动，以防移位、脱出引发误吸。

（3）按时检查胃内潴留情况，一旦胃内残留量超过100mL，应暂停输注，并注意观察患者反应，如有误吸症状应立即对症处理。

（4）拔除导管时，嘱患者不要吸气，做呼气动作或屏住呼吸配合医护人员将导管拔出。

5．预防感染

（1）营养液应现用现配，开启的瓶装营养液应24h内用完。

（2）使用的餐具、甘油注射器、灌注袋应注意清洁卫生，每次使用时需清洗干净，以免食物残渣残留产生细菌，造成胃肠道感染。

（3）嘱患者鼻饲后出现恶心、呕吐、腹痛、腹胀等不适时，应及时告知医护人员和营养师。

（4）患者虽不能经口进食，但仍需要每日刷牙、漱口，保持口腔清洁，必要时行口腔护理。

第九节　康复及治疗后随访

鼻咽癌经根治性放疗后易发生口干、鼻塞、颜面水肿、放射性中耳炎、听力下降、放射性脑病、张口困难、吞咽困难、颈部肌肉僵直等常见后遗症。随访发现，影响鼻咽癌放疗后患者生活质量的两大问题为吞咽困难及张口困难[18]。据了解，放疗的患者出现吞咽及张口活动受限的程度与放疗年限成正比。放疗伴有的头颈部肌肉纤维化及萎缩会逐渐影响头颈部功能，从而出现吞咽困难和张口困难，导致患者生活质量严重下降。

■ 一　吞咽困难及张口困难的评定

放射性张口困难是鼻咽癌根治性放疗的后遗症之一，轻者表现为张口时颞颌关节处发紧、疼痛，严重者张口时门齿间距日渐缩小，讲话口齿不清，甚至牙关紧闭、进食困难，进而导致机体营养不良，呈恶病质。张口困难多发生在放疗结束后1~2年内，容易被患者忽视，一旦出现张口困难，治疗起来较为困难。结合以往临床经验，建议患者准备放疗前就开始进行张口训练，形成良好的康复习惯，以有效防治张口困难。

（1）张口困难分级参照主客观处理分析（subjective objective management and analytic，SOMA）的标准，以张口最大时的门齿距为依据：Ⅰ级，张口受限，门齿距2.0~3.0cm；Ⅱ级，进干食困难，门齿距1.0~2.0cm；Ⅲ级，进软食困难，门齿距0.5~1.0cm；Ⅳ级，门齿距小于0.5cm。需准备用物：门齿距专用量尺。

（2）吞咽困难评定方法（表19-1）。先进行洼田饮水试验：患者端坐，喝下30mL温开水，观察所需时间和呛咳情况。试验结果：1级（优），能顺利地1次将水咽下；2级（良），可分2次以上、不呛咳地将水咽下；3级（中），能1次将水咽下，但有呛咳；4级（可），能分2次以上将水咽下，但有呛咳；5级（差），频繁呛咳，不能将水全部咽下。

表19-1 吞咽困难评定方法

吞咽功能	洼田饮水试验等级	洼田饮水试验所需时间/s
正常	1级	≤5
可疑	1级	>5
	2级	—
异常	3~5级	—

当患者的吞咽功能界定为可疑时，可能其已出现了不同程度的吞咽困难，需转介吞咽康复专科及时进行有效的康复治疗。

二 康复功能训练

提倡从放疗即日起进行早期康复训练，早期康复训练可有效地减少颞颌关节及相关肌肉的纤维化，减少早发性张口困难，预防晚发性张口困难。

1. 张口锻炼方法

（1）局部自我按摩：用双手在颞颌部肌肉处按摩，动作轻柔，每次15min，每天2次。

（2）张口锻炼：把口张到最大时，停5s再闭嘴，每天2次，每次3~5min，或每天3次用水瓶的软木塞轮流放于两侧口角上下齿之间，做咬合动作，每次10min。

（3）叩齿：上下牙齿轻轻叩撞2~3次，每次100下，最后用舌尖舔牙周。

（4）弹舌：微微张口，舌尖抵住上腭弹动，发出"哒哒"的响声，每天3次，每次3min，其目的是锻炼舌肌，预防舌肌萎缩与功能退化。

（5）鼓腮、微笑：闭住口唇往外吹气，使腮部鼓起，每天2~4次，每次不少于20下。

（6）支撑锻炼：根据门齿间距选择大小不同的软木塞（直径2.5～4.5cm）或开口器，置于上下门齿或双侧磨牙区交替进行支撑锻炼，每次10～20min，每天2～3次（视患者精神状态，可适量减少时长及次数，循序渐进，但需每天坚持）。

保持或恢复理想开口度（＞3cm）需在掌握正确的锻炼方法基础上持之以恒、自觉练习，作为一项永久性功能锻炼。医护人员应提示和嘱托患者家属积极配合患者锻炼，起到提醒和督促的作用。医护人员还要定期做好随访，告知患者可定期到医院鼻咽癌康复门诊进行评估。

2．颈部运动锻炼方法

（1）颈部活动：颈部交替向左、向右转动，角度须达到90°，并做前屈后伸、旋转等动作，每天2次，每次10～15min，注意动作速度宜慢，幅度不宜过大。

（2）抬肩：患者反坐于靠背椅上，轮流抬左、右肩，然后活动双肩，每日3次，每次5min。

（3）颈部旋转：颈部沿顺时针方向缓慢转一圈，再沿逆时针方向缓慢转一圈，或做"米"字运动，每天3～5次。

（4）缩下巴运动：将下巴向内收，向胸部靠拢，再缓慢回到原来的位置，每天3～5次。

（5）点头、转头锻炼：①前后点头。头先向前再向后，前俯时颈项尽量前伸拉长。可连续做30次。②左顾右盼。头先向左后，再向右后转动，幅度宜大，以自觉酸胀为好。可连续做30次。

注意：各种锻炼的动作要轻柔、缓慢，幅度不宜过大，动作的顺序可自上而下，掌握动作要领即可，不必过多强调训练步骤，以免引起患者反感。锻炼需要坐在椅子上进行，锻炼时双手抓住扶手，部分阻抗运动可用手辅助，锻炼过程中发生头晕等不适症状时立即停止运动，稍事休息，若仍无法自行缓解需及时就医。

三 鼻咽癌患者的随访

开展鼻咽癌患者的延续护理，需定期做好患者随访工作并加以总结，提醒和教导患者出院后的相关注意事项。可采用的随访模式：①设立鼻咽癌康复门诊进行随访。②电话随访及家庭随访。③基于微信群的互动随访。④应用有随访功能的智能手机应用程序（APP）进行随访。

1．定期复查指导

鼻咽癌患者需要终身随诊，其在治疗结束出院后的1个月、3个月、半年需要返院复查（一般需全面检查，涵盖验血、MRI或CT、X线、超声、电子鼻咽镜等，具体视患者的身体状况而定）。患者放疗后3年内至少每半年复查1次，以后每年复查1次。如有需要，可随时就诊。

2．患者自查指导

（1）放疗急性反应过去后，可自查是否有颈部肿块，是否有骨固定压痛点（表现为进行性加重的固定压痛点），如有异常建议及时就诊。

（2）如治疗结束后已消失的症状重新出现，包括涕（痰）中带血、耳鸣、视物重影、视力下降、面部麻木、四肢活动无耐力、上腹痛、肝区不适、无明显诱因的发热、咳嗽、呼吸困难等，建议尽快到医院就诊，进行进一步检查。

3. 康复指导

（1）职业康复。肿瘤患者治疗的最终目的是要恢复健康并能从事适当的工作和参与社会活动。这种重新回到工作环境中的职业康复对肿瘤患者而言意义重大[19]。由于病情不同，接受治疗的种类和治疗效果不同，肿瘤患者工作能力的恢复也是因人而异的。如果能早期发现肿瘤，早期治疗，并给予彻底治疗，职业康复是毫无问题的。部分肿瘤患者在早期阶段接受了根治性治疗以后，病情的治疗暂告结束。以后，只需定期随访和复查即可，这部分患者如果之前的根治性治疗没有留下明显的并发症或后遗症，治疗后的恢复也较为满意，则可休养一段时间后重返工作岗位，做一些力所能及的并不繁重的工作。学习也是一样，应以不致过度劳累为原则。

（2）性生活的康复。在癌症治疗期间，手术、放疗、化疗均可导致疲劳和各种副作用，患者体弱，精力不足，不宜进行性生活。在治疗结束后，如患者病情稳定，体力逐渐恢复，则可对患者夫妇进行性生活的康复[20]。癌症不是传染病，不会因性生活而传染，也不会因性生活而复发，但是性生活必须适度。所谓适度，就是当性行为结束后，自己并不感到疲劳和筋疲力尽，如果第二天出现头昏脑涨、腰酸腿软、精神不佳等不适现象，那就要对性生活加以节制。育龄期的鼻咽癌患者（包含男女）应注意避孕2～3年。

（夏乐）

【参考文献】

[1] 杜育玲，林晓玲，陈丽华. 个性化护理结合健康教育对鼻咽癌放疗患者并发症及患者生活质量的影响[J]. 国际护理学杂志，2017，36（11）：1528-1531.

[2] 周利辉，刘永珍. 鼻咽癌残灶及复发灶内镜手术治疗围手术期护理[J]. 医学临床研究，2010，27（9）：1789-1791.

[3] 范育英，陈雪琳，黄雪珍，等. 经鼻内镜鼻咽癌放疗后鼻咽组织坏死清除术病人的护理[J]. 全科护理，2008，6（7）：583-586.

[4] HUA Y J，MAI H Q，SUN R，et al. Clinical findings and imaging features of 67 nasopharyngeal carcinoma patients with postradiation nasopharyngeal necrosis（PRNN）[J]. Ai zheng = Aizheng = Chinese journal of cancer，2013，32（10）：533-538.

[5] 夏乐，萧燕华，胡雯. 经鼻内镜鼻咽切除联合带血管蒂鼻腔粘骨膜瓣修复术治疗鼻咽坏死围手术期的护理[J]. 现代临床护理，2019，18（10）：29-34.

[6] ZOU X，WANG S L，LIU Y P，et al. A curative-intent endoscopic surgery for postradiation nasopharyngeal necrosis in patients with nasopharyngeal carcinoma[J]. Cancer Communications，

2018，38（1）：74.

[7] 傅秀霞，刘常平. 早期个体化护理在鼻咽癌手术患者中的应用[J]. 当代护士（中旬刊），2015
（7）：93-94.

[8] 张秀强，王巾帼，沈志森. 鼻咽癌放疗后鼻窦炎鼻内镜手术疗效分析[J]. 中国中西医结合耳鼻
咽喉科杂志，2016，24（3）：223-224.

[9] 危艳萍. 42所医院全喉切除术后病人早期气道湿化的现况调查[J]. 全科护理，2019，17
（31）：3955-3957.

[10] 杨雪蓝，席淑新. 头颈癌手术患者住院期间营养相关症状的纵向研究[J]. 护士进修杂志，
2019，34（10）：865-869，877.

[11] 吴燕萍. 康复[M]//洪明晃，郭翔. 鼻咽癌. 北京：中国医药科技出版社，2003：375.

[12] 黄玉清，李铭冬，黎科渝，等. 鼻咽癌放疗患者鼻咽大出血的急救护理[J]. 世界最新医学信息
文摘，2019，19（27）：230，235.

[13] 冯惠霞. 鼻咽癌放射治疗常规[M]. 北京：北京大学医学出版社，2017.

[14] 姚倩. 疼痛护理评估的研究动态[J]. 现代临床医学，2015，41（4）：316-317.

[15] 余宗艳，邵秋菊，齐宇红，等. 癌痛放疗中止痛药物应用经验浅谈[J]. 山西医科大学学报，
2018，49（1）：83-86.

[16] 肖文莉，何艳，裴乐圆，等. 鼻咽癌放疗患者营养相关症状群自我管理问题的质性研究[J]. 中
国临床护理，2018，10（5）：49-52.

[17] 赵精洁，蒙美好. 鼻咽癌放化疗患者的营养支持路径及护理对策[J]. 中国继续医学教育，
2015，7（3）：162-163.

[18] 丁妍，覃惠英，颜君，等. 鼻咽癌患者放疗后自我护理能力与生活质量的相关性分析[J]. 护理
学报，2012，19（13）：66-69.

[19] 邹燕辉，周硕艳，李艳群. 实用肿瘤疾病护理手册[M]. 北京：化学工业出版社，2018.

[20] 王凯. 鼻咽癌患者护理与家庭照顾[M]. 北京：中国协和医科大学出版社，2016.

参编者名单

（按姓氏笔画排序）

丁 茜　王志强　华贻军　刘友平

江 柔　许森奎　杨 琦　邹 雄

张孟霞　陈锦华　林 美　夏 乐

黄培钰　彭桂原　游 瑞　谢玉龙